国家卫生和计划生育委员会"十三五"规划教材

全国高等学校教材

供研究生护理学专业用

护理学研究方法

第2版

主　编　李　峥　刘　宇

副主编　李　巍　刘　可

编　者（按姓氏笔画排序）

王红红（中南大学湘雅护理学院）　　　　邹海欧（北京协和医学院护理学院）

冯先琼（四川大学华西护理学院）　　　　金胜姬（南京中医药大学护理学院）

吕爱莉（西安交通大学护理学院）　　　　单伟颖（承德医学院护理学院）

刘　可（中山大学护理学院）　　　　　　赵秋利（哈尔滨医科大学护理学院）

刘　宇（北京大学护理学院）　　　　　　郝玉芳（北京中医药大学护理学院）

刘均娥（首都医科大学护理学院）　　　　洪静芳（安徽医科大学护理学院）

李　峥（北京协和医学院护理学院）　　　夏海鸥（复旦大学护理学院）

李　巍（陆军军医大学护理学院）　　　　郭　宏（沈阳医学院护理学院）

李现红（中南大学湘雅护理学院）　　　　梁　涛（北京协和医学院护理学院）

编写秘书　邹海欧（北京协和医学院护理学院）　　李　利（北京大学护理学院）

人民卫生出版社

图书在版编目（CIP）数据

护理学研究方法/李峥，刘宇主编.—2版.—北京：人民卫生出版社，2018

ISBN 978-7-117-25984-2

Ⅰ.①护…　Ⅱ.①李…②刘…　Ⅲ.①护理学–医学院校–教材　Ⅳ.①R47

中国版本图书馆 CIP 数据核字（2018）第 020651 号

| 人卫智网 | www.ipmph.com | 医学教育、学术、考试、健康，购书智慧智能综合服务平台 |
| 人卫官网 | www.pmph.com | 人卫官方资讯发布平台 |

护理学研究方法
第 2 版

主　　编：李　峥　刘　宇
出版发行：人民卫生出版社（中继线 010-59780011）
地　　址：北京市朝阳区潘家园南里 19 号
邮　　编：100021
E - mail：pmph @ pmph.com
购书热线：010-59787592　010-59787584　010-65264830
印　　刷：人卫印务（北京）有限公司
经　　销：新华书店
开　　本：850×1168　1/16　印张：31
字　　数：853 千字
版　　次：2012 年 8 月第 1 版　　2018 年 3 月第 2 版
　　　　　2023 年 12 月第 2 版第 7 次印刷（总第 12 次印刷）
标准书号：ISBN 978-7-117-25984-2/R·25985
定　　价：90.00 元

打击盗版举报电话：010-59787491　E-mail：WQ @ pmph.com
（凡属印装质量问题请与本社市场营销中心联系退换）

第三轮修订说明

我国护理学专业研究生教育自 20 世纪 90 年代初开展以来,近年来得到了迅速发展,目前全国已有近百所学校开设护理学专业研究生教育,初步形成了由护理学博士、学术学位和专业学位硕士构成的研究生教育体系。为适应我国医疗卫生事业发展对高级护理人才的需求,在对全国护理学专业研究生教育教学情况与需求进行充分调研的基础上,在国家卫生和计划生育委员会领导下,经第三届全国高等学校护理学类专业教材评审委员会的审议和规划,人民卫生出版社于 2016 年 1 月进行了全国高等学校护理学类专业教材评审委员会的换届工作,同时启动全国高等学校研究生护理学专业第三轮规划教材的修订工作。

本轮教材修订得到全国高等学校从事护理学研究生教育教师的积极响应和大力支持,在结合调研结果和我国护理学高等教育的特点及发展趋势的基础上,第四届全国高等学校护理学类专业教材建设指导委员会确定第三轮研究生教材修订的指导思想为:**遵循科学性、前沿性、开放性、研究性、实践性、精约性**的教材编写要求,符合研究生培养目标和教学特点,具有护理学学科和专业特色。

本轮教材的编写原则为:

1. **紧扣护理学专业研究生的培养目标** 教材从内容的选择、深度和广度的规划、到编写方式的设计等应服务于护理学专业研究生层次人才培养目标的要求。

2. **凸显护理学科的科学性和人文性** 教材应反映具有护理学科特色的知识体系,注重科学思维和人文精神的融合,同时要反映国内外护理学及相关学科的学术研究成果和最新动态,把学生带到学科的发展前沿。

3. **体现研究生的教学和学习特点** 研究生的教学方法和内容具有研究性、拓展性的特点,学生的学习过程具有自主性、探索性的特点。因此研究生教材的内容和呈现方式不仅应具有科学性,而且应具备创新性、专业性、前沿性和引导性。

　　本套教材采取新型编写模式,借助扫描二维码形式,帮助教材使用者在移动终端共享与教材配套的优质数字资源,实现纸媒教材与富媒体资源的融合。

　　全套教材共 11 种,于 2018 年 7 月前由人民卫生出版社出版,供各院校研究生护理学专业使用。

人民卫生出版社

2017 年 12 月

获取图书网络增值服务的步骤说明

❶ ▪ 扫描封底圆形图标中的二维码,登录图书增值服务激活平台。

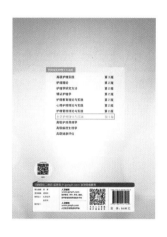

❷ ▪ 刮开并输入激活码,激活增值服务。

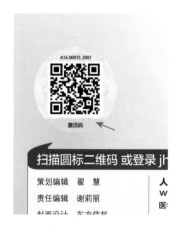

❸ ▪ 下载"人卫图书增值"客户端。

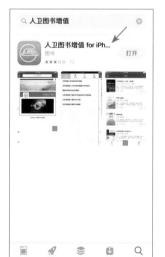

❹ ▪ 使用客户端"扫码"功能,扫描图书中二维码即可快速查看网络增值服务内容。

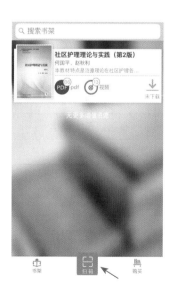

国家卫生和计划生育委员会"十三五"规划教材
全国高等学校研究生护理学专业规划教材

第三轮研究生护理学专业教材目录

序号	教材	版次	主审	主编	副主编
1	高级护理实践	第3版		黄金月 夏海鸥	李惠玲 赵丽萍
2	护理理论	第2版	姜安丽	袁长蓉 蒋晓莲	刘明 颜君
3	护理学研究方法	第2版		李峥 刘宇	李巍 刘可
4	循证护理学	第2版		胡雁 郝玉芳	李晓玲 袁浩斌
5	护理教育理论与实践	第2版	夏海鸥	孙宏玉 范秀珍	沈翠珍 万丽红
6	心理护理理论与实践	第2版		刘晓虹 李小妹	王维利 赵海平
7	护理管理理论与实践	第2版		姜小鹰 李继平	谌永毅 江智霞
8	社区护理理论与实践	第2版		何国平 赵秋利	王健 刘喜文
9	高级护理药理学	第1版		李小妹 陈立	李湘萍 郭紫芬
10	高级病理生理学	第1版	吴立玲	赵岳 杨惠玲	徐月清 王娅兰
11	高级健康评估	第1版		孙玉梅 章雅青	尹志勤 陈垦

教材建设指导委员会名单

顾　　问：　周 军　　中日友好医院

李秀华　　中华护理学会

么 莉　　国家卫生计生委医院管理研究所护理中心

姜小鹰　　福建医科大学护理学院

吴欣娟　　北京协和医院

郑修霞　　北京大学护理学院

黄金月　　香港理工大学护理学院

李秋洁　　哈尔滨医科大学护理学院

娄凤兰　　山东大学护理学院

王惠珍　　南方医科大学护理学院

何国平　　中南大学护理学院

主任委员：　尤黎明　　中山大学护理学院

姜安丽　　第二军医大学护理学院

副主任委员：　安力彬　　大连大学护理学院

（按姓氏拼音排序）

崔 焱　　南京医科大学护理学院

段志光　　山西医科大学

胡 雁　　复旦大学护理学院

李继平　　四川大学华西护理学院

李小寒　　中国医科大学护理学院

李小妹　　西安交通大学护理学院

	刘华平	北京协和医学院护理学院
	陆　虹	北京大学护理学院
	孙宏玉	北京大学护理学院
	孙秋华	浙江中医药大学
	吴　瑛	首都医科大学护理学院
	徐桂华	南京中医药大学
	殷　磊	澳门理工学院
	章雅青	上海交通大学护理学院
	赵　岳	天津医科大学护理学院
常务委员： （按姓氏拼音排序）	曹枫林	山东大学护理学院
	郭桂芳	北京大学护理学院
	郝玉芳	北京中医药大学护理学院
	罗碧如	四川大学华西护理学院
	尚少梅	北京大学护理学院
	唐四元	中南大学湘雅护理学院
	夏海鸥	复旦大学护理学院
	熊云新	广西广播电视大学
	仰曙芬	哈尔滨医科大学护理学院
	于　睿	辽宁中医药大学护理学院
	张先庚	成都中医药大学护理学院

王红红　　中南大学湘雅护理学院

王维利　　安徽医科大学护理学院

肖惠敏　　福建医科大学护理学院

徐莎莎　　第四军医大学护理学院

袁长蓉　　第二军医大学护理学院

张俊娥　　中山大学护理学院

张立力　　南方医科大学护理学院

赵秋利　　哈尔滨医科大学护理学院

朱京慈　　第三军医大学护理学院

朱小平　　武汉大学中南医院

秘　　　书　　邢唯杰　　复旦大学护理学院

于明明　　北京协和医学院护理学院

数字教材评审委员会名单

李小萍　　四川大学护理学院

孟庆慧　　潍坊医学院护理学院

商临萍　　山西医科大学护理学院

史铁英　　大连医科大学附属第一医院

万丽红　　中山大学护理学院

王桂云　　山东协和学院护理学院

谢　晖　　蚌埠医学院护理学系

许　勤　　南京医科大学护理学院

颜巧元　　华中科技大学护理学院

张　艳　　郑州大学护理学院

周　洁　　上海中医药大学护理学院

庄嘉元　　福建医科大学护理学院

秘　　书　　杨　萍　　北京大学护理学院

范宇莹　　哈尔滨医科大学护理学院

吴觉敏　　上海交通大学护理学院

网络增值服务编者名单

主　编 刘　宇　李　峥

副主编 李　巍　刘　可

编　者（以姓氏笔画为序）

王红红（中南大学湘雅护理学院）　　　　邹海欧（北京协和医学院护理学院）

冯先琼（四川大学华西护理学院）　　　　金胜姬（南京中医药大学护理学院）

吕爱莉（西安交通大学护理学院）　　　　单伟颖（承德医学院护理学院）

刘　可（中山大学护理学院）　　　　　　赵秋利（哈尔滨医科大学护理学院）

刘　宇（北京大学护理学院）　　　　　　郝玉芳（北京中医药大学护理学院）

刘均娥（首都医科大学护理学院）　　　　洪静芳（安徽医科大学护理学院）

李　峥（北京协和医学院护理学院）　　　夏海鸥（复旦大学护理学院）

李　巍（陆军军医大学护理学院）　　　　郭　宏（沈阳医学院护理学院）

李现红（中南大学湘雅护理学院）　　　　梁　涛（北京协和医学院护理学院）

编写秘书 李　利（北京大学护理学院）

主编简介

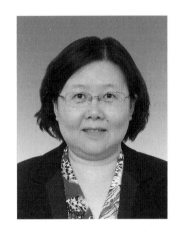

李峥,女,北京协和医学院护理学院院长,教授,博士,博士生导师。目前主要从事护理专业的科研管理和研究生教育管理工作,研究方向为成人慢性病的管理和护理专业研究生教育研究。现任中华护理学会科研工作委员会副主任委员,中华护理学会学术工作委员会副主任委员,中国心理卫生协会护理心理专业委员会副主任委员,中国老年学学会老年医学委员会老年护理专家委员会委员,《中华护理杂志》执行主编,《中国实用护理杂志》编委、《护理管理杂志》编委、《中华现代护理杂志》编委、《中国护理管理》审稿人、《护理学报》审稿人。曾获国家教育部国家级教学成果二等奖,北京市教育教学成果(高等教育)一等奖、二等奖,中华护理学会科技奖一等奖、二等奖,北京市优秀教师称号,北京市优秀青年教师奖等。曾主持国家自然科学基金、世界卫生组织、中华护理学会、美国中华医学基金会(CMB)等来源的课题研究,主持北京市教学教改立项、北京市教育科学规划重点课题的研究等。主编参编多部教材,以第一作者或通讯作者身份发表中英文章百余篇。

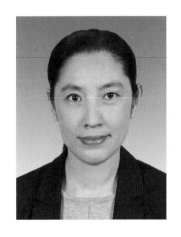

刘宇,女,美国亚利桑那大学老年护理学博士,北京大学护理学院副教授,硕士生导师,美国宾夕法尼亚大学护理学院访问学者。目前主要讲授《老年护理学》《社区护理学》《护理研究》等课程。已主编、副主编相关教材 14 部。研究方向为认知功能障碍老年人的功能维护和社区老年人的居家照护。曾作为科研负责人承担 CMB 资助的护理青年教师基金项目、教育部留学回国人员科研基金项目、美国女大学生协会资助项目,并作为主要参与者参与国家自然科学基金、民政部等科研课题,作为第一作者或通讯作者已在国内期刊和 SCI 期刊发表论文 80 余篇。目前是国际阿尔茨海默病协会中国分会会员、美国老年学会会员、美国 Sigma Theta Tau International Nursing Society 会员,为 *Journal of Transcultural Nursing*,*Nursing Research*,《中国护理管理》《中华护理教育》等杂志的审稿专家。

副主编简介

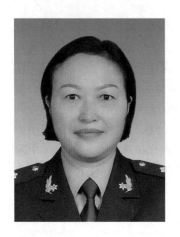

李巍,第三军医大学护理学院副教授,野战护理学教研室主任。1983年毕业于第三军医大学并留校任教,2002年获医学博士学位。讲授《野战护理学》《护理学研究》等课程。主编、副主编或参编教材12部,主持或参与各级各类教学科研课题10项,发表教学科研论文50余篇。任全军战创伤学会护理学分会委员和中国医学救援协会护理救援分会理事。

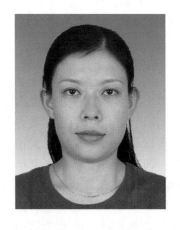

刘可,中山大学护理学院副教授,教研室主任。1994年毕业于中山医科大学护理学系,获学士学位,留校任教;1996—1998年就读于POHNED项目,获护理学硕士学位;2005—2010年就读于中山大学护理学院,获医学博士学位。

主要讲授《护理研究》《儿科护理》《社区护理》等课程;研究方向为社区护理、儿科护理、护理人力资源管理等;发表文章40余篇,其中SCI收录3篇;主持各级研究项目8项,参编国家卫生和计划生育委员会规划教材2本。参与课题获广东省护理学会科技奖(二等奖)、中华护理学会科技奖(三等奖)、全国卫生职业教育研究发展基金课题成果(一等奖)。

前　言

近年来,我国护理学研究生教育发展迅速。护理学研究生教育担负着为临床实践、护理管理、护理教育、护理科研等领域培养高素质人才的重任。科研能力是研究生必备的能力之一,也是衡量研究生教育质量的重要指标。然而国内研究生层次的护理研究教材尚未得到系统的建设,《护理学研究方法》第2版作为国家卫生和计划生育委员会"十三五"规划教材就是在此背景下产生的。

本教材力求体现护理学科的专业特点,并与护理学研究生的培养目标保持一致,教材内容力图体现科学性、先进性、开放性、研究性、实践性、简约性原则。其特点主要表现在:①本教材在编写内容上强调了质性研究与量性研究的同等重要地位,书中加强了对于质性研究资料收集方法、分析方法、质量控制和质性研究论文撰写的讲解,使得我国研究生层次的护理学生能够具备开展质性研究所需要的基本知识和基本技能。②在本科《护理研究》(人卫版)教材的基础上,重点讲解在本科层次中没有涉及或者涉及较少的内容。为了避免本科教材与研究生教材内容上的过度重复,避免文字浪费,本书多数章节中的第一节均以概述的形式将本科教材的相应内容进行总结和提炼,同时为本书中该章节其他要深入讲解的内容做铺垫。③本教材的内容力求与国外护理学研究生学习的内容相衔接,术语尽量国际化,重要术语配以英文词汇。本书新添加和重点讲解的内容均为目前国外护理学硕士和博士教育中需要重点理解与掌握的内容,同时也是我国目前护理研究课程中讲解不够或者亟须补充的内容。④在编写形式上尝试在每节中加入导入案例、Box、思考题等,其内容为与该节相关的护理研究、人文轶事等,旨在启发研究生思考、增加阅读兴趣、培养创新意识等。⑤考虑到研究生层次的学生可以开展课前和课后的自学活动,而教师在课堂上可以起到一个提炼重点、解答问题、引导讨论的角色,因此本书的文字篇幅相对较少。

全书共五篇,包括总论、量性研究、质性研究、护理研究中的混合方法研究、护理科研项目的管理。由活跃在护理研究前沿,而且具有丰富教学经验的护理研究者编写。既适合在校硕士、博士研究生使用,又可作为从事教育、科研和临床工作的广大护理人员的参考书。

由于编写时间紧、任务重,难免有不足之处,敬请广大读者指正,使之日臻完善。

李峥　刘宇

2017年12月

目 录

第一篇 总 论

第二篇 量 性 研 究

第三篇 质 性 研 究

第四篇　护理研究中的混合方法研究

第五篇　护理科研项目的管理

第一篇

总　　论

第一节　护理研究的发展概况

护理既是一门科学又是一门艺术。护理学就像医学，具有自然科学和社会科学的双重属性。科学（science）是指运用范畴、定理、定律等思维形式反映现实世界各种现象本质的规律的知识体系。科学是人类活动的一个范畴，它的职能是总结关于客观世界的知识，并使之系统化。"科学"这个概念本身不仅包括获得新知识的活动，而且还包括这个活动的结果。

所谓科学研究即是以严密方法去探求某项事实或原理，而获得正确可靠的结果。科学研究是为了增进知识，包括关于人类文化和社会的知识以及利用这些知识去发明新的技术而进行的系统的创造性工作。

由以上定义不难看出，护理学作为科学，它要求从业者要不断开展科学研究活动，这样才能发展、巩固、精练、扩大自身的知识体系。

一、护理研究的概念

研究是运用科学的方法回答问题和解决问题的系统探究。护士参与科学研究有益于专业发展，有益于服务对象，对整个医疗卫生保健系统都有积极的促进作用。

（一）护理研究的定义

护理研究（nursing research）是指用科学的方法反复地探索、回答和解决护理领域的问题，直接或间接地指导护理实践的过程。护理研究是为护理专业，包括护理实践、护理教育、护理管理相关的问题形成可靠证据的系统的探索。

在既往的三十多年中，护理研究有了飞速发展，为护士的临床实践提供了证据基础，但是依然有大量的问题尚需要结合研究的创新以推动实践的变革。

（二）护理研究的目的

护理研究的目的就是回答护理领域的问题，解决护理领域的问题。包括明确（identification）、描述（description）、探究（exploration）、解释（explanation）、预测／控制（prediction/control）。如护士通过对经历乳腺癌治疗的妇女进行深入访谈的研究，明确了这一研究对象中独特的孤独程度，称其为"幸存者孤独"。护士通过研究描述了很多护理现象，如患者的焦虑、疼痛、应对等。在简单的观察、描述之上，护士还进一步探究什么因素能增加或减轻患者的焦虑？患者的焦虑和护理活动、和护士的行为有关系吗？护士开展解释性研究以解释现象和理论之间的联系，如以疾病不确定感理论解释乳腺癌患者的社会支持对康复过程的影响。护士通过研究精神分裂症患者家属的情感表达，可以预测患者出院后的复发状况并针对性地尝试控制。

（三）护理研究的意义和重要性

护理研究有利于护理专业化的形成和发展。护理是否是一个专业，曾经让人们质疑多时。作为专业的标准之一，便是专业能够不断地用科学研究的方法巩固和精练自己的知识体系。

护理研究能够使得护理实践更加有其科学依据，更加有说服力，也更见成效。如今，循证护理实践的思想已经深入人心。尽管对于何种类型的证据最适合应用于实践尚有争议，但是人们普遍认为从严谨的研究设计中得出的研究发现可以为护士的临床决策和临床活动提供有力的证据。护士逐渐变得只有研究证据证明某个措施的临床适用性、有效性和成本效益是好的时候，才会乐于接受这一措施或决策。

（四）护士在护理研究中的角色

关于护士在护理研究中的角色，以往比较唯学历论。但现今在提法上有了很大变化，例如在 Polit 和 Beck 的书中指出，每个护士在研究中都应该承担一个或多个角色。在参与研究的这个连续统一体的一端是护理研究的消费者（consumers of nursing research），即指阅读相关研究

阅读笔记

报告的人。在这个连续统一体的另一端是护理研究的生产者(producers of nursing research),即指积极参与做研究并产出证据的人。

可能较多的护理研究人员是在院校从事学术工作,但是越来越多的临床护士正在参与研究,因为他们想为病患找到更好的护理办法。因此在研究的消费者-研究的生产者这一连续统一体上有许多的研究活动护士可以参与,这些活动包括:

1. 在临床参加护理研究兴趣小组。
2. 在严谨的研究基础上解决临床问题和做临床决策。
3. 合作开展临床研究。
4. 讨论研究计划在临床实施的可能性。
5. 招募潜在的研究参与者。
6. 收集研究资料,如发放问卷等。
7. 为病患参与研究提供意见建议。
8. 与病患讨论研究发现的影响和相关性。

(五) 护理研究的范式

护理学具有自然科学和社会科学两种性质。护理学的自然科学性质表现在护理学的研究对象——人,其具有自然属性。人体是一个生物有机体,人的生命活动是一个不断进行自我复制、自我转换、自我调整的自然过程。人的健康和疾病状况与自身和环境的关系不可分割。护理学作为一门应用科学,依赖于自然科学,包括临床医学、生物学、化学、物理、工程技术等,这些学科为护理学的实践、研究、人才培养提供了方法和途径。同时护理学又具有显著的社会科学性质。作为护理学研究对象的人不仅是自然存在物,也是社会存在物。人是以社会的方式存在,人的生存不仅要与外界交换物质,而且要与他人、与社会发生各种形式的联系。人的健康状况与人的精神活动、社会环境有着直接和(或)间接的联系。社会科学也是认识人的健康和疾病的重要工具,护理学作为一门应用科学,也依赖于人文科学,哲学、心理学、社会学等在内的许多科学,这些也是护理学发展的基础。因此护理学研究方法既受到自然科学范式(paradigm)的影响,也受到社会科学范式的影响。

我国学者陈向明根据美国著名的科学史家和科学哲学家库恩(Thomas Kuhn)的定义,对范式的概念和内容作了论述:"范式"是从事某一科学的科学家群体所共同遵从的世界观和行为方式,它主要包括三方面的内容:①共同的基本理论、观点和方法;②共有的信念;③某种自然观(包括形而上学的假定)。"范式"基本原则可以从本体论、认识论和方法论三个层面表现出来,分别回答事物存在的真实性问题、知者和被知者之间的关系问题以及研究方法的理论体系问题。这些理论和原则对特定的科学家共同体起规范的作用,协调他们对世界的看法以及他们的行为方式。

范式以一种范例的形式,决定了一代科学家的科学研究方法和程序。在自然科学史上,牛顿的力学、爱因斯坦的相对论、达尔文的进化论和哥白尼的太阳中心说等,都是自然科学的范式。然而科学是逐步发展的,每个阶段都会有重大的发现和发明,当范式的缺陷随着时间推移而变得越来越明显时,新的范式就会出现并取代旧的范式。自然科学研究范式的哲学基础为实证主义。实证主义的科学观强调科学应以经验或现象的观察为基础,而不应以纯粹的概念思辨为基础;科学研究的目的是获得"实证的知识";科学研究应采取实证的方法。其特征为,第一,在研究的范围和目标上,规定只以事实为研究对象,把科学研究看作探索纯粹知识的活动。第二,在研究过程方面,同样排除研究主体的价值、态度和个体因素对结果形成的影响。这主要通过客观性、可操作性的方法来保证。其中,最重要的是科学的观察法、实验法及测量法,以及各种仪器的标准化,强调量性研究。第三,在研究的结论上,要求准确、用数学语言。结果是可检验的,即在相同条件下,运用同样的方法,可得出同样的结论。

阅读笔记

社会科学研究范式是从自然科学研究范式中演化而来的,但社会科学研究范式的更替模式与自然科学并不相同。自然科学家相信一个范式取代另一个范式代表了从错误观念到正确观念的转变,而在社会科学中,范式只有是否受到欢迎和受欢迎程度的变化,很少有某种研究范式完全被抛弃,所以在社会科学领域,范式本身并没有对错之分,只有采用多少的分别。目前国内外学者比较推崇的社会科学研究范式有:实证主义(positivism)、解释主义(interpretivism)、后实证主义(post positivism)、批判理论(critical theory)和构建主义(constructivism)(表 1-1-1)。

表 1-1-1　社会科学不同研究范式比较

	实证主义	解释主义	后实证主义	批判主义	构建主义
本体论	朴素的现实主义:现实是"真实的",而且可以被了解	现实世界的真相是由人的思想主观构建出来,而不是客观且唯一的	批判的现实主义:现实是"真实的",但只能被不完全地、可能性地得到了解	历史现实主义:真实的现实是由社会、政治、文化、经济和种族等价值观念塑造而成的,是在时间中结晶化而成的	相对主义:现实具有地方性的特点,是具体地被构建出来的
认识论	二元论的/客观主义的认识论;研究结果是真实的	对于复杂世界的认识是通过研究生活在这个世界中的人群的经验以及观点而实现的	修正的二元论/客观主义的认识论;批判的传统/研究群体;研究结果有可能是真实的	交互的/主观的认识论;研究结果受到价值观念的过滤	交互的/主观的认识论;研究结果是创造出来的
方法论	实验的/操纵的方法论;对假设进行证实;主要使用量的方法	研究者应该深入现实生活去领会并通过科学手段及语言去解释和重建这些概念与含义。比如交互式面谈、参与式观察等手段	修正过的实验主义的/操纵的方法论;批判的多元论;对假设进行证伪;可以使用质的研究方法	对话的/辩证的方法论	阐释的/辩证的方法论

引自:陈向明.质的研究方法与社会科学研究.北京:教育科学出版社,2000.

二、护理研究的范畴与发展

(一)护理研究的范畴

护理研究可分为基础性研究和应用性研究,目前大部分护理研究的领域为应用性研究。一般只要在护理职责范围内的同人的生物属性和社会属性有关的健康问题以及与护理专业自身发展有关的问题,都属于护理研究的范畴,常见的如下:

1. 护理教育的研究　护理教育方面的研究是护理研究中最早选择的题目,研究的内容有护理的课程设置、教学方法、教学评价及护士在职教育、继续教育等方面的问题。

2. 护理管理的研究　护理管理研究探讨有关护理行政管理、领导方式、护理人员配置和人才流动、工作考核和护理质量控制等方面的问题。也探讨护理人员自身的发展、如何提高护理人员的业务和心理素质、护理人员工作满意度等。

3. 护理学历史的研究　着重于有关护理学起源、变化及发展方向等内容。

4. 护理理论研究　是指发展有关的护理哲理和各种护理模式及理论方面的研究。

5. 各专科临床护理研究　包括对各专科的护理技术、护理措施、护患关系、应用新理论、新技术等方面的研究以及评价护理措施、探讨护理措施的优缺点和临床效果等。

（二）北美护理研究的发展

护理研究始于南丁格尔，她对护理研究做出的最大贡献是研究了影响克里米亚战争期间导致士兵致残以及死亡的因素，在这个过程中她使用了观察法和统计分析的方法。

20世纪初的多数护理研究关注的是护理教育。例如，1923年一个"护理教育研究委员会（Committee for the Study of Nursing Education）"对护理教师、护理管理者的教育背景以及护理学生的临床经历进行了研究，该研究指出护士缺乏教育，高等护理教育是必需的。当越来越多的护士接受了高等护理教育后，研究的重点则转向护士学生，包括她们的特点、存在的问题以及满足感。在护理研究发展的早期阶段受到资助的研究是很少的。最早接受资助的是 Alice Crist Malone，她在1936年接受了来自 Sigma Theta Tau（1985年改称 Sigma Theta Tau International）资助的600美元进行研究。

20世纪40年代，由于在第二次世界大战期间对于护士的高度需求，人们对护理教育研究的热情依然未减。例如1948年 Brown 重新对美国的护理教育进行了评价，她建议护士的教育应该在大学的环境下进行。当时许多关于护士的角色以及态度、医院环境、护患之间关系的研究均来自 Brown 的研究报告。50年代，由于高学历护士的人数增多、美国护士基金的建立、Walter Reed Army 研究学院成立了护理研究中心以及护理研究接受资助的可能性大大增加等，这些因素都推动了护理研究的快速发展。在护理研究迅速发展的背景下，美国于1952年出版了《护理研究》（*Nursing Research*）杂志，使得越来越多的护理研究者能够将自己的研究结果传播出去。60年代，一些护理领袖对于护理研究中缺乏与护理实践相关的研究表示了担忧，从此以护理实践为导向的各种临床题目的研究开始在文献中出现。70年代，美国护理研究的数目在继续增长，为了满足能迅速传播护理研究结果的需求，许多杂志纷纷创刊，例如《高级护理科学》（*Advances in Nursing Science*）、《护理及健康研究》（*Research in Nursing & Health*）、《西方护理研究杂志》（*Western Journal of Nursing Research*）等。在此阶段，护理研究的重点由护理教育以及护士自身转向提高对患者的护理，这也标志着护士开始意识到应该将研究结果应用到临床实践中以提高护理质量。

20世纪80年代是美国护理研究快速发展的另一阶段，探其原因，主要与研究者的素质提高、计算机广泛应用于收集以及分析信息以及人们认识到护理研究在护理中的重要作用有关。值得一提的是，1986年在美国国立卫生研究院（National Institutes of Health，NIH）下建立了国家护理研究中心（National Center for Nursing Research，NCNR），建立该中心的目的是促进并资助与患者照顾相关的研究项目以及培训项目。80年代末，由于循证医学的兴起以及美国国内建立了健康保健政策及研究机构（Agency for Health Care Policy and Research），使得护士开始认识到研究所得的结果要比权威者的意见更为有力，它应该成为临床决策的基础。90年代初，国家护理研究中心改称为国家护理研究院（National Institute of Nursing Research，NINR）。NINR 的建立提升了护理研究在医学研究中的地位，使护理研究成为医学健康相关领域研究中的主流。而在此时期，对于护理研究的资助数目也越来越多。例如1986年 NCNR 拥有1600万美元的预算，而在1999年 NINR 的预算高达7000万美元。由于护理研究者对于基于临床的研究以及对循证实践的热情，一些相关杂志陆续问世，包括《临床护理研究》（*Clinical Nursing Research*）、《临床护理杂志》（*Journal of Clinical Nursing*）。另外，围绕循证护理实践的国际合作也开始在90年代展开，Sigma Theta Tau International 于1998年在加拿大多伦多举办了第一次国际研究应用大会。几年之后，《循证护理实践》杂志（*Worldviews of Evidence-Based Nursing*）诞生了。

进入21世纪后，护理研究依然在快速发展，而护理研究所接受的资助也在增长。仅 NINR 在2010年就资助了1.4亿美元用于护理研究。有研究者指出新世纪美国的护理研究方向主要表现在如下几方面：①循证护理实践，与此相关的转化性研究，即将研究结果转化到护理实践中去，亦为一热点；②产生更为强有力的证据，表现为采取更强的研究设计，通过对不同人群、临床场所、不同时间去重复某一研究从而保证研究的力度;③强调系统评价,因为最佳的临床实践指南依靠高质量的系统评价;④强调不同领域间的合作;⑤迅速推广研究结果;⑥提升护理研究的可视性,许多人并不认为护士是研究者、学者,因而护理研究者需要宣传自己及自己所做的研究,以向更多的专业组织、消费者组织以及政府寻求更多的支持;⑦强调研究中与文化相关的问题以及人群中的健康公平性;⑧鼓励患者参与到医疗护理决策当中。另外一些机构也制定了资助的主要研究方向。例如 Sigma Theta Tau International 资助的重点研究包括:健康促进、预防疾病、循证实践的应用以及针对弱势人群需求的研究(例如慢性疾病患者以及穷人)等。而 NINR 2010 年资助的主要研究包括以下几方面:预防疾病、促进健康、症状管理、自我管理,终末期患者的护理研究。

(三) 欧洲护理研究的发展

尽管护理研究始于欧洲,但其发展速度却不能与美国相比,而且由于欧洲国家的面积、语言、文化、政治、社会经济状况以及护理在医疗卫生体系内的地位不同,因而护理研究的发展极不均衡。现代护理研究在一些发达国家例如英国、丹麦、芬兰等已有几十年历史,然而在像斯洛文尼亚等国家仅有十几年历史。在欧洲很少国家对正在进行或已经完成的护理研究建立数据库,也很少有研究者系统地回顾欧洲的护理研究。另外,除了英国及爱尔兰的护理杂志使用的是英语,其他国家的杂志均使用各自语言,这也导致了交流方面的障碍。多数欧洲国家的护理研究具有规模小、通常没有资金资助、缺乏有经验的研究者指导以及研究者自身学历不足等缺点。即使是在一些发达国家,也是近些年来才提倡多中心、多领域之间的合作研究。为了加强欧洲国家之间的护理研究合作,1978 年"欧洲护理研究工作组"成立,该工作组的目的是建立欧洲国家之间护理研究者的联系、发展并促进护理领域系统的合作。该工作组的主要贡献在于组织每两年一次的护理大会并且提出促进护理研究发展的策略。在 1996 年该工作组发表了"欧洲护理研究报告及建议",其中呼吁政府促进并使用策略积极推动护理研究。另外报告中还提出了促进欧洲护理研究发展的 5 项主要策略,包括建立研究机构或组织、将研究与实践紧密联系、提供资金资助、培训护士进行护理研究以及进行国内外的合作。工作组的建立大大促进了护理研究的发展,使得欧洲国家的护理研究无论是研究的广度还是深度都有了进步。目前欧洲各国的护理研究内容不同,但基本上均涉及促进健康、症状管理、老年护理、健康及疾病的自我管理、将研究成果应用到临床以及重塑医疗健康系统。

(四) 中国大陆护理研究的发展

中国大陆护理研究工作起步较晚,初期的发展较为缓慢,然而近十五年来发展较为迅速。1954 年《中华护理杂志》创刊,1985 年后又陆续增加了《实用护理杂志》《护士进修杂志》和《护理学杂志》等。这些杂志对于传播和交流护理研究结果起到了一定的促进作用。另外自 1984 年起全国各高等学院陆续成立护理系,护理研究课程纳入本科生教学计划。1992 年以及 2002 年以来,许多院校建立了护理硕士及博士学位教育项目,培养出了更高层次的护理人才,这些都推动了护理研究的发展。大陆护理研究的发展主要表现在以下几方面。第一,护理论文的数量不断增加。研究显示 2007 年发表在国内 5 种主要护理期刊的护理论文数量是 2000 年的2.79 倍,是 1994 年的 4.21 倍。第二,护理研究受资助的比例也在迅速增加。1994 年国内《中华护理杂志》等 5 种期刊中发表的文章中只有 2 篇受到资金资助,至 2009 年受资助的研究已达到 1227 篇。从受资助的来源看,省级、市级课题明显增多,国家级以及国外科研基金资助课题也有所增加。第三,合作研究课题有增加趋势。表现在由 1 人完成的护理研究比例在下降,绝大多数的研究为 2 人及以上合作完成。另外,国内的护理科研领域已经开始出现了一些联合的协作组,从事某一专题的护理研究。第四,护理研究的主题呈现多样化。目前的研究主题以临床护理为主,其次是基础研究、护理教育、护理管理以及心理护理。另外,社区护理研究有日益增多的趋势。而护理领域的动物实验研究也迈出了可喜的一步。第五,研究场所由以往以医院为主逐渐向社区、家庭、学校、养老院以及实验室扩展。第六,实验性研究、质性研究等发展较为迅速。研究报道1981—1985年大陆实验性护理研究只占分析期刊总载文量的1.35%,而2001—2003年该比例上升至44.5%。2003年以前大陆的护理研究主要以实验性及非实验性研究为主,2003年始有质性研究相关的文献发表,截至2013年7月共有699篇质性研究论文发表。另外2006年起,在国内护理专业期刊上出现了关于随机对照试验的系统评价报告,截至2014年底共有510篇系统评价和meta分析文章发表。

尽管大陆的护理研究在近十年有较快的发展,然而亦有不足之处,例如研究设计的规范性欠缺、收集资料的方法比较单一、测量工具使用不够规范、资料处理方法不当等。而质性研究无论是研究的深度还是研究范围的广度与国外研究相比均存在一定差距,还有很大的提升空间。另外系统评价的质量也亟待提高。有关对大陆护理研究中的非实验性研究、实验性研究、系统评价以及质性研究发展状况的分析详见参考文献中所列的文章。

综上所述,过去30年,特别是近十多年来国内护理研究在质与量方面都有所提高。为鼓励护理科技工作者奋发进取,促进护理学科发展,中华护理学会自1993年起设立了每2年一次的"护理科技进步奖"以加速国内护理人才培养和科技进步,提高护理质量,促进患者康复。2008年中华护理学会第25届理事会在原"护理科技进步奖"的基础上,根据科技部《社会力量设立科学技术奖管理办法》的文件精神,组织专家制定了《中华护理学会科技奖奖励办法》和《中华护理学会科技奖奖励办法实施细则》并上报中国科技部。2009年3月6日得到中华人民共和国科技部批准为"中华护理学会科技奖"。此奖项是中国护理学科最高奖。相信此奖项的设置会极大地鼓舞国内护理科研工作者的热情,从而进一步提升国内护理科研的数量与质量。

(五)中国港澳台地区护理研究的发展

香港及台湾的护理研究虽然历史没有那么悠久,然而发展速度非常快,特别是20世纪90年代以后。有研究显示,1999—2008年香港学者在SCI收录的期刊发表文章共有414篇,而同期来自内地护理学者的文章仅有48篇。这一现象可能与90年代后香港启动护理本科教育,很快迅速开展研究生教育,培养了大量的科研人才有关。另外也与香港护理人员具有良好的英语基础有关。

台湾的护理研究如何呢?有学者对1991—2004年期间SCI和SSCI收录的作者来自台湾的护理研究进行了分析,研究发现共有941篇文章发表在这一时期。其中包括834篇研究论著,7篇文献回顾,42篇短文以及45个会议摘要。其余包括书评、论坛等。834篇研究论著中,2.76%是发表在1995年之前,17.02%的研究发表在1995—1999年,而80.22%的研究则发表在2000年之后。可以看出台湾护理研究在2000年之后有着迅速的发展,有研究显示自2003年起,台湾学者在SCI发表的文章无论从数量还是平均影响因子、被引用次数均超过了香港学者。研究者指出这主要是由于台湾对护理研究的资助提高以及许多院校以发表SCI文章作为晋升的指标之一。研究结果还显示834篇研究论著的平均作者数目、参考文献数目、被引用次数以及影响因子分别是4.53、29.41、3.02和1.584。另外研究发现有65.8%的研究是基于台湾岛内合作,而17.9%的研究则是基于国际合作。43.05%的研究的通讯作者或第一作者是来自护理院校、护理协会或是医院。研究者亦发现发表在2000—2004年的研究无论是作者数目、参考文献以及影响因子等均高于发表于1995—1999年的研究。

与大陆以及香港、台湾相比,澳门整体护理研究仍处于起步和探索阶段。虽然澳门设有科学研究基金或预算,鼓励研究活动,但尚未设立科研委员会以及伦理委员会。在1998年以前澳门护理科研和论文发表极少,1998年之后临床及专科护理、护理教育与护理管理以及社区护理和老年照顾方面的科研项目有了显著的增加。然而研究的性质主要以描述性研究为主,少有实验性及类实验性研究。目前澳门护理研究的发展方向主要包括临床护理研究和专科护理研究、居民的健康教育及社区老年人照顾方面的研究。另外根据澳门城市的特点,研究方向还包括对赌客的健康问题、赌场的环境污染、博彩从业人员的职业安全与健康促进等研究课题。虽然整体护理研究水平相对较低,但由于澳门护理教育水平的迅速提高以及经济的快速发展、专业医药期刊及《澳门护理杂志》的创办,学术交流与日增多等因素必将会带动澳门护理研究的兴起与发展。

第二节　护理研究的基本步骤

分析的、经验的、实证主义的研究范式常应用量性研究(quantitative research)方法;建构主义的、解释学的、说明性的研究范式常应用质性研究(qualitative research)方法;折中主义的实用主义(pragmatism)范式应用混合研究方法(mixed methods research)。

以下简要介绍量性研究和质性研究方法中共性的基本研究步骤,更为详细的内容将在后面的相应章节中逐一介绍。

一、量性研究的基本步骤

在量性研究中,研究者从研究开始提出问题到研究结束获得答案是一个合理的线性的连续步骤,几乎所有研究都是这样,尽管个别研究中有些步骤重叠,或者有些步骤不需要。图 1-2-1 展示了量性研究的步骤。

（一）形成问题阶段

量性研究的前期步骤具有很强的概念或智力成分。这些活动包括阅读、概念化、理论化、与同事和顾问谈想法等。在这一步骤中,研究者要运用创造性、演绎推理、形成坚实的研究基础的技巧。

（二）设计计划阶段

量性研究的第二个阶段,研究者要确定用什么方法回答研究问题。这些方法学的确定会极大程度上关系到结果证据的真实性。如果研究中收集资料、分析资料的方法有问题,研究中产出的证据可能就没有什么价值了。

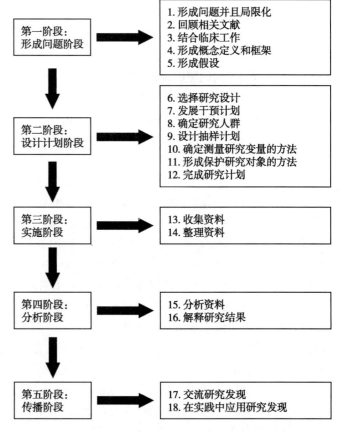

图 1-2-1　量性研究的基本步骤

（三）实施阶段

量性研究的实验、观察阶段包括收集资料和为分析资料做准备。通常这一阶段是研究中最耗时的阶段,常常需要几星期、几个月,甚至几年的工作。

（四）分析阶段

量性研究不是报告那些未加工过的资料,如一堆数字。资料需要经过分析和解释,这是量性研究的第四个阶段。

阅读笔记

(五)传播阶段

到了分析阶段,研究者似乎就走完了一圈,早先提出的问题得到了回答,但是研究者的责任还没有完全完成,直到研究结果的传播。这一过程包括撰写研究报告、研究论文,将研究成果投稿、申请专利、参加学术交流活动,将研究成果转化为产品或应用于实践活动。

二、质性研究的基本步骤

与量性研究的直线型进程相对照,质性研究的步骤呈环形推进。质性研究者不断地检验、解释研究资料并决定如何在已经发现的基础上进行下去。质性研究步骤见图 1-2-2。

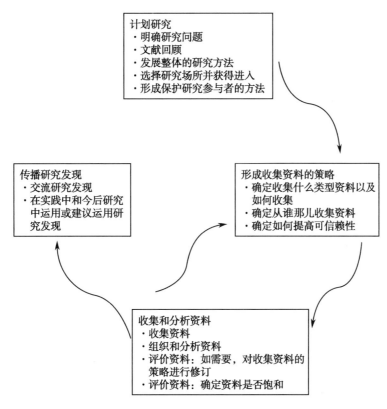

图 1-2-2 质性研究的基本步骤

(一)概念化和计划阶段

即界定研究现象,确定研究问题。与研究的问题相比,研究的现象更宽泛一些,是研究者在研究中将要涉及的领域范围。研究问题是研究现象中提升出来的一个比较具体、集中的焦点。有些研究问题不适合质性研究,比较适合量性研究,所以质性研究开始要对研究问题进行选择和判断。比较适合质性研究的问题有:特殊性问题、过程性问题、情景类问题、描述性问题、意义类问题、解释性问题等。

(二)研究执行阶段

是资料收集和资料分析阶段。资料的收集看似是一个简单和基础的工作,其实它同时也是一个复杂的工作,要处理的问题有很多、很杂,也没有预见性。

按照一定的标准,将原始资料进行浓缩,通过各种不同的分析手段,将资料整理为一个有一定结构、条理和内在联系意义的系统。质性研究资料的分析与资料收集同步进行,需要对资料进行归档、分类、编码、归纳分析。也可以用相关的计算机软件进行辅助分析。

(三)研究发现传播阶段

质性研究成果也是以研究报告的形式加以表达,与量性研究报告所不同的是,质性研究报

阅读笔记

告在写作时首先要考虑读者对象、叙述风格、叙述人称、书写角度、研究者的位置(与被研究者、研究问题的关系)等。

第三节　护理研究中的伦理问题

护理研究多涉及人或者动物,这就要求研究者必须认识和遵守伦理原则,尤其当研究者的兴趣与伦理产生冲突时,遵循伦理原则就显得格外重要。20世纪60年代以前护理研究中的伦理问题很少被提及。60年代以后,保护人类研究对象的权利受到科学和医疗卫生领域越来越多的重视。西方国家纷纷制定了相关的伦理原则,例如《纽伦堡法典》(Nuremberg Code)和《赫尔辛基宣言》(Declaration of Helsinki)。1978年由美国生物医学和行为科学研究委员会制定并通过的《贝尔蒙报告》(Belmont Report)在很多领域被当作伦理典范来执行。以下主要介绍研究中的伦理两难问题和伦理原则。

一、研究中的伦理两难问题

在现如今,很少有研究会刻意地去违反伦理原则,而多数是基于研究者坚信自己的研究产生出的知识是重要的而且通过研究可造福后人。在一些情形中研究对象的权利与研究会发生直接的冲突,导致了研究中的伦理两难问题。以下是一些出现伦理两难的研究的例子:

【例1】　在ICU中,护士在护理男性患者以及女性患者时是否会付出同样的感情?

研究与伦理的冲突:按照伦理原则,研究对象应该知道他们在研究中的作用。然而如果研究者告知研究对象(ICU的护士)他们护理不同性别患者时的感情将会被研究,你认为那些护士的行为还会是"正常"的吗?如果护士知道有人在关注他们,他们的护理行为必将会发生改变,那么这样产生的结果将会是不准确的。

【例2】　绝症患儿家长的应对机制。

研究与伦理的冲突:为了研究这个问题,研究者需要深入了解家长的内心状况,从伦理上来讲,这样做对于患有绝症儿童的家长来说是痛苦的、受伤害的;然而从研究的意义来说,通过了解家长的应对机制也许可以帮助研究者设计出有效的干预计划,从而帮助家长应对压力以及悲伤。不难看出,研究的目的与伦理发生了冲突。

【例3】　成年子女是如何适应日复一日地照顾患有阿尔茨海默病的老人所带来的压力的?

研究与伦理的冲突:有时在一些质性研究中,研究者会与被访者建立良好的信任关系,这样有利于被访者能透露心声,甚至说出一些长期积于心中的"秘密"。假如被访者对研究者承认虐待她的母亲,那么研究者在不违反保密性原则的前提下会如何做出反应?如果研究者将此事实告发给相应的机构,那其他被访者还相信保密原则吗?

上述三个例子提示研究者在研究中会受到约束,他们的研究目的是为临床提供高质量的证据,但是同时他们也必须遵循保护人权的原则。那么在研究中有哪些伦理原则?如何执行呢?

二、研究中的伦理原则

(一)研究中基本的伦理原则

《贝尔蒙报告》强调了研究中应遵循三项基本伦理原则,即有益的原则、尊重人的尊严的原则和公正的原则。

1. 有益(beneficence)的原则　即研究者有责任将研究对象的伤害减至最低,获得的益处最大。也就是说研究要给研究对象或其他人群带来益处。有益的原则包括以下两种:

(1)免于遭受伤害或不适的权利:研究者有责任避免、预防或减少研究中的伤害。在这里,

阅读笔记

伤害或不适不仅包括生理方面的(例如损伤、疲乏),也包括情感方面(例如压力、畏惧)、社会方面(例如丧失社会支持)以及经济方面的(例如误了工钱)。研究者必须使用各种办法将上述伤害或不适,即便它们是临时存在的,降至最低。

研究要由有经验的研究者来进行,尤其是在研究中使用了具有潜在危险的仪器或是进行了专业的操作。在研究过程中,研究者如果发现继续研究将会对研究对象造成伤害、死亡或是带来痛苦,应立即中止研究。

(2) 不被剥削或利用的权利:在研究过程中,研究对象提供的资料不能被用于对研究对象不利的事情。例如研究对象提供的自身经济状况信息不能被泄露以使其失去享受公共医疗保健的权利。另外,研究对象和研究者在研究中建立起来的关系不能被研究者滥用。

2. 尊重人的尊严(respect for human dignity)的原则 即在研究过程中研究对象有自主决定的权利和充分认知的权利。

(1) 自主决定权:是指研究对象有权利决定是否自愿参加研究、有权利提出问题、拒绝提供信息以及有权利随时退出研究。自主决定权还包括免于受到研究者的强迫(coercion)要求。这里强迫包括两方面:一是表现在如果研究对象不参加研究将会受到惩罚;另一方面是如果研究对象同意参加将得到较多的酬劳。在一些情形下,研究者要特别注意保护研究对象免受强迫,例如研究者处于权威或是能影响研究对象的角色时(例如研究者是研究对象的护士)。

(2) 充分认知的权利:是指研究开始时研究者要将研究的内容、研究对象有权拒绝参加、研究对象的责任以及可能的危险及获益等信息完全地告知研究对象,使其做出是否自愿参加研究的决定。

然而有时让研究对象充分认知会造成偏倚以及样本选取的问题。假设我们要研究在高中学生中经常旷课的学生比出勤好的学生更易吸食毒品。如果我们向学生充分地介绍研究的目的,一些学生可能会拒绝参加研究,而这些学生很有可能吸食毒品,也就是我们想要研究的。另外即使是参加研究的学生也可能不会说出真相。在这种情况下,让研究对象充分认知可能会严重影响研究结果。在此背景下,一些研究技巧出现了。一些研究者采用隐蔽(concealment)手段收集资料,即资料的收集并未得到研究对象的同意。例如某研究者想要观察研究对象在真实环境下的行为,研究者担心一旦将研究目的告知研究对象其会改变自己的行为,因而研究者采用了一些隐蔽手段进行资料收集,例如将录像机放置在隐蔽的地方或是假装观察研究对象的其他活动。在一些情形下隐蔽手段收集资料是可以接受的,例如研究对研究对象无任何危害以及研究对象的隐私权没有受到损害。而在一些情形下,隐蔽手段收集资料是不能接受的,例如研究涉及敏感性话题,比如使用毒品以及性行为等。

另外一项颇有争议的技术是使用欺骗(deception)手段收集资料,是指包括蓄意隐瞒有关研究的信息或是提供虚假的信息。例如上述研究高中生使用毒品的例子中,如果研究者向学生介绍研究的目的是了解学生的健康行为,这就属于轻微的欺骗。

学者们对于使用隐蔽以及欺骗的手段收集资料有着不同的看法,一些人认为这样做违背了研究对象有充分认知的权利,而另外一些人则认为要看研究中的具体情况。如果研究带来的危害很小且研究结果对于社会有重要意义的话,使用上述两种手段可以提高研究的效度。而美国护士协会对于何时可以使用隐蔽以及欺骗的手段做出如下规定:研究者首先应该知道隐蔽以及欺骗目前是存在争议的,能否使用需根据研究的具体情形而定。其次研究者在使用隐蔽以及欺骗前要看是否符合以下标准:①研究对于研究对象的危害甚小而结果带来的益处非常大;②是否接受使用隐蔽以及欺骗的手段与对研究对象带来的危害程度相关;③研究者在此前已经尝试了其他提高研究效度的方法,但效果均不理想;④一旦有可能,研究者要将使用了隐蔽以及欺骗手段告知研究对象并向其解释使用的理由。

另外近几年兴起的收集来自网络的数据(例如分析来自聊天室、博客等的文字)引发了学

阅读笔记

者的争议。一些学者认为既然是发布在公共网络上的文字就可以使用,不需得到作者的同意;而另外一些学者则认为伦理原则应该被应用到网络研究中。

3. 公正(justice)的原则 指研究对象有被公平对待的权利和隐私权。

(1) 公平对待的权利:包括公平选择研究对象、强调研究者有责任去保护那些已经无法保护自己的个体(例如终末期患者)以保证他们没有被利用。另外,公平对待还强调研究者不能忽视或歧视某些人群以剥夺他们可能从研究中受益的权利。有大量证据表明,美国在 20 世纪80~90 年代,很多临床试验不允许妇女以及少数民族参加。

另外,公平对待的权利还包括研究者对于那些拒绝参加研究或是中途退出的人员应公平对待、履行所做的许诺(例如对研究对象给予一定的补偿)、对于来自不同背景或文化的研究对象,应尊重他们的信仰、习惯以及生活方式,研究对象的疑问可随时得到研究者的回答,研究对象自始至终享有公平的对待等。

(2) 隐私权:多数与人相关的研究均会触及研究对象的个人生活,研究者应意识到除非是必须触及,否则尽量不要过多地涉及个人的隐私。也就是说研究对象的隐私是应该受到保护的,研究对象有权利要求他们的信息不被外泄。1996 年,美国通过了《健康保险负责议案》(Health Insurance Portability and Accountability Act,HIPPA),要求要保护患者的健康信息。该议案颁布后,在美国的健康保健领域患者的隐私权就被更加重视了。

(二) 研究中伦理原则的贯彻实施

1. 风险 / 益处评估(risk-benefit assessment) 是指研究者评估研究对象在研究中的获益以及可能受到的伤害比。研究者应将评估结果告知研究对象以便于让其做出是否参加研究的决定。总的原则是研究对象所得到的危害永远不能超过所得到的益处。在量性研究中,研究的每个细节均可以事先设定好,因而研究者可以事先进行风险 / 益处评估。而在质性研究中,风险 / 益处评估与资料收集同期进行,因而研究者需要在整个研究中保持敏感性,及时发现潜在的危险。

研究中研究对象可能的获益之一是得到资金的补偿,目前大量的证据表明这种补偿对于保持研究对象留在研究中发挥了重要的作用。在一些研究中,资金的补偿更为有效,例如研究对象很难招募、研究很耗时、由于参与研究导致研究对象有些经济方面的损失等。补偿的金额为 1 美元至几百美元,但通常是 20~30 美元。

Box 1-3-1

研究中研究对象潜在的获益及风险

潜在的获益:
- 能够进入到一项有可能获益的干预研究中,而并不是每个人都有这样的机会。
- 能够与他人讨论、分享自己的状况。
- 增加与自身状况或疾病相关的知识。
- 对于参加到一项研究中感到很兴奋。
- 对于自己提供的信息可能会帮助到有类似问题的人而感到满意。
- 获得资金的补偿或是得到一些健康宣传材料。

潜在的风险:
- 躯体受到伤害,包括没有预想到的副作用。
- 躯体不适、疲乏。
- 由于反省、自我揭露、对于被问的问题感到生气或尴尬等而导致的心理或情绪上受到了困扰或折磨。

- 社会方面的危害：比如受到歧视、对人际关系的负面影响、丧失社会地位。
- 失去隐私。
- 占用了自己的时间。
- 经济方面的损失：交通费用、误工等。

2. 知情同意（informed consent） 是指研究对象获得了足够的与研究相关的信息，而且理解这些信息，并且有能力同意或者拒绝参加研究。完整的知情同意书包括研究目的、资料类型、研究过程、每次与研究对象接触的时间以及总次数、资助人的情况、研究对象的选择，为何自己被选到以及样本量、潜在的危险（包括躯体的、心理的、社会的以及经济的）、潜在的获益、参与研究的补偿、对于保密的承诺、自愿的原则、中途退出研究的权利以及联络信息。

3. 保密程序 最安全的方法是使用匿名，这样研究对象与资料之间无法直接对应起来。例如在发放问卷时无需写上名字或者研究者查阅医院记录时，有关患者的识别信息如姓名、身份证号码等均被删除也是匿名的一种形式。在某些情况下，匿名是不可能的，那么相应的保密措施应该启动。例如只有在必要时才去询问患者的信息如姓名、住址等，给每个研究对象一个编号，将有关识别患者身份的信息锁起来，只有与研究有关的人员才可获得相关信息，将资料输入计算机时去掉识别患者身份的信息，凡是要接触这些信息的人员均需签署保密承诺书，在报告研究结果时去掉研究对象的名字或使用假名。

4. 保护弱势群体 弱势群体是指那些不具备签署知情同意的人（例如患者精神发育迟滞）或者是在某些情况下更易受到危害者（例如孕妇）。一般来说只有在研究所带来的风险／益处比很低或者没有其他选择（例如研究儿童的发展时，研究对象必须是儿童）的情况下才能涉及弱势群体。护理研究中常见的弱势群体包括如下：

（1）儿童：无论是从法律上讲还是从伦理方面考虑，儿童是不具备知情同意的能力的。因此如果研究涉及儿童，必须事先得到其家长或法定监护人的知情同意。如果儿童的年龄超过 7 岁，也应该得到其本人的口头同意。如果儿童已经足够成熟能够理解知情同意书中的基本内容，那么也应该同时获得儿童本人签署的知情同意书。这样做的目的是充分保护儿童自我决定的权利。

（2）精神或情感障碍患者：患有精神或情感障碍的患者（例如认知功能障碍者、昏迷患者等）通常无法权衡研究中的潜在危险以及获益，因而研究中如涉及这些人群，研究者应首先获得其监护人的知情同意。但如果有可能，最好同时获得研究对象本人的口头或书面同意。

（3）患有严重疾病或有躯体残疾者：研究者首先要评估这些研究对象是否有能力能做出参加研究的理智的决定。针对一些特殊的残疾者，获得知情同意的过程可能会特别一些。例如如果研究对象是耳聋者，获得知情同意的过程需要通过书写来交流。

（4）终末期患者：终末期的患者很少会期盼自己会从研究中获得什么，因而作为研究者更应仔细地评估风险／益处比。另外研究者应确保这些研究对象的舒适度以及不影响他们接受治疗。

（5）住院患者或囚犯：研究对象如果包括这些人，应特别注意保护他们的权利。住院患者由于他们依赖于医务人员，因而他们会感觉参加研究是被迫的，而且如果不参加的话可能会影响到他们的治疗。囚犯在很多方面失去了自主权，因而他们会感觉是被迫参加研究。因此如果研究中涉及上述人群，要特别强调研究对象的自愿本质。

（6）孕妇：研究中除非研究目的是满足孕妇的健康需求，并且对于孕妇以及胎儿来说几乎是无危害的，否则都不应该选择孕妇作为研究对象。

5. 伦理审查委员会（Institutional Review Board，IRB） 除了强调知情同意外，另一项保障研

阅读笔记

究对象权利的措施是注重对研究项目进行伦理的审查。IRB 是用来保证研究者在实施研究过程中遵守伦理准则的委员会,可在大学、医院以及医疗保健中心设立。每个 IRB 均包括至少 5 名具有不同文化、经济、教育等背景的成员。在国外,医院中的 IRB 通常由医师、律师、研究者、牧师及社区中的非医学专业人员组成。IRB 的职能包括对研究项目进行审查,审查的内容包括研究的科学性以及研究的伦理原则。为了获得 IRB 的认可,研究者必须确保:①研究带给研究对象的风险为最小;②与预期的益处相比,带给研究对象的风险合理;③公平选择研究对象;④得到研究对象或其法定监护人的知情同意;⑤研究计划对资料收集过程予以监督,以确保研究对象的安全;⑥充分保护研究对象的隐私权,确保资料的保密性。通过审查,IRB 会做出该研究项目是否可以进行的决定。在研究进行过程中,任何有关研究方案的修改都应在得到 IRB 的批准后才能继续执行。在研究过程中所发生的任何严重不良事件,也应及时向 IRB 报告。

第四节 护理研究中的科研诚信和学术道德

一、研究中的科研诚信

(一) 科研诚信的概念

科研诚信(scientific integrity),亦称科学诚信、学术诚信,是指科学研究人员、科研管理人员(包括组织者)在从事科学研究活动中弘扬以追求真理、实事求是、崇尚创新、开放协作为核心的科学精神,遵守相关法律法规,恪守科学道德准则,遵循科学共同体公认的行为规范。

科研诚信是衡量一个社会文明与进步程度的重要标志之一。科学研究本质上是一个认识客观规律的过程,是一个去伪存真、追求真理的过程,容不得半点虚假和欺骗,因此社会对科研诚信有更高的期盼和要求。

国家科技部等十部委于 2009 年 8 月 26 日联合发布了《关于加强我国科研诚信建设的意见》,文件共分七部分,分别是:①充分认识加强科研诚信建设的重要性和紧迫性;②科研诚信建设的指导思想、原则和目标;③推进科研诚信法制和规范建设;④完善科研诚信相关的管理制度;⑤加强科研诚信教育,提升科学道德素养;⑥完善监督和惩戒机制,遏制科研不端行为;⑦加强组织领导,共同营造科研诚信环境。

(二) 科研诚信行为规范

2014 年 8 月 28 日,国家卫生计生委和国家中医药管理局印发了组织制定的《医学科研诚信和相关行为规范》。规范中所指的医学科研包括:基础医学、临床医学、口腔医学、公共卫生与预防医学、中医学、药学、护理学、计划生育等领域所开展的研究。在其中第二章《医学科研人员诚信行为规范》中明确规定:①医学科研人员在科研活动中要遵循涉及人的生物医学研究伦理审查办法相关规定,自觉接受伦理审查和监督,切实保障受试者的合法权益。②医学科研人员在进行项目申请等科研与学术活动,需要提供相关信息时,必须保证所提供的学历、工作经历、发表论文、出版专著、获奖证明、引用论文、专利证明等相关信息真实准确。③医学科研人员在采集人体的样本、数据和资料时要客观、全面、准确;对涉及秘密和个人隐私的,要树立保密意识并依据有关规定采取保密措施。④医学科研人员在涉及人体或动物的研究中,应当如实书写病历,诚实记录研究结果,包括不良反应和不良事件,依照相关规定及时报告严重的不良反应和不良事件信息。⑤医学科研人员在涉及新发传染病、不明原因疾病和已知病原改造等研究中,要树立公共卫生和实验室生物安全意识,自觉遵守有关法律法规要求,接受相关部门的审查和监管。⑥医学科研人员在研究结束后,对于人体或动物样本、数据或资料的储存、分享和销毁要遵循相应的科研管理规定。⑦医学科研人员在动物实验中,应当自觉遵守《实验动物管理条例》,严格选用符合要求的合格动物进行实验,保障动物福利,善待动物。⑧医学科研人员在开展学术交流、应邀审阅他人投寄的学术论文或课题申报书时,应当尊重和保护他人知识产权,遵守科技保密规则。⑨医学科研人员在引用他人已发表的研究观点、数据、图像、结果或其他研究资料时,要诚实注明出处,引文、注释和参考文献标注要符合学术规范。在使用他人尚未公开发表的设计思路、学术观点、实验数据、图表、研究结果和结论时,应当获得本人的书面知情同意,同时要公开致谢或说明。⑩医学科研人员在发表论文或出版学术著作过程中,要遵守学术论文投稿、著作出版有关规定。如果未实际参加研究或论文、论著写作,不得在他人发表的学术论文或著作中署名。⑪医学科研人员作为导师或科研课题负责人,在指导学生或带领课题组成员开展科研活动时要高度负责,严格把关;对于研究和撰写科研论文中出现的不端行为要承担责任。⑫医学科研人员所发表医学科研论文中涉及的原始图片、数据(包括计算机数据库)、记录及样本,要按照科技档案管理有关规定妥善保存,以备核查。对已发表医学研究成果中出现的错误和失误,应当以适当的方式公开承认并予以更正。⑬医学科研人员在项目验收、成果登记及申报奖励时,须提供真实、完整的材料(包括发表论文、文献引用、第三方评价证明等)。⑭医学科研人员作为评审专家参加科技评审时,应当认真履行评审、评议职责,遵守保密、回避规定,不得从中谋取私利。⑮医学科研人员与他人进行科研合作时应当认真履行诚信义务或合同约定,发表论文、出版著作、申报专利和奖项等时应根据合作各方的贡献合理署名。⑯医学科研人员应当严格遵守科研经费管理规定,不得虚报、冒领、挪用科研资金。⑰医学科研人员在学术交流、成果推广和科普宣传中要有科学态度和社会责任感,避免不实表述和新闻炒作。对于来自同行的学术批评和质疑要虚心听取,诚恳对待。

从事护理研究的人员和机构要重视科研诚信的学习、教育和培训,掌握并遵守科研行为规范。

二、研究中的学术道德

(一)学术道德、学术失范等相关概念

道德是社会意识形态之一,它是人们共同生活及其行为的准则与规范。道德是做人做事和成人成事的底线。学术道德是治学的起码要求,是学者的学术良心,其实施和维系主要依靠学者的良心及学术共同体内的道德舆论。它具有自律和示范的特性,学术道德的缺失无疑意味着学术失范现象的产生和蔓延。

学术道德规范"是对学术工作者从思想修养和职业道德方面提出的应该达到的要求"。学术道德失范是"学术人用不符合学术道德规范的手段去实现社会的价值目标(如获取职称、金钱、学位等)",它包含"学术人行为层面的不合学术道德规范"和"学术人内在精神世界意义系统的被破坏、动摇、否定或失落"两个方面内容,具体表现为"学术研究""学术评价"和"学术奖励"三个领域中的越轨行为。因此有学者指出如果将"学术失范"定义为"指技术层面违背规范的行为,或由于缺乏必要的知识而违背行为准则的做法。如:数据核实不足、文献引用出处注释不全等,其动机与情节较学术不端行为为轻",在客观上大大缩小了"学术失范"的"范"的范围了(仅指学术技术规范),实际上其范围不仅包括学术技术规范,而且还包括学术道德规范、学术法律规范和学术纪律规范等一切学术规范。

学术不端的概念内涵按照中国科协《科技工作者科学道德规范(试行)》(2007年1月16日通过)的认识,是指"在科学研究和学术活动中的各种造假、抄袭、剽窃和其他违背科学共同体惯例的行为。"这一界定不仅包括科学研究活动,而且还包括非科学研究的学术活动中的、与学术有关的不端行为。"科研不端行为"则被界定为"违反科学共同体公认的科研行为准则的行为"。"学术腐败是一种极端的学术不端行为,指学术权力的行使者滥用学术权力的行为。例如:利用学术权力不正当获取名利,不正当地获取学术资源、侵占或剥夺他人的学术资源,对学术批评者进行压制、打击或者报复"。

阅读笔记

（二）科学研究中的不端行为

科学研究的目的是通过诚实的实施、报告和出版来产生科学知识。但近年来，世界范围内的报纸头条、新闻节目，还有各种书籍和杂志纷纷谈起"困境中的科学""伪造的结果""科学骗局"和"不端行为调查"。一个科学刊物评论道："从什么时候开始，我们变得如此没有规矩？"那么，是否越来越多的科研人员变得不道德和不诚实了？科学研究的竞争性质是否给科研人员造成了太大压力，从而导致他们的不端行为？

1. 科学研究中不端行为的历史　并非只有当代科研人员的行为才有可质疑之处。Louis Pasteur 在 19 世纪 80 年代开创性地成功研制了有效的炭疽和狂犬病疫苗。后人检查他的数据记录时发现，一次著名的绵羊接种试验所用的炭疽疫苗是按照他的竞争者 Toussaint 发明的化学灭活法制备的。但在公开场合，Pasteur 声称他在所有的实验中用的都是自己的方法。虽然学术不端行为并不是 20 世纪末独有的现象，但新闻媒体对不端行为的报道却是前所未有的。Grinnell 指出，20 世纪 60 年代到 70 年代早期，很少有人公开披露学术不端行为，广为人知的案例只有寥寥几个。但是到了 70 年代末，人们开始看到一些被疑为不端的研究行为受到了公开批判，科学丑闻的存在进入了大众的视野。人们认识到，科学也会成为某些研究人员不道德和不恰当行为的牺牲品。80 年代以后，学术不端行为作为一个社会问题开始受到国际社会的普遍重视。最典型的例子是韩国首尔大学黄禹锡因违反科学道德，犯有诈骗、科研剽窃等行为，被拉下"国家最高科学家"神坛。这一事件极大地伤害了韩国公众对科学家的信任，也对韩国科技界的国际形象带来负面影响。近年来，日本和挪威相继爆出论文造假事件，美国常青藤名校麻省理工学院的"神童"科学家帕里耶斯因为伪造研究数据被开除，哈佛大学和耶鲁大学也先后发生了两起震惊科技界的科研舞弊事件。国内也时有报道关于学术不端行为的事件，例如湖南农业大学教授李某某涉嫌剽窃、抄袭美国学术期刊的文章。而国内某高校轰动一时的"汉芯"事件甚至登上了《纽约时报》《科学》等世界知名杂志，大大折损了中国科学界在世界舞台上的声望。

Box 1-4-1

Goodstein 对科学论文的看法

20 世纪 70 年代，Goodstein 在刻画"品质高尚的科学家"时表达了他对科学论文的看法：

"……每篇科学论文都把具体的研究写得好似从一个真理向另一个真理的胜利进军，然而所有做研究的人都心知肚明，每一次实验都像一场混乱的战争。我们从不清楚正在发生些什么，也常常不能参透数据的意义。但最终我们弄懂了前因后果，然后凭借事后聪明写出文章，把研究描述为清晰而必然的一步接一步的过程。这算得上一种虚伪，但它深嵌在我们做科研的方法中。"

2. 不端行为的发生概率　现在科研不端行为在公众视野中无疑已得到了普遍的讨论与报道，但不端行为的发生概率是否在上升？我们可以使用什么样的标准来衡量？科研人员通常声称研究中的不端行为极少发生，但实际上我们对此问题无法准确地评估，还需要更多的研究与可信的数据。美国对研究生和科研人员进行的调查显示，一小部分被访者表示在他们的研究生涯中曾发生过不端行为。但是这类调查受到批评，认为他们的反馈依赖个人的感觉和理解，受访者个人所受的训练和专业经历不同，致使答案可能出现很大差异。更能说明问题的是，美国公共卫生署科研诚信办公室和国家科学基金会总监察长办公室每年要调查数十起科研不端案件。这些调查证明，有不少科研人员、研究生和技术人员确实行为不当。国内虽然没有学术不端行为发生率的报道,但中国科协的一项调查发现,38.6%的科技工作者认为对科研道德和学术规范缺乏足够了解,将近一半的科技工作者表示自己没有系统地了解和学习过科研道德和学术规范知识。

3. 科研不端行为人 那么哪些人会在研究中造假? Peter Medawar 爵士的总结大概是最简洁的。在撰写一个科研不端行为案例时,他从案例本身找到了一些教训和事实,但在最后的分析中他得出这样一个结论:"世界是由形形色色的人组成的"。另一位诺贝尔奖获得者 Salvador Luria 认为,科研造假者的人格中存在某种特殊病理。David Goodstein 研究了许多科研造假的案例,提出了 3 种常见动机:①事业压力;②认为自己"知道"答案并想走捷径;③认为某些实验产生的数据难以被精确地重复。诺贝尔奖获得者 Sydney Brenner 提出了另一种假设,他把不端行为归罪于现代科学的"工作结构",也就是说许多实验室的等级结构很复杂,以实验室主任为首,博士后、研究生和技术人员构成了一个网络。在这种情况下,实验室主任并不直接接触实验台,因此假设某人犯了个无心之错,从错误中得到的数据引起了主任的好奇。主任随后提议在这些结果的基础上作更多的实验,并暗示了他想要的结果。下级研究人员按照指示做了实验,却没有得到预想的结果。由于主任有期待,下级研究人员就"修饰"了结果。这种情况随着时间推移逐渐恶化,越变越糟。

4. 科研不端行为的定义 美国公共卫生署与国家科学基金会规定"不端行为"或"科研不端行为"是指伪造、篡改、剽窃或在研究的申请、执行或报告过程中严重偏离科学界公认的科研行为准则的行为,但不包括无意的错误和在数据判断与解读中出现的正常差异。其中伪造是指捏造数据或结果,并将其记录或报告;篡改是指操弄研究材料、仪器、过程,改变或删除数据或结果,以致研究不能准确地反映在记录中;剽窃是指盗用他人的创意、过程、结果或词句且没有给予相应的承认。一些学术团体、大学和研究机构制定了各自对学术不端行为的定义,但通常是直接引用美国公共卫生署与国家科学基金会的定义,或将它们作为修改的蓝本。

2007 年,中国科学院发布《中国科学院关于加强科研行为规范建设的意见》,明确将科研不端行为进行定义,并分为以下几类:①有意做出虚假的陈述,包括编造数据、篡改数据、改动原始文字记录和图片等;②损害他人著作权,包括侵犯他人的署名权、剽窃他人的学术成果等;③违反职业道德,利用他人重要的学术认识、假设、学说或者研究计划等;④科研成果发表或出版中的科学不端行为,包括一稿多投等;⑤故意干扰或妨碍他人的研究活动,包括故意损坏、强占或扣压他人研究活动中必需的设备、数据、文献资料等;⑥在科研活动中违背社会道德,包括骗取经费、滥用科研资源等。

5. 对科研不端行为的管理 20 世纪 80 年代初,科研诚信在美国被提到了重要的地位。在随后的十年间,政府机构对此进行了充分调查,一些国会议员积极追究一些不端行为案件的进展。90 年代初,美国制定了科研不端行为的定义与法规,接受联邦资助的机构也必须出台处理不端行为的政策。美国国立卫生研究院和国家科学基金会是美国资助生物医学和自然科学的两大机构,自 20 世纪 80 年代起,它们就不断发起和延长行动计划,以应对学术不端行为问题。国立卫生研究院扩大了下属的科学诚信办公室,并最终将其改名为科研诚信办公室。而国家科学基金会也在其内部设立了总监察长办公室。在教育方面,许多研究生课程中也常常含有科研诚信、研究道德或负责任的科研行为等内容。

中国国内经过二三十年的实践,政府管理部门和科技界逐步达成共识,即除了对少数恶性科研不端行为要诉诸法律外,对于其他科研不端行为,主要是通过政府法规条令、科研机构的政策和指南、专业学会的职业准则和科技规范、科技期刊的指导方针来加以约束,更重要的是要从源头采取措施,教育为本,努力让学术风气回归到科学的轨道。具体措施如下:①教育引导:包括大力宣传科技界治学典范和明德楷模,进行学术不端行为的惩戒案例警示教育,从正、反两方面引导科技工作者严格自律并加强科学道德修养;另外以研究生为重点,在高校更加广

阅读笔记

泛地开展科学精神、科学道德和科学规范教育。②加强制度规范：从 20 世纪 90 年代开始，我国相关管理部门颁布了多项相关的政策规定，并逐步建立了多层次的管理机构。如中国科学院成立了科学道德建设委员会，科技部成立了科研诚信办公室，科技部、教育部、中国科学院、中国工程院、国家自然科学基金委员会、中国科学技术协会等部门建立了科研诚信建设联席会议制度。尤其是自 2010 年国务院科研诚信与学风建设座谈会召开以来，各有关部门相继出台针对科研不端行为的惩处措施，一个严肃惩处科研不端行为的高压态势已经初步形成。另外近年来中国科协颁布了《科技工作者科学道德规范》《学会科学道德规范》《科技期刊道德规范》《关于加强我国科研诚信建设的意见》等文件，强化学会监督责任，发挥学术期刊在引导科技工作者严守学术规范中的重要作用，取得了一定的效果。③强化监督约束：我国新修订的《科技进步法》以及《著作权法》《专利法》《知识产权法》等，都就学术不端行为的调查处理问题列有明确条款。

学术不端行为目前已成为世界各国关注的问题，面对科学道德受到挑战，全球范围都在行动。例如世界科学联盟 1996 年第 25 次代表大会上正式决定建立"科学道德与责任常设委员会"。1999 年 6 月，联合国教科文组织和世界科学联盟在布达佩斯联合召开世界科学大会，会议讨论了科学道德和科学家的社会责任问题。近年来，国际社会也多次召开全球大会，讨论科学道德与学风建设问题。例如 2007 年 9 月首届世界科研诚信大会在葡萄牙首都里斯本召开，2010 年在新加坡召开了第二届世界科研诚信大会。然而学术不端行为是一个复杂问题，很难通过制度规范来防范所有的不端行为，科研人员的自律更为重要。这就要求从事研究和正在接受培训的科研人员都必须不断地检验自己的行为是否符合负责任的科研行为，研究活动是否遵守强制的和公认的标准，只有这样才能保证研究者所做的是"负责任的科研行为"。所谓负责任的研究行为主要包括 9 方面：数据采集、管理、共享与所有权，利益冲突与履行承诺，人体试验，动物实验，科研不端行为，发表实践与作者责任，导师/学生的责任，同行评议，科研合作等。关于负责任研究行为的培养也有护理学者关注到了。

（李　峥）

【小结】

护理研究是指用科学的方法反复地探索、回答和解决护理领域的问题，直接或间接地指导护理实践的过程。护理研究的目的就是回答护理领域的问题，解决护理领域的问题。在量性研究中，其基本步骤包括形成问题阶段、设计计划阶段、实施阶段、分析阶段以及传播阶段。而质性研究的基本步骤则包括概念化和计划阶段、研究执行阶段以及研究发现传播阶段。由于护理研究多涉及人或者动物，这就要求研究者必须认识和遵守伦理原则，并且研究者必须不断地检验自己的行为是否符合负责任的科研行为，以保证研究者所做的是负责任的科研行为。

【思考题】

1. 自然科学范式和社会科学范式的主要区别有哪些？
2. 举例说明你的研究中或你所知道的他人的研究中出现的伦理两难问题。
3. 科研行为的特有道德价值是什么？
4. 科研不端行为可能伤害到哪些人？

【参考文献】

阅读笔记

1. 程金莲,韩世范,吕佩,等.从 2007 年 -2009 年 5 种护理期刊载文分析我国护理研究进展[J].护理研究,2010,24(8):2060-2064.

2. 方鹏骞.医学社会科学研究方法[M].北京:人民卫生出版社,2010.

3. Francis L Macrina.科研诚信:负责任的科研行为教程与案例[M].第3版.何鸣鸿,陈越,译.北京:高等教育出版社,2011.

4. 李菀,李峥.中国内地实验性护理研究发展的研究分析[J].中华护理杂志,2005,40(5):324-328.

5. 刘军,张瑶,窦昊颖,等.国内护理质性研究文献计量学分析[J].护理研究,2015,29(7):2401-2403.

6. 阮云志.国内学术道德相关概念研究述评[J].科技管理研究,2012,17:187-190.

7. 王红红,肖雪玲,李现红,等.护理研究生学术道德与负责任研究行为的培养[J].护理学杂志,2015,30(2):100-103.

8. 夏春红,李峥.我国非实验性护理研究发展状况分析[J].中国护理管理,2010,10(9):31-35.

9. 尹一桥.澳门护理研究的现状及发展方向[J].中华护理杂志,2005,40:637-638.

10. 赵梦遐,王惠连,朱利敏.我国护理期刊有关随机对照试验系统评价的论文书写质量评价[J].护理学报,2011,18(17):8-12.

11. 周晨曦,李永刚,李峥.中国大陆循证护理相关文献分析报告[J].中国护理管理,2016,16(1):84-87.

12. Alison J T. Nursing research in Europe [J]. International Nursing Review,1998,45:15-19.

13. Huang Y L,Ho Y S,Chuang KY. Bibliometric Analysis of Nursing Research in Taiwan 1991-2004 [J]. Journal of Nursing Research,2006,14(1):75-80.

14. Peng J,Hui Z Y. Nursing research in three regions in China:a bibliometric study [J]. International Nursing Review,2011,58:21-25.

15. Perälä M-L,Pelkonen M. Networking for the advancement of nursing research in Europe for twenty-five years [J]. International Journal of Nursing Practice,2004,10:54-55.

16. Polit D F,Beck C T. Nursing Research [M]. Philadelphia:Lippincott Williams & Wilkins,2011.

第二篇

量性研究

第一章 研究中的理论框架

导入案例

某课题组设计2型糖尿病患者自我效能干预研究项目,提出的研究假设为"通过住院期间对糖尿病患者实施自我效能干预,干预组患者在后续随访中的服药、饮食和运动的依从性会优于常规护理组的患者"。提出此假设的理论依据是什么? 为什么通过糖尿病患者的自我效能干预能够提高其依从性? 研究变量间的相互关系是什么?

科学研究是在继承中创新的科学活动。好的科研课题需将已有的知识和理论融入至新的课题中,而回顾理论和文献知识则为科研继承提供基础。框架(framework)是一种抽象和有逻辑的结构,可指导研究课题设计,并可使科学研究与已有的知识体系联系起来。框架是以图或者文字叙述的形式,解释有待研究的主要因素,包括关键因素、概念、变量及变量间假定的关系,为科学研究提供理论基础。一般来说,每个量性研究均应有一个框架作为基础,而质性研究中只有少部分的研究有框架。本章将介绍研究中的理论框架的基本概念和知识,并结合实例阐述如何为具体研究课题发展理论框架的基本步骤。

第一节 护理研究中建立理论框架的意义

一、概述

(一) 概念

概念(concept)是描述物体、属性或事件的一些词组,是对真实世界的抽象描述。概念是人类思维形式最基本的组成单位,是构成命题(proposition)、推理的要素。世界上的事物之所以千差万别,就是因为每个事物都有自己的属性。在事物的属性中,有的是这类事物中每个分子都必须具有的、把该事物与其他事物区别开来的特有属性,概念就是反映事物的特有属性,使它与其他事物相区别。例如"焦虑"这个概念反映的就是"对预期即将面临不良处境的一种紧张、

阅读笔记

不安、担忧的情绪"。

人类对周围世界的认识成果通过概念加以总结和概括，通过逻辑加工，可构成理论。概念是构成理论的基石。例如，在 Hans Selye 的压力与适应学说中，压力源、压力、一般适应综合征、局部适应综合征是该理论的基本概念。

根据概念所代表的事物、属性在现实世界中能够观察的程度，可将概念分为：①经验性概念：指那些能够在现实世界中观察到的或体验到的事物，如粉笔、冰、红色等；②推理性概念：指那些能够间接观察到的属性或事件，如疼痛、体温升高；③抽象性概念：指抽象的观点，在现实世界中不能直接观察到的，如关怀、压力等。

概念及其定义是理解理论的基础。对概念的定义(definition)有两种：理论性定义(theoretical definition)是关于概念的理论上的定义，如"术后疼痛"的理论性定义是一种经历手术过程后感受到的不适体验；操作性定义(operational definition)包含测量某一结构或一个变量所必需的具体操作活动，如"术后疼痛"的操作性定义是用 0~10 的等级尺度来测量术后疼痛。在研究的理论框架陈述时，对研究概念必须给出操作性定义，指出具体在此研究中的测量方法。

(二) 关系陈述

关系陈述(relational statement)阐述两个或两个以上概念间的关系，可为理论框架的形成提供基础。在理论框架中对关系陈述的描述为指导科研的目的、科研问题或者科研假设提供方向，也决定了科研设计的类型和科研数据分析。成熟的理论如一些生理学理论、心理行为学理论有可测量的概念，以及清晰的、可通过科研测试的关系陈述。如在 Nola Pender 的健康促进模式(Health Promotion Model)中阐述到个体感知到对某健康行为的能力或自我效能越强，则实际实施此行为的可能性越大。此关系陈述中描述了感知的能力或者自我效能与健康行为概念间的关系。

(三) 理论

从广义上来说，理论(theory)是人们对自然界及人类社会现象的规律的系统性认识；从狭义来说，理论是对事物和现象本质所进行的系统性和抽象性的概括。理论由一组概念、定义、概念间关系组成，具有逻辑和整体性。理论对学科有重要的意义，其贡献主要包括：①以理论为基础，对观察到的现象和有关材料进行系统、整体的解释；②为学科研究概念和变量提供理论框架，使这些概念和变量在研究的现象中获得特殊的意义；③以理论为指导，把研究结果联系起来，使科学知识得以积累，扩充学科知识和理论。理论框架中的关系陈述描述概念之间的关系，且这种关系可通过科学研究进行测试。因此，找出一个理论中的关系陈述是形成科研框架的基础。

(四) 模式

模式(model)是一组关于概念间关系的语言陈述，以说明各个概念是如何相互关联的，并初步提出如何应用这些内容进行解释、预测和评价各种行动结果。模式是理论发展的初级形式。护理理论中有许多是以护理模式的形式出现的，以笼统而较为抽象的方式说明了护理的实质。由于其笼统而抽象的特点，很难直接指导护理实践。护理模式需要通过科研和实践不断地检验、总结及明确，以发展为完善的护理理论。

(五) 理论框架和概念框架

框架(framework)是围绕某一具体被研究或被描述的事件或问题，通过概念与概念关系所构成的一个知识结构或知识网络，是各种相关概念或研究变量有机组合而形成的一个可视化的知识结构。框架通常具备 3 个特点：①系统性研究的思路和方法，用框架从整体、系统上来理解研究的内容与目标，明确和理解框架中各概念(部分)及其关系的意义；②框架与框架内的概念相辅相成，概念及其关系的有机联系激活了框架，而框架的形成又进一步帮助确定和理解概念的意义；③对概念的深刻理解是框架形成的基础，只有对概念及其关系有一个深刻的认识

阅读笔记

与理解,才能构建出一个好的框架。框架可区分为概念框架(conceptual framework)和理论框架(theoretical framework),两者的形成均离不开构成框架的概念及其理论。如果一个研究中的框架来源于一个理论,为框架中各个概念间的相互关系提供理论指导的理论是现成的,那么该框架就称为理论框架。如果框架没有根据某现存的理论作为依据,而是利用普遍被人们接受的命题或学说作为依据,则称为概念框架。概念框架、理论框架没有严格的区别,经常互换使用。这里统一称为理论框架。

二、建立理论框架的意义

(一) 促进学科的发展

理论框架在学科发展中起着重要的作用。理论框架可使研究结果更有意义、更有普遍推广的价值。研究人员利用理论可将观察到的事实和现象整合到富含逻辑的框架中,利用这样的框架可将更多的事实整合起来,尽管有时这些事实是来源于单个的研究。将研究结果与富含逻辑的理论框架相联系,可使积累的科研证据更可及、更有用。

(二) 指导研究设计

1. 理论框架不仅有助于研究人员理解所产生的研究结果,更可帮助理解研究结果发生的原因。

2. 理论框架也能为结果提供预测,这样也为干预研究提供依据。一个实用的理论框架具有帮助改善人们行为和健康的可能。

3. 理论框架也为扩展已有的知识,发展新的科研课题提供思路、方向。

4. 通过指导确立研究问题和科研设计,框架的建立为陈述研究问题、形成研究假设、建立研究理论以及推广研究结果提供了有力的理论支持。

(三) 发展和验证理论

理论与科研的关系是双向、互动的。新理论的产生可以为新的实验研究指明方向,研究所获的结果又有助于增进学科知识,而理论又可促进对新知识的理解。此外,新知识的获得又可为我们认识客观世界提供新的视角和观点,又进一步推动现有理论的发展或创造出新的理论。可见,理论与研究间的关系是循环的、推进的,理论和研究两方面的发展促进了学科的发展。

三、护理研究中常用的概念模式和理论

护理研究框架可以来源于护理理论,也可以来源于其他相关学科理论。利用已有的理论作为研究的理论框架,需要对理论的核心概念、概念定义、概念间关系进行分析,看是否能对本研究有指导作用。

(一) 护理理论和模式

1. 广域理论　护理学广域理论(grand theory)是对护理学的性质、任务和护理工作的目标这三大内容进行系统性构建的理论。发展广域理论的目的是为学科广泛、抽象的思想观点提供结构性框架。因广域理论内容较抽象和笼统,常不用于指导具体的实践和科研,但也有一些护理学研究课题尝试运用广域理论作为理论框架。

(1) Orem 的自理模式:是国内文献中用得比较多的理论。Orem 的自理模式(Orem's self-care model)认为,自理(self-care)是个体为了维持自身的结构完整和功能正常,维持生长发育的需要,所采取的一系列自发性调节活动。自理是后天学会的行为。自理的需求随着年龄、生长发育、健康状态的不同而改变。自理能力是指人们进行自理活动或自我照顾的能力,是可以通过后天学习获得的、复杂的满足自理需求的能力。

Orem 的自理模式在研究中的应用主要包括两方面。有些研究以 Orem 的自理模式为理论框架评估研究对象的自理能力,有的研究则将 Orem 的自理模式用于发展护理干预模式。如李

志颖等将 Orem 的自理模式应用于冠状动脉粥样硬化性心脏病患者的健康认知及日常生活能力的干预研究中。他们以自理模式为理论基础,对患者的日常生活能力及疾病认知程度、健康生活方式等进行评估,并评估其自理能力,进而根据患者自理能力的水平,设计相应的护理系统,对提高患者的日常生活能力及促进健康生活方式有显著的效果。罗选红等则将 Orem 的自理模式用于指导妊娠期糖尿病患者护理评估、护理系统及护理措施的设计。

（2）Roy 的适应模式:Roy 的适应模式(Roy's adaptation model)将人体看成是由生理、心理和社会层面构成的一个适应系统,这个系统通过适应的过程来应对环境的变化。在适应系统下有 4 种适应方式:生理需要、自我概念、角色功能和相互依赖。这些适应方式为系统应对环境刺激和改变提供应对机制。刺激来源于环境,包括主要刺激、相关刺激和固有刺激。护理的目标是调节和控制刺激,促进适应反应,减少不适应反应。

Roy 的适应模式在我国的护理实践中应用较为广泛。周燕等将 Roy 适应模式用在糖尿病足患者睡眠障碍的护理中。他们应用 Roy 的适应模式,采取 6 步护理程序进行实践,先对患者实施一级评估来确定是否存在睡眠问题,并通过二级评估对患者不适应行为的相关因素进行分析,结合两次评估进行总结和分析,并制订相应的护理措施。患者的睡眠质量得到了显著改善。

Box 2-1-1

选择理论或者模式作为研究框架时对理论或模式的初步评价

a. 理论清晰性
➢ 核心概念是否被定义;其定义是否清晰?
➢ 所有的概念是否都能涵盖在理论中? 理论中使用的概念与其定义是否相符?
➢ 理论与假设之间是否一致?
➢ 理论的图示框架是否与文字陈述一致? 图示框架是否恰当?
➢ 理论是否能理解? 解释是否充分? 有没有含糊不清晰的地方?
b. 理论复杂性
➢ 理论内容是否丰富、描述是否翔实?
➢ 理论是否过度复杂?
➢ 理论能否用于解释、预测现象? 或者仅能描述现象?
c. 理论基础
➢ 概念是否能在现实中识别?
➢ 理论是否有科研基础? 科研基础是否可靠?
d. 理论适当性
➢ 理论的定律是否与护理学哲理相符?
➢ 主要的概念是否在护理领域内?
e. 理论重要性
➢ 基于此理论的研究是否能回答重要的研究问题?
➢ 对理论的测试将对护理证据做出怎样的贡献?
f. 与本研究的相关性
➢ 是否有其他的理论或者模式能更好地解释所研究的现象?
➢ 此理论是否曾被用在相似的研究中? 先前的研究结果是否能显示理论应用于研究的可信度?
➢ 理论中的概念是否有操作性定义? 是否有高质量的测量工具?
➢ 理论的观点是否与研究者的观点一致? 是否与所研究问题包含的观点一致?

阅读笔记

（3）Neuman 的系统模式：Neuman 的系统模式（Neuman's system model）强调整体护理观（holistic client approach），把人看成是一个整体，各部分之间相互作用，是一个开放系统。组成个体健康的基本变量包括生理、心理、社会文化、发展和精神。Neuman 的系统模式用一组同心圆图来代表系统，中心是基本结构，由系统的最基本生存因素组成。基本结构的外围是 3 层防御机制，由外至内分别为弹性防御线、正常防御线和抵抗线。系统模式强调预防，将预防作为干预措施（prevention as intervention），包括一级预防、二级预防和三级预防。护理是一门独特的专业，帮助系统减少压力源和减轻压力源反应，使护理对象获得和维持最佳的健康状态。

有研究运用 Neuman 的系统模式编制心理压力评估量表。如范宇莹应用 Neuman 的系统模式编制非精神科住院病人心理压力评估量表，量表分个体内压力源、人际压力源、个体外压力源 3 个维度。李财凤等则将 Neuman 的系统模式用于子宫全切术后患者心理危机干预的应用研究，对此类患者的护理评估及心理干预措施进行优化，可以提高干预效果。

2. 中域理论　中域理论（middle range theory）涵盖的范围较为具体，重点阐述护理领域中的某些具体现象或概念以及护理实践的相关领域。中域理论所关注的现象或概念往往跨越不同的护理领域，反映的是广阔的、多样的护理情景。中域理论多从临床观点、已有理论的一些原本不相关的内容、质性研究的结果或概念框架发展而来，该理论较为具体，因而常被用作护理研究的理论框架。但在运用中域理论时，科研人员应进行具体分析，如采用何种中域理论？具体测试理论的哪一部分？下面介绍护理科研中常用的 2 个中域理论。

（1）Kolcaba 的舒适理论：多年来舒适一直是护理干预的目标，但"舒适"这一概念一直缺乏清晰的定义。美国护理学者 Kolcaba 在攻读硕士学位期间开始对舒适的概念进行分析，经过博士教育期间的研究，发展了合理的舒适分类系统并对各类舒适提出了操作性定义。1994 年，Kolcaba 正式提出舒适理论，并发展了测量舒适的量表。Kolcaba 将舒适定义为"个体身心处于轻松、惬意、自在、没有焦虑、没有疼痛的健康、安宁状态"。舒适包括生理舒适、心理 - 精神舒适、社会文化舒适、环境舒适。舒适有 3 种状态：没有痛苦、轻松自在和超越。国内学者史崇清、吕素红等分别对舒适理论及实践应用进行了详细的介绍。

目前，对此理论的研究主要是关于舒适量表及舒适性护理技术的应用研究。如朱丽霞等将 Kolcaba 研制的舒适状况量表（General Comfort Questionnaire）汉化，并测试其在中国文化背景下的适用性及信效度。该研究将量表用于检测胸外科患者术后 48 小时的舒适度，结果表明此量表在中国人群中具有适用性，但信效度有待进一步研究。钟慧珍等将舒适理论应用于晚期肝癌患者临终关怀护理中，提高了患者生命质量，体现了临终关怀人性化的服务特点。

（2）疾病不确定感理论（Uncertainty in Illness Theory）：此理论是美国护理学者 Mishel 于 1990 年提出，其核心概念不确定感（uncertainty）是指个体对疾病相关事件（如症状、检查、治疗及预后）的含义缺乏判断的能力，无法预测疾病相关结果。疾病不确定感理论认为人们在分析疾病和治疗事件时会用到主观评价，当个体不能对疾病相关刺激进行识别或者分类时，不确定感就产生了。个体疾病不确定感水平较高时，无法对事件做出正确判断，会有威胁感、不安全感、多虑、无法做决策及不信任他人。但个体的疾病不确定感也会促使个体动用其资源来应对事件。

Mishel 的疾病不确定感理论最初用于疾病的急性期或者恶化期患者护理的研究与实践，现已被广泛地应用在对癌症、心脏病和各种慢性疾病人群的研究和护理中。相关研究中，研究者探讨疾病不确定感的影响因素或相关因素，或者设计干预措施来降低患者不确定感，可提高护理效果。如杨冬叶等采用中文版 Mishel 疾病不确定感量表对颞下颌关节紊乱病患者的疾病不确定感进行研究，并探索其与情绪及其应对方式的相关性，得出颞下颌关节紊乱病患者疾病不确定感、情绪与其应对方式相关的结论。研究提示，在临床护理工作中，护理人员应指导患

阅读笔记

者采取积极的应对方式,降低患者的疾病不确定感,缓解患者的负性情绪。

(二)其他学科理论

1. 班杜拉的社会学习理论

(1)理论概述:班杜拉(Albert Bandura)通过一系列的实验,研究了儿童社会学习问题,提出了观察学习、交互决定论、自我调节、自我效能等概念,并由此形成了颇具影响的社会学习理论。观察学习是班杜拉社会学习理论的一个基本概念,指的是通过观察他人(或榜样)的行为(这种行为对于观察学习者来说是新的行为),获得示范行为的象征性表象,并引导学习者做出与之相对应的行为的过程。班杜拉把人的认知因素引入对行为的因果决定模式的分析中,提出三元交互决定理论,即强调在社会学习过程中行为、认知和环境三者的交互作用。他认为行为、认知、环境三者彼此相互联结、相互决定。行为和环境条件作为交互决定的因素而起作用。人的认知因素(即观念、信仰、自我知觉)和行为同样是彼此交互决定的因素。自我调节是个体的内在强化过程,是个体通过将自己对行为的计划和预期与行为的现实成果加以对比和评价,来调节自己行为的过程。自我效能是班杜拉社会学习理论中极为重要的一部分。班杜拉把自我效能定义为人们关于自己是否有能力控制影响其生活的环境事件的信念。自我效能不仅影响活动和场合的选择,也对努力程度产生影响。

(2)科研实例:班杜拉的社会学习理论广泛应用于护理干预和健康教育的研究中。如夏莹等将班杜拉的社会学习理论应用在对慢性阻塞性肺疾病患者的呼吸训练的研究中。研究者把班杜拉的社会学习理论与健康教育相结合,制定相应的健康教育程序。该研究强调引导患者相互交流,加强观察学习法的应用,同时鼓励依从性好的患者进行演说和经验交流,树立榜样的作用,影响患者的行为表现。该研究同时应用了自我效能理论,鼓励患者针对自身情况设立目标、自我评价,引发动机功能调节行为。

2. 拉扎勒斯的应激与应对模式(Lazarus and Folkman's model of stress and coping)

(1)理论概述:拉扎勒斯的应激与应对模式认为,应激是来自环境的或者内部的需求消耗了或者超过了个人、社会等的资源时所发生的。模式强调在应激过程中,认知评价(cognitive appraisal)对判断什么是应激事件和决定如何应对有着非常重要的作用。应激和应对都是调整的过程,两者可因为相互作用而发生变化。依据这个模式,个体感知的生理和心理的健康与其对生活应激的认知评价和应对方式有关。

(2)科研应用实例:有一些研究以 Lazarus 和 Folkman 的应激与应对模式为理论框架,开展应激的相关研究。冯茜等以该模式为理论框架,研究视网膜脱离患者术前压力评估及护理对策。该课题发展和设计了压力评估量表,识别视网膜脱离患者常见的压力源。柳秋实等则将 Lazarus 和 Folkman 的应激与应对模式作为理论基础,深入研究居家痴呆患者配偶的照顾体验,寻求缓解患者配偶负性情绪、促进其身心健康的干预方法。

(三)从文献中找理论依据

不是所有的护理研究都能顺利地找到现有的理论作为理论框架,如果研究者找不到非常适合的理论作为依据,可以采用理论综合(theory synthesis)的方法,综合其他理论的概念或者概念间关系,并结合现有的研究进行修订,构建概念框架来阐述本研究中研究变量之间的关系。如果完全找不到合适的理论,也可以从文献中寻找并利用科研证据,运用知识综合(knowledge synthesis)的方法,构建研究的逻辑框架作为研究的概念框架。

1. 基于现有的理论发展研究的概念框架　以已有的理论概念、概念间关系为出发点,进行理论综合(theory synthesis),对已有的理论框架进行修订、调适,构建研究的概念框架。如李现红课题组在设计男男性行为者(men have sex with men,MSM)HIV 感染高危性行为干预研究时,以健康信念模式为出发点,结合 MSM 亚文化等观点,设计同伴干预模式,以促进 MSM 人群的安全性行为,图 2-1-1 是其进行理论综合后构建的概念框架。

阅读笔记

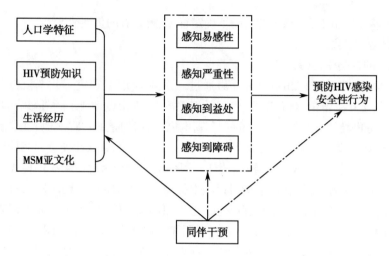

图 2-1-1 基于健康信念同伴干预在男男性行为者(MSM)预防 HIV 行为干预研究理论框架

2. 综合现有的文献依据构建研究的概念框架 如果对已确立的研究问题,查阅理论和文献,没有合适的理论及关系陈述作为理论基础,还可以采用综合科研证据(empirical evidence)的方法来构建研究的概念框架。构建概念框架依赖研究人员的观察能力、对问题的理解力以及综合知识的能力,而不是科研经验。因此,科研的初学者也完全可以通过逻辑推理构建原创的概念框架。在构建概念框架时,采用归纳的逻辑方法,即对其他研究的发现进行归纳,找到研究变量的关系,构建逻辑框架,以指导研究。如某课题研究抗艾滋病病毒治疗依从性及相关因素,通过对文献的回顾和梳理,发现认知与功能领域、社会环境、心理领域三方面的因素与抗艾滋病病毒治疗依从性有关。因此,该课题从这三方面寻找相关的因素进行研究,构建研究概念框架如图 2-1-2 所示。

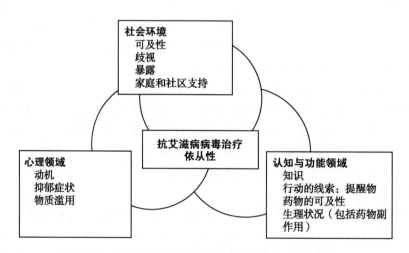

图 2-1-2 艾滋病患者抗艾滋病病毒治疗依从性概念框架

第二节 护理研究中理论框架的建立

阅读笔记

建立研究的理论框架的基本步骤包括:①选择与定义概念和变量;②陈述概念间关系;③建立概念间关系的层次结构;④构建框架图。在实际工作中,这些步骤不一定按顺序进行,工作进程也可能在不同步骤上来回重复,以发展和提炼思路和观点。理论框架的建立首先是建立在广泛的理论文献和科研文献查证基础上的。

一、文献查证

(一) 目的

发展和提炼研究的理论框架需要经过大量的文献查阅,主要的目的包括以下几方面:

1. 通过文献查阅,收集研究相关理论的主要信息及其应用情况。

2. 通过文献查询,获得研究概念和变量的定义和变量间关系的相关信息,为发展理论框架提供基础。

3. 为给出研究变量的操作性定义提供相应信息和依据。

4. 通过了解其他科研人员和理论家的工作,为识别研究的假设和可能的局限性提供依据。

(二) 查阅不同类型的文献

1. 理论型文献(theoretical literature)　文献包含概念、模式、理论、理论框架的分析,为研究的立题、明确研究目的、假设及发展理论框架提供理论基础。理论型文献资源描述和总结了对有关研究问题的理解和分析,以促进发展理论框架。

2. 科研型文献(empirical literature)　文献包含有关研究的杂志文章和数据,也包括博士和硕士学位论文。对科研型文献的查询与所选的研究题目密切相关。对于过去或者当前研究比较多的课题,相关的科研型文献资源就会比较多,新的课题则会比较少。

二、选择与定义概念和变量

护理学中很多概念比较抽象,如关怀、社会支持、自我护理等,很难直接应用于护理实践或者科研中。在科研中,为了使抽象概念更具体,必须识别出如何观察或者测量概念。一个概念可以通过多种方法来测量,如"焦虑"这个概念可以通过焦虑状态量表、行为观察检核表、手心出汗等来测量。

(一) 选择概念和变量

变量(variable)也称研究因素,是研究者操纵、控制或观察的条件或特征。研究变量是抽象程度不同的概念,有的概念非常具体,如体温、血压、体重等,比较抽象的概念如社会支持、移情等,这些概念就是研究变量,也称为研究概念。研究中所选择的变量应能反映理论框架中的概念。

某些量性研究的目的就是要揭示因果关系,反映在变量上就是要了解自变量对因变量的影响。其中自变量(independent variable)就是实验者控制和操作的变量,因变量(dependent variable)就是随自变量而变化的变量。比如在探讨某种新型教学方法对学生成绩影响的研究中,研究者对 A 组学生采用新型教学方法,B 组学生采用传统 / 普通的教学方法,然后分析比较学生的考试成绩。在该研究中,教学方法就是自变量,学生的成绩就是因变量。

(二) 定义概念和变量

构建理论框架或概念框架时应首先界定与研究相关的概念。概念的界定应在深入回顾相关理论和研究的基础上,引用文献中对该概念合适的定义,或研究者在查阅文献的基础上结合自己的研究自行对概念进行界定。在研究中,研究人员需要对研究变量做出明确的操作性定义(operational definition),指用可感知、度量的事物、事件、现象和方法对变量或指标做出具体的界定、说明。操作性定义的最大特征就是它的可测量性,做出操作性定义的过程就是将变量或指标的抽象陈述转化为具体的操作陈述的过程。

设计操作性定义常见的方法有:①方法与程序描述法,即通过特定的方法或操作程序给变量或指标下定义的一种方法,如"疲劳"可定义为连续工作 8 小时后个体存在的状态;②静态特

阅读笔记

征描述法,即通过描述客体或事物所具有的静态特征给变量下定义的一种方法,如"聪明"可定义为学识渊博、语言词汇量大、思维敏捷;③动态特征描述法,即通过描述客体或事物所具有的动态特征给变量下定义的一种方法,如"糖尿病用药知识"可定义为糖尿病患者能够说出自己所服用药物的名称、剂量及常见的副作用。

三、陈述变量间的假设关系

(一) 陈述变量间的假设关系

发展理论框架的重要步骤就是通过陈述概念之间的关系将相关概念连接起来,并形成概念之间相互关系的层次结构。如果可能的话,概念间关系需有理论基础或者文献资源的支持,包括已有的研究对假定概念间关系的讨论,以及发表的有关临床观察经验。例如,有研究采用Orem的自理模式作为理论框架,其中有两个研究变量:自理能力和生活质量,根据理论陈述的这两个概念之间的关系为"自理能力越强,其生活质量水平就越高"。

如果理论框架来自现有的理论,概念间关系应从该理论的叙述中找到现有的陈述。如果不是以理论为基础的,也可以从文献的观点中找到依据,阅读有关概念的研究文献,结合临床经验,合成概念间关系的陈述(statement synthesis)。这需要研究者花大量时间去阅读、思考和反思。

(二) 形成概念之间相互关系的层次结构

概念间关系的层次结构需包含理论中的一般命题和科研课题中的具体假设。一般的陈述层次是从抽象到具体,首先陈述理论的命题,接着列出研究课题的假设或者科研问题。有时与一个命题相关的可以有一个以上的假设,但是每个假设必须有相关的命题陈述。概念间假定关系的层次结构可以将理论框架与研究方法部分连接起来。例如,某研究以Orem的自理模式为理论框架,探讨老年糖尿病患者的自理能力与生活质量的相关性。概念间关系的层次结构如图2-1-3所示。

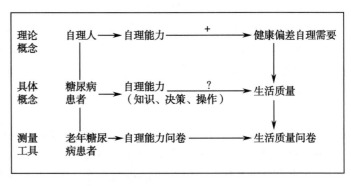

图 2-1-3　概念间关系层次图示例

四、建构框架图

(一) 陈述理论框架

概念框架图可能在开始发展理论框架时初具雏形,而框架图的提炼和完善在最后完成。在框架图完成前,必须完成以下工作:

1. 有清晰、明确的科研问题和目的的陈述。
2. 确定了研究概念,包括概念的抽象性定义。
3. 对相关的理论型文献和科研型文献有全面的文献回顾结果。
4. 对概念间关系的描述有文字陈述和图解。
5. 对有关科研假设的相关理论和模式进行分析。
6. 将概念间关系与科研假设、问题和目标连接在一起,形成概念间关系的层次结构。

在具体描绘理论框架图时,按因果关系或影响与被影响的关系从左到右排列各概念或研究变量;将概念或变量用方框框起,相关性强的概念可放在一个框内;用线条连接各概念框,并用箭头表示概念之间的方向和路径。构建理论框架时应注意每个概念都应包括在框架内,每个概念框都必须与至少一个概念框相连,以反映所研究的现象和有关的陈述。

(二)评价理论框架

理论框架形成后应请相关专家评价和审核,以明确该理论框架的表述是否清楚、是否对本研究中的概念给予描述或解释、是否适合本研究问题、理论框架的推理是否符合逻辑等,从而不断修改以完善该研究的理论框架。Feldman 指出,评判一个研究的理论框架,可以参考以下问题:

1. 理论框架清楚吗?
2. 概念是否清楚? 操作性定义清楚吗? 操作性定义可否反映概念?
3. 有足够的文献支持理论框架所提出的概念间关系吗?
4. 理论基础清楚吗? 符合逻辑吗?
5. 概念间的关系陈述是否清晰?
6. 概念框架是否贯穿整个研究?
7. 若使用的是非护理学科的理论,采用的概念与护理有关吗?
8. 研究结果与引用的理论有关吗?

理论框架对研究的重要性就好比是高楼大厦的设计图一样,是研究的基础。理论框架包括概念、概念间关系的陈述。在陈述理论框架时,研究者需要先确定研究中的相关概念,其次对概念间的关系及所预期的结果进行叙述。研究的理论框架可以为读者清晰地呈现研究的目的,也可展现既往文献对研究变量的认识程度,同时也能引导研究,包括研究中概念的操作性定义、研究结果的解释等。

Box 2-1-2

儿童青少年 1 型糖尿病患者疾病适应模型

儿童青少年 1 型糖尿病患者的疾病适应模型(图 2-1-4)反映了患儿对疾病的适应是一个动态过程,患儿个人需要不断地适应变化的环境,并且与慢性疾病作斗争。该模型为制订以促进儿童青少年患者适应其慢性疾病为目的的干预方案提供了理论框架。在该模型中,适应是个人面对患有慢性疾病的生活所产生压力时,在生理、心理、社会适应方面产生的反应。个人和家庭特征(年龄、社会经济状态、种族或民族、胰岛素治疗方式)、心理社会学反应(抑郁症状和焦虑)、个人和家庭的反应(自我管理、应对、自我效能、家庭功能、社会交往)均影响 1 型糖尿病患者对疾病的适应过程。而其适应结局由生理学指标(代谢控制)和心理社会学指标(生活质量)构成。

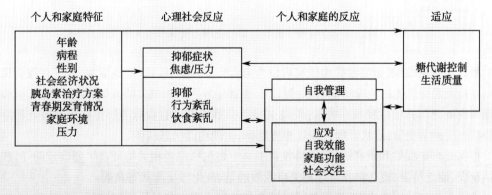

图 2-1-4 中文版儿童青少年 1 型糖尿病患者的疾病适应模型

儿童青少年 1 型糖尿病患者的疾病适应模型是一个比较全面、容易理解的模型,并

阅读笔记

且顺应了医学模式的转变,紧跟了社会发展的步伐,恰当地反映了1型糖尿病患者在现行治疗方案下的实际情况,可以为儿童青少年患者疾病适应方面的研究和临床实践提供更加准确的理论指导。模型显示出了1型糖尿病患者对其疾病适应过程的复杂性和可变性,涉及多方面的因素。这个模型可以指导研究者和医务工作者站在整体的角度,在实践中兼顾患者对其疾病适应过程的细节。

五、构建护理研究理论框架的具体实例分析

在 Hoffman 等研究组设计课题测试癌因性疲乏自我管理效能感与生理功能关系的理论模式研究中,研究人员依据 Lenz 的不适症状理论(the Theory of Unpleasant Symptom,TOUS)和班杜拉的自我效能理论(Self-efficacy Theory)进行了理论综合,并结合科研证据进行理论框架构建(图 2-1-5)。此模型说明了个体对自己管理症状能力的信念可以影响其管理症状的行为。不适症状理论可帮助研究者从多学科的角度去研究症状的性质和影响。理论阐述了患者和症状的特征以及症状的交互作用均对患者的生理功能状态有影响。在班杜拉的自我效能理论中,自我效能感是症状和生理功能状态的中介变量。自我效能感的理论定义为个体对自我管理症状(如癌因性疲乏)实施行为的能力的信念。自我效能感是针对某一特定情境或者行为,而研究中具体指的是管理癌因性疲乏的自我效能感。一旦症状的多面性以及自我效能感在症状管理中的作用研究清楚,就可以设计症状自我管理的策略,以提高患者自我效能感,最终提高其生理功能状态。

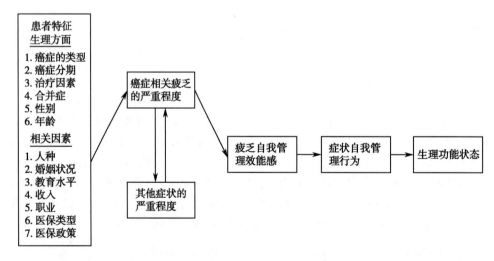

图 2-1-5　癌因性疲乏自我管理效能感与生理功能状态相关研究理论框架

根据此理论框架,研究者提出研究假设为患者特征、癌因症状、其他症状、疲乏自我管理效能可以预测癌症患者的生理功能状态:假设 1,患者生理因素和相关特征影响癌因性疲乏;假设 2,癌因性疲乏与其他症状相互关联;假设 3,疲乏自我管理的自我效能感是癌因性疲乏和生理功能状态的调节变量,症状管理自我效能感越高,生理功能状态越佳。

根据此理论框架和研究假设,资料收集工具主要包括患者相关特征及生理因素问卷、症状评估量表、疲乏量表、疲乏自我管理相关自我效能量表、生理功能状态量表。

由以上实例可以看出,理论框架可以结合相关理论观点和科研证据进行综合构建,为提出研究假设、确定研究变量和资料收集方法提供方向。当然,不是理论框架中的所有变量都需要研究。如果研究者只研究自我效能感与生理功能状态的相关性,也可以用此理论框架。

阅读笔记

［详见：Hoffman AJ，Eye AV，Gift AG，et al. Testing a theoretical model of perceived self-efficacy for cancer-related fatigue self-management and optimal physical function status. Nursing Research，2009，58（1）：32-41.］

（王红红）

【小结】

建立理论框架是护理研究的重要部分，不仅为立题提供理论基础，为研究设计提供方向，还能将研究结果与已知的理论知识联系起来。本章结合具体实例，主要讨论了与理论框架相关的概念及基本知识、护理研究中建立理论框架的意义以及建立理论框架的基本步骤。

【思考题】

1. 理论框架对研究的作用有哪些？
2. 什么是研究变量的概念性定义和操作性定义？后者有什么作用？
3. 建立研究理论框架的基本步骤有哪些？
4. 某课题欲研究癌症化疗患者的护理需求。你认为可以引用哪些理论或者概念来构建此研究的理论框架？如何陈述理论框架？

【参考文献】

1. 樊少磊，单岩. 疾病不确定感理论及其在临床护理实践中的应用现状［J］. 全科护理，2012，10（12）：3339-3343.
2. 范宇莹，孟蕾，李惠. 应用 Neuman 保健系统模式研制非精神科住院病人心理压力评估量表［J］. 护理研究，2008，22：2907-2909.
3. 冯茜. 视网膜脱离患者术前压力评估与护理对策［J］. 中华现代临床护理学杂志，2008，3（3）：193-196.
4. 姜安丽. 护理理论［M］. 北京：人民卫生出版社，2009.
5. 李财凤，罗国洪. Neuman 理论在子宫全切术后患者心理危机干预中的应用价值［J］. 护士进修杂志，2014，29（4）：688-690.
6. 李晶晶. 班杜拉社会学习理论［J］. 沙洋师范高等专科学校学报，2009，10：22-25.
7. 李志颖，李芳，杨红. Orem 自护理论指导下的护理干预对冠状动脉硬化性心脏病患者健康认知及日常生活能力的影响［J］. 解放军护理杂志，2015，32（17）：60-71，76.
8. 柳秋实，尚少梅，岳鹏. 基于 Lazarus 压力 - 应对模式的居家痴呆患者配偶的照顾体验研究［J］. 中国全科医学，2012，（5）：498-500.
9. 罗选红，黄秀娴，邓映英. Orem 自理模式对妊娠期糖尿病病人分娩结局的影响. 护理研究，2015，29（6A）：1954-1956.
10. 吕素红，胡学慧，刘荣琴. Kolcaba K 的舒适理论及实践应用［J］. 河北医药，2012，34（11）：3312-3314.
11. 史崇清. 柯卡芭的舒适理论及其护理应用［J］. 中华现代护理杂志，2010，16（3）：328-329.
12. 史雪峰，玄英哲. 护理理论、护理实践、护理研究的关系［J］. 中国实用医药，2008，3：126-127.
13. 吴丽萍，胡晓斐. Roy 适应模式在初产妇产褥复旧中的应用研究［J］. 护理学报，2011，18：1-4.
14. 夏莹，陈琰，吴菊芬，等. 对慢性阻塞性肺疾病患者呼吸训练依从性的影响［J］. 护士进修杂志，2011，26：137-138.
15. 杨冬叶，叶菁菁，周凤，等. 颞下颌关节紊乱病患者疾病不确定感、情绪与其应对方式相关［J］. 中华护理杂志，2015，50（11）：1298-1302.
16. 张艳宏，刘保延，郭玉峰，等. 框架理论及其在中医学研究领域的应用探讨［J］. 中华中医药杂志，2008，23：664-668.
17. 钟慧珍，何玉倩，陈丽莉，等. 舒适护理理论在晚期肝癌患者临终关怀中的应用［J］. 南方护理学报，2003，10（2）：31-32.

阅读笔记

18. 周燕,黄洁微 . Roy 适应模式在糖尿病足患者睡眠障碍护理中的应用[J]. 护士进修杂志,2016,31(2):328-331.

19. 朱丽霞,高凤莉,罗虹辉,等 . 舒适状况量表的信效度测试研究[J]. 中国实用护理杂志,2006,22(5A):57-59.

20. Polit DF,Beck CT. Nursing Research;Generating and Assessing Evidence for Nursing Practice[M]. 9th ed. Philadelphia;Lippincott Williams & Wilkins,2012;126-149.

21. Smith MJ,Liehr PR. Middle Range Theory for Nursing [M]. New York;Springer Publishing Company,LLC. 2014.

阅读笔记

第二章 量性研究设计

导入案例

有些研究选题是确定变量之间的因果关系,例如"意境诱导式放松干预对减轻 8~10 岁儿童术后疼痛的影响"的选题,如何纳入研究样本? 如何测量疼痛的变化? 如何确定意境诱导式放松是疼痛减轻的"因",而不是其他因素所致? 研究人员必须通过研究设计提供具有说服力、可信的证据,才能阐明两者的因果关系。选择适当的设计方案及与之相关的研究对象、研究因素及观察指标等,是研究设计中必不可少的内容。研究设计的目的是达到预期并可靠的结果,同时避免研究过程中人力、物力、财力和时间的浪费。但是这个选题最恰当的研究设计是什么? 是不是所有的选题都可以使用最恰当的研究设计呢?

第一节 概　述

如果说研究问题是明确"做什么",那么研究设计就是阐述"如何做",即通过科学的方法达到研究目的。研究设计的内容包括选择研究的类型、明确研究的基本要素、确保研究的内部效度和外部效度、质量控制,以及科研伦理的考虑等多方面。本节仅对研究设计的基本要素,以及内部效度和外部效度进行阐述。

一、研究设计中的基本要素

护理领域中,量性研究按照对研究对象是否进行干预、是否分组或应用随机原则分为实验性研究、类实验性研究与非实验性研究三大类。研究设计的类型取决于研究的目的。非实验性研究设计只需要到现场对已显示的结果、存在的现况等有关因素进行观察或调查,为今后决策和进一步深入研究提供依据,因此不需要对研究对象采取任何干预措施。实验性研究设计以人、动物或生物材料等为研究对象,在研究实施过程中根据研究目的对研究对象主动施加干预措施,并观察其结果,回答研究假设所提出的问题。下面主要介绍实验性研究设计的基本要素。

阅读笔记

1. 处理因素(treatment, study factor)　指研究者根据研究目的欲施加或观察的、能作用于研究对象并引起直接或间接效应的因素,又称实验因素。处理因素可以是实验者主观施加的某种外部干预,如使用或不使用某种护理措施等,也可以应用某种自然条件,如观察培养基放置在空气中受污染的程度与季节的关系,"放置在不同季节的空气中"就是该实验的"处理因素"。

2. 研究对象(subject)　指在研究中接受处理并作为实验观察的人、动物或其他实验材料,是处理因素作用的对象,亦可称为实验对象。根据不同的研究目的,可选用不同的研究对象。选择研究对象时应注意以下三方面:①研究对象是否对处理因素敏感;②研究对象是否对处理因素的反应稳定;③研究对象要有严格的纳入标准(inclusion criteria)与排除标准(exclusion criteria)。例如,研究某种护理措施对高血压患者的干预效果,理论上所有高血压患者都应是研究对象,但实际上为了保证研究对象的同质性,排除混杂因素对结果的干扰,研究对象的选择需要有限定条件,如只选择 30~65 岁的 II 期原发性高血压患者,且排除继发性高血压、心肺肾功能不全者等。

3. 实验效应(experimental effect)　指处理因素作用于实验对象的反应(response)或结果(outcome),一般通过研究指标来表达。研究指标应能反映处理因素的效应,如果指标选择不当或测定指标的方法不当,未能准确地反映处理因素的作用,则获得的研究结果就缺乏科学性。因此研究指标和测定方法的选择事关研究的成败。研究指标应具有关联性、客观性、有效性和准确性。

(1) 关联性:选用的指标必须与研究要解决的问题有密切的关系,即选用的指标与本次的研究目的有本质上的联系。例如心电图作为心脏泵血功能的指标显然是不正确的,而应该选择心排血量较为合适。

(2) 客观性:研究指标有主观指标与客观指标之分,客观指标是借助仪器等进行测量来反映研究对象的客观状态或观察结果,如体温、脉搏、血压等均属客观指标。实验研究中应以客观指标为首选指标。主观指标是由被观察者回答或观察者定性判断来描述观察结果,如痛感、头晕、好转等均为主观指标。主观指标易受观察者和被观察者的心理因素影响,含有主观上的认识,往往带有随意性、偶然性,有时难以保证指标的真实与稳定,因此在研究设计中要谨慎使用。

(3) 有效性:包括灵敏度(sensitivity)与特异度(specificity)两方面。灵敏度指某处理因素存在时所选指标能反映出一定效应的程度;特异度指某处理因素不存在时所选指标不显示处理效应的程度。灵敏度高的指标能真实反映研究对象体内微量效应变化的程度;特异度高的指标能揭示事物的本质,且不易受非处理因素的干扰,从而使实验效应更加真实有效。如痰中结核杆菌的检出率是开放性肺结核的特异性指标,而白细胞计数升高则不是泌尿道感染的特异性指标。因此,所选择的研究指标应同时具有较高的灵敏度与特异度。

(4) 准确性:包括准确度(accuracy)和精确度(precision)两方面。准确度,指观测值与真值的接近程度,主要受系统误差影响。精确度,指相同条件下对同一对象的某指标进行重复观察时,观测值与其均值的接近程度,主要受随机因素的影响。护理研究中,如果某一结果有多种指标,或某一指标有多种测定方法,则在设计时应尽量选择效度和信度均较高者作为观察指标或测定方法。

护理研究中有些现象仅用一个指标是很难全面评价的,这时可以将该问题分解为若干子问题,每个子问题用一个指标,就实验对象的某一方面进行评价,然后再对这些指标进行综合,构成一个复合指标(composite variable)。护理研究中的量表就是一种复合指标。

二、研究的内部效度与外部效度

阅读笔记

1. 内部效度(internal validity)　指研究中自变量与因变量之间关系的确实性程度,是实验结论的真实性程度。内部效度通常需要回答的问题是:"研究结果是否真实可信? 研究结果是否由处理因素引起?"因此,一项研究的内部效度高,就意味着因变量的变化确系由特定的自变量引起的。由于除了自变量以外,任何外变量都可能对因变量产生影响,导致研究结果的混淆,这样就难以判定自变量与因变量之间关系的确定性。因此,要使研究有较高的内部效度,就必须控制各种外变量。常见的内部效度影响因素有以下几方面。

(1) 生长和成熟:除了自变量可能使个体发生变化外,个体本身的生长和成熟也是使其变化的重要因素,尤其是在以儿童为被试而又采用单组实验前后测量的情况下,生长和成熟因素的影响就更大。

(2) 前测的影响:在一般情况下,前后两次测量的结果会有一定差异,后测的分数将比前测的高。这中间包括练习因素、临场经验以及对研究目的的敏感程度,从而提高了后测的成绩。特别是当前后两次测量时间较近时,这一因素的影响就更显著。

(3) 研究对象的选择偏倚:在对研究对象进行分组时,如果没有用随机取样和随机分配的方法,在实验处理之前,他们在某些方面并不具备同质性,从而造成研究结果的混淆,降低了内部效度。

(4) 研究对象的缺失:常见的是在一个较长的追踪观察期内,由于研究对象迁移、外出、拒绝继续参与或死于非终点疾病而造成的失访偏倚(lost to follow up bias)。即使开始参加研究的被试者样本是经过随机取样和随机分配的,但由于被试者的中途缺失,缺失后的被试者样本难以代表原来的样本,降低了内部效度。一般来说,失访率小于 5% 对结果产生的影响不大,失访率达到 30% 或以上则认为研究结果极不可靠。

(5) 研究程序的不一致:在研究过程中,实验仪器、控制方式的不一致,测量方法和程序的变化,均会影响到研究工具的稳定性,从而影响结果的真实性。如在一项体重控制的干预研究中,前后测量使用的体重计零点校正不一致,从而导致干预后测量的体重值比实际值偏大。

(6) 处理扩散或污染:处理扩散(diffusion of treatment)是指因不同组的研究对象互相交流,处理因素在两组间不分明,致使难以判断处理因素对因变量的影响。临床护理干预性研究中经常遇到此类问题,如对某病室某种疾病术后病人进行音乐疗法以减轻术后焦虑的研究,干预组给予音乐播放,对照组不予实施,但由于同住一个病室,对照组的家属可能获取该信息而效仿实施,从而导致结果的不真实。

(7) 实验者期望(experimenter expectancy):是指研究者非常相信某个假设,并不是出于别有用心的不道德行为,而是间接地将实验期望告诉了受试者,从而导致研究结果的失真。比如,如果研究者深信经静脉注射吸毒的艾滋病病毒感染者受到了来自家庭对吸毒和艾滋病的双重歧视,则在面对面问卷调查的过程中,可能会通过目光接触、谈话语调、姿势、带有偏见性的回应方式,以及其他非语言的交流形式,暗示研究对象受到了家人的双重歧视。

(8) 霍桑效应(Hawthorn effect):这个名称来自梅奥(Elton Mayo)于 20 世纪二三十年代在伊利诺伊州霍桑市的西屋电子工厂所进行的一系列实验。该效应主要指研究对象做出某种反应,并不是真正的处理因素的作用,而是因为研究对象感觉自己受到了关注而呈现的类似于处理效应的反应。

(9) 安慰剂效应(placebo effect):是指当研究对象收到的是安慰剂,却出现接受真正处理因素时所发生的状况。例如,一个戒烟的实验中,研究对象不是接受药物处理以降低他们对尼古丁的依赖,就是收到安慰剂,如果接受安慰剂的研究对象也停止吸烟,说明研究对象认为他们接受的也是可以降低对尼古丁依赖的药物。

在实验设计时,研究者可以通过以下方法提高内部效度(控制外变量)。

(1) 排除法:将混杂因素整个消除,例如研究者认为周围环境的噪声可能对研究结果造成影响,可以通过在隔音环境中进行研究,从而杜绝这个因素的影响。

阅读笔记

(2) 将外变量作为处理因素:研究者将自变量以外的混杂因素作为次要变量也纳入到研究中进行测量,以便能对混杂因素对因变量的影响进行评估。

(3) 随机化法:随机抽取样本,以确保样本具有较好的代表性或将对象随机分配到各组中,确保对象在接受处理之前是同质的。

(4) 设立对照:相对于单组的实验前后自身对照研究,设立对照组,可以消除成长或成熟,以及时间变化等因素对结果的影响。

(5) 盲法:单盲法,即研究对象不知道自己的分组情况,可以消除研究对象为迎合研究者的期望而有意作答的情况;双盲法,即研究对象和资料收集者均不知道分组情况,可以消除研究者期望效应;三盲法,即研究对象、资料收集者和资料分析者均不知道分组情况,则又消除了资料分析者对结果操纵的可能影响。

(6) 重复测量:在接受实验处理时,每名对象同时又都是自身的控制组,因变量的变化会在每名对象之间进行比较,即每名对象均既在实验组又在控制组,性别、智商、动机水平等都保持恒定。

(7) 统计控制法:将混杂因素看作协变量进行测量,通过统计分析方法——协方差分析将它的影响移出统计过程,从而控制混杂因素对因变量的影响。

2. 外部效度(external validity) 指研究结果能够普遍推广到样本来自的总体以及其他同类现象中的程度,即研究结果的普遍代表性和适用性。外部效度是自变量与因变量之间关系的推广程度,涉及研究结论的概括力和外推力。外部效度一般涉及三个方面,分别为其他总体、其他环境和其他时间,即在多大程度上,从一个研究所得出的结论能够同样推广到不同的人、环境和时间上。

(1) 其他总体:例如,一项研究探讨了每周体育锻炼与糖尿病患病率之间的关系。然而,该研究只对女性研究对象做了调查。这就存在一个问题,即女性的研究结果是否可以推广到男性研究对象。判断一个结论是否适合于不同人群,必须把不同人群作为研究设计的一部分。在因素设计中,可以纳入不同人群作为一个因素。以上述研究为例予以重新设计,将性别作为一个变量,比较4组之间的差异:体育锻炼的女性、不锻炼的女性、体育锻炼的男性、不锻炼的男性。性别和锻炼之间对预防糖尿病的交互作用说明,锻炼对男性和女性具有不同的收益。

在不同人群之间比较某种特质,可能的选择几乎是无限的。从政策或社会的角度来看,重要的特质包括性别、年龄、种族以及社会经济地位。

(2) 其他环境:一些医学、护理学的研究,都是在严格控制条件的实验室或特定控制的场景中进行的,因此研究环境有一定的特殊性和人为性,和现实生活情景有很大的差距。这样,研究所面临的一个问题是,所获得的研究结果在多大程度上能够推广到现实生活情境中。

(3) 其他时间:涉及社会因素的研究,如护理伦理学、护理美学、护理心理学、精神科护理学等领域的研究,可能会存在这样的问题,即在一个特定的社会时代历史背景中获得的研究结论,已经不再适用于已经发生变化的新的社会背景。这种情况下,可以认为先前的研究外部效度低,因此研究者有必要进行新的研究。

总之,多数情况下,提高研究的外部效度并不能单凭一项研究,而是需要凭借一系列拓展性(拓展到其他总体、环境、时间)甚至是重复验证性的研究工作才能做到。

3. 内部效度和外部效度的关系 如果说内部效度确保了研究结果的真实性,探究的是研究的深度,外部效度确保了研究结果的可推广性,探究的是研究的广度。然而内部效度与外部效度不是两个独立的主体,内部效度的目的在于排除另类解释,使研究变量之间的关系纯化、凸现,能经得起重复、验证,是外部效度的先决条件,没有内部效度就无所谓外部效度。因此,影响内部效度的一些因素,如受试者效应、霍桑效应等也是外部效度的影响因素。外部效度为内部效度的推广开拓了空间,没有外部效度,内部效度就相对狭隘。它们相伴而生,既相互对立,又相互统一。

(1) 内部效度与外部效度的相对性:为了获得较高的内部效度,研究者必须排除、减少或控制外变量,以防止其影响研究结果。然而,对研究外变量的控制会使研究情境带有较强的人为性,致使研究结果在研究环境之外可能不成立。因此,提高内部效度会导致外部效度降低。相反,为了获得较高的外部效度,研究者通常会创设与现实世界非常相似的研究环境。这种研究的风险在于,与实验室标准化的实验环境相比,现实世界有太多混乱的、不受控制的变量,努力提高外部效度会使外变量潜入研究,从而导致内部效度的下降。

(2) 内部效度与外部效度的统一性:二者虽然在确保研究质量的方向上有对立的一面,但是都是为了提高研究的精度和普适价值,都是为研究结果而服务的。追求内部效度是"求真",追求外部效度是"求善",真与善从根本上讲是统一的,因此内部效度与外部效度从根本上讲也是统一的。从这种意义上讲,内部效度与外部效度之间并不必然是负相关,并不必然表现为一方的提高以另一方的降低为代价,它们之间是一种既相统一又相排斥的关系。

Box 2-2-1

如何兼顾内部效度和外部效度

如何兼顾研究的内部效度和外部效度,一直是国内外学者探讨的话题。如下方法仅供参考:

1. 研究的生态化趋势研究方法具有不同于实验法对实验室的依赖,也不同于传统观察法为真实性而牺牲严密性的特点,它将严格的实验控制应用到自然环境中去,强调研究的情景必须是自然的,但研究本身同时也必须是严格的。也就是说,它要求提高研究的外部效度,而又无需以降低内部效度为代价,这样解决了内部效度和外部效度不能同时得到保证的矛盾,保证了研究的生态学效度。

2. 虚拟现实(virtual reality,VR),也称虚拟实境,是一种可以创建和体验虚拟世界的计算机系统,它利用计算机技术生成一个逼真的,具有视、听、触等多种感知的虚拟环境,用户通过各种交互设备同虚拟环境中的实体相互作用,使之产生身临其境的交互式视景仿真和信息交流,是一种先进的数字化人机接口技术。

(李现红)

第二节 实验性研究

实验性研究(experiment study)又称干预性研究(intervention study),是研究者根据研究目的人为地对研究对象设置干预措施,按重复、对照、随机化原则控制干预措施以外的影响因素,总结干预措施的效果。该方法由于人为地控制研究因素,避免外来因素的干扰,其结果说服力强,可强有力地验证各类假设。但以人为研究对象时往往涉及医学伦理问题,在应用上受到一定限制。

实验性研究的研究对象可以是实验动物,即动物实验(animal experiment study),对其施加处理因素,评价效果。许多问题的研究往往是以动物研究为基础,根据结果再过渡到人体的试验性研究,例如"使用成年猪研究胸导管的位置对引流量和压力的影响";以临床病人为研究对象,即临床试验(clinical trial),在医院或其他医疗机构环境下进行,用于评价治疗或护理方法的临床效果;以未患所研究疾病的人或高危人群为研究对象,即现场试验(field trial),评价某一预防对策或措施的方法,如"补钙方式对城市老年人骨质疏松的影响";还可以是以社区人群或特

阅读笔记

定区域的人群整体作为单位,即社区试验(community trial),对某项预防疾病或促进健康的对策或措施予以评价,如"综合健康教育对社区老年冠心病患者生活质量的影响"。

一、基本特点

在复杂的护理研究中,为了避免受到若干已知或未知的偏倚因素干扰,使研究结果真实可靠,经得起临床实践的检验,实验性研究必须具备以下三个特点。

(一) 干预

干预(intervention)亦称实验因素、处理因素,是研究者根据不同研究目的施加给研究对象引起直接或间接效应的处理因素。该因素可以是研究者主观施加的各种外部干预,如物理因素的电、磁、射线、针刺、理疗等,化学因素的药物、毒物、激素等各种有机和无机的化学物质,生物因素的细菌、病毒、寄生虫等,心理因素的语言、暗示等;也可以是存在着的一种固有因素或不同季节、不同区域等的某种自然条件。干预是实验性研究和非实验性研究的根本区别。

干预措施(自变量)作用于研究对象所呈现的结局即因变量,因变量的大小是通过具体的观察指标来反映,如发病率、死亡率、缓解率、症状体征的改变、检验结果的改变等,通过观察指标的分析便可以对干预所产生的效果做出客观的评价。所选观察指标的好坏直接关系到研究的成败,如果指标选择不当或测量方法不当,未能准确反映干预的作用,那么获得的研究结果就缺乏科学性,因此尽量选用客观、准确、精密、高灵敏度及高特异度的指标。

在同一项研究中,应该保持干预标准化,即研究过程中所施加实验因素的各组分均应有明确的规定,自始至终保持一致。例如干预所用的洗胃液,除应规定洗胃液的名称、性质、成分、作用及用法外,还应明确生产厂家、批号、出厂日期及保存方法等,并在整个实验的过程中保持不变。如果实验设计的标准化干预措施在实验过程中未严格遵循,势必得出错误的结论。

(二) 设立对照

在实验性研究中,除了干预对研究结果产生影响外,还有一些非干预因素(即干扰变量)也会对结果产生影响,设立对照就是为了控制实验中非干预因素的影响。设立对照时要求所比较的各组间除干预因素不同外,其他非干预因素应尽可能相同,从而能够正确评价干预效果。

影响干预效果的主要因素包括:①不能预知的因素:不同的研究对象对干预的反应可能不同,对于自然史不清楚的一些疾病,其干预效果也许是疾病发展的自然结果,设立均衡可比的对照组,可将其与干预效果区分开;②霍桑效应(Hawthorne effect):指正在进行的研究对研究对象产生一种正向的心理、生理效应,如研究对象对有名望的医生或医疗机构的迷信而对干预措施产生正面效应;③安慰剂效应(placebo effect):某些病人因依赖药物而产生的一种正向心理效应,所以主观症状作为因变量的评价指标时,其效应可能包括有安慰剂的效应在内;④潜在未知因素的影响。设立恰当的对照,使试验组和对照组的非干预因素均衡可比,最大可能地避免以上因素对研究结果的影响。

合理的对照要求对照组与实验组的样本数尽可能相同,可以获得最佳的统计学假设检验效能。对照的形式有多种,可根据研究目的和内容加以选择。

1. 按照研究的设计方案分类

(1) 同期随机对照(concurrent randomized control):按严格规定的随机化方法将研究对象同期分配到试验组和对照组。同期随机对照由于采用了随机化分组,可以较好地保证各组之间的均衡可比,有效避免潜在的未知因素对实验结果的影响,并有利于资料的统计分析;设置同期对照可有效避免实验先后顺序对结果的影响。但因需要一半的样本作对照,此种方法所需样本量较大,并在有些情况下可能涉及伦理问题。

(2) 非随机同期对照(non-randomized concurrent control):有同期对照,但试验组与对照组未严格按随机化原则进行分组。如在协作研究中按不同医院或病房进行分组,即一所医院或病房作为对照组,而另一所医院或病房作为试验组;或者按研究者或研究对象的医院分配。这种设置对照的方法简便易行,易被研究者及研究对象接受。但由于非随机分配,可能因选择偏倚导致两组基线情况不一致,可比性较差。

(3) 自身对照(self control):将研究对象分为前、后两个阶段,分别施以不同的干预措施,然后比较两个阶段两种干预效果的差异。一般在前一阶段结束后应有一段时间间隔,称为洗脱期。设置洗脱期的目的是为了避免前一段的干预结果对后一阶段的干预结果产生影响。自身对照主要用于病程长且病情变化不大的慢性反复发作性疾病的干预性研究,其优点是消除研究对象的个体差异,减少一半样本量,并保证每个研究对象接受同样的干预措施,但是难以保证两个阶段的病情完全一致,可能存在处理先后对结果的影响。

(4) 交叉对照(cross-over control):将两组研究对象分为两个阶段进行试验,第一组第一阶段试验 A 措施,间隔一段洗脱期后再试验 B 措施;第二组第一阶段试验 B 措施,间隔一段洗脱期后再试验 A 措施,然后对比 A、B 两种干预措施的效果。交叉对照中同一个研究对象既作为试验组成员又作为对照,节省了样本数,又使两组均衡性、可比性更好。此种方法也主要用于病程长且病情变化不大的慢性反复发作性疾病的干预性研究。

(5) 历史性对照(historical control):将新的干预措施的结果与过去的研究做比较,这是一种非随机、非同期的对照研究。此类型对照的资料可来自文献和医院病历资料。这种设置对照的方法易被患者接受,也不会违背医德;而且节省经费和时间。但是不少文献资料缺乏研究对象有关特征的记载,有的医院病历资料残缺不全,难以判断对比两组是否可比,而且由于科学的进展,诊断手段的改进,使得一些轻型或不典型患者得到早期诊断,再加上护理技术的进步,对比两组结果上的差别并不完全反映不同干预措施的差异,从而使研究结论不正确。

2. 按照对照组的处理措施分类

(1) 标准对照:以目前公认的有效的处理方法(如某病的护理常规、有效的护理方法)施加给对照组,然后与试验组的干预措施(新护理方法)的效果比较。这类研究通常采用随机双盲设计,研究对象随机分配至试验组与对照组,是临床研究中常用的对照方法。标准对照施加给对照组的处理措施效果稳定,较少引起伦理方面的问题。

(2) 空白对照(blank control):对照组在试验期间不给予任何处理,仅对他们进行观察、记录结果,并将其与试验组的结果进行比较。空白对照仅适用于病情轻且稳定的病人,即使不给予任何处理也不会产生伦理方面的问题。安慰剂对照(placebo control)本质上也是一种空白对照,但其可产生安慰剂效应,在试验中应尽量消除主观因素的影响。

(三) 随机化

随机化(randomization)是为了在选取样本和将研究对象分组时,避免来自研究者与研究对象两方面的主观因素的干扰而使结果偏离真实值,采用特殊方法使总体或样本中每个个体发生某事件的概率均等。随机化包括两种形式:①随机抽样(random sampling):在抽样过程中采用随机化方法,使总体中所有对象都有同等的机会被抽取进入研究样本,保证了样本有较好的代表性。②随机分组(random allocation):为提高组间的均衡性,减少非研究因素的干扰,在研究样本确定后,进一步采用随机的方法,使研究对象以同等的机会被分配进入试验组或对照组中。

随机化是实验性研究设计的重要研究方法和基本原则之一。在护理研究中,由于受到各种因素的影响,应采取随机化的方法对研究对象进行选择和分配,避免在选择和分配研究对象时可能出现的偏差,保证研究结果的准确性。如果违背了随机化的原则,将会人为地夸大或缩小组间差别,使研究结果出现偏差。常用的随机化方法如下:

1. 简单随机法(simple randomization)　此类随机化的具体方法有很多种。最简单为抽签或抛硬币或掷骰子,但若样本量大则比较麻烦。所以最常用的是按随机数字表数字进行分配,

阅读笔记

目前可用计算机进行,尤其大样本研究时常用,可按有关软件经随机数发生器产生随机数。简单随机法适用于样本量超过 100 的研究,当各组间分配的样本数不相等时,需再按随机化原则进行调整,在统计学分析时仍然需要做均衡性检验。有些研究者为了方便,选择就诊顺序、住院号、就诊日期、病人生日等的奇偶数进行分组,称为半随机法,实际上不是随机化方法,因为当研究者预先知道下一位研究对象将被分配到哪一组时,主观上对研究对象的某些资料进行一定的取舍,可能产生选择偏倚,应慎用。

2. 分层随机法(stratified randomization)　先将研究对象按某一特征进行分组(层),然后在各层中采用简单随机法抽取研究对象组成样本,实现分层随机抽样(stratified sampling);或在各层中按简单随机分配的方法,分出试验对象与对照对象,最后将各层试验对象与对照对象分别合在一起作为试验组与对照组,实现分层随机分组(stratified allocating)。分层随机抽样可以保证各"层"都有一定研究对象进入样本,提高了样本的代表性;分层随机分组可以保证各"层"都有对象进入试验组或对照组,提高了试验组间的均衡性。

在分层随机抽样中,往往是以对观察值变异影响较大的因素作为分层因素(stratifying factor);在分层随机分组中,主要以研究对象中某些可能产生混杂作用的特征作为分层因素,如研究对象的重要临床特征或预后因素(包括年龄、性别、病情、有无并发症等)。在护理学研究中,可根据以下原则考虑分层因素:①选择所研究疾病或其并发症的危险因素;②选择对所研究的因变量有明显影响的因素;③遵循最小化原则,将分层因素控制到最低限度,分层过多会造成组内研究对象过度分散,一般 2~3 个主层比较合适。

3. 区组随机分组法(block randomization)　先将研究对象分为不同区组,然后再对每一区组内的研究对象用简单随机法进行分配。每一区组的研究对象数一般按分组数的倍数来确定。如研究分为试验组和对照组,则区组例数可选 2、4、6、8 等,但区组例数越大,研究对象在分配时的排列组合越复杂。例如某研究分为试验组和对照组,确定区组例数为 4。首先,研究对象按进入试验的先后顺序,每 4 个研究对象一组,然后再对每一区组的 4 个研究对象分别根据随机数字表进行随机分组。区组随机分组的特点之一就是分组后各组研究对象数相等。而对一个区组的 4 个对象按随机数字表进行随机分配时很可能出现 2 组例数不等的情况,必须进行适当调整。

区组随机分组保证各组研究对象数量相等,并便于逐渐累积临床病例,即可每积累一个区组数的研究对象即进行分组及开始试验,不需要把所有样本全部收集齐后再来分组、展开试验。

4. 系统随机法(systematic randomization)　先将总体的观察单位按某种与观察指标无关的特征(如按入院先后顺序、住院号、门牌号)顺序编号,再根据抽样比例将其分为若干部分,先从第一部分随机抽取第一个观察单位,然后按一固定间隔在第二、第三……等各部分抽取观察单位组成样本。例如,欲从 2000 个观察单位中抽取 100 个组成样本,即抽样比例为 5%(抽样间隔为 1/20),可先从第 1~20(第一部分)之间随机抽出一个观察单位,如为 12 号,此后按每隔 20 抽取一个单位,即:32、52、72、…、1992 号组成样本。若其均符合纳入与排除标准,则可随机等分成两组。

系统抽样简单易行,适用于大样本的流行病学调查,样本的观察单位在总体中分布均匀,抽样代表性较好。但是如果总体各单元的排列顺序存在一定周期性,以这种方法进行抽样则可能出现较大的偏倚。

5. 整群随机法(cluster randomization)　是以现成的群体(社区、街道、乡、村、医院、病房等)而不是个体为单位,进行抽样或分组。在整群随机抽样中,所抽到群体中的所有观察单位都将作为研究样本。例如,从某地区的 20 所小学中随机抽取 2 所学校,并对这 2 所小学的全部学生进行视力检查,以了解该地区小学生近视率。同样,在整群随机分组中,被分到试验组的群体中的每个观察单位都作为试验对象,被分到对照组的群体中的每个观察单位都作为对照对象。

采用整群随机法要求群间的变异越小越好,否则将影响样本的代表性或组间的可比性。一般情况下,用相同的样本含量,整群抽样的抽样误差最大,整群随机分组组间的可比性最小,在临床试验中几乎不用。但是,整群随机法具有节约人力、物力、方便、容易实施等优点,在实际工作中可行性较好,适用于大规模研究。

6. 多级抽样法(multistage random sampling) 是一种从大到小多个级别进行的抽样方法。首先从总体中随机抽取范围较大的单元,称为一级抽样单元(例如省、市),再从抽中的一级单元随机抽取范围较小的二级单元(如区、街道),若抽样到此为止称为二级抽样,若再继续往小范围抽样,则称为多级抽样。

在一些大规模研究(全国高血压抽样调查、全国糖尿病患病率调查等)项目中,多级抽样成为唯一实用的抽样方法。在具体实施时,多级抽样常常与上述各种基本抽样方法结合使用。

二、护理研究中常用的实验性研究设计

(一) 随机对照试验(randomized controlled trial,RCT)

1. 设计原理 采用随机分配的方法,将符合纳入与排除标准的研究对象分配到试验组或对照组,基线调查后两组分别接受不同的干预措施,在一致的条件下或环境中,可多次同步地进行研究和观察两组的结局,对实验结果进行科学的测量、比较和评价(图 2-2-1)。

随机对照试验应根据研究类型、资料种类(计数或计量资料)、研究的分组数、资料的分布

```
R  E  O₁  X_A  O₂                      R=随机分组 E=实验组
R  C  O₁  X_B  O₂                      C=对照组
or
R  E  O₁  X_A  O₂  O₃  O₄              X=施加干预或处理因素
R  C  O₁  X_B  O₂  O₃  O₄              On=第n次观察或测量
```

图 2-2-1 随机对照试验的设计原理

(正态或非正态分布)、影响研究结果的相关因素等,选择相应的统计分析方法,如卡方检验、秩和检验、t 检验、方差分析及其两两比较、多因素分析、时效分析等。

2. 适用范围

(1) 用于临床护理性或预防性研究,探讨和比较某种新的护理、预防或其他干预措施对疾病康复和预防的效果,为正确的医疗决策提供科学依据。

(2) 当所研究的因素被证明对人体确实没有危险性,但又不能排除与疾病的发生有关时,该研究方法可用于病因的研究。但已有研究证明某一因素对人体有害,就不允许将该因素用于人体进行随机对照试验。

(3) 用于非临床试验的系统工程研究,如教育学中的某些研究。例如评价评判性思维的护理教育模式与传统护理教育模式的教学效果。

3. 特点 随机对照试验用随机化的方法制订分配方案,并对分配方案进行隐藏,使符合纳入与排除标准的研究对象均有同等机会进入试验组或对照组,不以研究人员或研究对象的主观意愿为转移,可避免选择性偏倚的干扰;同时在足够样本量的情况下,可使一些影响干预效果的已知和未知、可被测量和不可被测量的因素,在组间分布中维持相对均衡,从而有利于基线的可比性。随机对照试验系前瞻性研究,试验的结果一定是试验对象接受相应干预措施之后,并经历了一段效应期,方可获得阳性或阴性的结果;强调同步性和环境的一致性,否则会影响研究的结果,从而有可能导致错误的结论。

4. 优缺点 随机对照试验随机分配研究对象,甚至将研究对象按影响结果的某些重要因

阅读笔记

素进行先分层后,再随机分配进入试验组和对照组,使组间的基线状况保持相对一致,增加可比性;同时可较好地防止人为因素的影响,即使存在不为人知的偏倚或混杂因素,也可维持组间的相对平衡;对研究对象采用严格、一致的纳入和排除标准,有利于验证研究结果和确定研究结果的推广应用价值。

但是随机对照试验比较费时,人力与财力支出较大;而且常常有严格的纳入与排除标准,导致其研究结果的代表性和外在的真实性受到一定的局限。对照组的措施选择不当,或让研究对象暴露于某种有害或危险因素,会违背伦理道德原则。

Box 2-2-2

随机对照试验的历史

中国第一次提到对照试验见于 1061 年的《本草图经》:"为评价人参的效果,需寻两人,令其中一人服食人参并奔跑,另一人未服人参也令其奔跑。未服人参者很快就气喘吁吁"。1898 年,丹麦医生 Fibiger 发表了著名的血清治疗白喉的半随机对照试验,入院的白喉患者除标准治疗外,采用皮下注射白喉血清 1 日 2 次直至症状改善,而对照组仅用标准治疗,按入院日先后分配治疗方案。结果血清治疗组 239 例病人中 8 例死亡,而 245 例对照组中 30 例死亡。两组存在统计学差异($P<0.001$)。

1948 年,英国医学研究会领导开展了世界上第一个临床随机对照试验(RCT),肯定了链霉素治疗肺结核的疗效。其中流行病学家和统计学家对于医学界起了科学的领导作用,改进了临床研究的质量。随机分组的运用控制了混杂因素,减少了偏倚,对于治疗性研究的正确开展有不可估量的作用。接着在 1955 年 Truelove 进行了胃肠病方面首项 RCT,证实了肾上腺皮质激素治疗溃疡性结肠炎优于安慰剂。1969 年 Ruffin 的一项双盲 RCT 证实胃冷冻疗法对治疗十二指肠溃疡引起的出血是无效的。

RCT 的兴起使流行病学的多项理论和原则被用于临床医学的研究。许多学者认为 RCT 在医学上的广泛开展可与显微镜的发明相媲美。根据临床研究依据对研究对象进行干预的观念已经形成,大样本、多中心的 RCT 取代了以前分散、个别的观察性研究和临床经验总结。RCT 的出现是临床医学研究新纪元的里程碑。

(二) 实验前后对照设计(pretest-posttest design)

1. 设计原理　采用随机分配的方法,将符合纳入与排除标准的研究对象分配到试验组或对照组,首先做研究变量观察指标的基线调查,然后试验组接受干预措施,对照组不给予干预措施,在一致的条件下或环境中,同步地进行研究和观察两组的结局,对实验结果进行科学的测量、比较和评价(图 2-2-2),其实质也是随机对照试验。

$$R\ E\ O_1\ X\ O_2$$
$$R\ C\ O_1\qquad O_2$$
or
$$R\ E\ O_1\ X\ O_2\ O_3\ O_4$$
$$R\ C\ O_1\qquad O_2\ O_3\ O_4$$

R=随机分组　E=实验组
C=对照组
X=施加干预或处理因素
On=第n次观察或测量

图 2-2-2　实验前后对照设计原理

2. 适用范围

(1) 用于临床护理性或预防性研究,探讨和比较某种新的护理措施对疾病的康复和预防的效果。

(2) 当所研究的因素被证明对人体确实没有危险性,但又不能排除与疾病的发生有关时,该研究方法可用于病因研究。

3. 特点　实验前后对照设计用随机化的方法使符合纳入与排除标准的研究对象均有同等机会进入试验组或对照组,避免选择性偏倚的干扰;同时在足够样本量的情况下,可使一些影响干预效果的已知和未知、可被测量和不可被测量的因素,在组间分布中维持相对均衡,从而有利于基线的可比性。

4. 优缺点　在常用的研究方法中,实验前后对照设计是目前公认的标准研究方法,其论证强度大,偏倚性少,容易获得正确的结论。但由于该设计方案将一半的研究对象作为对照组,得不到新方法的治疗或护理,在临床实施中有一定的困难,加之工作较复杂,因此实验前后对照设计的应用推广受到一定的限制。

(三) 单纯实验后对照设计

1. 设计原理　单纯实验后对照设计(posttest-only design)采用随机分配的方法,将符合纳入与排除标准的研究对象分配到试验组或对照组,然后试验组接受干预措施,对照组不给予干预措施或仅给予常规措施,在一致的条件下或环境中,对实验结果进行科学的测量、比较和评价(图 2-2-3),不进行干预前的基线调查。

RE	X	O_1	R=随机分组
RC		O_1	E=实验组
or			C=对照组
RE	X_A	O_1	X=施加干预或处理因素
RC	X_B	O_1	O_1=观察或测量

图 2-2-3　单纯实验后对照设计原理

2. 适用范围　适用于一些无法进行前测的研究。

3. 特点　单纯实验后对照设计同样用随机化的方法避免选择性偏倚的干扰;并使一些影响干预效果的某些因素,在组间分布中维持相对均衡,从而有利于两组的可比性。

4. 优缺点　该研究减少了因霍桑效应所导致的结果偏倚。

(四) 其他类型的随机对照试验

1. 半随机对照试验(quasi-randomized controlled trial)　与随机对照试验的区别是研究对象的分配方式不同,是按半随机分配方式,如按研究对象的生日、住院日或住院号等的末尾数字的奇数或偶数,将研究对象分配到试验组或对照组,接受相应的干预措施与对照措施。半随机对照试验由于分配方式的关系,容易受选择性偏倚的影响,造成基线情况的不平衡,其结果的真实性与可靠性不及随机对照试验。

2. 不对等随机对照试验(unequal randomization control trial)　由于样本来源和研究经费有限,研究者希望尽快获得结果,将研究对象按一定比例(通常为 2∶1 或 3∶2)随机分配入试验组或对照组。此种方法检验效能会降低。

3. 整群随机对照试验(cluster randomized controlled trial)　以一个家庭,一对夫妇,一个小组甚至一个乡镇等作为随机分配单位,将其随机分配到试验组或对照组,分别接受相应的措施,进行研究。整群随机对照试验在设计上与一般随机对照试验一样,不同之处在于因随机分配的单位不同,导致样本含量的计算和结果的分析方法有所差异,所需样本含量较大。

实验性研究能准确地解释自变量和因变量之间的因果关系,反映研究的科学性和客观性较强。但由于大多护理问题的研究对象是人,很多研究中的干扰变量如气候、环境、设计涉及伦理或隐私等问题无法得到完全控制,导致实验性研究在护理问题的研究中应用的普遍性较差。

【实例分析】

———— 实验性研究实例 ————

题目:英国初级卫生保健协同式护理对抑郁症患者临床治疗效果的影响:整群随机对照试验(Richards 等,2013)

阅读笔记

目的：评估英国初级卫生保健采用协同式护理干预对管理中重度抑郁症患者临床治疗效果。

方法：这是一个整群随机试验研究，3 个大行政区中的 51 个社区卫生服务中心被随机分配到试验组（24 个）或对照组（27 个），每个社区卫生服务中心对其分组情况不知情。试验组的协同式护理是由心理健康专家为督导的医疗团队实施管理，团队中大部分成员是接受了特殊角色培训的护士，他们要在 14 周以上的时间里，与病人有 6 至 12 次的面谈或电话交流，内容涉及抗抑郁药物的管理、行为激活、症状评估及病人与家庭医生的沟通情况。对照组则是接受家庭医生的常规治疗。18 岁以上无重大精神健康问题及无药物、酒精滥用的抑郁症患者均可参与，其中试验组 276 人，对照组 305 人。研究过程中，干预者与资料收集人员对于研究对象的分组情况采用双盲设计。研究对象在基线调查 4 个月后进行抑郁评分，12 个月后进行生活质量、焦虑及病人满意度等指标评估。

结果：两组研究对象主要是女性（72%），白种人（85%），中年（平均年龄 = 45 岁），一直在服用抗抑郁药（83%），并有合并焦虑障碍（98%）。在 4 个月和 12 个月的随访中，试验组的抑郁评分低于对照组，而病人满意度则高于对照组，但是焦虑水平两组没有显著性差异。

〔来源：DA Richards, JJ Hill, L Gask, et al. Clinical effectiveness of collaborative care for depression in UK primary care（CADET）: cluster randomised controlled trial〔J〕.Bmj British Medical Journal, 2013, 347（4）: f4913-f4913.〕

（吕爱莉）

第三节　类实验性研究

类实验性研究（quasi-experimental study）亦称半实验研究，指在研究中，研究者不能完全控制研究对象的分组，即研究设计中一定有对研究对象的护理干预内容，但可能缺少按随机原则分组或没有设对照组，或两个条件都不具备。类实验性研究结果虽对因果关系论述较弱，不如实验性研究可信度高，但类实验性研究结果也能说明一定问题，在护理研究中比较实用。由于在研究对象为人的研究中，很难进行完全的实验性研究，特别要达到随机分组比较困难，故选择类实验性研究的可行性较高。

一、基本特点

（一）降低控制水平，增强现实性

类实验性研究不能完全控制研究的条件，在某些方面降低了控制水平。虽然如此，它却是在接近现实的条件下，尽可能地运用实验性研究设计的原则和要求，最大限度地控制因素，实施处理因素。因此类实验性研究的实验结果较容易与现实情况联系起来。

相对而言，实验性研究设计的控制水平很高，操纵和测定变量很精确，但是它对实验者和研究对象的要求较高，操作上存在很大的困难，现实性比较低。

（二）研究进行的环境不同

类实验性研究进行的环境是现实的和自然的，与现实的联系也就密切得多。研究者在临床环境中进行护理干预，很难建立实验性研究的环境。另外以病人为研究对象的护理研究中，很多病人并不愿意被随机分到实验组。

（三）效度

类实验性研究利用研究对象进行研究，缺少随机组合，无法证明实验组是否为较大群体的

随机样本,同时任何因素都可能对研究对象起作用,所以因挑选研究对象带来的偏差将损害研究结果的可推广性,从而影响了类实验性研究的内在效度。因此在内在效度上,实验性研究优于类实验性研究。但由于类实验性研究的环境自然而现实,它在外部效度上能够且应该优于实验性研究设计。因此,在考虑类实验性研究的效度时应该对它的特点有清楚的认识,并注意确定组间的对等性,同时在逻辑上对可能有的代表性和推广性加以论证,避开其不足之处。

二、护理研究中常用的类实验性研究设计

常用的类实验性研究包括不对等对照组设计、自身前 - 后对照设计及时间连续性设计等。

(一) 不对等对照组设计

不对等对照组设计(nonequivalent control group design),即流行病学的非随机同期对照试验(non-randomized concurrent controlled trial)指试验组与对照组的研究对象不是采用随机的方法分组,而是由研究者根据有关因素人为地纳入试验组或对照组,进行同期的对照试验,如研究某种新护理措施的效果时,将一个医院的住院病人作为对照组,另一个医院的住院病人作为试验组来进行研究。不对等对照组设计包括不对等对照组前 - 后对照设计(nonequivalent control group pretest-posttest design)与不对等对照组仅后测对照设计(nonequivalent control group posttest-only design)。

不对等对照组设计是前瞻性研究,多用于比较不同干预措施的效果,此种设计在研究对象的分组分配上的非随机化,会造成试验组与对照组之间在干预前即处于不同的基线状态,缺乏可比性。在研究过程中难以盲法评价试验结果,造成许多已知和未知的干扰变量影响测量结果的真实性。但在实际工作中,有些情况下不适宜做随机对照试验,例如外科手术治疗、急重症病人抢救或贵重药物的选用等。因此,只能根据具体情况将患者分入试验组或对照组。其研究结果的论证强度虽远不及随机对照试验,但是,在尚无随机对照试验结果或不能获得随机对照试验结果的时候,还是应该予以重视,尤其样本量大的不对等对照组设计研究仍有重要价值。不过在分析和评价研究结果的价值及意义时,应持审慎的科学态度。

1. 设计原理 研究者人为地将符合纳入与排除标准的研究对象分配到试验组或对照组,然后试验组接受干预措施,对照组不接受干预措施或接受对照的常规措施,在一致的条件下或环境中,同步地进行研究和观察两组的结局,对实验结果进行科学的测量、比较和评价(图 2-2-4,图 2-2-5),其结果分析基本同 RCT。

2. 适用范围 本设计的适用范围与随机同期对照试验相似。

3. 优缺点 设计方法简单,易于掌握,可行性好,易被研究者与研究对象接受,依从性较好;短时间内可获得较大的样本。但是由于分组不是随机的,试验组与对照组往往缺乏良好的可比性,受选择性偏倚和测量性偏倚的影响使结果的真实性下降,结论的论证强度减弱。

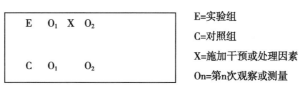

图 2-2-4 不对等对照组前 - 后对照设计原理

E=实验组
C=对照组
X=施加干预或处理因素
On=第n次观察或测量

图 2-2-5 不对等对照组仅后测对照设计原理

E=实验组
C=对照组
X=施加干预或处理因素
On=第n次观察或测量

(二) 自身前 - 后对照设计 (one-group pretest-posttest design)

1. 设计原理 研究者没有设对照组,将符合纳入与排除标准的个体随机或人为纳入研究对象后做基线调查,然后接受干预措施,测量干预后的结果,最后将前后两次的测量结果进行

阅读笔记

比较(图 2-2-6),其结果分析基本同 RCT。与流行病学的自身前 - 后对照试验(before-after study in the same patient)稍有不同。

2. 适用范围　适用于干预措施简单并且时间较短,需要迅速获得前后测试结果的研究。

3. 优缺点　设计方法简单,易获得结果,但是在干预期间容易受到其他很多因素的影响,结果的真实性较差,结论的论证强度非常弱。

(三) 时间连续性设计

时间连续性设计(time series design)其实是自身实验前后对照设计的一种改进。当自身变量的稳定性无法确定时,可以采用此种设计(图 2-2-7)。

O_1　X　O_2 　　X=施加干预或处理因素　　O_n=第n次观察或测量

$O_1\ O_2\ O_3\ O_4\ X\ O_5\ O_6\ O_7\ O_8$ 　　X = 施加干预或处理因素　　O_n = 第n次观察或测量

图 2-2-6　自身前 - 后对照设计原理　　　　图 2-2-7　时间连续性设计原理

【实例分析】

类实验性研究实例

题目:促进芬兰赫尔辛基都会区母乳喂养的研究(Hannula 等,2014)

目的:了解提供母乳喂养的强化支持对芬兰围生期妇女母乳喂养行为的影响。

方法:该研究在赫尔辛基的 3 家产科医院展开,招募在这 3 家医院就诊的孕妇(孕期 18~21 周)纳入研究,其中两家医院作为试验组,实施强化支持服务(研究小组为从孕 20 周至产后一年的研究对象提供一个免费、非商业化的网络服务,给予生育、照顾婴儿以及母乳喂养等方面的强化支持);第三家医院作为对照组,实施常规服务。该研究共选取了 705 名孕妇,其中干预组 431 名,对照组 274 名。研究开始与后期随访分别收集在医院是否纯母乳喂养,母乳喂养的信心、态度与应对方式等相关信息的调查问卷。

结果:两组的一般资料基本均衡(如教育、婚姻状况等),但某些方面尚存在不同,如试验组较对照组年轻、教育背景稍高、初产妇多,且更喜欢参加父母教育活动,存在选择性偏倚,采用统计学方法控制偏倚。结果发现在后期随访中试验组的纯母乳喂养率(76%)高于对照组(66%)。结论是母乳喂养的强化支持能够帮助母亲纯母乳喂养。

(来源:Hannula L S,Kaunonen M,Puukka P. A study to promote breastfeeding in the Helsinki Metropolitan area in Finland [J]. Midwifery,2014,30:696-704.)

(吕爱莉)

第四节　非实验性研究

非实验性研究(non-experimental study)即流行病学的观察性研究(observational study),指研究设计内容对研究对象不施加任何护理干预和处理的研究方法。这类研究常在完全自然状态下进行,故较简便易行。

非实验性研究是实验性研究非常重要的基础,许多实验性研究都是先由非实验性研究提供线索再由实验性研究予以验证的,所以该方法适用于对所研究问题了解不多或该研究问题情况较复杂时。非实验性研究结果可用来描述和比较各观察指标的状况,如描述性研究、相关

阅读笔记

性研究及比较性研究等均属非实验性研究,其结果虽不能解释因果关系,但却是实验性研究的重要基础。

一、描述性研究

描述性研究(descriptive study)指利用已有的资料或特殊调查的资料,按不同地区、不同时间及不同人群特征分组,把疾病或健康状态和暴露因素的分布情况真实地描述出来。通过比较分析导致疾病或健康状态分布差异的可能原因,提出进一步的研究方向或防治策略的设想。

描述性研究是目前护理领域应用最多的一种研究方法。当对某个事物、某组人群、某种行为或某些现象的现状尚不清楚时,为了观察、记录和描述其状态、程度,以便从中发现规律,或确定可能的影响因素,用于回答"是什么"和"什么样"的问题时,多从描述性研究着手。通过了解疾病、健康或事件的基本分布特征,获得启发,形成假设,可为进一步分析打下基础。如"贫困山区老年人生活质量的现状调查""农村青少年艾滋病知识、态度与行为的调查"等。

描述性研究往往收集的是比较原始或比较初级的资料,影响因素较多,分析后所得出的结论往往只能提供病因线索;一般不设立对照组,仅对人群疾病或健康状态进行客观的反映,不涉及暴露和疾病因果联系的推断。描述性研究可能事先不设计预期目的,也可不确定自变量和因变量(因为常常还不知道),在研究开始前确定观察内容和观察指标,以便做到有系统、有目的和比较客观的描述。描述性研究主要包括横断面研究和纵向研究。

(一)横断面研究(cross sectional study)

在特定时间与特定空间内对某一人群事件(或疾病)的发生(或患病)状况及其影响(暴露)因素进行的调查分析。由于所获得的资料是在某一特定时间上收集的,好似时间的一个横断面,又称现况研究或现患率研究(prevalence study)。

1. 应用范围 横断面研究是分析性研究的基础,应用颇为广泛,主要包括:①描述群体中事件的发生率、疾病的患病率与感染率等;②初步了解与事件或疾病发生的有关因素;③研究人群中医疗卫生服务的需求及其质量的评价。

2. 现况调查的种类 根据研究对象的范围分为普查和抽样调查。

(1)普查(census):是根据一定目的,在特定时间内对特定范围内所有对象进行调查或检查。"特定时间"应该尽可能短,以防某些指标在调查期间发生变化,"特定范围"可以包括集体单位、全市、全省甚至全国。主要用于:①在人群中早期发现病人,例如开展子宫颈癌普查;②描述健康状况或疾病的基本分布情况,例如儿童的生长发育及营养状况指标的调查或结核病的分布等。

普查应遵循以下原则:①普查应是患病率比较高的疾病,对患病率极低的疾病不宜开展普查;②普查时应划定明确的普查范围,根据调查目的事先规定好调查对象,并统一调查时间和期限;③普查中使用的筛查诊断标准和检测方法必须统一固定,以保证资料之间的可比性;④普查中使用的方法应具备灵敏度和特异度均较高的特点,且易于在现场实施;⑤普查时要使漏查率尽量小,否则该调查可能无代表性意义。

普查的优点在于通过普查能发现人群中的全部病例,使其能及早得到治疗;而且可以普及医学知识;通过对普查的资料制成相应的图、表,可较全面地描述和了解疾病的分布与特征,有时还可揭示明显的规律性,为病因分析提供线索。

但是普查亦存在一些缺点,如当普查工作量大时工作不易细致,难免遗漏造成偏倚;通常所用的诊断工具比较简单,诊断不能达到要求标准;另外,普查方法不适用于患病率很低且无简单易行诊断手段的疾病。

(2)抽样调查(sampling survey):是根据一定目的,在特定时间内对特定范围内某人群总体中,按照方法抽取一部分对象作为样本进行调查分析,并用其结果来推论该人群状况的一种调

阅读笔记

查方法。在实际工作中,如果不是为了查出人群中全部患者,而是为了揭示某种事件的分布规律或流行水平,就可以采用抽样调查的方法。根据调查的不同目的,调查需选择合理的抽样方法,要有足够的样本量,遵循随机化原则。

抽样调查比普查花费少、速度快、覆盖面大且正确性高。由于抽样调查范围远远小于普查范围,容易集中人力、物力,并有较充足的时间,因而具有精确细致等优点,一般较为常用。抽样调查不适用于患病率低的疾病及个体间变异过大的资料,并且设计、实施和资料的分析均较复杂。

3. 优缺点　横断面研究容易实施,科学性较强,一次研究可观察多种事件(疾病)的发生状况及多种相关的因素;但是不能得出确切的因果关系,大规模的调查需要投入大量的人力、物力。

(二) 纵向研究(longitudinal study)

也称随访研究(follow-up study),是在不同时点对同一人群的疾病、健康状况和某些因素进行定期随访,以了解这些因素随时间的动态变化情况,即在不同时间对这一人群进行多次横断面研究的综合研究,是前瞻性研究。随访的间隔和方式可根据研究内容有所不同,可短到每周甚至每天,也可长至一年甚至十几年。纵向研究观察的对象常常影响结论的适用范围,除了环境因素外,患者个体特征也影响疾病转归,如病人年龄、性别、文化程度、社会阶层等。因此,纵向研究时尽量考虑观察对象的代表性。纵向研究是无对照研究,所以在下结论时要慎重。

1. 适用范围　可做病因分析,也可全面了解某病的发展趋向和结局,认识其影响因素和疾病的自然发展史。例如对超体重者进行随访观察,同时了解其饮食习惯、体力活动等情况,观察其发展为糖尿病、冠心病的可能性;对脑卒中患者进行观察,可能会发现老年人与中年人的转归不一样,从中发现问题,可能对脑卒中的防治有实际意义。

2. 优缺点　能观察到各变量的时间动态变化,展现自变量与因变量之间的时间先后顺序,其结果较横断面研究结果更有说服力。

二、相关性研究

相关性研究(correlational study),即流行病学的生态学研究(ecological study),是探索各个变量之间的关系或探索是否存在关系的研究。同描述性研究的相同点是没有任何人为的施加因素,差异是相关性研究要有比较明确的几个变量,以便回答所研究变量间是否有关系,比描述性研究有更多的“探索”原因的作用,可为进一步的研究提供研究思路。如“了解结核病人的信息支持水平和自护能力之间的相关性研究”,通过相关性研究初步确定变量之间的关系,可以为进一步形成实验性研究提出研究思路。相关性研究包括比较研究和趋势研究。

1. 适用范围　①分析某种因素与疾病或健康状况分布的关系,查找相关线索;②为疾病监测提供依据。

2. 优缺点　相关性研究可利用常规资料和现成资料,节省人力、物力和时间,并在研究初期提供方向性信息;但是由于无法控制混杂因素,容易产生偏倚,造成虚假联系,而且由于收集信息多属于宏观数据,在评价疾病程度、时间关系、暴露水平等指标时准确性较低,结果的论证强度有限。

三、分析性研究

分析性研究(analytical study)是在自然状态下,对两种或两种以上不同的事物、现象、行为或人群的异同进行比较的研究方法。分析性研究属于观察法,暴露因素不是人为干预和随机分配,而是在研究前已客观存在的,这是与实验性研究的重要区别;分析性研究必须设立对照组,这是与描述性研究的重要区别。队列研究与病例对照研究是常见的分析性研究。

（一）队列研究（cohort study）

亦称定群研究，属于前瞻性研究，是将一群研究对象（队列），按是否暴露于某因素分为暴露组与非暴露组（对照组），并随访适当一段时间，比较两组之间所研究事件（或疾病）与暴露因素之间的关系。队列研究的方向是纵向的、前瞻性的，即由因到果的研究方向，也就是说在研究开始时有"因"存在，并无"果"（结局）发生，在"因"的作用下，直接观察"果"的发生；暴露因素是客观存在，而不是人为干预的；群组的划分是根据暴露因素的有无来确定的，研究者不能将其随机化分配；队列研究可直接计算发病率，并借此评价暴露因素与疾病的联系。

1. 设计原理　从一个人群样本中选择和确定两个群组，一个群组暴露于某一可疑的致病因素（如接触 X 线、联苯胺、口服避孕药等）或者具有某种特征（如某种生活习惯或生理学特征，如高胆固醇血症），这些特征被怀疑与所研究疾病的发生有关。这一群组称为暴露群组；另一个群组则不暴露于该可疑因素或不具有该特征，称为非暴露群组或对照群组。两个群组除暴露因素有差别外，其他方面的条件应基本相同，即队列研究的分组为非随机化分配。将这两个群组的所有观察对象都被同样地追踪一个时期，观察并记录在这一期间内研究事件（或疾病）的发生或结局情况，然后分别计算两个群组在观察期间该疾病的发病率或死亡率，并进行比较，如果两组的发病率或死亡率确有差别，则可以认为该因素（或特征）与疾病之间存在联系（图2-2-8）。

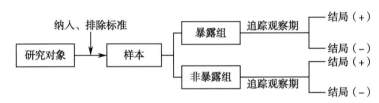

图 2-2-8　队列研究的设计原理

2. 适用范围　主要用于深入检验病因假设；可以同时检验一种暴露与多种结果之间的关联；也可用于评价预防和治疗效果及研究疾病自然史。

3. 优缺点　主要是与病例对照研究相比较而言的。首先队列研究能够直接获得两组的发病率或死亡率，以及反映疾病危险关联的指标，可以充分而直接地分析病因的作用；由于原因发生在前，结果发生在后，并且因素的作用可分等级，故其检验病因假说的能力比病例对照研究强，并且队列研究可以同时调查多种疾病与一种暴露的关联。但是队列研究所需投入的力量大，耗费人力、财力，花费的时间长；而且不适用于少见病的病因研究，因研究少见病时，需要调查的对象人数众多，而在实际中难以达到。

（二）病例对照研究（case-control study）

病例对照研究是一种回顾性研究，从因果关系的时间顺序来看是从"果"查"因"的研究方法，也就是从已患病的病例出发，去寻找过去可能与疾病有关的因素。它以队列研究的基本理论为基础，但又极大地简化了其实施过程，因而其更具有广泛的使用价值。病例对照研究在疾病（事件）发生后进行，调查研究因素的暴露情况；仅能了解两组研究因素的暴露率或暴露水平，不能计算发病率。

1. 设计原理　选择所研究疾病（或事件）的一组病人作为病例组，无此病（或事件）但具有可比性的另一组人群作为对照组。通过调查回顾两组过去对某个（些）因素或防治措施的暴露情况，比较两组间暴露率或暴露水平的差异，以研究该疾病（或事件）与这个（些）因素或防治措施的关系，判断研究因素与疾病（或事件）间是否存在着统计学联系及联系程度（图2-2-9）。

2. 适用范围　病例对照研究不仅用于病因学研究、临床治疗效果研究及疾病预后研究等，还可用于事件和结局与一些因素的关系研究，如护理人员流失相关因素的研究。

阅读笔记

3. 优缺点　病例对照研究所需样本量小，人力、物力较少，易于进行；对患者无损害；而且可以对一种事件(或疾病)的多种原因、干预与结局等相关因素进行研究；但合理对照的选择较困难，偏倚可能较大，并且不能计算发生率，只能推算优势比，因果论证强度不如队列研究。

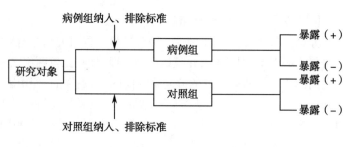

图 2-2-9　病例对照研究设计原理

四、德尔菲法

德尔菲法(Delphi method)，又称专家咨询法或专家评分法，是由调查者拟定调查问卷，按照既定程序采用背对背的通信方式向专家组成员进行征询，而专家组成员又以匿名的方式(函件)提交意见。经过几次反复征询和反馈，专家组成员的意见逐步趋于集中，最后根据专家的综合意见，对研究对象做出评价的一种方法。

(一) 设计原理

德尔菲法是在对所要研究的问题征得专家的意见之后，进行整理、归纳、统计，再匿名反馈给各专家，再次征求意见，再集中，再反馈，直至得到一致的意见。其过程主要包括三个阶段：准备阶段、轮番征询阶段与数据处理阶段(图 2-2-10)。

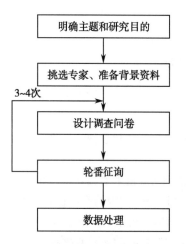

图 2-2-10　德尔菲法的设计原理

德尔菲法一般包括四轮征询调查，且在调查过程中包含着每轮间的反馈：

1. 第一轮　由组织者发给专家的第一轮调查表是开放式的，不带任何附加条件，只提出主题。请专家围绕主题提出相关事件。然后组织者对专家填好的调查表进行汇总整理，归并同类事件，排除次要事件，用准确术语提出一个事件的一览表，并作为第二轮调查表发给专家。

2. 第二轮　专家对第二轮调查表所列的每个事件做出评价。例如，说明事件发生的时间、叙述事件或迟或早发生的理由。组织者统计处理调查表中的专家意见，统计出专家总体意见的概率分布，整理出第三张调查表。第三张调查表包括：事件、事件发生的中位数和上下四分点，以及事件发生时间在四分点外侧的理由。

3. 第三轮　把第三张调查表发下去后，请专家做以下事情：重审理由；对上下四分点外的对立意见作一个评价；给出自己新的评价(尤其是在上下四分点外的专家，应重述自己的理由)；如果修正自己的观点，也请叙述为何改变，原来的理由错在哪里，或者说明哪里不完善。专家们的新评论和新理由返回到组织者手中后，组织者的工作与第二轮十分类似：统计中位数和上下四分点；总结专家观点，重点是双方有争论的意见，形成第四张调查表。

4. 第四轮　第四张调查表请专家再次评价和权衡，并在必要时做出详细、充分的论证。组织者依然要将回收的调查表进行汇总整理、统计分析与预测，并寻找出收敛程度较高的专家意见。

上述四轮调查不是简单的重复，而是一种螺旋上升的过程，每循环和反馈一次，专家都吸收了新的信息，并对研究内容有了更深刻、更全面的认识，结果的精确性也逐轮提高。在第四步结束后，专家对各事件也不一定都达到统一，不统一时也可以用中位数和上下四分点来做结

阅读笔记

论。不是所有被预测的事件都要经过四步。可能有的事件在第二步就达到统一,而不必在第三步中出现。

(二)基本特点

德尔菲法是利用函询形式进行的集体匿名思想交流过程。它有匿名性、多次反馈及统计性的特点。

1. 匿名性 因为采用这种方法时所有专家组成员不直接见面,彼此互不知道其他有哪些人参与,在完全匿名的情况下通过函件交流。德尔菲法克服了专家会议调查法易受权威影响,易受会议潮流、气氛以及心理因素影响的缺点。专家们可以不受任何干扰地独立对调查表所提问题发表自己的意见,而且有充分的时间思考和进行调查研究、查阅资料。匿名性保证了专家意见的充分性和可靠性。

2. 反馈性 该方法需要经过 3~4 轮的信息反馈,组织者要对每一轮咨询的结果进行整理、分析、综合,并在下一轮咨询中反馈给每个受邀专家,以便专家们根据新的调查表进一步地发表意见,最终结果基本能够反映专家的基本想法和对信息的认识,所以结果较为客观、可信。

3. 统计性 在应用德尔菲法进行信息分析时,对研究课题的评价既不是由信息分析研究人员做出的,也不是由个别专家给出的,而是由一批有关专家给出的,并对诸多专家的回答必须进行统计学处理。所以,应用德尔菲法所得的结果带有统计学的特征,往往以概率的形式出现,它既反映了专家意见的集中程度,又可以反映专家意见的离散程度。

(三)数据统计分析方法

1. 专家的积极系数即专家咨询表的回收率(回收率 = 参与的专家数 / 全部专家数),可以反映专家对研究的关心程度。

2. 专家意见的集中程度用均数(M_j)和满分频率(K_j)来表示。每个条目评价的 M_j 越高,则该条目的重要性越高。K_j 表示每个条目评价给满分的专家数,它是 M_j 的补充指标,K_j 越大,说明对该条目给满分的专家比例越大,该条目也越重要。

3. 专家意见的协调程度用变异系数和协调系数来表示。变异系数(V_j)说明专家对第 j 个指标相对重要性的波动程度,V_j 越小,表明专家的协调程度越高。协调系数(w)说明全部专家对全部条目的协调程度,w 越大,专家意见协调程度越高,w 反映了不同专家意见的一致性,也是咨询结果可信程度的指标。协调系数为 0~1,一般地,经 2~3 轮咨询协调后,协调系数一般在 0.5 的范围波动,误差控制较好。w 经 χ^2 检验后有显著性,说明专家评估意见协调性好,结果可取。

4. 专家意见的权威程度一般由两个因素决定,一个是专家对方案做出判断的依据,一个是专家对问题的熟悉程度。专家的权威程度以自我评价为主。

(四)适用范围

德尔菲法不仅可以用于预测领域,而且可以广泛应用于各种评价指标体系的建立和具体指标的确定过程。目前德尔菲法在护理研究中应用越来越广泛,涵盖护理教育、管理、临床、人文等方面。例如护理硕士课程的必修课组成的研究,临床护理教师带教行为评价量表的构建,护理各项规范的制定、指标体系的构建、不同护士角色职能框架的构建,急诊护士急救技能能级评价体系的建立等诸多方面,德尔菲法均可发挥重要的作用。

(五)优缺点

德尔菲法的最大优点是简便直观,无需建立烦琐的数学模型,而且在缺乏足够统计数据和没有类似历史事件可借鉴的情况下,也能对研究对象的未知或未来的状态做出有效的预测。各专家能够在不受干扰的情况下,独立、充分地表明自己的意见;预测值是根据各位专家的意见综合而成的,能够发挥集体的智慧;应用面比较广,费用比较节省。

但是在综合预测值时,仅仅是根据各专家的主观判断,缺乏客观标准,而且显得强求一致。有的专家由于一些主客观原因,对表格的填写未经很深入的调查和思考,从而可能影响评价结果的准确性。

【实例分析1】

———— 相关性研究实例 ————

题目:养老机构老年人排尿障碍的影响因素(Talley 等,2014)

目的:评估养老机构老年人排尿障碍的发生率,并分析排尿障碍的影响因素。

方法:这个研究的调查资料是取自早前美国国家级关于养老机构的横断面调查,这个调查选取了 2000 家养老机构的 8049 名老年人。研究者从中选取了 2395 名无阿尔茨海默病的 65 岁以上老年人,排尿时需要接受帮助的老年人被界定为排尿障碍。该回顾性研究数据包括大量被认为可能与排尿障碍有关的变量,例如人口学资料(年龄、性别、婚姻状况等)、健康状况、病理学(关节炎、心脏病等)、功能限制(如穿衣)、功能减退(如行走)和其他功能障碍(如日常活动),养老机构的特点也是分析的内容。

结果:养老机构的老年人排尿障碍的发生率是 15%,与之相关的因素有健康欠佳、住在营利性机构、有大便失禁和尿失禁、视力和听力障碍及有其他的机能障碍。

(来源:Talley K,Wyman J,Bronas U,et al. Factors associated with toileting disability in older adults without dementia living in residential care facilities [J]. Nursing Research,2014,63:94-104.)

【实例分析2】

———— 德尔菲法研究实例 ————

题目:利用德尔菲法研究确认文化竞争力的核心组成部分(Jirwe 等,2009)

研究目的:从瑞典视角确认文化竞争力的核心组成部分。

研究方法:专家组成员由 24 名专家组成(8 名护士,8 名研究者,8 名讲师),这些专家均有多元文化问题的知识背景。该研究共进行 4 轮质询,第一轮是半结构化访谈,访谈问题涉及构成文化竞争力的相关知识,态度与技能。访谈结果被发展成一份关于与构成文化竞争力相关的知识,态度与技能方面的调查问卷,达成共识水平设定在 75%。达成共识的问题进入下一轮质询,共有三轮问卷被完成。137 款条目的问卷中有 118 款达成共识,包括 5 个维度的内容:文化敏感性,文化理解性,文化碰撞,健康的理解、亚健康与保健,社会文化背景。

结果:从相关知识、态度、技能等方面的信息确认了护士有能力了解不同文化背景的病人需求,且文化竞争力是构成护理课程的基础。

(来源:Jirwe M,Gerrish K,Keeney S,et al. Identifying the core components of cultural competence:findings from a Delphi study [J]. Journal of Clinical Nursing,2009,18:2622-2634.)

Box 2-2-3

———— 量性研究设计的评价方法 ————

1. 研究课题是哪一类(治疗、预后等)研究?是否涉及自变量与因变量之间的因果关系?

阅读笔记

2. 研究课题最理想的研究设计是什么？与实际设计有哪些差别？

3. 是否有干预？是否详细描述干预过程？是否详细描述对照？采用实验性研究还是类实验性研究设计？

4. 如果采用实验性研究设计，具体设计方案是什么？是否详细描述随机抽样与随机分组的方案？

5. 如果采用类实验性研究设计，具体设计方案是什么？为什么不采用随机化处理？能否提供干预前两组具有可比性的证据？

6. 如果采用非实验性研究设计，研究内容的本质决定研究设计就是非实验性的吗？如果不是，是否有不施加干预措施的理由？具体设计方案是什么？如果采用回顾性研究设计，不采用前瞻性研究设计的理由是什么？能否提供混杂因素在组间均衡性的证据？

7. 研究设计是哪些类型的比较（如干预前后、组间）？这种比较能否充分证明自变量与因变量的因果关系？如果没有比较或错误的比较，是否会影响研究的完整性和结果的精确性？

8. 是纵向研究吗？收集数据的时间安排是否恰当？数据收集点的数目是否合理？

9. 是否采用盲法收集资料？如果是，谁是盲？足够吗？如果不是，是否有不采用盲法收集资料的足够理由？收集资料时是否会因为主观因素而影响对研究结果的判断？

（吕爱莉）

第五节　样本量的确定

欲采用单纯随机抽样方法对某地区护士睡眠障碍的患病率进行调查，根据文献资料，人群患病率为 15%，若将容许误差控制在 3%，应调查多少名护士？

上述问题涉及样本量的确定。在实验性研究、类实验性研究及非实验性研究设计中，做出正确的统计推断是以合适的样本量为基础的。样本量过小，则不能排除由于随机误差等因素导致结果的假阳性或假阴性情况，因此结果不稳定，检验效能过低，结论缺乏充分依据。一般来讲，样本量越大，研究结果越接近于真值，也就越可靠。但是由于资源的限制和伦理的因素，样本量不可能做到无限大；此外，一些临床和实践意义不大的微弱差别最终也可能会出现统计学上的显著性差异，而这种差异是没有实际应用价值的。因此，确定合适的样本量至关重要。

一、影响样本量大小的统计学参数

1. 样本量（sample size）　指实验研究和调查研究中样本的观察单位数，又称样本大小。样本量估算（sample size estimate）是指应用一定的统计方法在保证研究结论具有一定可靠性（精度与检验效能）的前提下所确定的最小样本例数。

2. 确定样本量需考虑的统计学参数 α

（1）第一类错误概率大小（α）：α 越小，所需样本量越大；一般取 $\alpha=0.05$，也可根据研究问题的性质和研究目的决定更大或更小的第一类错误的概率值。α 的取值有单、双侧之分，双侧检验比单侧检验所需样本更大。

（2）检验效能（$1-\beta$）：检验效能（power）指在特定的 α 水准，比如 $\alpha=0.05$ 的条件下，若总体间确实存在差异，该次研究能发现此差异的能力。检验效能由 II 型错误概率 β 的大小决定。β 一般只取单侧。一般认为可接受的检验效能不低于 0.8（当 $\beta=0.2$ 时）。影响检验效能的因素主要包括以下几方面:①总体参数的差异越大,检验效能越大;②个体差异(标准差)越小,检验效能越大;③样本量越大,检验效能越大;④检验水准α(Ⅰ型错误概率)定得越宽,检验效能越大。在以上四个因素中,总体参数的差异δ、总体标准差σ、检验水准α通常是相对固定的,尤其是δ和σ,都是不可改变的参数,只能做出比较接近的估计,但不能人为调整。可以人为调整的因素只有样本量,而且样本量对检验效能影响最大。所以,样本量估计在研究设计中的地位非常重要。

(3) 效应量(effect size):广义上效应量(SE)是指特定人群中的某种现象存在的程度或某种处理效应的大小。效应量通常为标准化的,不受样本容量大小的影响。在不同的研究设计中,效应量的表现形式是不同的。比如在计量资料比较两组间有无差异的研究设计中(t 检验),效应量是指差异的大小,用 d 表示;在相关性研究设计中,效应量指变量间关联强度的大小,用 γ 表示;在多样本计量资料均数比较的研究设计中,效应量是指总体差异的大小,用 f,η^2 表示;在多因素线性回归分析中,效应量是指研究变量对总体效应的解释程度,用 R^2 表示;在计数资料的比较(率)和 logistic 回归分析中,效应量是指优势比 OR。

计算效应量有什么样的意义呢? 首先,效应量有助于我们判断统计上显著差异是否有实际的意义。大样本比较容易获得统计显著性的结果,但这并不意味着差异是有意义的。例如两个省的平均收入相差 0.001 元,由于样本规模达到几千万,这一微小差异在统计上可能是显著的,但是却没有实际的意义。其次,由于同类研究各个具体研究的设计、因变量、数据收集方法、所用工具、样本容量很不相同,缺乏可比性,效应量则可以将不同研究设计的统计数据加以整合,做出一个概化的结论,如 meta 分析。

效应量与样本量之间是什么关系呢? 一般而言,效应量越小,所需的样本量越大,反之亦然。对于给定效应量而言,样本量越小,检验效能也越低,并且研究者也更可能犯第二类错误。基于小样本的阴性结果比基于大样本的阴性结果更加没有确定性并且更加不可信。虽然即使针对大样本,我们也不能因为一个小的、不显著的统计量(如 t 值)就证明假设为真,但是通过非常大的样本仍得到小的统计量(如 t 值),为较小的效应量提供了强有力的证据。然而目前对效应值大小的判断没有确定的标准,需要根据实际研究中的情形、现有的研究证据和研究的技术水平来确定。例如:表 2-2-1 是 Cohen 提出的效应量大小的简单评估标准。该标准中对科恩系数 d 的小、中、大界值的粗略划分以 0.20、0.50 和 0.80 为标准;之后 Ferguson 于 2009 年总结的社会科学领域中对 d 的小、中、大界值的划分为 0.41、1.15 和 2.70,这意味着,对标准差异型指标而言,具备重要现实意义所建议的取值应在 2.70 以上。因此,对 ES 大小的判定并不存在一个放之四海而皆准的神圣法则,而需要兼顾研究主题的特殊性、已有理论背景、研究设计类型、实证操控过程的有效性、估计指标的使用前提等,以此综合权衡结果的实际意义。

表 2-2-1　不同的研究设计和统计分析时效应量的大小

	科恩 d 系数	γ	η^2	Partial R^2
效应量小	0.20	0.1	0.01	0.02
效应量中	0.50	0.3	0.06	0.13
效应量大	0.80	0.5	0.14	0.26

在其他条件确定的情况下,由第一类错误概率(α)、把握度和效应值这三个统计学参数,可以计算出所需的样本量。其中,α 和 $1-\beta$ 通常由经验设定,如 α 为 0.05,$1-\beta$ 不低于 0.8 等。效应量则需要参考以往相关文献中的值;如果文献中没有报道效应量,则可以视给出的统计量来计算。下面介绍几种效应量(ES)的计算方法。

1) 两独立样本的 t 检验

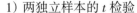

$$ES = \frac{\overline{X}_1 - \overline{X}_2}{S_P} \qquad \text{公式 (2-2-1)}$$

S_p 是两个样本合成方差的算术平方根(或估算取两个样本标准差中较大的一个),合成方差即两样本离差平方和除以两样本自由度之和。即:

$$S_p^2 = \frac{ss_1 + ss_2}{df_1 + df_2}, \text{其中 } df_1 = n_1 - 1, df_2 = n_2 - 1 \qquad \text{公式 (2-2-2)}$$

如果以往文献中给出的是统计量 t 值,则使用下面的公式计算:

$$d = \frac{t(n_1 + n_2)}{\sqrt{df}\sqrt{n_1 n_2}} \quad df - \text{检验自由度} \qquad \text{公式 (2-2-3)}$$

当 $n_1 = n_2$ 时,变为

$$d = \frac{2t}{\sqrt{df}}, \quad df = n_1 + n_2 - 2 \qquad \text{公式 (2-2-4)}$$

2)研究结果以 F 值表示,且只有两个实验处理水平时,其效应量:

$$ES(f) = \sqrt{\frac{SS_{\text{组间}}}{SS_{\text{总体}} - SS_{\text{组间}}}}, \quad \text{或} \quad ES = \sqrt{\frac{F(n_1 + n_2)}{n_1 n_2}} \qquad \text{公式 (2-2-5)}$$

3)研究结果以相关系数 r 表示时,其效应量

$$ES(g) = \frac{2r/\sqrt{1 - r^2}}{\sqrt{N/df}}, \quad N = n_1 + n_2, \quad df = n_1 + n_2 - 2 \qquad \text{公式 (2-2-6)}$$

4)研究结果有 χ^2 表示时,其效应量为

$$\text{Cramers}\,\phi = \sqrt{\frac{\chi^2}{N(k-1)}} \qquad \text{公式 (2-2-7)}$$

N 为样本量,k 为行、列数中较小值。对于四格表,则有:

$$\phi = \sqrt{\frac{\chi^2}{N}}, \quad \text{或} \quad ES = 2\sqrt{\frac{\chi^2}{N - \chi^2}} \qquad \text{公式 (2-2-8)}$$

在本节第二部分"常用样本量估算方法"中,不需要对效应量进行单独的计算,可以直接利用整合后的公式计算。但是在利用统计软件进行样本量估算时,往往需要给出效应量的值,如 SAS、PASS 和 G*Power 软件等;当然这些软件也可以通过其他的统计量协助计算出效应量(详见本节最后一部分)。

(4)容许误差:δ 指研究者要求的或客观实际存在的样本统计量与总体参数间或样本统计量间的差值。以对总体均数的估计为例,δ 即样本均数与总体均数的容许差值。容许误差既可以用绝对误差(如 $|\overline{x}-\mu|$、$|p-\pi|$ 等),也可以用相对误差(如 $|\overline{x}-\mu|/\mu$、$|p-\pi|/\pi$ 等)来表示。容许误差值越小,所需样本量越大。

(5)总体标准差 σ 或总体率 π:σ 反映了数据的变异度,其值越大,所需样本量也越大。总体率 π 越接近 0.5,则所需样本越大。

(6)单双侧检验与设计类型:在其他条件相同时,单侧与双侧检验所需的样本量不同,一般来说,双侧检验所需样本较大。同时,不同的设计类型,样本量也不同;因此,不同的设计类型样本量估算的方法也不一样。

综上所述,由于样本量估算是在研究之前,而样本量估算中又要已知总体标准差、总体率和容许误差的估计值,因此,这些值需要根据前人的研究结果、预实验结果或统计理论进行估计。

3. 样本量估算的注意事项

(1)多组设计时,一般各组间的样本量相等,只有在某些特殊情况下才考虑各组的样本量不等。

（2）多种样本量估算方法相结合，如确定医学参考值范围时：①要求 n 应大于 100 例；②同时 n 是指标个数的 20 倍；③若采用计算方法进行估计时，可多做几种估计方案，以便选择。

（3）需考虑研究对象的依从性。由于估算的样本量是最少需要量，在受试者中可能有不合作者、中途失访、意外死亡等情况出现，会减少有效观察对象，故进行研究时尚需将样本量增加 10%~20%。

（4）估计率间或均数间差异时要符合实际，必要时进行预实验或查阅文献，寻找证据支持。

（5）同时有几个结果指标时，样本量计算以主要结果指标为主；当有多种方法估计样本量时，取最大者为最终样本含量估计值。

二、常用样本量估算方法

样本量估算常用的方法有查表法、公式计算法和软件计算法 3 种。查表法是按照研究条件直接查样本量表来获得样本量，但其范围受到表的限制。样本量表是统计学家为方便使用，根据特定的公式，按不同 α，$1-\beta$ 等条件编制的数据表。此外，查表法也不适合在学位论文设计和研究计划书中使用。公式计算法是使用样本量的计算公式来估算样本量，其公式往往是根据检验统计量的公式反推过来求样本量。软件计算法是利用计算机软件协助计算的方法，其依据仍然是统计学计算公式。

样本量的估计公式众多，计算也较为复杂，估算结果常因研究目的、资料性质、处理组数、比较的参数种类不同而异。本节重点介绍几种常用的公式计算法，其中穿插查表法的介绍。

（一）描述性研究设计中样本量的估算

1. 横断面研究中样本量的估算

（1）简单随机抽样：在调查研究中需对总体率进行区间估计，且又采用单纯随机抽样方法时，样本量计算公式如下：

$$n=\frac{u_{\alpha/2}^2\pi(1-\pi)}{\delta^2}$$ 　　　　公式（2-2-9）

公式中 π 为总体率，若 π 同时有几个估计值可供参考，应取最接近 0.5 者；若对总体一无所知，亦可设 $\pi=0.5$，因为此时 $\pi(1-\pi)=0.5^2=0.25$ 为最大，$n=\dfrac{\mu_{\alpha/2}^2(0.25)}{\delta^2}$。

【例1】 欲对某城市大学生焦虑障碍的患病率进行调查，根据文献资料，人群患病率为 15%，若将容许误差控制在 3%，样本量应至少为多大？

根据文献资料估计 $\pi=0.15$，$\delta=0.03$，取 $\alpha=0.05$，则查附录 3 "t 界值表" 得 $\mu_{0.05/2}=1.96$，代入公式得 $n=1.96^2\times0.15\times0.85/0.03^2=544$

在应用单纯随机抽样对总体均数进行估计的抽样调查中，样本量估算公式为：

$$n=\frac{\mu_{\alpha/2}^2\sigma^2}{\delta^2}$$ 　　　　公式（2-2-10）

公式（2-2-10）中 σ^2 为总体方差，可根据预实验结果或以往资料做出估计，如果 σ 同时有几个估计值可参考，应取其较大者。容许误差 $\delta=|\bar{x}-\mu|$，当用相对容许误差 ε 表示时，$\delta=\varepsilon\mu$，此时样本量估算公式为：$n=\left(\dfrac{\mu_{\alpha/2}\sigma}{\varepsilon\mu}\right)^2$。

公式（2-2-9）和公式（2-2-10）是无限总体条件时的样本量估算公式。在有限总体时，无限总体条件下所估计的样本量需进行调整。

$$n_c=n(1-n/N)$$ 　　　　公式（2-2-11）

公式（2-2-11）中 n 为公式（2-2-9）、公式（2-2-10）估计的样本量，N 为有限总体内单位数。

【例2】 若用单纯随机抽样方法了解某社区儿童的智商水平，该社区有儿童 3000 人，希望误差不超过 2,根据文献资料,智商的标准差为 15,取 $\alpha=0.05$。问:需调查多少名儿童?

本例,$\delta=2$,$\sigma=15$,$\mu_{0.05/2}=1.96$,代入公式(2-2-10),$n=1.96^2\times15^2/2^2=216$;这里,$N=3000$ 人,代入公式(2-2-11),得 $n_c=200$ 人。

(2)系统抽样:系统抽样是将总体中 N 个个体按某一特征顺序编号,先随机抽取第一个个体,再依次按一定的间隔抽取其他个体。如果调查的变量值或特定的属性与编号之间没有确定的上升、下降或周期性关系,系统抽样的结果比简单随机抽样具有更好的代表性,这时可按简单随机抽样样本量估算公式进行估计。如果个体间不具有随机性,就应该考虑采用其他的抽样设计和相应的统计方法。

(3)分层随机抽样:采用分层随机抽样对总体参数进行估计时,样本量的估算可先对各层的参数估计值进行加权平均(权重为各层在总体中所占比例),再根据目的,按上述单纯随机抽样中相应的公式进行样本量的估算。

设含 N 个个体的总体,分成 L 层,第 i 层大小为 N_i,该层的率和均数为 π_i、μ_i,则总体率 π、总体均数 μ 和总体方差 δ^2 为:

$$\pi=\sum_{i=1}^{L}\pi_iN_i/N \qquad\qquad 公式(2-2-12)$$

$$\bar{\mu}=\sum_{i=1}^{L}\mu_iN_i/N \qquad\qquad 公式(2-2-13)$$

$$\sigma^2=\sum_{i=1}^{L}\sigma_i^2N_i/N \qquad\qquad 公式(2-2-14)$$

如果从第 i 层中抽取样本量为 n_i 的样本,第 i 层的样本率、样本均数和方差分别为 p_i、x_i、S_i^2,则总体率 p、样本均数 $\bar{x}$ 和方差 S_i^2 可通过各层的统计量进行加权平均求得。

在有限总体时,估计总体率所需样本量的估计公式为:

$$n=\frac{(\sum N_i\sqrt{p_iq_i}/N)^2}{V+\sum N_ip_iq_i/N^2} \qquad\qquad 公式(2-2-15)$$

公式中 $q_i=1-p_i$,第 i 层的阴性率,$V=(\delta/u_{\alpha/2})^2$。

在估计总体均数时所需样本量的估算公式为:

$$n=\frac{\sum(N_i/N)^2S_i^2/\omega_i}{V+\sum(N_i/N)S_i^2/N} \qquad\qquad 公式(2-2-16)$$

公式中 $\omega_i=N_iS_i/\sum N_iS_i$,其他符号意义同前。

各层样本量 n_i 的估计可根据各层的大小按比例分配,估计总体率和总体均数时,可分别根据下列公式进行最优分配。

$$n_i=nN_i\sqrt{p_iq_i}/\sum N_i\sqrt{p_iq_i} \qquad\qquad 公式(2-2-17)$$

$$n_i=nN_iS_i/\sum N_iS_i \qquad\qquad 公式(2-2-18)$$

【例3】　为调查某小学学生无麻疹免疫力的概率,决定按年级做分层随机抽样,已知该校共有学生 $N=1325$ 名,6 个年级的学生总数分别为 $N_1=290$、$N_2=210$、$N_3=230$、$N_4=184$、$N_5=193$、$N_6=218$。据当地另一所学校报告的资料,6 个年级无麻疹免疫力者的比例分别为 $p_1=0.042$、$p_2=0.035$、$p_3=0.072$、$p_4=0.178$、$p_5=0.195$、$p_6=0.188$。要求相对容许误差不超过 20%,取 $\alpha=0.05$,估计各年级需抽取的学生数。

按无限总体估计。先求总的样本率估计值,即各层的加权平均率:

$$p=\sum_{i=1}^{l}p_iN_i/N=(290\times0.042+210\times0.035+230\times0.072+184\times0.178+193\times0.195+218\times0.188)/1325$$

阅读笔记

$$= \frac{147.461}{1325} = 0.1113$$

将 $p=0.1113$、$\varepsilon=\delta/p=0.20$、$\mu_{0.05/2}=1.96$ 代入公式（2-2-9），得：

$$n = \frac{\mu_{\alpha/2}^2 p(1-p)}{(\varepsilon p)^2} = \frac{1.96^2(1-0.1113)}{0.2^2(0.1113)} = 766.9 \approx 767$$

按比例分配，各年级应抽取 $n_1=168$、$n_2=122$、$n_3=133$、$n_4=107$、$n_5=112$、$n_6=126$。

按照有限总体估计：根据上述估计的样本量和总体特征性，应按有限总体估计样本量。代入公式（2-2-15）。

$$n = \frac{(\sum N_i \sqrt{p_i q_i}/N)^2}{V + \sum N_i p_i q_i/N^2} = 429.5$$

需抽取 430 人进行调查。

（4）整群抽样：整群抽样的优点是易于组织，比简单随机抽样花费少，但是其方差较大。如果整群抽样的方差是简单随机抽样的方差的 k 倍，则设计效率（design effect）为 k。

整群抽样的样本大小估计方法为：先使用简单随机抽样的方法估计出 n，然后乘以设计效率 k 即可。至于抽取的群的数目以及每个群的平均大小，还涉及群间的变异与费用大小，下面举例说明。

【例4】　从工作在某市的年龄小于 40 岁的 4000 名护士中随机抽取 50 名作初步调查，发现 30 人有职业倦怠。欲以 95% 的信度，估计与总体职业倦怠率的相差不大于 ±5%，如采取整群抽样，且已知设计效率为 2，问应抽取多少名护士？

已知 $N=4000$，$p=0.06$，$\alpha=0.05$，$\delta=0.05$；作为简单随机抽样，估计 $n=338$，由于设计效率为 2，故整群抽样时需抽取 $2 \times 338 = 676$ 名护士。

究竟抽取多少群，取决于两个因素：①群间的变异：如果群间的变异较大，则应取较大的群数，如果群内的变异较大，则应取较小的群；②费用的大小：整群抽样的费用可大致分成两部分，即涉及选择群体的费用 C_1，以及在群体内部对于每个抽样单位调查的费用 C_2。总的费用为两部分的和。当 C_1 较大时，应取较小的群；当 C_2 较大时，应取较大的群。

2. 病例对照研究中样本量的估算　在病例对照研究中，先将观察对象按是否患有疾病分为病例组与对照组，然后调查两组中每个观察对象接触危险因素的情况，得出结果（表 2-2-2）。病例组的暴露率为 π_1，其估计值为样本暴露率 $p_1=a/n_1$；对照组的暴露率为 π_2，其估计值为样本暴露率 $p_2=c/n_2$。定义比数比（odds ratio，OR）为：

$$OR = [\pi_1/(1-\pi_1)]/[\pi_2/(1-\pi_2)] = [\pi_1/(1-\pi_2)]/[\pi_2/(1-\pi_1)]$$

其估计值：$\hat{OR} = [p_1(1-p_2)]/[p_2(1-p_1)] = ad/bc$

表 2-2-2　病例对照研究中观察对象暴露危险因素情况

组别	危险因素		合计
	暴露	未暴露	
病例组	a	B	n_1
对照组	c	D	n_2

总体比数比估计时，样本量估算公式：

$$n = \frac{u_{\alpha/2}^2 \{1/[\pi_1(1-\pi_1)] + 1/[\pi_2(1-\pi_2)]\}}{[\ln(1-\varepsilon)]^2}$$

公式（2-2-19）

公式中的总体暴露率可用样本暴露率估计。

【例5】　在一项病例对照研究中，前人的研究结果为比数比 $\hat{OR}=2$，对照组暴露率 $p_2=0.3$，欲以 95% 的信度,估计比数比不超过真值的 25% 范围内,需多大样本?

已知 $O\hat{R}=2$,$p_2=0.3$,$\varepsilon=0.25$,$\alpha=0.05$,则 $\mu_{\alpha/2}=1.96$。由 $O\hat{R}$ 与 p_1、p_2 的关系式中可解出:

$$p_1=O\hat{R}\times p_2/[O\hat{R}\times p_2+(1-p_1)]=2\times0.3/[2\times0.3+(1-0.3)]=0.46$$

代入公式(2-2-19)中,得:

$$n=1.96^2\times[1/(0.46\times0.54)+1/(0.3\times0.7)]/[\ln(1-0.25)]^2=407.91$$

因此,该病例组、对照组各需要 408 例受试者。

3. 队列研究中样本量的估算　在队列研究中,先将观察对象以是否暴露于危险因素分成两组,即暴露组与非暴露组,然后经过一定时间的随访,记录各组的发病情况,得出暴露组中患病率 π_1(样本估计值 p_1),非暴露组中患病率 π_2(样本率为 p_2),则相对危险度 RR 定义为:$R\hat{R}=p_1/p_2$。经对数变换 $\ln(RR)$ 可化成近似整体分布,其方差为:

$$Var(\ln R\hat{R})=(1-p_1)/(np_1)+(1-p_2)/(np_2)$$

同样可建立 $\ln(RR)$ 的信度为 $1-\alpha$ 的 RR 置信区间,其上、下限分别为:

$$\ln R\hat{R}\pm u_{\alpha/2}\sqrt{Var(\ln R\hat{R})}$$

由其反对数值,得 RR 的上、下限,RR_U 与 RR_L,它们关于 RR 也是不对称的。

相对危险度估计时,样本量估算公式:

$$n=\frac{\mu_{\alpha/2}^2[(1-p_1)/p_1+(1-p_2)/p_2]}{[\ln(1-\varepsilon)]^2} \qquad 公式(2-2-20)$$

【例 6】　在一个队列研究中,相对危险度的真值约为 1.75,且非暴露组人群的患病率为 0.20,欲以 95% 信度,估计在真值的 10% 的范围内,需要多大的样本?

已知 $\alpha=0.05$,$\mu_{0.05/2}=1.96$,$\varepsilon=0.10$,$p_2=0.20$,$R\hat{R}=1.75$,由于 $R\hat{R}=p_1/p_2$,故 $p_1=1.75\times0.20=0.35$,代入公式(2-2-20),得:

$$n=1.96^2[(1-0.35)/0.35+(1-0.2)/0.2]/[\ln(1-0.1)]^2=2026.95$$

因此暴露组与非暴露组各需要 2027 例受试者。

(二)假设检验研究设计中样本量的估算

1. 率的假设检验中样本量的估算

(1)单个总体率的假设检验:单个总体率的假设检验为样本率与总体率比较,设已知总体率为 π_0,$H_0:\pi=\pi_0$,单侧 $H_1:\pi>\pi_0$,单个总体率假设检验时样本量的估算公式为:

$$n=\frac{[\mu_\alpha\sqrt{\pi_0(1-\pi_0)}+\mu_\beta\sqrt{\pi(1-\pi)}]^2}{\delta^2} \qquad 公式(2-2-21)$$

上述公式同样适用于 $H_0:\pi_0=\pi_0$,单侧 $H_1:\pi<\pi_0$ 的检验。

【例 7】　在手足口病暴发期间,某地区发现 1000 名幼儿中有 150 名感染,现经一段时间治疗,卫生工作者希望知道目前感染率是否降至 $\pi=0.10$,取 $\alpha=0.05$,$\beta=0.10$,问需抽取多大的样本?

已知 $\alpha=0.05$,$\beta=0.10$,则 $\mu_{0.05}=1.645$,$\mu_{0.10}=1.282$(查附录 3 的单侧检验值);$\pi_0=0.15$,$\pi=0.10$,代入公式(2-2-21),得:

$$n=\frac{[1.645\sqrt{0.15(1-0.15)}+1.282\sqrt{0.10(1-0.10)}]^2}{0.05^2}=377.90$$

因此,至少需 378 例幼儿。

(2)完全随机设计的两个总体率假设检验:设两总体率为 π_1 和 π_2,两样本率为 p_1 和 p_2。当 $H_0:\pi_1=\pi_2$,$H_1:\pi_1>\pi_2$(单侧)。样本量的计算公式为

$$n_1=n_2=\frac{[\mu_{\alpha/2}\sqrt{2\bar{p}(1-\bar{p})}+\mu_\beta\sqrt{p_1(1-p_1)+p_2(1-p_2)}]^2}{(p_1-p_2)^2} \qquad 公式(2-2-22)$$

公式中规定两样本为相同大小,p_1、p_2 为样本率,$\bar{p}=(p_1+p_2)/2$ 为样本平均率,μ_α 和 μ_β 分别

阅读笔记

取单侧标准正态离差值。

当 $H_0:\pi_1=\pi_2,H_1:\pi_1\neq\pi_2$ 时（双侧），用 Pearson χ^2 进行检验的样本量估算公式为：

$$n=\frac{[\mu_{\alpha/2}\sqrt{2\bar{p}(1-\bar{p})}+\mu_\beta\sqrt{p_1(1-p_1)+p_2(1-p_2)}\,]^2}{(p_1-p_2)^2}\qquad\text{公式}(2\text{-}2\text{-}23)$$

若用 Fisher 确切概率法或连续型校正 χ^2 进行检验，则样本量估计需要在 Pearson χ^2 检验所估计样本量 n 的基础上修正，样本量的修正公式为：

$$n'=\frac{n}{4}\left(1+\sqrt{1+\frac{4}{n|p_1-p_2|}}\right)^2\qquad\text{公式}(2\text{-}2\text{-}24)$$

【例8】　某护士研究甲、乙两种健康教育方案对某病的干预效果，预实验得甲种方案有效率为60%，乙种方案有效率85%。现拟进一步作干预实验，设 $\alpha=0.05,\beta=0.10$，问每组最少需要观察多少病例？

本例用双侧检验，$p_1=0.60,p_2=0.85$，查附录3"t 界值表"得 $\mu_{0.05/2}=1.96,\mu_{0.10}=1.282$，代入公式 (2-2-23)，得：

$$n_1=n_2=(1.96\sqrt{2\times0.725\times0.275}+1.282\sqrt{0.60\times0.40+0.85\times0.15})^2/(0.60-0.85)^2=64.96$$

由此可知，用 Pearson χ^2 进行检验各需 65 例受试者，若用 Fisher 检验或连续型校正的 χ^2 检验的样本量估计为：

$$n'=\frac{65}{4}\left(1+\sqrt{1+\frac{4}{65|0.60-0.85|}}\right)^2=72.78$$

即每组各需 73 例受试者。

两样本率比较的样本量估算也可用查表法。用两样本率中的较小率和两样本率差以及两类误差直接查附录 1 "两样本率比较时样本量（单侧）"或附录 2 "两样本率比较时样本量（双侧）"，当样本率 >50% 时，先计算 $q=1-p$，再用 q_1 和 q_2 中的较小率查表。例 7 中，$\alpha=0.05$（双侧），$\beta=0.10,q_1=1-0.60=0.40,q_2=1-0.85=0.15,\delta=|0.60-0.85|=0.25$，查附录 2，得每组样本量为 64 例。

（3）配对设计的总体率假设检验：在反应变量为两分类的配对设计研究中，样本量的估算公式为：

$$n=\left[\frac{\mu_{\alpha/2}\sqrt{2p}+\mu_\beta\sqrt{2(p_1-p)(p_2-p)/\bar{p}}}{p_1-p_2}\right]^2\qquad\text{公式}(2\text{-}2\text{-}25)$$

公式中 p_1 和 p_2 分别为两法的阳性率，p 为两法阳性一致率，$\bar{p}=(p_1+p_2-2p)$。

【例9】　欲比较甲、乙两种护理措施对手术前焦虑的干预效果，采用配对设计，预实验结果为甲种措施有效率为 65%，乙种措施有效率 50%，甲、乙两种措施阳性一致率为 40%，试估计所需样本量。

本例 $p_1=0.65,p_2=0.50,p=0.40,\bar{p}=(0.65+0.50-2\times0.40)=0.175$，取 $\alpha=0.05,\beta=0.10$，代入公式 (2-2-25)，得：

$$n=\left[\frac{1.96\times\sqrt{2\times0.175}+1.282\times\sqrt{2(0.65-0.40)(0.50-0.40)/0.175}}{0.65-0.50}\right]^2=151$$

本研究至少需要观察 151 例（对）。

2. 均数的假设检验中样本量的估算

（1）样本均数与总体均数的比较或配对设计两均数的比较：设已知总体均数为 μ_0，检验总体均数为 μ。当 $H_0:\mu=\mu_0,H_1:\mu>\mu_0$，样本量的估算公式为：

$$n=\frac{(t_\alpha+t_\beta)^2\sigma^2}{\delta^2}\qquad\text{公式}(2\text{-}2\text{-}26)$$

公式 (2-2-26) 中 n 为样本量，适用于 σ 未知的情形，当 σ 已知时，公式中的 t_α、t_β 应为 u_α、

阅读笔记

u_β。上述公式统一适用于 $H_0:\mu=\mu_0$、$H_1:\mu<\mu_0$ 的情况。当 $H_0:\mu=\mu_0$、$H_1:\mu\neq\mu_0$ 时,样本量估算公式为公式中 t_α 改为 $t_{\alpha/2}$(双侧)。

在配对设计中 n 为样本对子数;$\delta=\mu-\mu_0$ 为研究者提出的差别或由预实验的样本信息进行估计 $\delta=\overline{X}-\mu_0$,在配对设计中为差数的均数;$\sigma$ 在配对设计中为 σ_d,可用差值的标准差 S_d 估计。t_α 和 $t_{\alpha/2}$ 分别为在一定自由度下的单侧和双侧 t 值,t_β 无论用单侧还是双侧检验均取单侧界值。然而,样本量未知时,如何确定 t 的界值? 通常是以自由度 $\nu=\infty$ 时的 t 界值(即 μ 值)代入公式(2-2-26)中求 n_1,再以 $\nu=n_1-1$ 确定 t 界值,代入公式求 n_2,重复上述过程,直至前后两次求得的结果趋于稳定为止。实际样本含量估算中不必进行循环计算,一般在用 μ 值代替 t 值第一次算出 n 的基础上再加 2~3 例即可。

【例 10】　某研究欲试验某种升白细胞药的疗效,9 例患者的预实验结果为用药前后白细胞差值的标准差为 $2.5\times10^9/L$,现进行正式临床试验,且要求白细胞计数平均上升 $1\times10^9/L$ 才算该药临床实际有效,问需多少患者进行临床试验?

本例 $\delta=1$,$S=2.5$,$\alpha=0.05$,$\beta=0.10$,先以单侧 $\mu_{0.05}=1.645$、$\mu_{0.10}=1.282$(查附录 3 "t 界值表")代入公式(2-2-26),得:

$$n_1=\left[\frac{(1.645+1.282)\times2.5}{1}\right]^2=53.5,\text{取 54,再加 2 例,得 56}$$

故认为需 56 个患者进行正式临床试验,才有 90% 的把握得出该药临床试验有效。

样本均数与总体均数比较(或配对设计)样本量的估算也可用查表法。本例 $\delta/S=1/2.5=0.40$,单侧 $\alpha=0.05$,$\beta=0.10$ 查附录 4,得样本量 $n=55$,结果相同(仅尾数取舍的误差)。

(2)完全随机设计的两个总体均数的比较:两个总体的均数、方差分别以 μ_1、σ_1^2 和 μ_2、σ_2^2 表示,并以 $\overline{X}_1$、S_1、n_1 和 $\overline{X}_2$、S_2、n_2 代表分别来自该两个总体的样本均数、标准差和样本含量。

单侧检验时 $H_0:\mu=\mu_0$、$H_1:\mu>\mu_0$ 或记为 $H_0:\mu_1-\mu_2=0$、$H_1:\mu_1-\mu_2>0$。根据 H_0 和 H_1 下的抽样分布,即能得出 n 的估算公式:

$$n=\frac{2\sigma^2(t_\alpha+t_\beta)^2}{(\mu_1-\mu_2)^2}\qquad\text{公式(2-2-27)}$$

公式(2-2-27)适用于 σ 未知的情形,当 σ 已知时,式中的 t_α、t_β 应为 u_α、u_β。公式同样可用假设检验 $H_0:\mu_1=\mu_2$、$H_1:\mu_1<\mu_2$ 的样本量估计。

在双侧检验时 $H_0:\mu_1=\mu_2$、$H_1:\mu_1\neq\mu_2$ 或记为 $H_0:\mu_1-\mu_2=0$、$H_1:\mu_1-\mu_2\neq0$。样本量估算公式为公式(2-2-27)中的 t_α 改为 $t_{\alpha/2}$ 即可。

在公式中,σ 为两总体标准差,通常用样本标准差估计,一般取合并方差的平方根,或两个样本标准差中大的一个;$\mu_1-\mu_2=\delta$ 可用两样本均数差进行估计。

【例 11】　在饮食中降低盐含量能否降低血压的研究中,将受试者分为两个组别(低盐饮食组与高盐饮食组),预实验结果为两组血压值的标准差,分别为 12mmHg 和 10.3mmHg,欲以 $\alpha=0.05$、$\beta=0.10$,检测两组血压差为 4mmHg,需用多大的样本?

本例已知 $\alpha=0.05$,$\beta=0.10$,$\mu_1-\mu_2=4$,$S_1^2=12^2$,$S_2^2=10.3^2$,取 $\sigma^2=12^2=144$,先以双侧 $\mu_{0.05/2}=1.96$、$\mu_{0.10}=1.282$(查附录 3 "t 界值表")代入公式(2-2-27),得:

$$n_1=2\times144\times(1.96+1.282)^2/4^2=189.19$$

因第一步算得的样本量较大,t 界值接近 μ 值,不必再循环计算。两组各需 190 例受试者。

两组完全随机设计的样本量估算也可用查表法。以 $\alpha=0.05$,$\beta=0.10$,$\delta/\sigma=4/12=0.3333$ 查附录 5 "两样本均数比较所需样本例数",由于本例样本量较大,在附录 5 中查不到。

(3)完全随机设计多个总体均数的比较

记 $\mu_1,\mu_2,\cdots\mu_k,\sigma_1^2,\sigma_2^2\cdots\sigma_k^2$ 为多个总体均数、方差,$\overline{X}_1,\overline{X}_2\cdots\overline{X}_k,S_1,S_2\cdots S_k$。

S_k、k 为各组样本均数、标准差和组数。完全随机设计多个均数比较时的样本量估计公

阅读笔记

式为：

$$n=\frac{\psi_2(\sum S_i^2/k)}{\sum(\overline{X}_i-\overline{X})^2/(k-1)}$$
公式(2-2-28)

公式(2-2-28)中，$\overline{X}=\sum\overline{X}_i/k$，$\psi$ 为附录6(ψ 值表，多个样本均数比较时所需样本例数估计用)中的界值。

【例12】 某单位拟用4种方法治疗贫血患者，预实验结果为治疗后4组血红蛋白(g/L)增加的均数分别为18、13、16、8，标准差分别为8、7、6、6，设 $\alpha=0.05$，$\beta=0.10$，若要得出有差别的结论，问每组需观察多少例？

先用自由度 $\nu_1=k-1$，$\nu_2=\infty$ 查附录6 ψ 值表，代入公式(2-2-28)求 n_1，再以 $\nu_1=k-1$、$\nu_2=k(n_1-1)$ 查 ψ 值代入公式求 n_2，重复上述计算，直至前后两次求得的结果趋于稳定为止，即为所求的样本量。

本例 $\overline{X}=(18+13+16+8)/4=13.75$

$\sum S_i^2/k=(8^2+7^2+6^2+6^2)/4=46.25$

$\sum(\overline{X}_i-\overline{X})=(18-13.75)^2+(13-13.75)^2+(16-13.75)^2+(8-13.75)^2=56.75$

以 $\nu_1=4-1=3$，$\nu_2=\infty$，查附录6，得 $\psi_{0.05,0.10(3,\infty)}=2.17$，代入公式(2-2-28)，得：

$n_1=2.17^2\times46.25/(56.75/3)=11.51$，取 12。

再以 $\nu_1=4-1=3$，$\nu_2=4(12-1)=44$，查附录6，得 $\psi_{0.05,0.10(3,44)}=2.27$，代入公式(2-2-28)，

$n_2=2.27^2\times46.25/(56.75/3)=12.60$，取 13。

再以 $\nu_1=4-1=3$，$\nu_2=4(13-1)=48$，查附录6，得 $\psi_{0.05,0.10(3,48)}=2.26$，代入公式(2-2-28)得：

$n_2=2.26^2\times46.25/(56.75/3)=12.49$，取 13。

两次计算结果接近，故可认为每组需要观察 13 例。

(4) 随机区组设计的多个总体均数假设检验：在计量资料的随机区组设计中，样本量估算的公式为：

$$n=\frac{2\times MS_e\times(Q+u_\beta)^2}{D^2}$$
公式(2-2-29)

公式(2-2-29)中，MS_e 为误差均方，D 为处理组间差值(取差值最小者)，在 $\alpha=0.05$ 水平时，Q 值查表2-2-3。

表2-2-3 随机区组设计样本量估计的 Q 值表($\alpha=0.05$)

组数	3	4	5	6	7	8	9	10
Q 值	3.4	3.8	4.0	4.2	4.4	4.5	4.6	4.7

【例13】 某单位欲比较4种不同药物降低血清谷草转氨酶的疗效。从预实验已知误差均方为 30U/dl，处理间最小差值达 8U/dl，取 $\alpha=0.05$，$\beta=0.10$，试估计每组所需病例数。

查表2-2-3，得 $Q=3.8$，将 $MS_e=30$、$D=8$，$u_{0.10}=1.282$ 代入公式(2-2-29)，得：

$$n=\frac{2\times30\times(3.8+1.282)^2}{8^2}=24.21$$

每组需观察 25 例，四组共需 100 例。

(5) 重复测量研究设计：在重复测量研究中，由于每个研究对象被测量了多次，且测量值之间有一定的相关性，样本量估计就不同于一个没有重复测量的研究，又不能将一个重复测量值当成一个独立的观察值，需考虑观察值间的相关性，比较复杂。下面介绍定量指标变量的样本量估计公式。

阅读笔记

当研究的目的是比较两组的测量值随时间变化的趋势，样本量的估算公式为：

$$n=\frac{2\times(\mu_{\alpha/2}+\mu_{\beta})^2\times\sigma^2\times(1-\rho)}{m\times s^2\times(\beta_{1A}-\beta_{1B})^2}$$
　　　　公式(2-2-30)

公式(2-2-30)中 m 是重复数, n 为每一组所需要的例数, ρ 是对称相关系数, σ^2 是重复测量值之间的方差, $s^2=\sum(t_j-\bar{t})^2/m$ (t_j 为重复测量时间), β_{1A}、β_{1B} 分别为两组的斜率,即单位时间的变化量,可用下列公式表示:

$$Y_{ij}=\beta_{0A}+\beta_{1A}t_{ij}(A)$$
$$Y_{ij}=\beta_{0B}+\beta_{1B}t_{ij}(B)\ (i=1,2,\cdots n,j=1,2,\cdots,m)$$

如果研究的目的是比较两组在不同时间上均值的差,样本量的估计公式为:

$$n=\frac{2\times(\mu_{\alpha/2}+\mu_{\beta})^2\times\sigma^2\times[1+(m-1)\times\rho]}{m\times d^2}$$
　　　　公式(2-2-31)

公式(2-2-31)中 d 是两组平均值的差,其他符号同公式(2-2-30)。

【例14】　在一个新药治疗动脉粥样硬化的临床试验中,计划每年测定一次内膜厚度,连续 4 年。预实验结果已知 $\rho=0.5$, $\sigma^2=0.02$, $\beta_{1A}-\beta_{1B}=0.015$,因为 $t=(1,2,3,4)$,所以 $s^2=2$, $m=5$,并要求 $\alpha=0.05$, $\beta=0.10$,试估计每组的样本量。

将上述各值代入公式(2-2-30),得:

$$n=\frac{2\times(1.96+1.282)^2\times0.02\times(1+0.5)}{5\times2\times0.015^2}=93.43$$

若比较两组不同时间上的均值,预实验得平均差为 0.04,则所需的样本量为:

$$n=\frac{2\times(1.96+1.282)^2\times0.02\times[1+(5-1)\times0.5]}{5\times0.04^2}=157.66$$

每组的样本量为 158 例。

3. 直线相关与回归　在直线相关与回归中,由于相关系数与回归系数的假设检验是等价的,因此直线相关分析与回归分析的样本量估算也是一致的,估算公式为:

$$n=4\left[(\mu_{\alpha/2}+\mu_{\beta})/\ln\left(\frac{1+r}{1-r}\right)\right]^2+3$$
　　　　公式(2-2-32)

公式(2-2-32)中 r 为总体相关系数 ρ 的估计值,取单侧时 $\mu_{\alpha/2}$ 为 μ_{α}。

【例15】　据以往调查结果,缺碘地区母婴之间促甲状腺激素水平之间的直线相关系数为 0.8。如果在规定 $\alpha=0.05$, $1-\beta=0.9$ 的水平上得到相关系数有统计学意义的结论,至少需要观察多少人?

由于 $\alpha=0.05$(双侧), $\beta=0.10$(单侧),故 $\mu_{0.05/2}=1.96$, $\mu_{0.10}=1.282$,将其与 $r=0.8$ 代入公式(2-2-32),得到

$$n=4\left[(1.96+1.282)/\ln\left(\frac{1+0.8}{1-0.8}\right)\right]^2+3=11.7$$

取 12,即至少需观察 12 对母亲及其婴儿。

4. 多因素分析中样本量的估算　随着计算机的普及,多因素分析被日益广泛地应用到研究中,但是,国内外关于多因素分析设计时样本含量估算的文献较少。Kendall 倡导作为一个粗糙的工作原则,观测数至少是变量数目的 10 倍。一般认为, n(观测次数)至少是 m(变量)的 5~10 倍(即一般规则)。按数量化理论,一般样本含量 $n\geq2P$(P 为类目数,即所有因素的水平数目之和);典型相关分析要求大样本,如一组有 8 个变量,另一组有 7 个变量,有的学者认为样本量应大于 200;对判别分析有的学者提出 n 应大于 50;logistic 回归分析理论上要求大样本, Lubin 建议条件 logistic 回归的配对的对子数应大于 50;当有多个变量时,样本数有更大的增加。 Cox 模型样本含量一般不宜小于 40,且随因素的增加,样本含量应增加。

三、常见的样本量计算软件

目前常用的样本量估计软件有 nQueryAdvisor +nTerim，PASS，DSTPLAN，G * Power，PC-Size，PS，SAS Power and Sample Size application(PSS)，Stata 和 R 软件。这些软件中，nQuery 和 PASS 是其中最常用的，它们涵盖了几乎所有的样本量统计方法。下面对这些软件做一简要介绍。

nQuery Advisor+nTerim：爱尔兰 Statistical Solutions 公司开发的商业软件，由 nQuery Advisor 7 软件加入 nTerim 模块组成，前者原先是一独立样本量估计软件，后者是专门用于期中分析的样本量估计模块。目前最新版本为 3.0，运行于 Windows 平台。该软件同时得到美国 FDA、欧洲药品管理局、日本、韩国的官方认可，为世界制药企业和生物技术公司 50 强中的 49 家所使用。内容几乎已经涵盖了样本量计算的所有方面。

PASS：美国 NCSS 公司开发，是一款运行在 Windows 平台下的商业软件，目前最新版本为 13。类似于 nQuery，它也覆盖了几乎所有的样本量计算方法，其官方网站宣称用到的统计方法已经超过了 230 种。

DSTPLAN：是一款运行在 Windows 环境下的免费软件，其本身是基于 Fortran 语言构造，由安德森癌症中心开发。包括的统计分析方法有 t 检验、相关分析、率的比较、2×N 的列联表检验，以及生存分析的差异性检验。

G* Power：是一款在 Windows 以及 Mac OS X 环境下运行的免费软件，由德国杜塞尔多夫大学开发。包括的统计分析方法有 t 检验、One-way ANOVA、回归分析、相关分析以及拟合优度分析。该软件在用户输入关键参数后就会立即给出效应量。

PC-Size：是一款在 Windows 环境下免费运行的 DOS 命令行软件。包括的统计分析方法有 t 检验、方差分析、回归分析、相关分析以及率的比较。该软件也可计算效应量。

PS：是一款运行在 Windows 环境下的免费软件，包括的统计分析方法有 t 检验、卡方检验、Fisher 确切概率法、McNemar 检验、回归分析以及生存分析等。

SAS /Power and Sample Size application (PSS)：该软件运行于 Windows 环境，软件附带在整个 SAS 系列内随同安装。虽然由 SAS 公司开发，但包括的统计分析方法非常有限，只有 t 检验、率的比较、相关分析、回归分析、方差分析以及生存分析。

Stata 或 R：Stata 和 R 软件严格说来应该是编程语言而不是现成的软件。理论上只要编程得当，可以实现任何样本量计算的统计方法。

此外，Box 2-2-4 还列出了常用的在线样本量计算的网站。这些软件中只有 G*Power 是免费的离线软件。鉴于 G*Power 的普遍可及性和操作简便性，下面就以例 7 和例 11 为例，对 G*Power(3.1.9.2)软件的使用做简单介绍。主要说明的是，由于 G*Power 计算样本量和把握度分析需要效应量的值，而 G*Power 计算效应量所需要的参数与公式计算法所需的参数不尽相同，故上述提供的某些案例无法用软件进行样本量计算。在实际研究中，可以充分从既往文献中获得所需的统计学参数。

Box 2-2-4

───────────── 免费的在线计算软件 ─────────────

- http://powerandsamplesize.com/Calculators/ 该在线软件可以完成多种研究设计和统计分析的样本量的计算。其最大的优势是，除了协助计算出所需的样本量，还给出了该种计算方法的统计学公式和文献出处，非常方便在学位论文和研究计划书中应用。

阅读笔记

- http://www.dot05.com/ 点05在线统计网原名为"云吞网",是基于R软件进行相应的统计计算和绘图,目前提供的计算功能包括在线样本量计算及在线随机抽样。
- http://www.campbellcollaboration.org/escalc/html/EffectSizeCalculator-SMD1.php 是在线计算效应量的软件。可以完成多种研究设计的效应量的计算,常用于meta分析中。

1. 样本率与总体率的比较

(1) 选择检验类型:打开 G*Power(3.1.9.2),在左侧界面图形区(把握度分析结果的图形展示)下方的"test family"中选择研究设计中统计学检验方法的总体分组(Exact,F tests,t tests,χ^2 tests,z tests),再从后面的"statistical test"中选择具体的研究设计的统计分析方法。例如例7中,选择"Exact",之后选择率的比较(单样本率和总体率的比较)"Proportion:Difference from constant(binomial test,one sample case)"(图 2-2-11)。

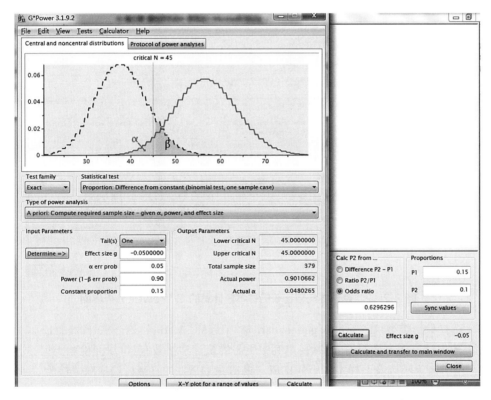

图 2-2-11 样本率与总体率的比较的样本量计算的 G*Power 分析界面

(2) 选择分析类型:在"Type of power analysis"中常用的类型有"A priori",是指研究开始前计算样本含量;"Post hoc"是指研究结束后分析把握度;"Sensitivity"是对研究敏感度的分析。其他还有对检验水准 α 的估计等(详见 G*Power 的操作手册,该操作手册亦可以免费下载)。对于样本量计算来说,只要选择"A priori"这一项即可(图 2-2-11)。

(3) 输入计算样本量所需的参数:左侧界面下方的两个参数框,左边的是需要输入的参数;后边是计算所得的参数。如图 2-2-11 所示,计算该样本量所需的参数有:单双侧检验类型、效应量、α 水准、把握度大小以及总体率的大小。根据例 10 提供的信息,选择单侧检验、α=0.05,β=0.10,已知总体率为 0.15。那效应量是多少呢? 点击"Determine"框,则出现图 2-2-11 的右边界面,是对效应量的计算。界面中给出了计算该效应量所需的统计学参数,即:预计的样本率和总体率,填进本例中的参数,P_1=0.15,P_2=0.10,点击:"Calculate",则显示效应量为"-0.05",

阅读笔记

点击下面的"Calculate and transfer to main window",则这个计算出的效应量直接进入左侧的参数框中。

(4) 计算所需的样本量:点击左侧主界面中的"Calculate",则在右侧出现所需的参数和样本量。本软件计算的样本量为 379 例,与公式计算的 378 例几乎吻合。

2. 两总体均数的比较

(1) 选择检验类型:以例 11 为例,在"test family"中选择 t tests,再从后面的"statistical test"中选择"Means:Difference between two independent means(two groups)"(图 2-2-12)。

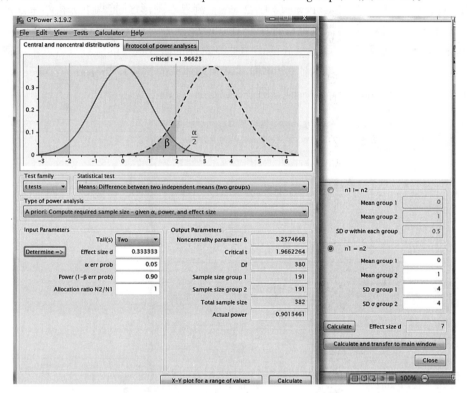

图 2-2-12　两总体均数比较的样本量计算的 G*Power 分析界面

(2) 选择分析类型:在"Type of power analysis"中选择"A priori"这一项(图 2-2-12)。

(3) 输入计算样本量所需的参数:本例中所需的统计学参数有:单双侧检验类型、效应量、α 水准、把握度大小以及两样本大小的比值。根据例 11 提供的信息,选择双侧检验、α=0.05、β=0.10,已知两样本相等 N2/N1=1。点"Determine"按钮,见右侧对话框中计算效应量所需的参数有:预实验或文献中两组的均数和标准差。但是该例题中仅给出了两组的标准差和两组均数的预期差值。因此,我们可以通过效应量的计算公式(2-2-1),其中 S_p 取标准差中较大的一个,代入该公式 ES=4/12=0.333。将该值手工输入"Effect Size"的参数框中。注意尽可能多输入小数点后几位,以使结果尽可能准确。

(4) 计算样本量:点击主界面的"Calculate"按钮,计算得每组的样本量为 191 例,与公式计算的 190 例几乎吻合。

综上,一般而言,研究设计越复杂、统计方法越高级,使用软件计算样本量时需要输入的参数就越多。在实际应用中,可先打开软件查看所需的统计学参数,再从预实验或相关文献中有目的地获取。

3. 研究结束后对检验效能(把握度)的分析　由于研究之前的样本量是由预实验或是相关文献中的参数而确定的,而本次研究产生的统计学参数不一定与先前的参数一致,因此,实际研究的检验效能则不能与预期的检验效能一致。这就要求我们在研究结束后,也要对本次

阅读笔记

研究的检验效能进行分析。G*Power 可以非常快捷地实现这一步骤。下面就以例 11 为例进行说明。

　　假如例 11 中，研究者以计算出的每组 191 例的样本量进行了研究，得出两组的收缩压均数分别为 138.0mmHg 和 141.5mmHg（预实验中相差 4mmHg，实际相差 3.5mmHg），标准差分别为 11.9 和 10.8。则该研究发现两组血压有差别（或低盐饮食是否能降低血压）的检验效能有多大呢？

　　(1) 选择检验类型：以例 11 为例，在 "test family" 中选择 t tests，再从后面的 "statistical test" 中选择 "Means：Difference between two independent means（two groups）"（图 2-2-13）。

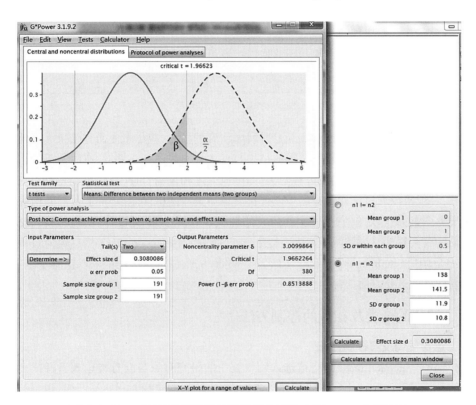

图 2-2-13　两总体均数比较检验效能分析的 G*Power 分析界面

　　(2) 选择分析类型：在 "Type of power analysis" 中选择 "Post hoc" 这一项（图 2-2-13）。

　　(3) 输入计算检验效能所需的参数：本例中所需的统计学参数有：单双侧检验类型、效应量、α 水准、两组的实际样本量。根据本例题提供的信息，选择双侧检验、$\alpha=0.05$，$N1=N2=191$。点 "Determine" 按钮，见右侧对话框中计算效应量所需的参数有：两组的均数和标准差，输入提供的数据，如图 2-2-13 所示。点击 "Calculate and transfer to main window"，则效应量直接进入相应的参数框。

　　(4) 计算检验效能：点击主界面的 "Calculate" 按钮，计算得右侧的检验效能为 0.85。

　　本例中，计算的本次研究的检验效能为 0.85，根据 Cohen 的标准，尚可以接受。假如，两组的均数变为 138 和 141，其他变量不改变的话，输入该软件中计算出的检验效能为 0.73，则一般认为检验效能低下。

　　可见，检验效能与样本量密切相关。提高研究检验效能的关键在于研究开始前能尽可能正确地计算样本量，并尽量使用预实验的数据或与本研究群体和研究方法尽可能接近的研究参数，否则，根据这些参数计算的样本量则会影响本次研究的检验效能。

（李现红）　阅读笔记

第六节　研究中的质量控制

在某干预因素对高血压患者作用效果的研究中,某技术熟练的护士测量患者的舒张压,先由动脉内插管反复测量,各次读数的均值为80mmHg。此法虽然准确,但在实际应用中有困难。再用血压计反复测量,各次测量结果均在动脉内插管法测量值的右侧,其均值为90mmHg。由血压计测量个体血压所得数值相对于动脉内插管法测量的误差,即为系统误差,这显然是由于测量器械和方法的不同所引起的。但是无论是单用动脉内插管法测量还是单用血压计测量法,测量依然有误差,这是随机误差,是由于机体血压本身就有瞬时变化和测量中的偶然因素所引起的,各自的变异结果均服从随机分布。研究中的随机误差可以通过统计学方法加以控制,而系统误差则需要在研究中的各个环节加以控制,以确保研究结果尽量接近真实,提高研究质量。

一、偏倚的基本概念

在科学研究过程中,真实性(validity)是科学研究的核心,应尽量使研究结果无限地接近真实。但由于种种因素的影响,研究所得的结果与真实情况往往存在差异,有时甚至会得出完全错误的结论。导致这种差异的原因有两类,即随机误差和偏倚(bias)。随机误差是由抽样而产生的偏差,一般可以通过统计学方法予以评价。偏倚是除随机误差以外的,可导致研究结果与真实情况差异的系统误差,它可发生在研究的各个环节,包括研究设计、实施、资料分析、推论等。偏倚的种类很多,一般将其分为三大类,即选择偏倚(selection bias)、信息偏倚(information bias)和混杂偏倚(confounding bias)。了解各类偏倚,从而在研究过程中采取措施予以控制,是保证研究质量的重要方面。

二、偏倚的分类及相应的控制方法

(一) 选择偏倚及其控制方法

选择偏倚(selection bias)是指被选入到研究中的研究对象与没有被选入者特征上的差异所造成的系统误差。此种偏倚在研究样本的确定、比较组的选择时很容易产生,也可产生于在资料收集过程中的失访或无应答等。选择偏倚在各类临床研究中均可产生,在现况研究与病例对照研究中较为常见。

1. 选择偏倚的种类　常见的选择偏倚有以下几种:

(1) 入院率偏倚(admission rate bias):也称伯克森偏倚(Berkson bias),是指当利用医院就诊或住院患者作研究对象时,由于入院率不同所导致的偏差。

假如在某医院住院患者中选择研究对象进行病例对照研究,以A病为对照,研究B病与某因素X的关系。设人群中患A病与B病者各为1000人,暴露于因素X者各为200人,非暴露于因素X者各为800人,X暴露率均为20%,B病与因素X无关,$OR=1$。再设患A病、患B病及暴露于因素X患者的住院率不同,A病患者的住院率为50%,B病患者的住院率为20%,暴露于因素X者的住院率为40%。若A病、B病及因素X是独立的,实际住院人数应为:①患A病又暴露于X的200人中,因为A病住院率为50%,住院者为100人;余下的患者中,40%因暴露于X而入院,住院者为40人,合计住院人数为140人;②患A病而非暴露于因素X的800人中,因A病住院者为400人;③同样,患B病又暴露于X的200人中,住院者为104人;④患B病但非暴露于X的800人中,住院者为160人。将上述实际住院人数整理于表2-2-4。

由表2-2-4可见,A病与B病患者的X暴露率由20%变更为25.9%和39.4%。显著性检验表明,B病与因素X有显著性联系($OR=1.86$,$\chi^2=15.22$,$P<0.01$)。由此可见,由于入院率的不

表 2-2-4　住院的 A、B 病患者及其与因素 X 的关系

疾病	暴露于 X 者	非暴露于 X 者	合计	X 暴露率(%)
A	140	400	540	25.9
B	104	160	264	39.4
合计	244	560	804	65.3

注：$OR=1.86$，$\chi^2=15.22$，$P<0.01$

同，本来无关的 B 病与因素 X 之间出现了统计学上的联系。这种联系是一种虚假的联系。

不同疾病在某一类医院的就诊或住院率不同，其原因是多方面的。如医院的技术专长、患者所患疾病的严重程度、患者的经济状况以及就诊方便与否等，许多因素均可影响入院率。

（2）现患 - 新病例偏倚（prevalence-incidence bias）：亦称奈曼偏倚（Neyman bias）。在进行病例对照研究或现况研究时，用于研究的病例一般是研究时的现患病人，不包括死亡病例和那些病程短、轻型或不典型的病例。此外，一些患者在患病后，有可能会改变其原来对某些因素的暴露情况。这样用于研究的病例类型显然会与队列研究或实验性研究有所不同，如在队列研究中，研究者可以随访观察到各种临床类型的新病例。由此而产生的偏倚为现患 - 新病例偏倚。

例如，Friedman 等学者对心血管系统疾病的研究中发现，在队列研究中，血胆固醇较高（>75 百分位数）的人，与低血胆固醇水平（<75 百分位数者）相比，患冠心病的 OR 值为 2.4；而在同一人群中进行的病例对照研究发现，病例组与对照组却无明显差异（$OR=1.16$，$P>0.05$）。进一步的分析发现，许多患冠心病的患者在被诊断为该病后，改变了其原来的生活习惯或嗜好，如戒烟、多食低胆固醇食物、多进行体育锻炼等，从而使病例对照研究中的患者血中胆固醇水平降低，或与一般人相比血胆固醇水平增长速度较慢有关。

表 2-2-5 显示了某项以社区人群为研究对象和以医院住院患者为研究对象，分析某些药物与疾病之间关系的研究结果。由表 2-2-5 可见，以医院患者为研究对象与以社区人群为研究对象的结果相差甚远。

表 2-2-5　不同来源研究对象估计药物与疾病联系的 OR 值比较

药物	临床疾病	研究对象		
		社区人群（OR）	医院患者（OR）	P 值
水杨酸类药物	过敏	1.15	0.18	0.02
水杨酸类药物	疲乏	2.09	0.72	0.02
轻泻药	运动骨骼类疾病	1.53	5.07	0.06
轻泻药	关节炎风湿病	1.48	5.00	0.01
安眠药	循环系统疾病	6.38	3.27	0.32
维生素类	过敏	1.76	0.00	0.01
维生素类	外伤	0.61	1.92	0.11
心脏病类药	循环系统疾病	30.65	19.17	0.47
心脏病类药	关节炎风湿病	3.46	49.92	<0.01

（3）检出症候偏倚（detection signal bias）：指某因素与某疾病在病因学上虽无关联，但由于该因素的存在而引起了该疾病相关症状或体征的出现，使患者及早就诊，接受检查，从而使该人群有较高的检出率，以致得出该因素与该疾病相关联的错误结论。在对一些慢性疾病如肿瘤、动脉硬化、结石等进行病因研究时，这种偏倚的意义特别重要。例如，Ziel 等（1975）进行病例对照研究发现，子宫内膜癌患者服用雌激素的比例显著高于对照组，认为子宫内膜癌与雌激

阅读笔记

素暴露密切相关。其后,又有数名学者报道了类似的研究结果。但对这一结论,有学者发现是由检出症候偏倚所致。因为服用雌激素可以刺激子宫内膜生长,导致子宫容易出血,因而频繁就医,接受多种检查,从而使医生能及早发现该人群中患子宫内膜癌的患者。而那些未服用雌激素者,由于没有或很少有子宫出血症状,减少了就诊机会,使患该病者不易及早得到诊断。分析发现,Ziel 等的研究对象很大一部分为早期患者,这无形之中会使病例组暴露比例上升,从而导致雌激素与子宫内膜癌之间的虚假联系。为证实这一点,有学者在同一医院不同科室进行的调查发现,在暴露于雌激素的子宫内膜癌患者中,79% 为早期患者;而在非暴露于雌激素的子宫内膜癌患者中,早期患者仅为 55%。

(4) 排除偏倚(exclusive bias):指在选择研究对象的过程中,没有按照既定的原则或标准,从观察组或对照组中排除某些不符合标准的研究对象所导致的对某因素与某疾病之间联系的错误估计。例如,在关于阿司匹林与心肌梗死关系的病例对照研究中,病例组与对照组均不应包括慢性关节炎患者,亦不应包括慢性胃溃疡患者,因前者通常由于治疗需要服用此药,后者则由于此药易致胃出血而很少服用此药。若这两种疾病患者在两组分布不匀,可导致对阿司匹林与心肌梗死关系的错误估计。再如,在一项利血平与乳腺癌关系的研究中,若病例组含有高血压患者,而对照组血压均正常,即便利血平与乳腺癌无关,结果也可能会显示两者之间在统计学上的显著联系,因为高血压治疗的需要增加了病例组利血平的暴露率。

(5) 无应答偏倚(non-response bias):指在研究过程中,那些没有按照研究设计对被调查的内容予以应答的研究对象,称为无应答者。某个特定样本中无应答者的患病状况以及对某一(些)研究因素的暴露情况与应答者可能会有所不同而产生的偏倚。造成研究对象无应答的原因是多方面的,如身体健康状况、对健康关心程度、不了解研究目的、对调查内容不感兴趣或涉及隐私以及年龄、受教育程度等均可影响研究对象的应答率。失访(loss to follow-up)是无应答的另一种表现形式,是指在随访性研究中,由于某种或某些原因,研究对象未能按照计划被随访。失访在队列研究中很容易发生,是选择偏倚的主要来源之一。

(6) 易感性偏倚(susceptibility bias):指研究对象是否暴露于某一可疑致病因素与许多主、客观因素有关,这些因素均可直接或间接地影响观察人群或对照人群对所研究疾病的易感性,从而导致某因素与某疾病间的虚假联系的偏倚。如在对职业性疾病研究中的健康工人效应(healthy worker effect)即属此类。当对某一有毒物质与作业工人健康的关系进行研究时,分析结果可能会发现暴露于该有害物质者的死亡率或某些疾病的发病率反而比一般人群要低。原因可能是接触此类有毒物质的工人,由于工作性质的需要,其本来的健康水平就比一般人群高,或对毒物的耐受性比一般人群要强,因而对某些疾病的易感性降低所致。

2. 选择偏倚的控制　　主要应通过科学的研究设计和认真的实施,避免其发生。

(1) 研究者在整个研究过程中,对可能会出现的选择偏倚应有充分的了解:例如,所研究的疾病是否涉及易感性问题,是否会产生易感性偏倚? 所研究疾病的某些症状或诊断是否与某一(些)因素有关,是否产生检出症候偏倚? 队列研究中是否会出现失访,其原因可能有哪些? 可能出现的各种偏倚会在研究过程中的哪些环节出现? 只有这样,才有可能在设计时考虑周全,并采取相应的对策或措施,在相应环节防止或减少此类偏倚的发生。

(2) 严格掌握研究对象纳入与排除的标准:无论是观察性研究还是实验研究,研究对象的纳入与排除必须有严格、明确的原则与标准,使其能较好地代表所出自的总体。如在现况研究中抽样样本的选择,队列研究中暴露组与比较组的选择,病例对照研究中病例与对照的选择等。如在病例对照研究中,一般规定病例的入选原则为新发、确诊的病例,对照的入选原则为:①不患所研究的疾病且有暴露于研究因素的可能;②不患与研究因素有关的其他疾病;③与病例组具有可比性,以避免 Neyman 偏倚、排除偏倚等。研究者对其中的一些原则、标准的规定应明确、具体,并严格掌握,如何为新发病例,何为确诊病例,何为与研究因素有关的疾病等。在实验性研究中,应严格按照随机分配的原则将研究对象分组,使两组除所观察的因素外,其他条件均衡、可比。绝不可以将研究对象随意分组,如志愿者分为一组,非志愿者分为一组;病情轻者分为一组,病情重者分为一组等。在抽样设计中,如抽样调查,被抽取的研究对象不应随意由他人替代,遇有必须由他人替代的情况,对替代的标准条件在设计时亦应规定明确。

(3) 研究中要采取相应的措施,尽量取得研究对象的合作,以减少无应答率以及队列研究中的失访或实验性研究中的中途退出等,如做好组织宣传工作,向研究对象宣传研究的意义,调查方法要简便、易行,以及对调查内容中敏感问题的处理技巧等。在队列研究和现况研究中,由于研究时间长或研究的范围广、涉及对象多,无应答偏倚很难避免。对无应答者要分析原因,针对原因采取补救措施,努力争取按原设计获得研究对象的资料。若无应答者比例较大,如超过 10%,此时应对无应答者进行随机抽样调查,并就对研究结果有影响的有关变量与应答者进行比较。若无显著性差异,说明对结果影响不大,可不必介意。若有显著性差异,说明对研究结果会有影响,应做出适当说明。

(4) 尽量采用多种对照:如在病例对照研究中,理想的研究对象应是人群中的全部病例和非病例,或其有代表性的样本,但往往很难做到。在医院中选择研究对象虽然易产生入院率偏倚,但由于方便、易行、应答率高等优点,在实际研究工作中常常采用。此时,最好选用两个或两个以上的对照组,如不同病种对照,其中之一最好选自一般人群。如此通过比较不同对照组的结果,可对是否存在选择偏倚予以判断,并可对结果的真实性做出估计。在队列研究中,最好亦应设立多种对照,如对暴露人群既设立内对照又设立比较队列,或用全人群的资料做比较。

(二) 信息偏倚及其控制方法

信息偏倚(information bias)也称观察偏倚(observational bias),是指在研究的实施阶段自研究对象获取研究所需信息时所产生的系统误差。信息偏倚在各种类型的护理研究中均可发生,可来自研究对象、研究者本身,也可来自用于测量的仪器、设备、方法等。信息偏倚的表现是使研究对象的某种特征被错误分类(misclassification),如暴露于某因素者被错误地划分为非暴露者,非患某种疾病者被错误地划分为该病患者等。

1. 信息偏倚的种类 信息偏倚常见者有以下几种:

(1) 回忆偏倚(recall bias):是指研究对象在回忆以往发生的事情或经历时,由于在准确性或完整性上的不同而产生的系统误差。这种偏倚在病例对照研究中较为常见,其产生与许多原因有关,如,被调查的事件发生的频率很低,未给研究对象留下深刻的印象而被遗忘;调查事件是很久以前发生的事情,使研究对象记忆不清;研究对象对调查的内容或事件关心程度不同,因而回忆的认真程度有异等。

Box 2-2-5

回忆偏倚举例

为了解小学生伤害回顾性调查中自我报告偏倚的程度,选取南昌市新建县某小学的部分班级小学生 1681 名为调查对象,在伤害发生 3 天内受伤学生第 1 次填写伤害调查表,6 个月后第 2 次填写,对 2 次填写问卷进行比较。结果,小学生是否受伤害、伤害是有意造成的还是无意造成的、伤害种类、伤害地点和伤害部位共 5 个问题回答不一致率分别为 17.7%,21.9%,44.2%,19.9% 和 22.2%。结论:采用回顾性自我报告方式调查小学生伤害情况存在回忆偏倚。

例如,Slewart 等在对幼儿白血病病因的病例对照研究中发现,患儿母亲于本次怀孕期间和孕前接受 X 线照射的比例大于对照组,以腹部和骨盆接受 X 线照射者最为明显,认为幼儿白血病与母亲孕期接受 X 线照射有关。一些学者就此认为,两组妇女孕期 X 线照射史可能不同,但亦不能排除回忆偏倚。因为孩子的患病或死亡给病例组母亲在心理上带来的创伤,使她们能非常认真地回忆孕期各方面的情况。而对照组母亲由于无该创伤,可能不会认真进行回忆,使暴露率较病例组低,从而错误地高估了 X 线照射与幼儿白血病之间的联系。有学者比较了孕妇接受 X 线照射的医院记录与其回忆结果,发现两者的符合率只有 73%,说明在该项研究中确实存在回忆偏倚。有学者在对自然流产史回忆准确性的研究中发现,对前 10 年发生的自然流产,82% 可回忆完整;对 20 年以前发生的自然流产,仅有 73% 能回忆完整。在研究药物与某些疾病的关系时有学者报道,分娩死婴或畸形儿母亲对过去服药史的回答,与服药记录不一致者为 28%,对照组为 20%。

(2) 报告偏倚(reporting bias):是指由研究对象有意地夸大或缩小某些信息而导致的系统误差,因此这种偏倚也被称作说谎偏倚。例如,对某人群的性乱史进行调查,可能会有相当部分的被调查者不能如实报告。调查在校学生的吸烟史,也可能会有部分研究对象不如实回答。如果调查的问题涉及劳保、福利等,如对职业危害的调查,研究对象可能会夸大某些暴露信息。在对某些职业人群进行健康调查时,一些研究对象可能会为能继续从事该工作而故意掩盖某些患病信息。

(3) 暴露怀疑偏倚(exposure suspicion bias):是指研究者如果事先了解研究对象的患病情况或某种结局,可能会对其以与对照组不可比的方法探寻认为与某病或某结局有关的因素,如多次认真地询问病例组某因素的暴露史,而漫不经心地询问对照组,从而导致错误结论。对同一组研究对象以不同的调查方法进行调查,结果可出现很大偏差。例如,Nishiyama 等在对儿童甲状腺癌过去放射性物质暴露史的调查中发现,在 36 例和 22 例两组患儿中,以常规查阅医疗记录的方法调查发现有暴露史者分别为 28% 和 0;而通过深入的调查和询问发现,两组有暴露史者分别达 47% 和 50%。

(4) 诊断怀疑偏倚(diagnostic suspicion bias):指研究者事先了解研究对象对研究因素的暴露情况,怀疑其已经患某病,或在主观上倾向于应该出现某种结果,于是在做诊断或分析时,倾向于自己的判断。如对暴露者或实验组进行非常细致的检查,而对非暴露者或对照组则不然,从而使研究结果出现偏差。诊断怀疑偏倚多见于临床试验和队列研究,在病例对照研究中也可产生,特别是在诊断亚临床型病例、判断药物的某些不良反应时最容易产生。例如,在某项关于冠心病的研究中,研究者这样规定:病例在发病后几分钟内死亡,若医师未发现其他病因,或生前病史不能提供其他死因,即可认为该病例为冠心病猝死。此规定显然是带有倾向性的,因为除了冠心病外,其他一些原因如蛛网膜下腔出血、呼吸系统疾病等也可导致突然死亡。此外,研究者若认为某一因素与冠心病发生有关,已知猝死病例生前曾暴露于这一因素,也可能会倾向于将其诊断为冠心病猝死。

这种偏倚也可发生于研究对象。若研究对象已知自己暴露于研究因素的情况,或了解研究的目的,主观因素可对研究结果造成影响。如在一项急性心肌梗死幸存者住院两周或三周的疗效评价研究中,无并发症的急性心肌梗死幸存者经医师及本人同意即可作为研究对象,以随机抽样和以年龄、性别配比方法分为住院两周组和住院三周组,以是否恢复工作和是否出现新症状等作为观察指标,随访半年。在此项研究中,若患者知道研究目的和自己的住院期限,主观因素可能会对研究结果产生很大影响,如对是否出现新症状的主观判断以及恢复工作的时间等。

(5) 测量偏倚(detection bias):是指对研究所需指标或数据进行测量时所产生的系统误差,如所使用仪器、设备校正不准确、试剂不符合要求,测定方法的标准或程序不统一,分析、测试的条件不一致,以及操作人员的技术不熟练等,均可导致测量结果的不准确,使测量结果偏离

阅读笔记

真值。此外,调查所用的调查表设计的科学性、记录是否完整,调查人员的认真程度以及访问方式、态度等,亦可导致不准确的信息,产生测量偏倚。

2. 信息偏倚的控制

(1) 研究者对拟进行的研究要制定明细的、严格的资料收集方法和质量控制方法:要设计统一的调查表,对调查内容或测量指标要规定明确、客观的标准,并力求量化或等级化。对以询问方式调查的内容,每一问题都应有明确的答案,不能模棱两可。研究中使用的仪器、设备应予标定,试剂等应符合测试要求。对调查员要进行统一培训,使其了解调查项目或调查内容的含义,统一标准,统一方法,统一调查技巧。对研究对象要做好宣传、组织工作,以取得研究对象的密切合作,如实、客观地提供拟获取的信息。

(2) 收集资料时尽可能采用盲法:如双盲法,使调查人员与研究对象对分组情况及有关内容均不知晓,以避免诊断怀疑偏倚、暴露怀疑偏倚或报告偏倚等。这样在调查过程中虽然仍有可能发生信息偏倚,导致错误分类,但是由于对比组间资料的准确度相似,即便发生错误分类,属于无差异错误分类的可能性也较大,可据此估计研究结果外推的可靠性。

(3) 尽量采用客观指标:如应用实验室检查结果、查阅研究对象的诊疗记录或健康体检记录作为调查信息来源等。必须通过询问方式收集资料时,应尽量采用封闭式问题。此外,在询问时可同时收集一些与调查内容看似无关的变量(虚变量)来分散调查人员或被调查者的注意力,以减少主观因素对信息准确性的影响。如在研究服用阿司匹林与心肌梗死的关系时,可同时调查、询问除阿司匹林以外的其他多种药物服药史,这种方法在不能应用盲法收集信息的研究中特别适用。

(4) 在询问研究对象的远期暴露史时,由于记忆力的限制,容易产生回忆偏倚。此时,可通过一定的调查技巧加以避免。如可选择一个与暴露史有联系的、鲜明的记忆目标帮助其联想回忆等。此外,对询问到的暴露史在条件允许时,应尽可能与客观记录核实、对比。在以询问方式收集信息时,某些情况下报告偏倚很难避免,如对敏感问题的调查等,此时可通过调查知情人或应用相应的调查技术以获取可靠的信息。

(三) 混杂偏倚及其控制方法

混杂偏倚或称混杂(confounding),是指在流行病学研究中,由于一个或多个潜在的混杂因素(confounding factor)的影响,缩小或夸大了研究因素与疾病(或事件)之间的联系,从而使两者之间的真正联系被错误地估计。混杂偏倚在分析性研究、实验性研究中均可发生,以在分析性研究中为多见。

1. 混杂因素及其特点 混杂因素也称混杂因子、混杂变量或外来因素(extraneous factor),是指与研究因素和研究疾病均有关,若在比较的人群组中分布不均衡,可以歪曲(缩小或夸大)研究因素与疾病之间真正联系的因素。

Box 2-2-6

<hr>
混杂因素举例
<hr>

　　Ntab 等对发展中国家儿童的营养摄入对身高的影响进行了研究,在这项研究中营养摄入为"因",身高为"果",而能对这个"果"产生影响的其他因素,诸如遗传、年龄、性别等都被作为潜在的混杂因素进行了控制。

混杂因素的基本特点是:①必须是所研究疾病的独立的危险因子;②必须与研究因素有关;③一定不是研究因素与研究疾病因果链上的中间变量。以上三点是混杂因素成立的基本条件。具备这几个条件的因素,如果在比较的人群组中分布不均,即可导致混杂产生。如在吸

阅读笔记

烟与肺癌关系的病例对照研究中,年龄即具备这样的条件,如果病例组与对照组年龄分布不均衡,即可导致对吸烟与肺癌关系的错误估计。图2-2-14为混杂因素成立与不成立的几种情况示意图。

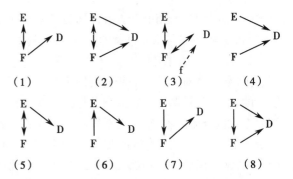

图 2-2-14 混杂因素成立与不成立的几种情况

⟷表示一般相关;⟶表示有因果联系;E:研究因素;D:研究疾病;F:外来因素。图中(1)~(3)为混杂因素成立的几种情况。在这几种情况中,F均符合上述混杂因素的概念,因此F是混杂因素。其中(3)表示f是隐藏的F的伴随因子,其始终与F相伴随。图(4)~(8)为混杂因素不成立的几种情况,因此(4)~(6)皆缺少一个条件,(7)、(8)F为E、D联系的一个中间环节,因此F不是混杂因素

2. 混杂偏倚的控制

(1) 随机化(randomization):指以随机化原则使研究对象以等同的概率被分配在各处理组中,从而使潜在的混杂变量在各组间分布均衡。随机化方法常用于实验性研究,以在临床试验中最为常用。随机分配方法分为简单随机分配与分层随机分配。简单随机分配是按照随机分配的原则,直接将研究对象分配在各组中。这种分配方法适于在对混杂因素的情况了解不太充分时应用。分层随机分配是根据拟控制的混杂因素预先将研究对象分层,然后再将每一层的研究对象随机分配在各组中。这种方法适于在对主要混杂因素充分了解的情况下应用。

(2) 匹配(matching):是指在为研究对象选择对照时,使其针对一个或多个潜在的混杂因素变量与研究对象相同或接近,从而消除混杂因素对研究结果的影响。匹配在非实验性和实验性研究设计中均可应用。例如在队列研究中,通过匹配使暴露组与非暴露组潜在混杂因素的频率相似;在病例对照研究或临床试验中,通过匹配得到在某一(些)混杂变量方面与病例组或试验组可比的对照组。匹配一般分为个体匹配(individual matching)和成组匹配,后者也称频数匹配(frequency matching)。个体匹配是根据要控制的混杂因素为每一研究对象配上一个或多个对照。成组匹配是为一组研究对象配上一个潜在混杂因素频率相似的对照组。

一般来说,对某一因素进行匹配可以消除掉该因素的可能混杂作用,提高统计效率,但同时也失掉了对这一因素研究分析的机会,既不能分析其作为研究疾病危险因素的作用,也不能分析该因素与其他因素间的交互作用。由此可见,匹配获得效率又丢失信息,若所选匹配因素愈多,丢失的信息愈多。因此,匹配因素不宜太多,一般认为,以只列入主要的或明显的混杂变量为宜。

(3) 限制(restriction):是指针对某一或某些潜在的混杂变量,在研究设计时对研究对象的入选标准予以限制。例如,前述在研究口服避孕药与心肌梗死的关系时,考虑到年龄可能为混杂因素,可只选某一年龄组的妇女作为研究对象;在研究吸烟与冠心病的关系时,考虑到年龄与性别可能均为混杂因素,可规定研究对象仅限于某社区内40~50岁的男性居民等。

对研究对象针对潜在的混杂因素进行限制后,可得到同质的研究对象,可防止某些混杂因素的混杂作用,有利于对研究因素与疾病之间的关系做出较为准确的估计。但是在这种情况下,研究对象对总体的代表性可能会受到一定影响,以致研究结论的外推性会受到一定限制。

(4) 分层分析与多因素分析:在资料分析阶段,混杂偏倚也可以通过一定的统计处理方法予以控制。如前所述,可以将研究资料按照欲控制的混杂因素分层,若各层间研究因素与疾病之间的联系一致,即不存在混杂变量与研究因素的交互作用时可用 Mantel-Haenszel 分层分析方法进行分析,得到将该混杂变量控制后的效应估计值。如果拟控制的混杂因素较多,往往受样本量的影响,分层分析常不适用,在这种情况下,可应用多因素分析方法进行分析,如多元协

方差分析、多因素 logistic 回归模型分析等。

（李　巍）

【小结】

本章介绍了量性研究设计的相关内容,包括基本概念、实验性研究设计、类实验性研究设计、非实验性研究设计、不同研究设计的样本量计算方法以及研究中的质量控制。

【思考题】

1. 举例说明实验性研究设计的三要素。

2. 影响研究的内部效度和外部效度的因素有哪些?

3. 某医院共有 928 名护士,其中内、外、妇、儿科病房各有 156 名,门急诊 132 名,其他科室 172 名。现在用随机抽样和随机分组的方法分别抽出试验组与对照组各 50 名护士参加某项研究,请分别列出采用简单随机法、分层随机法及系统随机法的抽样方案。

4. 请用 Box 2-2-3 的量性研究设计的评价方法评价本章所给出的三个研究实例。

5. 针对"乳腺癌切除术后淋巴结水肿的术前危险因素研究(危险因素包括体重、淋巴结肿大的数目及治疗方案等)"这一选题,列出病例对照研究的设计方案。

6. 实验组和控制组的平均数之间存在很大差异,但是我们在统计上得到的结果却不显著,其可能的主要原因是什么?

7. "大样本永远比小样本要好"的说法存在什么问题?

8. 偏倚分哪三大类? 如何控制?

【参考文献】

1. B.H. 科恩. 心理统计学[M]. 第 3 版. 高定国,译. 上海:华东师范大学出版社,2010.

2. 姜红英,刘伟新. 小学生伤害回顾性调查中自我报告偏倚分析[J]. 中国学校卫生,2009,30(1):62-63.

3. 胡雁. 护理研究[M]. 第 4 版. 北京:人民卫生出版社,2011.

4. 黄悦勤. 临床流行病学[M]. 第 4 版. 北京:人民卫生出版社,2014.

5. 李立明. 临床流行病学[M]. 北京:人民卫生出版社,2011.

6. 李小萍,沈翠珍. 德尔菲法在护理研究中的应用现状[J]. 中华现代护理杂志,2012,18(22):2605-2606.

7. 李欣,石文典. 内部效度、外部效度及其关系[J]. 心理研究,2009,2(1):9-12.

8. 梁万年. 医学科研方法学[M]. 第 2 版. 北京:人民卫生出版社,2014.

9. 楼文晖. 外科临床研究的偏倚和真实性分析[J]. 中国实用外科杂志,2010,30(1):14-17.

10. 罗家洪,李健. 流行病学[M]. 北京:科学出版社,2010.

11. 沈洪兵,齐秀英. 流行病学[M]. 第 8 版. 北京:人民卫生出版社,2013.

12. 舒华,张亚旭. 心理学研究方法:实验设计和数据分析[M]. 北京:人民教育出版社,2008.

13. 王家良. 临床流行病学[M]. 上海:上海科学技术出版社,2009.

14. 王素萍,刘绩宝. 临床流行病学与循证医学[M]. 北京:人民卫生出版社,2015.

15. 肖顺珍. 护理研究[M]. 第 3 版. 北京:人民卫生出版社,2006.

16. 徐志晶,夏海欧. 德尔菲法在护理研究中的应用现状[J]. 护理学杂志,2008,23(6):78-80.

17. 颜虹. 医学统计学[M]. 第 2 版. 北京:人民卫生出版社,2010.

18. 詹启敏,赵仲堂. 医学科学研究导论[M]. 第 2 版. 北京:人民卫生出版社,2015.

19. 张建国,王香ей,黄亚君,等. 体质与健康促进研究中的混杂因素及其控制与处理[J]. 中国运动医学杂志,2010,29(6):736-743.

20. 赵仲堂. 流行病学研究方法与应用[M]. 北京:科学出版社,2005.

21. Annabel Ness Evans,Bryan J.Rooney. 心理学研究方法[M]. 周海燕,译. 北京:中国轻工业出版社,2009.

阅读笔记

22. CTS 工作组,陈平雁. 临床试验中样本量确定的统计学考虑[J]. 中国卫生统计,2015,32(4):727-733.

23. Denise F Polit,Cheryl Tatano Beck. Resource Manual for Nursing Research:Generating and Assessing Evidence for Nursing Practice,Tenth Edition[M].Philadelphia:Lippincott Williamsburg & Wilkins,2016.

24. Hannula LS,Kaunonen M,Puukka P. A study to promote breastfeeding in the Helsinki Metropolitan area in Finland[J]. Midwifery,2014,30:696-704.

25. Jirwe M,Gerrish K,Keeney S,et al. Identifying the core components of cultural competence:findings from a Delphi study[J]. Journal of Clinical Nursing,2009,18:2622-2634.

26. Loiselle C,Dubois S. The impact of a multimedia informational intervention on healthcare service use among women and men newly diagnosed with cancer[J]. Cancer Nursing,2009,32:37-44.

27. Marion LN,Finnegan L,Campbell R,et al. The Well Woman Program:A community-based randomized trial to prevent sexually transmitted infections in low-income African American women[J]. Research in Nursing& Health,2009,32:274-285.

28. Ntab B,Simondon KB,Milet J,et al. A young child feeding index is not associated with either height-for-age or height velocity in rural Senegalese children[J]. J Nutr,2005,135(3):457-464.

29. Richards DA,Hill JJ,Gask L,et al. Clinical effectiveness of collaborative care for depression in UK primary care(CADET):cluster randomised controlled trial[J].Bmj British Medical Journal,2013,347(4):f4913-f4913.

30. Susank G,Nancy B,Jennifer RG. The practice of Nursing Research:Appraisal,Synthesis,and Generation of Evidence,Seventh Edition[M].Saunders,2012.

31. Talley K,Wyman J,Bronas U,et al. Factors associated with toileting disability in older adults without dementia living in residential care facilities[J]. Nursing Research,2014,63:94-104.

32. Warland J,Mc Cutcheon H,Baghurst P. Placental position and late stillbirth:a case control study[J]. Journal of Clinical Nursing,2009,18:1602-1606.

第三章 收集资料的方法

导入案例

护理本科生正处于职业生涯开始的关键时期,职业认同度直接影响其职业选择和职业态度。教育实践研究表明,我国护理本科生对护理工作缺乏积极认知。如欲了解护生的职业认同现状,研究其影响因素,那么可以通过什么样的方法收集资料呢?

收集资料是一个经周密设计,并通过不同方法从研究对象处获取数据和资料的过程,是整个研究过程中具体且非常重要的工作环节。之后研究者对所收集到的资料进行处理,并经综合分析,从而得出理性的结论。资料的真实准确与否直接关系到研究结果的真实性和科学性,所以应严格按照设计方案规定的方法和要求进行资料的收集。

第一节 概 述

护理量性研究常用的收集资料方法有观察法、自我报告法和生物医学测量法。

一、观察法

观察法(observation)是由研究者通过对事物或现象进行系统的观察,直接从研究对象处获得资料的方法。由于在护理研究的过程中,有部分护理问题很难测量,如被观察对象的特征、活动形态、语言和非语言沟通行为、护理技术熟练程度、环境特点等,故常采用观察法作为护理研究中收集资料的方法。

二、自我报告法

自我报告法(self-report)又称自陈法,是护理研究中最常用的收集资料方法。自我报告法可以通过会谈或日记的形式,也可以通过问卷调查的形式,获得研究对象的信息。在护理研究中,自我报告法最常用的方法是问卷调查法,一般是研究者针对某一活动领域编制一系列问

阅读笔记

79

题,将其以问卷或表格的方式表达出来,要求研究对象按照测试题的要求填写,从而评价对象特征的方法。它不仅可以测量外显行为,也可以测量个体对环境的感受。

问卷调查可以采用公认的量表或问卷以及自行设计的问卷。在确定研究工具时,根据研究目的先要查询有无与所要研究的课题目的相一致的量表或问卷。如果可能,尽量使用现成的量表或问卷进行资料收集。

(一) 问卷调查法收集资料的方式

1. 面对面访谈　对一些自己不能填写问卷者(如未上过学者)可采用此方式,也可适用于对一些复杂问题的问卷调查。在访谈中可以深入获得更多细节问题,也能补充问卷设计中的不足之处。这类问卷中问题的设计最好与调查员询问的导语一致,以保证询问问题语句的一致性,避免由此所带来的误差。但面对面访谈所花费的时间和人力较多,而且需要一定的会谈技巧。

2. 电话访谈　通过电话的方式收集资料,效率相对比面对面访谈法高,但花费较大。

3. 邮寄问卷　邮寄法发放问卷的范围较广,但回收率低,常需重复邮寄。一般回收率在60%以上是较好的结果。邮寄法的回收率低,与问卷的内容、研究对象是否有时间和兴趣答卷、问卷的排版、印刷质量等因素有关。标准的邮寄问卷应包括首页、问卷正文、写明回寄地址并贴足邮票的信封三部分组成。对在一定时间内尚未收回问卷者(2~3周),可再次寄信或电话提醒研究对象,有条件时可再寄一份问卷,以防研究对象遗失前一次的问卷。

4. 小组问卷调查　有条件的情况下可以把部分研究对象组织起来,同时填写问卷。研究者可以事先把研究目的、填写方法及填写时的注意事项等加以说明,然后由研究对象自己填写,填写后当场统一收回,如有遗漏之处还可及时进行返回,请研究对象给予补全。此种方式花费时间少,效率高,问卷回收率也高,但是资料填写的深度可能会受到限制。

5. 网络问卷调查　通过网络收集问卷可以节约时间、成本,不受地域限制,但信息易失真。

(二) 问卷调查法的优缺点

1. 优点　调查范围广,在经费、时间、人力的花费上比较少;适用性广,适用于不便于面对面交谈的问题调查;不受样本大小的限制,可以从几十例到几千例;便于调查对象思考,自由表述意见;而且易于控制调查项目及内容,资料便于进行统计学分析。

2. 缺点　不适宜文化程度过低的人使用;在问卷使用后一旦发现有遗漏或设计有错的地方,则很难纠正;可能会遇到回收率偏低的问题,特别是使用邮寄问卷的方式时,对未收回问卷的原因也很难查询。

三、生物医学测量法

在护理研究过程中,可以综合应用各种方法和手段进行资料的收集。除了上面所介绍的观察法和问卷法之外,还可借助特殊的仪器设备和技术进行测量,以获得准确的客观数据。在护理研究过程中,可以根据研究问题的性质选用相应的仪器设备或先进技术等测量数据和收集资料。测量的内容可以包括机体的指标,如体温、血压、脉搏、心电图等,也可以包括实验室的一些指标,如动脉血氧分压、二氧化碳分压、细菌培养、病理组织活检等。

使用生物医学测量法获得的数据较为客观、准确,因此可信度较高。但是由于是借助一定的仪器或工具进行测量,因此仪器和工具的精确度与功能会影响测量结果,所以在使用之前一定要做好仪器或工具的校对工作,以免产生测量偏倚。同时,由于生物医学测量法往往涉及专科基础,因此在进行数据收集时常常要与专业人员合作。另外,在使用生物医学测量法进行测量时,还应该考虑一系列的影响因素,如研究经费是否充足? 测量方法是否有创新性? 是否熟练掌握仪器的使用方法? 是否需要专业人员的帮助? 是否需要进行测量人员的培训,以减小测量误差等。

阅读笔记

第二节　量表(问卷)法

量表(问卷)法包括公认的量表或问卷以及自设问卷。公认的量表或问卷与自设问卷的区别在于其标准化程度。公认的量表或问卷是由一组封闭式问题组成,并以评分的方式衡量人们态度和行为的工具,是经过标准化的测量工具,其编制过程需按严谨科学的步骤完成。公认的量表或问卷还涉及信度和效度的问题,需要经过长时间检验,并得到广泛认可才可以正式使用。在护理研究中经常会用到一些公认的量表或问卷。如研究癌症患者生活质量的量表、研究焦虑状态的焦虑自评量表等。需要注意的是,在使用公认的量表或问卷时,应考虑量表的来源、使用方法、评分标准、在国内外的使用情况以及量表或问卷的信度和效度指标等。严格来讲,心理学的大部分测量工具是问卷,而非量表,但通常我们也可把心理学上经过一定标准化程度的问卷叫做量表。而自设问卷是问题的集合,问题可以是任何类型的,可以是开放式的,也可以是选择题、排序题或填空题。但是因为编写自由,所以数据处理比较困难。

在本节主要介绍量表或问卷的心理学测量指标、自设问卷的编制、量表或问卷的标准化编制过程以及国外量表或问卷的跨文化调适。

一、量表或问卷的心理学测量指标

(一) 信度

信度(reliability)是对测量一致性程度的估计,即测量工具能否稳定地测量所测的事物或变量。当所得结果的一致程度越高,则该工具的信度就越高。或者说,越能准确反映研究对象真实情况的工具,其信度也就越高。

信度有稳定性、内在一致性和等价性三个主要特征。量表或问卷的信度测定可以从这三方面进行评估。

1. 稳定性(stability)　是指用同一研究工具两次或多次测定同一研究对象,所得结果的一致性程度。一致性程度越高,研究工具的稳定性越好。研究工具的稳定性大小常用重测信度表示。

重测信度(test-retest reliability)也称稳定系数,反映测量跨越时间的稳定性和一致性,即应用同一测验工具,对同一组研究对象先后两次进行测评,然后计算两次测量所得分数的相关系数。相关系数介于 0~1。一致程度越高,相关系数越趋近于 1,说明研究工具的稳定性越好,重测信度也就越高,测得的结果越可靠。

在使用重测信度时,需考虑以下几个问题:①所测量的心理特征必须是稳定的,如个性、价值观、自尊、生活质量等变量,可用重测信度来表示研究工具的信度。而诸如测量态度、行为、情感、知识等性质不稳定变量的工具,则不宜使用重测信度来反映其稳定性的高低。②在两次施测间隔期内,研究对象没有接受与所测心理特质相关的学习和训练。③两次测量之间的间隔时间要适当。重测信度易受练习和遗忘的影响。如果两次间隔时间太短,则因对上次的测验记忆犹新,练习作用的影响较大,夸大测量工具的稳定性;如果间隔时间太长,则由于身心发展与学习经验的积累等足以改变分数的意义,而使相关性降低,降低稳定性。间隔时间的确定要考虑测验的目的、性质以及被试的特点,总的原则是时间的间隔要足够长,以使第一次测量对第二次测量的结果不会产生影响。一般说来,以 2~4 周为宜。④测量环境的一致。在进行重测时,应尽量保证第二次测量的环境与第一次测量的环境相同,以减少外变量的干扰。如保持相同的测试者、相同的测量程序、相同的测量时间以及相似的周围环境。

2. 内在一致性(internal consistency)　是指研究工具各项目之间的同质性和内在相关性。当研究工具包含多条项目时,需要对各项目之间的关系进行评定。内在相关性越大或同质性

阅读笔记

越好,说明组成研究工具的各项目在一致地测量同一个问题或指标,也就说明工具的内在一致性越好,信度越高。如某问卷用于测量患者的焦虑状态,如果组成这个问卷的所有问题都是与焦虑相关的,则说明此问卷的内在一致性好,信度高;如果其中有一道或几道问题是用来测量患者抑郁的,则此问卷的内在一致性就差,信度就低。内在一致性的测量在信度测量中应用最广泛,因为它与重测信度相比,不仅经济,且更适用于心理社会测验。常用的反映研究工具内在一致性的指标有折半信度、Cronbach'α 系数与 KR-20 值。

折半信度(split-half reliability)是测定内在一致性最古老的方法之一。具体做法是将组成研究工具的各项目(如组成一份问卷中的各个题目)分成两部分,分别加以计分,对这两部分的数值进行相关分析,得出相关系数,然后采用 Spearman-Brown 公式计算信度。折半方法常用的有前后折半法、奇偶折半法。用 Spearman-Brown 公式计算折半信度:$r_{xx}=2r_{hh}/(1+r_{hh})$。其中,$r_{xx}$代表研究工具的信度,$r_{hh}$代表两折半组间的相关系数。折半信度的主要不足是不同的折半方法会导致不同的结果。如按奇偶项进行折半与按前后项进行折半计算所得的信度就很可能不同。而 Cronbach'α 与 KR-20 值法所计算的是工具中所有项目间的平均相关程度,避免了折半信度计算的缺点。KR-20 值是 Cronbach'α 的一种特殊形式,适用于二分制的研究工具,例如回答"是"或"否"、"正确"或"错误"的研究工具。两者的计算较为复杂,可通过计算机来进行,如目前流行的 SPSS 统计分析软件都有 Cronbach'α 与 KR-20 值的计算程序。

3. 等价性(equivalence) 是指不同观察者使用相同工具测量相同对象,或者两个相似的测量工具同时测量同一对象时所得结果的一致性程度。评定者间信度和复本信度均用来表示研究工具的等价性这一特征。

(1) 评定者间信度(inter-rater reliability):指不同评定者使用相同工具,同时测量相同对象时,不同评定者间所得结果的一致性程度。一致程度越高,则该测量工具等价性越好,信度越高。客观性测验有标准答案,不会受评定者因素的影响,不必考虑评定者间信度。但对于人格测验、学业测验中作文测验、职业测验中的面试等主观性测验,其评分必然或多或少受到评定者因素的影响而产生测量误差,就有必要考虑评定者间信度。如使用观察法收集资料时,不同观察者使用同一研究工具进行观察时会产生观察者偏倚。因此,这种情况下的研究工具应包括两部分,即所使用的观察表及进行观察的观察者。在计算评定者间信度时,可以用评定者间评定结果的一致程度来表示。如两个观察者使用同一评定工具同时观察某护士在进行护理操作中的洗手情况,可用两个观察者最后所得的两份评定表中取得一致结果的项目数,除以项目的总数来简单估算信度。如果观察结果是用数字表示的,则可计算观察者们的观察结果之间的相关系数,用此系数可以表示评定者间信度的大小。

(2) 复本信度(alternate forms reliability):指两个大致相同的研究工具同时被用于研究对象所得结果的一致性程度。复本信度也称等值系数,是估计测验版本一致性的指标。这种情况在护理研究中比较少见,在进行某些方法学研究或有关教育方面的研究时可用复本信度。如教师想使用两份形式不同但考核内容相同的试卷,测量学生学完某课程后在知识方面的掌握情况。这两份试卷的得分所反映的学生掌握知识的情况是否一致则需要用复本信度来表示。可让学生连续回答这两份试卷,两份试卷被回答的先后顺序是随机确定的,然后计算出两份试卷得分的相关系数,即复本信度的大小。如果相关系数越趋近于1,则试卷的等价性就越好,复本信度就越高,即两份试卷的得分所反映的学生掌握知识的情况是一致的。

(二) 效度

效度(validity),也称精确度,是指某一研究工具反映它所期望研究概念的程度。反映期望研究概念的程度越高,效度越好。可以用表面效度、内容效度、效标关联效度、结构效度等来反映一个研究工具的效度。但是效度的好坏并不像信度那样易于评价,一些测量效度的方法没有客观的统计学依据。

阅读笔记

1. 表面效度（face validity）　是由被试或其他评估者根据其对所要测量的潜变量概念的理解，判断工具是否测量了所要测量的特征。例如，对于一个测量大学生健康观的问卷，共含有30 道题目。其表面效度的测定，需要研究者本人、其他研究人员以及若干大学生等认真阅读每一条目并进行推敲，判断各条目是否反映了大学生的健康观念。表面效度只是评定者对问卷表面"有或无"反映了所要测量的潜变量，主要对于测验采用者、被试，以及其他未经专门训练的旁观者来说，测验是否"看起来有效"，故不能体现效度在程度上的大小，所以它不能有效地评价研究工具的质量。往往用于研究工具效度测定的开始阶段，是其他效度测定的基础。

2. 内容效度（content validity）　是指工具是否包括足够和恰当的条目，以及是否有恰当的内容分配比例。内容效度分析是要系统检查测验内容，从而确定测验是否包括所要测量领域的代表性样本。内容效度建立在大量文献查阅、工作经验以及综合分析、判断的基础之上，多由有关专家委员会对题目内容及分布的合理性进行评议。专家人数最低不少于 3 人，最多不超过 10 人，5 人较为合适。专家的选择应与研究工具所涉及的领域相关。如某研究工具用来评定糖尿病患者的自我护理行为，则所请专家应对糖尿病护理或 Orem 的自理理论较为熟悉。专家们应对研究工具中的各条目是否与糖尿病患者的自我护理有关做出评价，然后研究者必须依照专家意见对研究工具进行修改，修改后可邀请这些专家再次评议。但应注意两次评议时间最好间隔 10~14 天，以免由于时间过近，专家们对第一次的评议结果尚有印象，而影响第二次评议结果。

3. 效标关联效度（criterion-related validity）　反映的是研究工具与其他测量标准之间的相关关系，而未直接体现研究工具与其所测量概念的相符程度。相关系数越高，表示研究工具的效度越好。效标关联效度可分为同时效度（concurrent validity）和预测效度（predictive validity）两种。同时效度是指研究工具与现有标准之间的相关。如要验证测量"腋温"是否是测量体温的有效方法，已知测量口温是有效测量体温的方法，可以用口温数据作为参考标准，计算腋温与口温数值之间的相关程度，若相关系数高，则表示同时效度高。显然，在这种情况下，被选作标准工具的性能影响着研究工具的效度。预测效度是指测量工具作为未来情况预测指标的有效程度。例如，研究者用个体的应激控制能力来预测其未来的健康状况。这个应激控制量表的效度即可用预测效度来表示。研究者可选择一群目前健康的人群做测试，让他们填写应激控制量表，然后根据填写结果做出预测，哪些人将来会得病，哪些人将来依旧健康。等到数年后研究者根据这群研究对象的实际健康状况与预测结果进行比较，即可得出预测效度。同时效度和预测效度的主要区别是时间上的差异。

4. 结构效度（construct validity）　是指测验测量到所测概念的理论结构或特质的程度。重点是了解工具的内在属性，而不是关心使用工具后所测得的结果。它主要回答"该工具到底在测量什么？""使用该工具能否测量出想研究的抽象概念？"这类问题。结构效度反映的是工具与其所依据的理论或概念框架的相符合程度，概念越抽象就越难建立结构效度。结构效度的建立最为复杂，常用探索性因子分析和验证性因子分析方法进行测定。因子分析的基本思想是，根据测验的相关系数把变量分组，使得同一组变量间的相关程度较高，不同组变量间的相关程度较低；每组变量就代表一个因子即基本结构。因子分析的主要目的是，将用于描述每个被试表现的变量的数目，从最初较多的测验数目减少到几种因子，从而简化对概念的描述。

（三）其他

量表或问卷的心理学测量指标，除常用的信度、效度外，还有对量表或问卷项目分析的指标。项目分析中的"项目"是指组成测验的题目，评价项目质量的主要指标有难度和区分度。所谓难度，即项目的难易程度。区分度是指测验项目对所测量的心理特性的区分程度或鉴别能力，也就是项目的效度。

二、自设问卷的编制

问卷调查法可以采用公认的量表或自行设计的问卷进行资料的收集。在没有找到符合研究目的的公认的量表或问卷的情况下,则需自行编制新的问卷。在自设问卷时,一份完整的问卷应包括指导语、填表说明和问题 3 部分。

(一) 指导语

指导语是指在问卷的首页上给调查对象的简短说明或调查员的自我介绍,主要包括调查者的身份、调查目的和意义、内容和要求以及匿名保证等内容。通过指导语,可以使研究对象了解研究的目的和意义,激励其社会责任感。同时,调查者的身份以及联系方式的介绍、匿名保证等,可以增加被调查对象的安全感,使其乐于合作。下面是一个有关指导语的例子:

Box 2-3-1

"急诊护士心理健康状况调查问卷"的指导语

亲爱的护士:

您好! 现阶段,护士的心理健康越来越受到人们的重视,而急诊工作繁重,急诊护士的心理现状引起了我们的重视。为了对急诊护士的心理健康有一个正确的认识,×××单位×××课题组设计了本次调查,以期通过本次调查来真实反映急诊护士的心理情况,为个体调整自身的工作状态,保持身心健康及个人素质,提高护理质量提供理论依据。本次调查是以匿名的形式进行的,您的回答将处于完全保密状态。问卷不会交给任何无关人员,不会影响您的任何治疗和护理,请您消除顾虑。为了保证本次公益调查结果的准确性,请大家如实地填写所有的问题。您的回答对于我们得出正确的结论很重要,希望能得到您的配合和支持,谢谢!

×××单位×××课题组

联系电话:

(二) 填表说明

填表说明的作用是解释问卷中某些指标的含义,并指导被调查者或调查者如何填写。有些问卷将此内容写在指导语中。例如:

"请您认真阅读问卷中的每一道题目,并根据自身的实际感受做答。如果您对某些题目所说的内容不了解,您可以不回答。所有问题的回答都是一种主观判断,没有对与错、是与非之分。"

(三) 问题部分

1. 问题的构建　首先要根据自己的研究目的,在查阅大量相关文献并结合自己专业知识及理论框架的基础上,列出想要调查的几方面的问题。例如,想要研究糖尿病患者的自理行为,可以将自理行为分为饮食、用药、环境管理、体育锻炼、症状监测等几方面。然后运用多个具体的小问题进一步说明每个方面的内容。开始时不用过多考虑用词是否恰当,是否类似或重复等,尽可能写下每道题目下可能包含的小题目。题目越具体、越周全,结果判断越准确和越有说服力,就越易于深入分析。最后对问题进行组合、整理和精选,根据研究目的和相关理论框架,将问题分为重要的和次要的、必须问的、可以删减的及需要补充的问题等,同时也可参考专家意见和其他相关问卷,然后逐一分析,组成问卷初稿。将问卷初稿用于小规模的预调查,以发现问卷中存在的问题以及在实际应用中可能遇到的问题,并根据反馈的信息来修改问卷。

阅读笔记

2. 问题的类型

（1）开放式问题：是指只提出问题，不设立备选答案，被调查者根据自己的情况进行自由回答，例如"您如何看待糖尿病问题？"。开放式问题适用于探索性研究。由于让被调查者自由回答，其可充分发挥自己的看法，能提供较深入的信息，有时可得到研究者意想不到的答案。但是由于被调查者文化水平、知识层次不同，对问题的认知存在较大差异，调查结果不易标准化，不便于进行统计学分析，研究者需要对资料进行进一步的整理和归纳。开放式问题的回答，花费时间相对较多，且易产生拒答现象。

（2）闭合式问题：是指在每道问题后面附备选答案，被调查对象可根据自己的情况选择填写。例如：

您认为癌症是可以治愈的吗？□是　□否　□不知道

闭合式问题的编写格式又可分为多种：

1）两分制式：又称是非式或二项式，答案以"是""否"的回答方式表示。此种类型的问题往往适合收集事实性信息，也适合收集小儿的资料。例如：

您曾经做过乳房 X 线摄片吗？　□是　□否

您每天跑步吗？　□是　□否

2）单选式：被调查者只能选择一个备选答案。例如：

你对于目前的工资待遇满意吗？

□满意　□比较满意　□一般　□不太满意　□不满意

3）多选式：被调查者可以选择一个或多个备选答案，适合于收集态度和意见方面的资料。例如：

您没有参加投票的主要原因是什么？

□生病或行动不便　□在外地或离家外出

□忘记了　□没兴趣，认为自己的投票不会改变什么

□太忙了，与工作或学校的日常安排冲突　□其他

4）排序式：要求被调查者对所列的选择项目按某种特征排序。例如：

请根据您的日常生活习惯，将下列休闲方式从最频繁到最不频繁排序，说明您如何安排空闲时间（将相应数字填在括号内）：

□体育运动　□与朋友聚会　□读书　□玩游戏……

5）等级式：要求研究对象在一个有序排列的等级上进行选择，一般分为 7、9、11 个奇数项的等级，以便有中位点。例如：

数字分级法用 0~10 代表不同程度的疼痛，0 为无痛，10 为剧痛。请您根据自己的感受说明您目前疼痛的程度处于哪一点上：

0　1　2　3　4　5　6　7　8　9　10

闭合式问题由于回答是标准化的，因此易于统计分析。又因为回答相对简单，问卷应答率高。一般来说，研究对象文化层次较低，表达能力较差时采用闭合式问题更为合适。对于某些敏感性问题，如收入、性生活情况等，闭合式问题更容易获得较为真实的答案。然而由于闭合式问题的答案较为固定，限制了被调查者的创造性，故不利于发现新问题。当研究对象对所列举的问题或答案不理解或不完全理解，或者答案中没有一个符合研究对象的意愿，而又必须在其中选择某一个时，研究对象可能会盲目填写，易使资料产生偏倚。

总之，在选择具体问题形式时，应根据问题的性质和敏感程度、研究对象的表达能力、资料收集的时间等因素选择合适的形式，开放式问题和闭合式问题应该互为补充。如对于某些不太熟悉的研究问题，并且研究对象填写问卷的时间相对较充分时，可以使用开放式的问题多一些。

阅读笔记

3. 问题的数目　问卷中问题的数目不能一概而论,根据心理学知识,一般以回答者在30分钟左右能够答完为度,最长不能超过45分钟。儿童问卷一般不超过15分钟。如果调查时间过长,被调查者会感觉疲劳,出现烦躁、焦虑等心理改变,不能继续客观、准确地回答问题,将大大影响调查资料的质量。在预调查中可以对调查表的长度是否合适进行检验。

4. 问题的排列　顺序问卷中问题排列的顺序也有一定的规则,其目的是便于回答者思考,减少拒答的可能性。问题排序的原则有:①容易回答的问题在前,如年龄、性别、学历、职业等,难回答的问题在后,如对于某些事物的看法、对于某种知识的掌握等;②问题按一定的逻辑顺序排列,同类问题、有关联的问题放在一起;时间也应按一定顺序排列,或由远至近,或由近至远;③敏感问题排在后面(如有关个人隐私的问题),如果此类问题放在前面,回答者可能会产生反感,因而拒绝回答;④封闭式问题相对容易回答,多放在前面,而开放式问题则需要思考和组织语言,必然要花费较多时间,因此多放在后面,并留出足够的填写空间。

在编排问题顺序的同时,还要考虑问题的排版情况。问题排列得不要过于拥挤,卷面尽量整齐清楚,根据被调查者的特点进行字号大小的调整。如果被调查对象为老年人,字体相应要大些,便于他们进行阅读和填写。另外,对于某些排列时有跳跃问题的情况,应明确标明如何填写,如:

您所在科室是否开展了中医护理健康教育?　□是(跳答第×题)　□否

也可结合图示的形式(图2-3-1)表达,如:

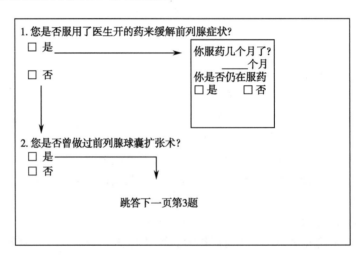

图2-3-1　跳答示意图

5. 问卷中所使用的语言　对问卷问题的理解和回答取决于问题的语言,设计时应加以注意:①语言清楚明白,要适于文化程度较低的患者理解。对于非医学专业人士,要避免使用专业术语,如"造瘘口是否有渗血"就过于专业,可改为"伤口是否有出血"。②问题的提法应肯定和具有客观性,不应带有倾向性或暗示性,如"您是否认为护士在病人康复过程中起到很重要的作用?",其中"很重要"几个字就带有一定的暗示作用。③一个问题中不要询问两件事或一件事情的两个方面,如"您是否喜欢分发健康宣教资料和进行集体讲座的宣教方式?",这一题对于喜欢集体讲座的宣教方式而不喜欢分发宣教资料方式的人来讲,就无法回答。④某些敏感性问题采用第三人称的方法更能让人接受,如"接受乳房切除手术后使我感到外出参加社交活动很尴尬",可改为"接受乳房切除手术后会让人感到外出参加社交活动很尴尬"。

三、量表(问卷)的标准化编制程序

阅读笔记

公认的量表和问卷与自设问卷的根本区别在于其标准化的编制过程,而且需满足量表(问

卷)的心理学测量指标要求。

（一）明确要测量什么

量表或问卷的编制需要建立在相关专业理论的基础上，需要清晰的理念(idea)作为指导，有明确要测量的内容。如没有可应用的理论指导，也必须有明确的概念，对欲测量的内容进行明确的可操作性定义。在量表编制中，欲测概念常被称为潜变量(latent variable)，是指量表欲反映的潜伏概念，是实际工作中无法直接测量到的变量，包括比较抽象的概念和由于种种原因不能准确测量的变量，如信任、虔诚、社会融合等。这些概念可以被操作化成不同的维度，以不同的指标(indicator)加以测量。

以测量父母对孩子成就的期望为例，潜变量就是对孩子成就的期望。潜变量有两个主要特征：①它是潜在的，而不是显现的，父母对孩子成就的期望是直接观察不到的。②它是可变的，而不是恒常的，即它的某些方面(如强度)在变化。父母对孩子成就的期望可能随时(不同年龄阶段)、随地(不同环境)、随人(不同背景和职业的父母)等变化。

虽然我们无法直接观察潜变量或者准确量化它，但假定在特定条件下，潜变量会表现出一定的值。量表编制的目的就是为测定潜变量，旨在估计潜变量在测量的当时和当地的实际大小。

（二）建立一个项目池

选择反映量表潜变量的项目，形成项目池。量表的项目同质性要求所有项目应该反映同一个潜变量。为了确保问卷的表面效度和内容效度，问卷发展过程中问题或项目的产生可以从3方面考虑：文献回顾、专家咨询和被调查者访谈。

1. 优质测量项目(问题)的标准

(1) 对问题理解的一致性：所有回答者应该用与研究者相一致的方式理解问题。

(2) 问题管理方式的一致性：用书写形式或调查者读问题的方式将问题呈现给调查对象。书写形式要求调查对象都应该能读懂问题。

(3) 调查对象对答案类型理解的一致性：如果调查对象对"什么是适当的答案"看法不一，其答案会五花八门。

(4) 调查对象应获得准确回答问题所需的信息：除非问题的目标是测量知识，研究人员应提供调查对象测量项目相关的信息，以便其能准确回答问题。

(5) 调查对象愿意提供有效答案：如果调查对象有意修饰了答案，会降低测量的效度。

2. 撰写好的项目(问题)需从以下五方面考虑

(1) 界定问题目标并说明实现其所需的答案类型：撰写问题时，首先要明确测量目标，为实现目标，可用多种提问和回答方式，但需选择最恰当的提问方式和调查对象回答问题的方式。

【例1】

目标：年龄

问题1：你上一次过生日时，几岁了？

问题2：你哪年哪月哪日出生？

在询问年龄时，需根据研究目标确定年龄精确到岁，还是只要大致的类别或约数就可。

【例2】

目标：收入

问题1：你目前的工作每个月挣多少钱？

问题2：在过去的12个月里，你从有酬工作中挣多少钱？

问题3：去年一年，你及家人从工作和其他来源中所获得的总收入是多少？

明确研究问题和目标，即回答测什么和为什么测的问题。上述三个问题都是说明经济收入，但其调查结果却是大相径庭。需根据研究目的决定哪种问法最恰当。目前的薪水可能是

阅读笔记

对其工作地位的最佳测量。但如果测量收入的目的是弄清调查对象可获得的资源,那么去年的收入可能是更恰当的测量。更确切地说,由于人们会倾向于与家庭成员一起分享收入,因此,所有家庭成员和所有来源的总收入可能与某人的富裕程度最为密切,此时选择家庭总收入更恰当。

【例3】

目标:医疗保健的使用

问题1:在过去的两周里,你看过几次病或向医生请教过几次健康问题?

问题2:在过去的两周内,你接受过几次医疗保健?

问题3:在过去的12个月内,你接受过几次医疗保健?

询问医疗保健问题时,首先需明确医疗保健指的是什么? 只是指看病,还是包括其他医疗相关经历? 是否包括接受脊椎按摩师、护士、医生助手、物理治疗师等非医生提供的医疗服务? 是否包括精神科医师、眼科、口腔等医学专家的服务?

此外,计算事件的次数、事件特征、收集几周的信息是获得准确看病次数的关键内容,故上述几个关于医疗保健的问题不够清晰。问卷设计必须首先明确问题目标,要对概念或术语有个清晰的界定。根据清晰的问题目标,拟订一份详细的问题目标清单或大纲。故针对上述医疗保健问题,可细化为以下目标清单(图 2-3-2)。

> 调查目的: 研究使用医疗保健的相关因素。
> 1理论分析后认为医疗保健的使用可能受以下因素影响:
> 1.1支付医疗保健的财政资源
> 1.2对医疗保健的需求
> 1.3医疗保健的获得
> 1.4对医疗保健价值的看法
> 2根据上述分析制定问题目标大纲
> 2.1支付医疗保健的财政资源
> 　　去年家庭年收入（所有来源）
> 　　流动资产（存款）
> 　　健康保险
> 2.2对医疗保健的需求
> 　　慢性病
> 　　急性病
> 　　受伤
> 2.3医疗保健的获得
> 　　医疗保健服务的远近
> 　　获得的难易程度
> 　　财务障碍
> 2.4对医疗保健价值的看法
> 　　无病时
> 　　慢性病时
> 　　急性病时
> 2.5医疗保健的使用
> 　　看病
> 　　其他医疗服务（非医学专家）
> 　　住院

图 2-3-2　有关健康保健使用的问题

根据问题目标大纲撰写若干问题。撰写问题时有以下几种策略:①为了撰写人们普遍能理解的调查问题,最常用的办法是在问题中加入所需要的定义;②给事件确定的时间;③用多重问题测量复杂概念,先问个一般性问题,然后再问一些后续问题。用一系列简短而具体的问题分解复杂概念。

【例4】

问题1:在过去的一周内,你有几天吃过黄油?

问题2:在过去的七天里,如果不算人造奶油,你有几天吃过黄油?

本例第一个问题没有明确黄油的定义,易导致调查对象因对黄油理解的不同而导致答案不准确。第二个问题明确了黄油不包括人造奶油,使得调查对象对黄油理解一致,从而保证答案的准确性。

【例5】

问题1:在过去的12个月内,你有几次看病?

问题2:除了刚提到的看病外,在过去的12个月内,你几次打电话咨询医生?

问题3:除了已提到的情况外,在过去的12个月内,你几次接受过心理医生的医疗服务?

本例先提出一般性问题,然后逐步深入提问,从而获得全面信息。

(2) 确保所有调查对象对问题的含义有共同、一致的理解:具体来说,就是所有调查对象对问题的关键术语有相同的理解,并与研究者想要的理解一致。

尽量选择适当的词语,有关情感或行为必须有时间限定,将复杂内容用多个简单问题分解,从而保证所有调查对象对问题理解的一致性。

(3) 确保所问的问题是调查对象知道答案的问题:避免以下3种障碍:①缺乏回答问题所需的信息;②无法准确回忆信息;③难以准确确定事件的具体时间。

(4) 确保调查对象能用问题所要求的答案类型回答问题。

(5) 确保调查对象愿意准确回答问题。

3. 项目编写的基本原则

(1) 清晰性:题目的描述逻辑清晰、不含糊,使用的术语应是全部调查对象能够准确理解的术语,避免使用模糊的、技术性的术语及行话,避免超出调查对象的知识和经验范围,否则将误导对象,产生错误的填答。

(2) 单一性:一个题目当中只调查一个问题,避免出现复合问题。如果一个题目涉及多种问题或多种情形,将使调查失去焦点,调查结果无法得出准确的推论。主要有以下几种情况:①一个题目中包含了多个问题。②一个题目可能涉及了多个主体,例如,"你的父母上过大学吗?"涉及了父亲和母亲两个主体。③强制要求调查对象选答固定数量的选项,即通常要求对象对某个问题选择两到多项最重要的选项。此类题目设计常常违背调查对象的真实感受,不同的对象所感受到的最重要的选项也许是一项,也许是多项,固定数目的选答模式歪曲了对象的真实情况。

(3) 中立性:避免倾向性的提问(隐含或暗示期望的、偏向性的回答),否则将不能客观测量调查对象的行为和态度。例如"现在的课业负担太重,你认为是吗?"可改为"你认为现在的课业负担程度如何?"。

(4) 简单性:避免冗长的项目,过于冗长的问题增加了项目的复杂性,降低了项目的清晰性。尽量用短词(常用词)、短句(结构简单),提高项目的可读性。

(5) 间接性:在涉及隐私或敏感问题时,不宜直接发问,可使用间接提法或用委婉词代替刺激性词汇,也可以假设一种情境,避免给调查对象带来社会或职业压力而感到不满。当遇到敏感问题时,为避免强迫对象做不愿做的回答,还必须提供中立的或中庸的选项。

(6) 排他性:任何一个封闭式问卷题目的选项都应是可以穷尽的和排他的,因此,问卷所提供的选项彼此都应该是边界独立的,是同一个维度或水平上的分类,尽量避免重复交叉的现象出现。如果无法枚举所有可能的选项,则必须增加一个"其他"选项。

4. 项目编写的其他相关问题

(1) 项目冗余:编制量表时,编写一组以不同方式揭示同一现象的项目,以捕获我们所关注的现象。通过多项目以及看似冗余的项目,各项目的共同内容叠加起来,而无关的特有内容却相互抵消,以提高量表的测量效力。内容冗余是提高量表信度和效度的有效策略之一。

冗余的项目尽量在表述、语法结构和措辞上有所区别,是对类似内容的不同表述。如 Zung

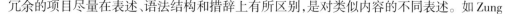

阅读笔记

焦虑自评量表(SAS)中含有 20 个项目,其中"我觉得比平常容易紧张和着急"和"我觉得心平气和,并且容易安静坐着""我无缘无故地感到害怕"和"我觉得一切都很好,也不会发生什么不幸""我容易心里烦乱或觉得惊恐"和"我觉得我可能快要发疯"等都属于项目冗余现象。

(2) 项目数量:由于在量表编制阶段还不知道项目之间相关性的强度,增加项目的数量是保证内部一致性的有效方法。

学者 De Vellis(1991)对于预试问卷项目数提出以下观点:①如果研究者编制或发展一个正式的量表,作为心理测量之用,通常项目池中的项目是量表所需正式项目的 3~4 倍,如一个 10 个项目的量表需要有 40 个项目的项目池。②如果对于某些特别难编写项目的内容域,经专业经验或相关研究显示,没有必要用多的项目满足高内在一致性的需求,初始项目池中的项目数只要比最终量表中的项目数多 50% 即可。

如果项目池较大,研究人员可以依据先验标准剔除一些项目,包括清晰性、关联性、与其他项目的相似性等。

(3) 正向表述的项目和反向表述的项目:在同一量表中,可以有正向表述的项目,也可有负向表述的项目,其目的是为了避免默认或同意性倾向。在调查实践中,如全部是正向表述的项目,会导致无论项目如何,调查对象倾向于同意。

如一个自尊量表完全由正向题组成,默认性倾向会使调查结果的自尊水平倾向性偏高。如果这一量表一半项目正向表述,另一半用负向表述,被试者的反应模式就可以把真正的自尊水平高和默认倾向区别开来。

但在实践中,调查对象会把问题的方向搞混,特别是在问卷很长的情况下更易发生。这样,这个项目与其他项目的相关性会被明显削弱,故用反向题时需反复斟酌。

(4) 撰写项目(问题)时注意避免使用的词汇:①和,使用"和"提示可能把两个问题合在了一起;②或,同理,"或"常与双重问题或两个推理有关;③如果,"如果"常与某些含混的指导语或跳答模式相连,如需要使用跳答,必须保证问题编号清楚;④不,答题方式如果是用"是/否"做答,就不能在问题中使用"不",以免引起答题思维混乱。

(三) 决定项目应答形式

项目(问题)的类型

(1) 行为或事实问题:关注人物的特征、事件或行动,表现于个体之外,可被第三者观察到。行为或事实问题举例(图 2-3-3、图 2-3-4):

(2) 与知识相关的问题:测量的是调查对象对某个感兴趣的主题知识的认知能力。在调查实践中,知识问题常与态度或行为问题结合在一起。健康相关知识的有关问题举例如下(图 2-3-5):

(3) 心理状态或态度问题:心理状态或态度仅存在于个人心中,研究者就算可以直接接触个体,也无法直接感受他人的心理和态度。此类问题不同的问法会产生不同的效果。心理状态和态度是人的主观状态,既可以是一致的,也可以是不一致的,既可以是清楚的,也可以是不

> 1. 如果不考虑所有您在家从事的或在职从事的工作,您是否定期做些什么来保持您的身体健康?
> 　□ 是
> 　□ 否
> 2a. 您偶尔进行慢跑,是吗?
> 　□ 是
> 　□ 否
> 2b. 平均来说,您通常跑多远,几英里或几分之几英里?
> 　＿＿＿＿英里

图 2-3-3　有关体育锻炼的问题

1.去年一年中,您看过几次医生?
____次
2.通常去就医,您会找某位特定的医生或去某个专门的医院吗?
□ 是
□ 否(跳答第7题)
3.您经常找这位医生或到这家医院就诊已经有……?
□ 不超过6个月
□ 6个月到1年
□ 超过1年,但不满3年
□ 3到5年
□ 5年以上
……

图 2-3-4　有关就医行为的问题

1.在您看来，乳腺癌的症状是什么?
□ 肿块
□ 乳房凹陷
□ 乳房疼痛
□ 乳房或者乳头形状或颜色有变化
□ 乳头流血或溢液
□ 其他——
□ 不知道
2.虽然乳腺癌可能发生在不同的年龄，但是您认为过了多大年龄是最可能发生的?
□ （年龄）———
□ 不知道
3.如果乳腺癌发现得早并且治疗及时，您认为有多大可能一个女性能够做大部分她病前能做的事?
□ 非常可能
□ 可能
□ 不太可能
□ 不知道
4.您知道做哪一种检查可以在早期发现乳腺癌
□ 乳房自我检查
□ 由医生做乳房检查
□ X线检查
□ 其他____
5.您认为吸烟是肺癌的一个病因吗?
□ 是的
□ 不是
□ 没有意见
……
6.您认为癌症是可以治愈的吗?
□ 是的
□ 不是
□ 没有意见
7.您认为癌症是有传染性的吗?
□ 是的
□ 不是
□ 没有意见
　　当您读下列陈述句时,请告诉我您对这些陈述句的看法(非常赞同、有些赞同、有些不赞同、非常不赞同)
　A.　一个人只喝葡萄酒或啤酒不可能成为一个嗜酒者
　B.　孕妇使用酒精可能导致婴儿出生时的缺陷
　C.　酗酒是一种疾病
　D.　康复的嗜酒者可以安全地转向有节制的喝酒
　E.　喝酒的人不可能对酗酒免疫
　F.　酗酒可能遗传

图 2-3-5　关于健康知识的问题

阅读笔记

清楚的,但问题的答案没有对错之分。不同的措辞和不同的语境对问题的回答有影响。常用的心理状态与态度量表的具体反应形式:

1) 利克特型量表(Likert scale)形式:此项目形式是最常用的形式之一。被广泛用来制作测量观点、信仰和态度的测量工具。这种项目的题干是陈述句,伴随的备选答案选项是对所陈述内容的赞同或认可程度。如:

锻炼是健康生活方式的一个基本成分
□强烈反对　□中度反对　□有点反对
□有点赞成　□中度赞成　□强烈赞成

在初始项目池编写项目时,研究者应该首先问自己:"不同强度的人可能做出什么样的反应?"一般来说,用利克特型量表时,有积极意义的题干可能会诱发过度赞同。例如,对于"患者的安全保障很重要"这样的题干,很多人可能选择"强烈赞同",但实际上其观点并没有如此极端。

利克特型量表通常是4~6点量表法,其中5点量表法内部一致性最佳。

2) 哥特曼(Guttman)量表:二择一型(赞成和反对、是和否、同意和不同意),有时会增加一项"不知道"选项。如:

上一个好大学对孩子的幸福很重要
□同意　□不同意

3) 语义差异量表:用一系列成对的形容词,分别位于连续线段的两端,线段通常有7或9级的等级划分。作答时,要求调查对象在相应的等级上做标记。如:

1　2　3　4　5　6　7
诚实—————————不诚实
寡言—————————多言

4) 视觉模拟:此类项目的备选项是由一对描述所定义的连续线,两个描述分别为连续线的端点,连续线用一条10cm长的直线表示。做答时,调查对象在这条连续线上做出标记。如:

毫无疼痛感 0——————10 从未感受过的剧痛

(四) 请专家评审项目池中的项目

请专家评审可以使量表内容效度最大化,具体表现在以下几方面:①专家将根据研究者关于所要测量潜变量的操作性定义,评定每个项目与测量的潜变量之间的关联性;②评价项目表述的清晰性、单一性、简单性、中立性等;③指出一些被研究者忽略的测量需关注的现象。

(五) 必要时设计效验性项目

在问卷调查过程中,调查对象对项目的回答或反应,很可能不是出自量表编制者假定的缘由,可能是其他原因影响了他们的反应。其中较常见的一种原因是社会性赞许,如果个体有强烈的动机按照社会所赞许的方式回答某个问题,那么他对这个项目的反应就会出现歪曲的现象。在问卷中加入社会赞许量表,就可以研究个体项目在多大程度上受到了社会赞许性影响。对于与社会赞许量表高度相关的项目,就可以考虑删除,除非有强有力的理论依据需要保留该项目。

Strahan 和 Gerbasi 于 1972 年编制了含有 10 个项目的社会赞许量表,简短而且实用,很容易加入问卷中。再如艾森克人格问卷中,包括一个掩饰子量表用来测量调查对象的掩饰、假托或自身的隐蔽性。

(六) 选择样本并施测

选择样本时不仅要考虑样本的大小,还要考虑样本的构成。预测对象的性质应与将来的正式问卷要测量的对象性质相同。

决定预测样本数的大小时,需考虑问题样本是否适宜进行因子分析。因为因子分析时,较大样本分析呈现的因子组型(factor pattern),比只用较小样本所出现的因子组型要稳定。学者 Tinsley 建议,进行因子分析时,项目数与预试样本数的比例为 1∶5 至 1∶10,但如果调查对象总数在 300 人以上时,这个比例便不那么重要了。

（七）整理问卷及编号,数据录入

问卷回收后,应逐份检查筛选,对于数据不全或不诚实回答的问卷,应考虑将其删除。筛选后的问卷应加以编号,以便将来核对数据之用。之后给予各变量、各项目一个不同代码,并依问卷内容有顺序地输入计算机。

（八）信效度检验

1. 项目分析　依据项目分析的原理,对问卷每个项目逐一进行鉴别力分析,增强问卷对被试心理特质水平的区分、鉴别效力。常用的评价指标是临界比决断值(CR),CR 适用于多级或连续变量,编制的问卷为 5 级计分的资料。

对组成问卷的每一项目进行分析,求出量表每个题目的临界比率值(决断值,CR 值),删除未达显著性检验水平的题目。项目分析的主要操作步骤有:①量表中如包含反向项目,则需要反向计分;②将各受试者对量表中所有填答题项的得分累加,求出各受试者在量表上的总分多少;③根据受试者在量表的总分加以排序,求出高低分组的临界点;④找出高低分组上下 27% 处的分数,即依上述量表累加后各受试者的总得分排序结果,找出前(高分组)27% 的受试者得分及后(低分组)27% 的受试者得分;⑤按临界分数将量表得分分成高、低两组,将属于高分组的受试者赋值为 1,低分组赋值为 2;⑥以独立样本 t 检验比较两组在每个题项上的差异,求出高、低两组受试者在各试题平均数上差异的显著性;⑦删除 t 检验未达到显著水平的题项。

2. 因子分析　项目分析后,通过因子分析检验量表的结构效度。因子分析的基本目的就是用少数几个因子去描述许多指标或因素之间的联系,即将相关比较密切的几个变量归在同一类中,每一类变量成为一个因子(即不可测的潜变量),以较少的几个因子反映原资料的大部分信息。因子分析是一类降维的分析技术,用来考察一组变量之间的协方差或相关系数结构,并用以解释这些变量与为数较少的因子之间的关联。因子分析方法包括探索性因子分析(exploratory factor analysis)和验证性因子分析(confirmatory factor analysis)。探索性因子分析的目的是找出量表潜在的结构,确定因子的维数,使之变为一组较少而彼此相关较大的变量。而验证性因子分析是研究者根据某些理论或者其他的先验知识对因子可能的个数或者因子结构做出假设,利用因子分析来检验这个假设。

（1）探索性因子分析的基本步骤

1）因子分析适合性分析:根据 Kaiser 的观点,项目间是否适合进行因子分析,可以从取样适当性数值(Kaiser-Meyer-Olkin measure of sampling adequacy,KMO)的大小来判别,KMO 值在 0.9 以上,极适合做因子分析;0.8 以上适合进行因子分析;0.7 以上尚可进行因子分析;0.6 以上勉强可进行因子分析;0.5 以上不适合进行因子分析,0.5 以下非常不适合进行因子分析。

2）计算变量间的相关矩阵或协方差矩阵。

3）估计因子载荷量:最常用主成分分析法来估计因子载荷量。主成分分析法是以线性组合将所有变量加以合并,计算所有变量共同解释的变异量,该线性组合称为主要成分,第一线性组合所解释变异量最大,并由此分离出第一个主成分;然后分离此变异量所剩余的变异量,经第二个线性组合式,可以分离出第二个主成分,依此类推,每一成分的解释变量依次递减。

4）转轴方法:通常最初的因子提取后,对因子无法做有效的解释,转轴的目的是使旋转后的因子载荷阵结构简化,更易于合理解释。旋转方法有多种,有正交旋转、斜交旋转等,最常用的是方差最大化正交旋转。

5）确定因子个数与因子命名:探索性因子分析中,常用的确定因子个数的原则有:①根据 Kaiser 的观点,保留特征要值大于 1 的因素;②根据陡坡图(screen plot)因素变异递减情形来决

阅读笔记

定。在陡坡图中,如果因素变异量图形呈现由斜坡转为平坦,平坦以后的因素可以去掉。

确定因子数后,根据各因子中项目的内涵进行因子命名,在实际研究中,量表效度的构建有时需要进行 2~3 次因子分析,因为部分量表在第一次因子分析时,因素层面所包括的题项内容差异太大,纳入同一层面,解释不合理,因而可能需要删除部分项目,由于删除了项目,量表的效度要再重新建构。

(2) 验证性因子分析的基本步骤:①定义因子模型:确定因子数或因子结构;②获得相关系数矩阵;③根据数据拟合模型;④评价模型是否恰当。最常用的模型适应性检验是卡方拟合优度检验。

(3) 探索性因子分析和验证性因子分析的异同:两种因子分析均是以普通因子模型为基础,其基本思想是通过对变量的相关系数矩阵内部结构的研究,找出能控制所有变量的少数几个随机变量去描述多个变量之间的相关系数,通过寻找公共因子以达到降维的目的。而此过程中,是否运用了先验理论或知识,是探索性因子分析和验证性因子分析的根本区别。探索性因子分析是在事先无因子结构假设的情况下,完全依据数据资料,利用统计软件以一定的原则进行因子分析,最后得出因子结构的过程。其主要目的是为了找出影响观测变量的因子个数,以及各个因子和各观测变量之间的相关程度;而验证性因子分析充分利用了先验理论或知识,在已知因子结构的情况下,检验所搜集的数据资料是否按事先预定的结构方式产生作用,其主要目的是决定事先定义的因子模型拟合实际数据的能力。

在研究实践中,探索性因子分析和验证性因子分析是研究过程的两个阶段,往往两者结合使用。一般来说,研究者如缺乏坚实的理论基础,先通过探索性因子分析得出潜变量内部结构的结论,再运用验证性因子分析方法判断由探索性因子分析得出的模型与实际数据的拟合度。

3. 量表各层面和总量表的内在一致性检验 因子分析之后,为进一步了解问卷的可靠性,要做内在一致性检验。在利克特型量表法中常用的内部一致性信度检验方法为 Cronbach'α 系数和折半信度。量表的内在一致性包括总量表以及各分量表的内在一致性测定。

4. 重测信度 间隔一段时间,以同一量表重复对同一组研究对象施测,求两次的积差相关。

综上所述,通过上述量表(问卷)的标准化编制程序,形成具有较高信度、效度的量表或问卷。以下通过举例说明问卷编制的过程。

【例 6】 护生职业自我效能问卷的编制

1. 护生职业自我效能问卷维度的构建 护生职业自我效能问卷维度是在 Taylor 和 Betz 提出的生涯决策自我效能问卷的结构基础上构建的。Taylor 和 Betz 提出生涯决策自我效能包括 5 部分:①了解自己的能力、职业兴趣、与职业有关的需要和价值以及自我概念等自我评价能力;②获得职业信息的能力;③将个人的属性与工作特点进行匹配的目标筛选能力;④做出职业决策后,对决策实施的职业规划能力;⑤解决或应付在职业决策过程中所遇到的问题或障碍的能力等。

根据现有理论依据,并参考择业效能感、职业决策量表的维度设定,拟将护生职业自我效能问卷设 5 个测量维度,分别是个人评价(包括职业认知、职业态度、职业价值、职业信念)、收集职业信息的能力、目标选择能力、职业规划能力和解决问题的能力。

2. 问卷项目池(初稿)的形成 根据问卷的 5 个维度,借鉴公开发表、经过信效度检验、与本研究密切相关的测评工具,包括一般自我效能问卷、护士职业承诺问卷、大学生自我控制问卷、大学生职业价值观量表,酌情抽取其中经信效度检验符合心理学指标的某因子(维度)的题项,纳入护生职业自我效能问卷条目池。并根据职业自我效能的维度内涵以及护生的特点进行项目描述上的修改;再以文献研读为基础,根据我国护生的相关职业心理现状编制 21 个项目。针对条目池中各项目,与研究组成员反复讨论,确定护生职业自我效能问卷一稿,共 51 题。

阅读笔记

3. 专家咨询专家入选标准　具有副教授以上职称,熟悉心理学测评工具的编制。护生职业自我效能问卷一稿,经过符合入选标准的心理学专家和护理学专家各 2 名审阅后,因与因子概念匹配度弱删除 1 个条目,并对初稿中 12 个项目的描述进行了修改,形成问卷第二稿,50 个项目。

4. 探索性因子分析　信度、效度检验

4.1　研究对象

运用整群抽样法调查北京某大学一、二、三年级护理本科生 438 名,有效问卷 400 名,有效率 91.3%。间隔两周,选取两个班级共 102 人进行问卷的重测信度及关联效标的检验。

4.2　工具

对 50 个项目的问卷资料进行第一次探索性因子分析,问卷第二稿因双因子删除 1 个项目,经与课题组成员反复斟酌因子分析后的结果与项目内涵,删除与因子概念不符或难以用专业解释的因子,共删除 17 个项目。根据纬度中项目内涵重新命名纬度,共 8 个纬度,形成问卷第三稿(32 个条目)。再次进行专家咨询,分析现存题目,考虑将收集职业信息的能力与职业规划能力合并,因两者彼此关联,可归为一类,形成 7 个纬度,再删除内涵匹配度弱的 1 个项目,形成问卷第四稿(31 个项目)。再次运用探索性因子分析,删除 1 个与相应因子概念不符的项目;2 个双因子项目;只有 1 个项目的纬度。确定维度名称,形成问卷最终稿,共 27 个项目。

每一题目按很符合(5 分)、较符合(4 分)、介于之间(3 分)、较不符合(2 分)、很不符合(1 分)计分。

4.3　结果

4.3.1　项目分析

分析组成职业自我效能问卷的每个题目,求出每个题目的临界比率值(决断值),均达显著性检验水平。

4.3.2　问卷的效度

4.3.2.1　结构效度

对 400 个样本进行探索性因子分析,Bartlett 球形检验达到显著性检验水平,KMO 值为 0.873,适合做因子分析。

采用主成分分析法,并进行正交旋转,首先根据特征根(≥1)值决定保留的因子数,然后删除在多个因子上载荷 >0.40 和在一个因子上载荷 <0.40 的条目,删除只有 1 个项目的因子,形成护生职业自我效能问卷,将其进行专家咨询,根据专家意见对各因子命名,形成正式"护生职业自我效能问卷"。其包含 6 个因子,分别是职业态度及信念、解决问题的能力、收集职业信息和职业规划能力、职业认知、职业价值、职业选择。主成分分析后因子与最初设计有所区别,个人评价分解成 3 个因子,即职业态度及信念、职业价值、职业认知,收集职业信息和职业规划能力合并为 1 个因子。累计贡献率 51.489%,共 27 项题目。问卷中各变量的因子载荷值和共同度见表 2-3-1,护生职业自我效能各因子碎石图见图 2-3-6。

表 2-3-1　护生职业生涯自我效能问卷中各变量的因子载荷值和共同度

项目	职业态度及信念	解决问题的能力	收集职业信息和职业规划能力	职业认知	职业价值	职业选择	共同度
V_{25}	.830						.758
V_{21}	.786						.652
V_{17}	.786						.647
V_{26}	.780						.634
V_{19}	.702						.538
V_{14}	.624						.475

阅读笔记

续表

项目	职业态度及信念	解决问题的能力	收集职业信息和职业规划能力	职业认知	职业价值	职业选择	共同度
V_7	.607						.450
V_{27}	.595						.509
V_{22}		.764					.605
V_{18}		.755					.609
V_{13}		.694					.536
V_8		.692					.547
V_{12}		.630					.515
V_9		.620					.530
V_{20}			.662				.593
V_{23}			.646				.482
V_{15}			.596				.528
V_5			.564				.514
V_4			.524				.378
V_{11}				.744			.659
V_1				.655			.569
V_2				.614			.501
V_3					.741		.590
V_{10}					.595		.460
V_6					.460		.440
V_{24}						.680	.575
V_{16}						.599	.600
特征根值	6.725	3.197	1.887	1.601	1.412	1.139	
贡献率	21.693	10.313	6.087	5.166	4.555	3.674	

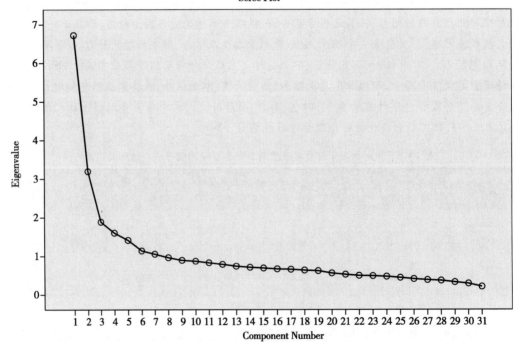

图 2-3-6　护生职业生涯自我效能各因子碎石图

阅读笔记

4.3.2.2 效标效度

本研究选择自我接纳问卷和一般自我效能感量表作为效标,抽取 102 名学生做调查,计算护生职业自我效能问卷与上述 2 个量表得分的相关系数,分别为 0.427、0.433,$P<0.01$。

4.3.2.3 问卷的信度

本研究对 102 名护生间隔两周进行重测,计算重测信度,重测系数为 0.741。问卷的 Cronbach 行重系数和折半信度分别是 0.841 和 0.775。

四、国外量表或问卷的跨文化调适

对于没有适合本国语言和文化的量表的研究者们来说有两个选择:可以设计一个新的量表,或采用跨文化调适的方法改编已验证有效的源量表。由于开发一个新量表的成本高、代价大,对源量表进行跨文化调适以适合当地文化成为很多研究者的首选。在我国护理研究中,很多护理研究人员运用国外研究者编制的测量工具(包括调查问卷、测评量表)。国外测量工具的引入涉及对其进行翻译的问题。翻译是指将一种语言所承载的信息转换成另一种语言所承载的信息。由于不同文化背景的人们对健康、健康保健行为等的认识和理解不同,当量表或问卷中语言表达的内容涉及护理对象和护理人员所处的环境及其主观感受时,就需对原文所表达的内涵、外延及其所处的社会文化场景进行跨文化的翻译。翻译后的量表或问卷既要符合本土文化的特点,又要保持原意,使其保持不同文化背景下概念的一致性,同时要保证翻译后仍具有较好的信度和效度。这个过程实质就是在不同的文化背景下考察新量表与源量表等价性的过程,又被称为量表的跨文化调适(cross-cultural adaption),是指为了使引入的量表适用于目标文化背景,在量表翻译时尽量按照目标语言的习惯用法,对某些条目进行修订,使之适合目标社会文化的特殊性。跨文化调适包括翻译和心理学测试两项内容。当量表翻译完成后,需要对翻译后的量表的信度和效度进行进一步测试。

下面主要介绍量表跨文化调适所应遵循的原则、量表的选择以及量表跨文化调适的方法。

(一)量表跨文化调适所应遵循的原则

量表跨文化翻译不是简单意义上的直译过程,需结合源量表和目标语言国家的语言和文化背景进行调适,其主要目的是使翻译后的量表能在新的文化背景和语言环境下适用,并且最大限度地与源量表保持等价性(又称对等性或等同性,equivalence),即遵循翻译后量表与源量表的等价性原则,从而获得可比较的测定结果。Flaherty 等就等价性的维度进行了系统分析,提出必须建立 5 个维度上的等价性。

1. 内容等价性(content equivalence) 指翻译后的测量条目所表达的内容符合原文所处的社会文化和语言情境,同时也符合目标文化情境。但在量表翻译中,一些条目可能不适用于目标量表所处的文化背景。如来自西方社会的源量表中关于卫生政策、医疗保险等条目,往往不适用于东方文化背景。

2. 语义等价性(semantic equivalence) 指测量条目被翻译后所表达的意思保持不变。为了保证翻译后量表与源量表的语义等价性,要求翻译者对源量表和目标量表所处的文化背景和语言系统均较熟悉。

3. 技术等价性(technical equivalence) 指使用源量表和目标量表收集资料的方法在两种文化情境下的一致性。如源量表使用的是书面自填式方式收集资料,目标量表也要使用此种方法,避免由于收集资料的方法不同而导致结果的偏差。

4. 标准等价性(criterion equivalence) 指源量表和目标量表对结果解释标准的一致性,即两种文化背景下对测量要点的解释相同。

5. 概念等价性(conceptual equivalence) 指在两种文化背景下欲测量的变量依据的理论及相关概念的一致性。如"seeing your family as much as you would like",句中"family"在不同文

阅读笔记

化背景有不同的概念,有核心家庭和大家庭。那么在翻译此条目时就需根据源量表所处文化环境下的概念调整确切的用词。

除上述等价性维度外,有学者还强调习语等价性(idiomatic equivalence)和经验等价性(experiential equivalence)。习语等价性即常用口语或习惯用语的一致性。经验等价性即源语言及目标语言测量条目反映了同样的日常生活点,目的是使翻译后的测量工具更适合目标语言所反映的文化情境。如有些条目在源量表所处文化背景下被经历过,而在目标文化背景下从未被经历过,那么这个项目必须用一个类似的且在目标文化背景下被经历过的条目代替。

此外,Flaherty同时强调能够在两种文化背景下建立起完全等价的测量工具在现实中是不存在的,某个量表总是在某个等价性维度上侧重某种文化。

（二）量表的选择

研究者在选择国外量表进行翻译时,要遵循一定的原则,选择合适的量表。选择的原则有:①充分了解量表所依据的理论和相关概念,了解其功能。欲翻译的量表其所依据的概念在我国文化背景下同样存在,符合研究者研究的理论框架。②了解该量表的主要功能和用途,选择符合测量目的的量表。③详细了解源语言量表常模的研究人群,选择量表时要注意其常模的适用人群,如年龄、性别、区域、受教育程度、职业等。目标量表欲测量的目标人群须符合常模样本的特征。④源语言量表在其文化背景及研究人群中有良好的信效度。

以护理行为六维度量表(the six dimension scale of nursing performance)为例,该量表是由美国护理学博士Schirian编制,具有可靠的理论基础,从领导能力到个人发展等六方面评价护士能力,涵盖了临床护士的不同表现;该量表适用于护士、护生的自评,也用于他评;该量表编制过程科学,进行了严格的信度、效度检验,故该量表被我国和多个其他文化背景的护理研究人员通过跨文化调适引入目标语言国家。

（三）量表跨文化调适的常用方法

1. 单向翻译(one-way translation)　源语言量表由精通双语(量表的源语言和目标语言)的专家独立地翻译为目标语言。此种方法简单、经济,要求翻译者精通双语,并且最好对两个文化背景有较深入的了解。单向翻译仅靠翻译者的翻译技巧和对量表所涉及领域的了解程度,不能保证翻译后量表的信度和效度,无法确保量表源语言和目标语言的等价性。故此种翻译方法较少被使用。

2. 前译法(forward translation)　是指由一组翻译者一起合作将源语言量表翻译成目标量表,然后再由另外多个翻译专家组成专家小组,评价两个版本量表的等价性。此时,为了符合目标语言文化背景,翻译者可修改源语言量表中的部分用词,用目标语言的某些词语代替。但是对于那些有版权的、已经使用多年的、不能随意修改源量表语言的研究工具,这种翻译方法不适用。前译法的优点是节省时间和成本,缺点是专家小组由于其自身文化背景接近,又可能由于同伴效应而不便对他人的翻译做出过多的评论,不能确保量表源语言和目标语言的等价性。故越来越少的研究者使用前译法。

3. 回译法(back translation)　又称双译法(double translation)。回译法是由Brislin于1970年最早提出并使用,是由一名双语翻译者将源语言量表翻译成目标语言量表。然后,请另一位没有接触过源量表的双语翻译专家将翻译后的目标语言量表回译为使用源语言的量表,再比较源语言量表与回译后量表的等价性。如果回译后的量表与源语言量表在某些字或词有差异,则需要对有歧义的字或词进行再次的翻译和回译。第二轮的翻译和回译对专家的要求一致。这种翻译和回译的过程一直持续下去,直到回译后的量表与源语言量表之间没有差异。但很多研究者对Brislin的翻译模式提出质疑,认为在翻译和回译过程中均只由一位双语翻译进行,很可能由于两位翻译者在语言使用上的共性而使源语言量表和目标量表在表面上达到等价性,但却不是量表在翻译过程中所真正要求的等价性。为此,Jones等对Brislin的翻译模式进

阅读笔记

行了修订。修订后的模式特别强调,要由两位或多位具有不同背景的双语专家独立但同时进行翻译和回译,即将源语言量表翻译成目标语言量表,然后再独立回译为源语言量表。每一次的翻译和回译结束后,由研究者和双语专家对所翻译的版本进行讨论,最后形成一个达成共识的版本。

(四) 量表跨文化调适的基本步骤

量表跨文化调适涉及源语言量表和目标量表的含义和口语翻译的正确性,而不仅是字面上的翻译。翻译的目标是源语言量表和目标量表达到等价。为了使一份量表能在其他国家的文化、语言背景下使用,对量表的翻译、改编和验证过程需仔细计划,采用被广泛应用、严谨的和被认证过的调适方法。关于量表的跨文化调适的程序,在此根据美国矫形外科医师学会循证医学委员会(American Academy of Orthopaedic Surgeons Evidence Based Medicine Committee,AAOS)推荐的指南进行介绍(图 2-3-7)。

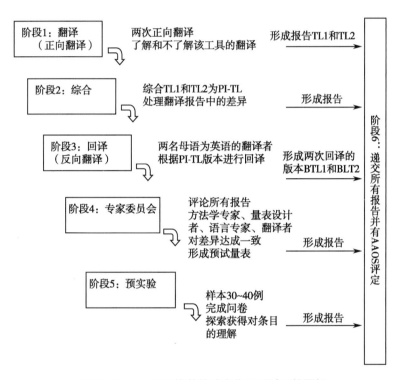

图 2-3-7　AAOS 推荐的跨文化调适过程的图解

1. 正向翻译(单向翻译)　即将源语言量表翻译为目标量表。源语言量表至少被两名母语是目标语言的翻译者独立翻译为目标语言,得到两个翻译版本(forward-translated versions of the instrument,即 translated version 1 和 translated version 2,简称 TL1 和 TL2)。这两名翻译者必须有不同的经历和文化背景。一位必须非常了解健康方面的专业术语,其翻译旨在从临床的角度和量表测量学角度提供一个更可靠的等价。另一位翻译者被称为单纯的翻译者,或"无知"翻译者("naive"translator),最好没有医学和临床背景,也不懂测量学知识,但对目标量表常被使用的口语词语、俚语、习惯性表述、情感用语等非常熟悉,主要是从非专业角度进行翻译,反映了普通人群使用的语言。单纯翻译者比第一位翻译者更可能察觉源语言量表中某些词句的不同含义,其翻译不会受到学术目的的影响并能够提供大众语言,并且能够指出源语言量表中那些模棱两可的意思。每个翻译者需要写一份关于完成翻译过程的书面报告,对其中有争议或不确定的词句要做特别评论。通过这种方式能产生两个翻译版本,这样就可比较两个版本之间的差异,可以反映出那些在源量表中含糊不清的措辞,或者记录下翻译中的不一致之处,

阅读笔记

以供翻译者们讨论解决这一问题。对翻译欠佳的词语应进行讨论,并在两次翻译中选取最佳的翻译结果。

2. 对上述两个翻译版本对比(TL1 和 TL2),得到综合版本 Ⅰ 由第三位会双语并且具有双文化背景的翻译者将两个翻译版本 TL1、TL2 和源语言量表版本进行对比,比较其量表说明、条目和回答形式中存在差异和模棱两可的单词、句子。并组织所有翻译者和研究团队的研究人员共同参与讨论,对存在的问题进行讨论,对该量表的翻译版本达成一致意见,并形成初期翻译版本(preliminary initial translated version of the instrument in the TL, PI-TL),即综合版本 Ⅰ(synthesis Ⅰ)。整合的过程要形成文字报告,在报告中详细完整地记录下这些整合步骤,包括每一个被提出的问题及如何解决这些问题。

3. 对初期翻译版本(PI-TL)回译　回译是一个检查效度的过程,以确保翻译后的量表能准确表达源量表的条目内容,它通常能放大翻译过程中一些模糊含混的词义。但是回译量表和源量表的一致性并不一定就表明正向翻译的 PI-TL 版本是完全正确的,因为有可能发生反向翻译错误但与源量表一致的情况。回译只是检查效度的一种方法而已,其优点在于突出了翻译上的总体不一致或概念上的错误。回译是由两名独立的双语翻译者将初期翻译版本(PI-TL)翻译成源语言量表,这两名翻译者的母语应该是源量表语言,而且他们在对源量表完全不了解的情况下进行翻译。第一位翻译者必须对医学专业术语和量表测量学知识很了解,但并不知道其在进行量表的回译过程。第二位翻译者对源量表语言常用的口语、俚语、隐喻、习惯性表达、情感用语非常熟悉,但对医学术语和量表测量学知识不了解,也不知道其在进行量表的回译过程。回译是检查量表效度的一种方法,其特点是可以了解翻译上总体不一致或概念上的错误。通过这个过程得到两份源语言量表的回译版本(B-TL1 和 B-TL2)。

4. 组织专家委员会,比较两份回译版本(B-TL1 和 B-TL2),得到综合版本 Ⅱ,完成源语言量表与目标量表的等价性考察。组建专家委员会是量表翻译过程的核心步骤,对量表的跨文化等价性是至关重要,专家委员会中应包括方法学专家、卫生保健专家、语言学专家和所有翻译者(包括前译、回译和翻译合成者)。以炎症性肠病生活质量量表的专家委员会为例,其组成包括心理测量学专家、社会学家、公共卫生专家、消化科专家、医学英语专家和研究者。在这个阶段,专家委员会应保持与源量表设计者的密切联系,以便得到设计者对相关问题的解答。

专家委员会的主要任务是整合所有翻译版本和量表的组成部分,包括源量表、指导语、记分文件和 TL1、TL2、PI-TL、BTL1 和 BTL2 版本,对回译版本(B-TL1 和 B-TL2)和源语言量表版本中的量表说明、条目和回答方式进行比较,比较句子的格式、措辞和语法结构,分析意思的相似性以及它们的相关性。在两份回译版本量表之间以及每份回译版本与源量表版本之间存在的任何由于文化含义、口语或俗语导致的模糊和存在差异的词、句子结构、条目和回答方式都会通过专家委员会讨论并达成一致意见,以得到终稿前的量表版本(pre-final version of the instrument in the TL, P-FTL),即综合回译版本 Ⅱ(synthesis Ⅱ)。全体委员要对所有的翻译版本进行评论,并对每一处差异最终达成一致,且对每个决策的合理性都要有相应的文字报告。

Guillemin 提出,在保持源量表与目标语言量表跨文化等价性方面,委员会必须依据以下四方面进行决策:①语意等价(semantic equivalence):翻译前后的词汇表达的是同一件事情吗?量表的条目是否具有多重含义? 翻译中存在语法困难吗? ②习语等价(idiomatic equivalence):口语和习语都存在翻译困难,因此委员会必须设计目标语言量表的等价表达。③经验等价(experiential equivalence):一些反映日常生活行为能力的条目内容在不同国家和文化背景下通常有很大的区别。如量表中反映某种行为的条目即使在目标语言文化下是可翻译的,但目标语言文化背景下的人们完全有可能没有经历过这样的行为。为了解决这样的问题,委员会需要鉴别在目标语言文化下与源量表有相似行为及目的的条目,并替代源量表的条目。比如:在目标语言文化中"筷子"是常用工具,那么"do you have difficulty eating with a fork?"就需要用

阅读笔记

"筷子"进行替代。④概念等价(conceptual equivalence):不同文化之间同一词汇通常有不同的概念。比如"seeing your family as much as you would like",这句话是指核心家庭还是扩展家庭?

通过以上四个步骤,翻译版本 P-FTL 将初步建立概念、语义和内容上的等价。委员会的作用是完成综合版本 Ⅱ 与源语言量表的等价性考察,评价、检查和巩固已经存在概念、语义和内容上等价的回译版本中的量表说明、条目和回答方式,并得到终稿前的量表版本(P-FTL)。

5. 将终稿前的量表版本(P-FTL)在目标语言背景下的样本人群中进行预实验 终稿前的量表版本(P-FTL)将在母语是目标语言的参与者中进行试验性的测试,以便评价量表的说明、条目和回答方式。这些参与者应该来自该量表将要适用的目标人群。例如关于 2 型糖尿病患者自我护理情况的调查问卷,预实验选择的样本应是患有 2 型糖尿病的个体。

预实验样本量应在 10~40 人,如炎症性肠病生活质量量表的预实验,炎症性肠病在国内属于罕见病,流行病学资料较少,无法了解具体地区的流行程度,因此预实验样本数可适当少一些,但要求覆盖所要调查的慢性病不同临床分期的患者。每位参与者都会被询问到他们对量表说明、条目和回答方式的理解,并用"清楚"和"不清楚"二分量表进行分级。对于量表说明、回答方式或某些条目定级为不清楚的部分,要求参与者给出修改建议。有 20% 以上的参与者认为某项不清楚时,必须对其进行再评估。故要求样本人群中的意见一致性至少达到 80% 以上。这一步骤对量表翻译版本在概念、语义和内容上等价提供了更进一步的支持,也促使 P-FTL 版本在量表说明、条目和回答方式上更易被目标人群所理解。经过预实验后将翻译版本定为暂定版本。

需要强调的是,虽然这个阶段对个体理解量表内容提供了有价值的信息,但并不能解决量表的整体效度、信度,而要保证量表的整体效度、信度,需要更大范围的人群调查,进行统计分析后才能对量表是否适用目标语言人群得出结论。

6. 将预实验确定的暂定版本在目标人群中进行全面的心理学测试 在此阶段,研究者会采用多种心理学测量方法测定量表的信度、效度。经常被研究者使用的有以下测量指标或统计方法:①内部一致性信度(或灵敏度和特异性);②稳定性(重测信度);③等价性;④问卷因子结构(探索性因子分析、验证性因子分析)等。

(郝玉芳)

第三节 生物医学测量法

生物医学测量以人体及其他生物体为对象,利用生物医学测量工具和方法,研究各种生命现象、状态、性质和成分,了解生物体的结构、功能和疾病状态,揭示生命奥秘,促进生命科学的发展与进步,提高生命质量。

一、客观指标的选择与设定

(一)客观指标测量法的分类

1. 按测量对象分类 分为离体测量和在体测量。

(1)离体(in vitro)测量:是指对离体的血、尿、活体组织或病理标本等生物样本所进行的测量。其特点是在测量过程中要保持生物样本的活性,即保持生物样本在体内时的活性特征。为使离体测量的结果最大限度地反映样本在体内时的状况,还应尽可能地使离体样本处在接近体内环境的条件下进行测量。为减少对生物体的损伤,离体测量的样本应尽量微量化。离体测量主要用于病理检查和生化分析中,其测量条件比较稳定和易于控制,但一般不适于生物体各种活动功能的测量和连续性动态观察。

(2)在体(in vivo)测量:是指在生物体活体上对组织结构和功能状态所进行的测量。在体测量的特点是在测量过程中保持被测生物体的自然状态,能反映生物体各种被测参数,特别是

阅读笔记

能反映生物信息随时间和空间的动态变化,因而广泛用于生理检查、病人监护以及在治疗、康复、护理中的实时监控。在体测量中,需避免测量系统与生物体相耦合时对被测生理状态的扰动,以防被测信号失真;需注意防止和抑制体内噪声和外界环境干扰对测量的影响,以确保测量的稳定性和可靠性;需特别注意测量的安全性,以防止对生物体造成不应有的损伤。

2. 按测量条件分类　分为无创伤测量和有创伤测量。

(1) 无创伤测量:又称为非侵入式测量,其测量系统的探测部分不侵入生物体组织,不造成机体的创伤,因而容易为受试者接受,便于广泛应用,是生物医学测量技术的发展方向。当前,无创测量技术在临床生理检查和病人监护中已广泛采用,如体表生物电测量、常规生理参数(血压、体温、脉搏等)的测量和大量迅速发展中的医学影像技术(X 线、CT、MRI、B 型超声成像等)。无创测量适合于长时间连续测量和多次重复测量,由于测量系统不破坏皮肤,不侵入机体,因而安全性好。但是,无创测量多数为间接测量,体内信息需经体表传递到测量系统,被测信息在体内传输过程中容易产生失真,故测量的准确性和稳定性相对较低,并且需对信息的传输过程和测量方法的机制进行深入研究和实验评价。

(2) 有创伤测量:又称侵入式测量,其测量系统的探测部分需侵入生物体内,会造成机体不同程度的创伤。这种方法由于对生物体有伤害,应尽量慎用,一般用于手术中或手术后的危重病人监测,也常用于动物监测。但对于难以从体表有效传递的生物信息,如心内或大血管内的血压和血流波形等,采用心导管手术等有创伤方法进行测量是目前最合理可行的方法。有创测量一般是直接测量,被测信息不需要经过体内和皮肤的复杂传输途径,因而信息的失真小,测量方法的机制明确,测量结果准确度和可靠性高。有创伤测量往往操作复杂,对安全性要求较高。

(3) 微创测量:为了发挥无创测量和有创测量两种方法的长处,而克服其短处,目前已越来越重视微创测量方法的研究和利用,较具代表性的是植入式测量和进入体腔的内镜检查技术。

1)植入式测量:是将测量系统的部分或全部经手术埋植于机体内,具有有创伤测量方法的优点,多用于长期连续测量生物体的功能状态和控制心脏起搏器等人工器官装置及某些自动输药系统。由于实际测量过程中手术创面已经痊愈,因此对测量无明显影响,对生物体的创伤较轻微,故安全性和可接受性均好于有创测量。植入式测量中,对植入材料的电学性能和生物相容性要求严格。

2)内镜检查:内镜检查技术已在临床检查中大量应用,如胃镜、直肠镜、膀胱镜等,它们基本不损伤皮肤,不侵入机体的组织,只会引起轻微的组织擦伤和不适。由于直接观测体腔内的形态,或经体腔而接近被测信息,减少了信息在生物体内传输和经皮肤传输的限制,因此信息失真小,信号强,测量准确。

3. 按测量结果表达形式分类　分为一维信息测量和多维信息测量。根据生物体内信息的特点和不同的观测目的,可将生物体内的信息分为一维、二维和多维,其测量方法可分为一维信息测量、二维信息测量和多维信息测量。

(1) 一维信息测量:泛指反映生物体功能活动的各种变量和成分。一维信息测量中,一般是对被测信息在一定空间内取样(包括离体取样和在体取样),然后予以定量测定,并常常测量或显示被测参量随时间变化的过程。一般的生理测量和生化分析多为一维信息测量,其特点是测量精度高,动态和实时特性好,测量设备较简单,测量速度快;但这种测量受取样方式的制约,或者只反映生物体内特定部位的信息而不能反映信息的空间分布的差异,或者是反映较大取样空间中的平均信息而非精细部位的信息状态。

(2) 二维信息和多维信息测量:二维和多维信息往往指生物体结构和功能的二维与三维空间分布的信息。测量中,一般是对被测信息在一定空间的多个位置同时多点采样,或利用探测装置在一定空间范围内顺序扫描,依次获得多个空间位置上的同一信息,然后将信息的空间分布用二维或多维显示方法予以记录。二维或多维信息的测量多采用成像技术,如 X 线摄像、超

阅读笔记

声成像、核素成像、磁共振成像、热成像、生物电阻抗成像以及显微镜和内镜成像等。也有采用多道测量并经数据处理后以图形反映生理信息的空间分布的方法,如心电体表等电位分布(又称心电体表电位地形图,ECG mapping),它不属于成像技术,但属于二维测量。二维和多维信息测量的特点是能反映生物信息的空间分布,特别是便于反映生物体的结构形态(如细胞形态、肿瘤和病理变化等)及功能活动的空间过程(如心脏和大血管中的血流状态),因而在医学诊断中有极高的价值,在临床中应用非常广泛。二维和多维信息测量的局限性在于,受成像速度制约而动态测量性能较差,定量精度较低,一般设备较复杂,测量速度较慢。但随着成像技术的不断进步,多维信息测量的速度、动态性和定量性在不断提高,因而会不断扩展其应用范围,显示出极好的发展前景。

（二）常用客观指标测量

1. 形态学指标　人体形态学指标的检测,主要是研究人体器官、组织的形态、结构、位置、毗邻关系及其发生、发展的规律。由于研究方法和目的不同,人体形态学可分为解剖学、组织学和影像解剖学等学科。解剖学主要是用肉眼观察以描述人体的形态结构,又称巨视解剖学。组织学是主要以显微镜为观察手段研究人体器官、组织的微细构造的科学,又可称为微视解剖学。影像解剖学是医学影像学的基础,通过各种成像技术使人体内部结构和器官形成各种影像,从而了解人体解剖与生理功能状况及病理变化,属于活体器官的视诊范围。本节中主要介绍组织学和影像解剖学测量方法。

Box 2-3-2

护理干预对大鼠双下肢深Ⅱ度烧伤创面愈合的影响

生物医学测量的指标可有:

1. 组织切片 HE 染色,光学显微镜观察组织炎症反应情况、组织修复情况、创面愈合情况等。

2. 免疫组织化学法(蛋白水平)或原位杂交法(基因水平),特异性检测组织表皮生长因子(epidermal growth factor,EGF)、成纤维细胞生长因子(fibroblast growth factor,FGF)、Ⅱ型胶原蛋白(Type Ⅱ collagen)等的表达情况。

3. 创面渗液涂片,光学显微镜观察炎性渗出情况或细菌感染情况。

4. 米尺测量创面大小,监测愈合进程。

（1）组织学常用方法

1）常用光镜标本制备技术:①涂片、铺片、磨片标本的制备:涂片法是一种常用的方法,如血液、粪便、白带等可直接涂于载玻片上制成涂片标本,干燥后进行固定、染色及封固。铺片法用于疏松结缔组织、神经等柔软组织或肠系膜等薄层组织,可将其铺于载玻片上,撕开、展平制成铺片标本,待干燥后进行固定染色。磨片法是用于坚硬组织的标本制作,如骨和牙齿等坚硬组织除用酸(如稀硝酸)脱钙后按常规制成切片标本外,也可直接将其磨成薄的磨片标本进行观察。②切片标本的制备:观察机体各部的微细结构时,首先要制成薄片,就是切片法,其中以石蜡切片(paraffin section)最为常用。最常用的染色法是苏木素(hematoxylin)和伊红(eosin)染色,简称 HE 染色。

2）特殊显微镜技术:①相差显微镜(phase contrast microscope):用于观察生活细胞或未经染色细胞的形态结构。生活细胞无色透明,细胞内各种结构间的反差很小,在一般光学显微镜下难以看到细胞的轮廓及内部结构,必须使用相差显微镜。若观察生长在培养瓶中的生活细胞,则需应用倒置相差显微镜(inverted phase contrast microscope)。它与相差显微镜基本相同,特点是物镜安装在载物台的下方,光源及长焦距聚光器安装在载物台的上方;可以对体外培养细胞进行长时间观察、拍照、摄影及录像等,以记录生活细胞的行为。②荧光显微镜(fluorescence microscope):用于观察细胞及组织内荧光物质的分布。它是装有能产生紫外线(短波长)的光源及系列滤片装置的显微镜。由于紫外线的照射,标本中的荧光物质吸收光能后,呈现出不同颜色的荧光,这是自发荧光,如维生素A呈绿色荧光、心肌细胞内脂褐素呈棕黄色至金黄色荧光。但是,细胞内的某些成分只有与荧光素结合后,在紫外线的激发下,才可呈现一定颜色的荧光,如应用吖啶橙(荧光素)处理细胞后,细胞核内的DNA呈绿至黄绿色荧光,细胞质及核仁内的RNA呈橘黄至橘红色荧光。利用荧光染色法及荧光显微镜可以观察组织、细胞的结构及细胞内某些成分含量的变化,并探讨细胞的功能状态。可用荧光素标记免疫球蛋白,进行免疫荧光细胞化学研究。③共焦激光扫描显微镜(confocal laser scanning microscope,CLSM):是20世纪90年代初研制成功的一种高光敏度、高分辨率的新型仪器。它的主要特点是:以激光作为光源;采用共焦成像系统和电子系统;扫描、显示及记录系统。激光具有发散角小、方向性好的优点,光束通过聚焦后落在样品(如细胞等)的不同深度上;在不同方向、不同深度的平面上进行聚焦扫描,从而得到一系列不同层次的清晰图像,平面间隔最小为600~800nm;利用微机图像合成系统可重建细胞的三维图像,可对细胞进行体视学的定量分析研究;CLSM可以更精确地检测、识别组织或细胞内的微细结构及其变化。由此,CLSM又有细胞CT之称。

3) 组织化学(histochemistry)和细胞化学(cytochemistry)技术:组织化学和细胞化学技术的基本原理是在组织切片上或被检材料上加一定试剂,使它与组织或细胞中待检物质发生化学反应,成为有色沉淀物,用光镜观察;若为重金属沉淀可以用电镜观察,称电镜组织化学(electron microscope histochemistry)。这种方法可用于检测细胞内的酶类、糖类、脂类、核酸与某些金属元素等。如进一步应用显微分光光度计等测定标本中沉淀物的强度,则能较精确地进行定量研究。

4) 免疫细胞化学(immunocytochemistry)技术:是将免疫学基本原理与细胞化学技术相结合所建立起来的新技术,根据抗原与抗体特异性结合的特点,检测细胞内某种多肽、蛋白质及膜表面抗原和受体等大分子物质的存在与分布。肽类与蛋白质种类繁多,均具有抗原性,当将人或动物的某种肽或蛋白质作为抗原注入另一种动物体内,则产生与该抗原相应的特异性抗体(免疫球蛋白);将抗体从血清中提出后,与某种标记物结合,即成为标记抗体。用标记抗体与组织切片标本孵育,抗体则与细胞中相应抗原发生特异性结合,结合部位被标记物显示,则可在显微镜下观察到该肽或蛋白质的分布。用荧光素(常用异硫氰酸)标记抗体,并在荧光显微镜下进行观察的技术,称为免疫荧光术。如抗体与辣根过氧化物酶(horseradish peroxidase,HRP)等结合,进行酶显示后可在光镜或电镜下观察,用于电镜者则称为免疫电镜术(immunoelectron microscopy)。此外,以铁蛋白标记抗体,称铁蛋白标记法,也能用于电镜下观察。

近年来,免疫组织细胞化学技术有了很大进展,各种新方法相继建立。单克隆抗体(monoclonal antibody)制备技术极大地提高了抗体的特异与免疫组织化学染色的精确性。继PAP法之后,由于生物素-亲和素等试剂的应用,为检测微量抗原、受体、抗体提供了更精确的技术。目前常用的生物素-亲和素方法有:标记亲和素-生物素法(labeled avidin-biotin method,LAB法)、桥联亲和素-生物素法(bridged avidin-biotin method,BAB法)及亲和素-生物素-过氧化物酶复合物法(avidin-biotin-peroxidase complex method,ABC法)。现市场上有配制成的ABC药盒供应,使用简便,是目前广泛应用的一种方法。

5) 组织培养术(tissue culture):又称体外试验(in vitro)。在无菌条件下,将从机体取得的组织块或细胞置于体外,模拟体内的各种条件下进行培养。培养条件包括适宜的营养液、O_2、CO_2、pH、渗透压与温度等,还有防止微生物污染。可在倒置相差显微镜下直接观察生活细胞的运动、增殖、分化、吞噬等动态变化,并可用显微摄像、显微摄影或显微录像等真实地记录下生活细胞连续变化的过程。

（2）影像解剖学研究方法：影像学检查是一种特殊的检查方法，它是借助不同的成像手段使人体内部器官和结构显出影像，从而了解人体解剖与生理功能状况以及病理变化，以达到诊断和研究的目的。它是一种特殊的"视诊"，可以"看到"人体内部的解剖结构，如脑、脊髓、心脏、肺、胃肠道等，以及部分生理功能，是观察活体器官和组织的形态及功能最好的方法，具有特殊的研究和诊断效果。

1）计算机体层成像（computed tomography, CT）是 1969 年由 Hounsheld 设计成功，1972 年公之于世的。CT 不同于 X 线成像，它是 X 线束对人体进行层面扫描，取得信息，经计算机处理而获得的重建图像。所显示的是断面解剖图像，其密度、分辨率明显优于 X 线图像。

CT 成像的适用范围以呼吸系统疾病为首选；腹部、盆腔实质脏器疾病常需要增强扫描；神经系统急性疾病；管腔系统疾病；外伤等。CT 成像检查的优点与缺点为：①优点：快速、确切，无禁忌证；②缺点：具有放射性，常需要造影剂增强检查。

2）磁共振成像（magnetic resonance imaging, MRI）：磁共振成像原理是将不显磁性的人体放在强大的磁场中，使人体内杂乱无章的原子具有一定的方向，利用射频线圈附加一个磁信号后改变原子的磁方向，再撤销，在其恢复原来状态的过程中发出电信号，利用计算机将射频线圈接收到的信号重建成图像。

磁共振的适用范围为非急症的神经系统检查首选；肝脏疾病检查；盆腔疾病的检查；胆道、胰管、泌尿道检查；血管疾病的检查等。磁共振影像的优点与缺点：①优点：良好地显示组织的解剖结构；无需造影剂即可显示血管管腔结构；可进行肿瘤的良、恶性鉴别；可以反映器官功能、代谢。②缺点：成像时间长于 CT；受干扰因素多；空间分辨率差。

2. 生理学指标　生理科学是研究生物体（人体和动物）功能活动规律的科学，生理科学实验则是以大量的实验尤其是动物实验为基础，研究正常的、疾病状态下的以及用药后或护理干预后的生物体功能活动变化及其规律。通过各种不同的生物功能检测仪（表 2-3-2），检测各种生理指标，记录和研究生物体功能。

表 2-3-2　常见生理检测与记录仪器

仪器种类	主要临床应用领域
心电图仪	内科、外科、儿科、妇产科、手术室、急救部、康复部、家庭保健
脑电图仪	内科、外科、儿科、神经科、耳鼻咽喉科、急救部、康复部
肌电图仪	内科、外科、儿科、神经科、急救部、康复部
眼电图仪	内科、神经科、耳鼻咽喉科、眼科
视网膜电图仪	眼科
电子血压计	内科、外科、儿科、妇产科、手术室、急救部、康复部、家庭保健
脉搏测量仪	内科、外科、儿科、妇产科、神经科、康复部、家庭保健
心音测量仪	内科、外科、儿科、妇产科
血流测量仪	内科、外科、儿科、手术室
心输出量测量仪	内科、外科、儿科、手术室、康复部
呼吸功能测量仪	内科、外科、儿科、手术室、妇产科、耳鼻咽喉科
电子体温计	内科、外科、儿科、妇产科、手术室、急救部、康复部、家庭保健
眼压计	眼科
听力计	耳鼻咽喉科、儿科、神经科
颌力计	口腔科
多道生理记录仪	内科、外科、儿科、妇产科、神经科、手术室、康复部

阅读笔记

（1）电生理指标：在生物医学领域，通常将生物机体在进行生理活动时所显示出的电现象称为生物电现象（bioelectric phenomenon），研究生物电现象的生理学称为电生理学（electrophysiology）。生物电现象在生物界普遍存在，其中以伴随神经、肌肉（包括骨骼肌、平滑肌和心肌）和感觉器官活动的电变化最引人注目，并成为现代电生理学的主要研究内容。

人体不同部位的生物电测量与记录，能反映相应部位的兴奋性变化，是临床研究和诊断的重要依据。例如，心电变化的测量与记录是现代医学诊断心脏疾病的主要手段；脑电的测量与记录是探测脑部肿瘤和癫痫发作的重要依据；肌电的测量与记录有助于研究和诊断肌肉萎缩与肌肉神经支配疾病等。

（2）普通生理指标：主要是指伴随生命活动的一些机械信号，如血压、胸膜腔内压、颅内压、中心静脉压等压力信号，肌肉张力、肠管张力、血管张力、呼吸运动张力等张力信号，尿流量、血流量等流量信号，体温、皮肤干湿度等。这些信号均可通过相应的换能器转换成电信号来进行检测和处理，从而观察相应的生理指标。

Box 2-3-3

加温输液对骨科手术患者中心体温和寒战的影响研究

　　将 59 例骨科手术患者分为干预组和对照组。干预组应用便携式输液加温器对液体进行加温输液，对照组常温输液，监测患者麻醉前和麻醉后 30 分钟、60 分钟、90 分钟的肛温及术中、术毕时的寒战发生情况，询问患者术毕时自觉发冷情况。结果，随着手术的进行，两组患者肛温均呈下降趋势（$P<0.05$），但组间比较差异无统计学意义（$P>0.05$）；加温输液组患者寒战发生率和自觉发冷率低于对照组（$P<0.05$）。结论：加温输液可以有效降低骨科手术患者术中寒战发生率，提高患者的舒适度。

3. 生物化学指标　　生物化学参数测量所涉及的内容很广，各种有关生物机体的化学结构和物质代谢的测量都属于生化参数测量。它对于了解生命过程的特征、生物机体的生理病理变化机制和各种疾病的诊断等都有重要意义。现主要介绍常见的几种测量技术。

Box 2-3-4

活血降脂食疗方对 95 例颈动脉粥样硬化病人的干预研究

　　［目的］系统观察活血降脂食疗方对颈动脉粥样硬化病人斑块稳定性的干预效果。

　　［方法］以 2009 年 9 月—2011 年 12 月参加河南理工大学健康体检的教职工为样本人群，在符合纳入标准的 647 例病人中采用随机数字表抽取 100 例病人，按照随机排列表分为干预组和对照组。对照组给予西医常规抗凝降脂药物治疗，干预组在药物治疗的基础上加用活血降脂食疗方。干预 1 年后，采用高分辨率彩超仪观测比较两组病人颈动脉内膜中层厚度（CIMT）、斑块积分、易损斑块数量及血流动力学指标，同时检测血生化指标。

　　［结果］两组间终点水平比较：干预组斑块积分减少，颈总动脉峰值血流速度加快，高密度脂蛋白胆固醇（HDL-C）升高，低密度脂蛋白胆固醇（LDL-C）降低，差异有统计学意义（$P<0.05$）。

　　［结论］活血降脂食疗方联合洛伐他汀和拜阿司匹林能有效降低血脂，减缓和修复动脉内皮损伤，稳定和缩小斑块，减慢动脉粥样硬化进展。

阅读笔记

（1）质谱技术：质谱分析法是 2002 年诺贝尔化学奖表彰的两项成果之一。最初的质谱仪主要用来测定元素或同位素的原子量，随着离子光学理论的发展，质谱仪不断改进，其应用范围也在不断扩大，到 20 世纪 50 年代后期已广泛应用于无机化合物和有机化合物的测定。现今，质谱分析的足迹已遍布各个学科的技术领域，质谱技术在生命科学领域的应用，更为质谱的发展注入了新的活力，形成了独特的生物质谱技术。

电喷雾质谱技术（electrospray ionization mass spectrometry，ESI-MS）和基质辅助激光解吸质谱技术（matrix assisted laser desorption/ionization，MALDI）是诞生于 20 世纪 80 年代末期的两项电离技术。这两项技术的出现使传统的主要用于小分子物质研究的质谱技术发生了革命性的变化。它们具有高灵敏度和高质量检测范围，在皮摩尔（pmol）数量级水平或更少的样品检测中，当分辨率为 1000 时可达到 0.005% 的精度；降低分辨率，对于肽在四极质谱上的检测限可到 30fmol，从而使质谱技术真正走入了生命科学研究领域，并得到迅速的发展。

（2）电泳技术：从 1809 年俄国物理学家 Peйtce 首次发现电泳现象、1909 年 Michaelis 首次将胶体离子在电场中的移动称为电泳以来，电泳技术得到了长足的发展，特别是 20 世纪 80 年代发展起来的新的毛细管电泳技术，90 年代初期发展起来的芯片毛细管电泳技术，使其在小分子分析、药物筛选、DNA 分析和基因检测、氨基酸、肽和蛋白质分析以及细胞分析等诸多方面，提供了一种重要的分析工具。

（3）电化学分析法（electrochemical methods）：电化学分析法的基本原理是基于溶液的电化学性质、测定化学电池的电位、电流或电量变化进行分析的方法。

电化学分析法有多种，如测定原电池电动势以求物质含量的分析方法称为电位法（potential method）或电位分析法；通过对电阻的测定以求物质含量的分析法称为电导法；而借助某些物理量的突变作为滴定分析终点的指示，则称为电容量分析法。

离子选择电极分析法（ion selective electrode，ISE）是电位分析法中发展最为迅速、最活跃的分支。对某些离子测定的灵敏度可达 10^{-6} 数量级。离子选择电极最常用的包括玻璃膜电极、气敏电极和酶电极。现已有 H^+、Na^+、K^+、Li^+、Ag^+、Ca^{2+}、Mg^{2+} 等玻璃电极，其他的还有测定二氧化碳、氨、氯、二氧化硫、二氧化氮、氟化氢等的气敏电极，测定尿素、尿酸、肌酐、维生素C、乙醇、乳酸、蛋白质等的酶电极。ISE 具有选择性好、灵敏度高、线性范围宽、抗干扰能力强、设备简单、分析速度快、易于自动化、标本用量少等优点，在临床上应用广泛，但电极和运行费用均较高。有的电极采用免换膜技术或新的电极体材料技术等，使电极更加坚固、耐用。目前电解质分析仪与血气分析及其他急诊项目如葡萄糖、钙离子等组合在一起，构成了一个高效的小型急诊实验室。干片电极的出现使得测量更加便捷，具有仪器设备简单、易于微型化、选择性高、分析速度快、灵敏度高等优点，使用的场所从事故现场、家庭延伸到了病房、门诊、急诊、监护室、手术室，甚至海关、社区保健站、私人诊所等，已广泛应用于生物、医药、环境、材料、化工等领域。

二、测量的精密度与准确度

（一）精密度

精密度（precision）是指在一定测量条件下，对某一变量的多次测量中各观测值间的离散程度。常用标准偏差（standard deviation，SD 或 S）、相对标准偏差（relative standard deviation，RSD）表示。精密度反映仪表随机性误差的大小和测量的重复性好坏，精密度值愈小，精密度愈高。生物医学测量中，往往要对同一生物量在不同时间或不同部位重复多次测量以供比较，或者要观察某一生物量的长时间变化，加上生物医学测量的结果常常作为疾病诊断、治疗和保健的依据，关系到人体的健康和安全，所以，生物医学测量对仪器精密度的要求较高，亦即对重复性的要求较高。

阅读笔记

（二）准确度

准确度（accuracy）用仪器的实际测量结果值同真值（理想值）间的最大偏差与仪器满量程之比来表示，即

$$Ea=\frac{\Delta A_{max}}{H}\times100\%$$

式中 Ea 为仪器的测量准确度；ΔA_{max} 为实测值与真值间的最大偏差；H 为仪器的满量程。

准确度表示仪器实际测量结果与真实的被测量的接近程度，E 愈小，则准确度愈高。在生物医学测量中，被测信息具有多变性，各种被测生物量的正常值范围一般较大，故对仪器的准确度要求以适应被测量的特点和诊断的要求为据，一般不是很高。

（三）灵敏度

灵敏度（sensitivity，S）是指仪器在稳态下输出量变化与输入量变化之比，可表示为

$$S=\frac{\Delta A_0}{\Delta A_1}$$

式中，S 为灵敏度，ΔA_0 和 ΔA_1 分别为输出量变化和输入量变化。对于线性仪器仪表（linear instrument），灵敏度为常数，并可用满量程的输出量与相应输入量之比计算。灵敏度是将仪器的输出量校正为输入量的依据，也是仪器测量微弱信号能力的反映。由于多数生物医学信号较微弱，故一般生物医学测量仪器的灵敏度较高。但是，在实际测量中，应根据被测信号的幅度范围和仪器抗噪声与干扰的能力，综合考虑并选择适宜的仪器灵敏度。仪器灵敏度愈高，愈有利于小信号的测量，但对于干扰信号也愈敏感，仪器的稳定性愈差。

（四）特异性

特异性（specificity）是指某生物存在其他生物所不具备的某些特征的现象，其含义是成对或成组对象相互之间的必然对应选择关系。例如一把钥匙一把锁，钥匙存在特异的对应锁。

在生物界存在着许多相对性的关系，如酶 - 底物、抗原 - 抗体、配基 - 受体之间的相互辨别和选择性结合反应，从立体结构角度上说就是相应的反应物之间构象的对应性。酶的特异性是指一种酶能在两种或多种不同底物之间做出辨别，并与其中构象最合适的一种底物结合，催化该底物进行化学反应，表现出酶对其底物具有严格的选择性。这种现象可用诱导契合学说来解释，即酶与底物接近时诱导酶蛋白变构，在此基础上酶与底物互补契合进行反应。通过 X 射线衍射分析证明，酶与底物结合时有显著的构象变化。

（李　巍）

第四节　二手资料收集法

随着计算机、网络技术的不断发展和普及，电子化的共享存储数据对次级用户开放，促进了二手资料分析的发展。这种分析方法可达到其他研究目的，可解决原始分析没有考虑到的问题，或改变第一次分析得出的结论。

一、二手资料的概念

二手资料（secondary data）是相对于原始资料（primary data，又称为一手资料）而言的，是指并非出于本研究目的而收集的资料。二手资料在该研究之前就已经存在，是研究者本人、他人或组织为其他目的收集的资料。

在公共卫生和护理领域，一手数据资料和二手数据资料之间的区别取决于收集数据者或研究团队和分析数据者之间的关系。如果这个被讨论的数据是由研究者（或研究者作为其中成员的研究团队）为了研究中的特定目的而收集的，那么这个数据就是一手数据资料。例如

阅读笔记

一个研究小组开展一个研究项目,为了解决研究项目的具体问题进行科研设计,并进行数据收集,然后将收集来的数据进行统计分析,撰文并发表。在这个例子中,研究者包括数据分析人员有一定的参与,熟悉研究设计和数据收集的过程,而且收集数据的目的是为了解决研究中所存在的问题,故属于一手资料。如果数据是由别人因为其他目的而收集的,那么这个数据就是二手数据资料。例如研究人员提出问题,而这个问题需要通过分析健康行为危险因素监控系统的数据来解决。在美国,这个数据库由疾病预防和控制中心、国家卫生部门合作完成收集过程,每年收集一次。这个例子中,数据分析人员既没有参与研究设计、也没有参与数据收集过程,而且数据每年收集的目的也不是为了回答研究者提出的特定研究问题,故属于二手资料。同一数据库,既可以作为一手数据也可以作为二手数据,一手资料和二手资料的选择不是非此即彼。对公共卫生和护理领域的绝大多数研究者而言,在其职业生涯中两种数据类型都将被运用到,而且很多研究项目同时包含这两种数据类型。

利用互联网搜集二手资料也成为一种新趋势,互联网成为获得二手资料的主要工具。伴随大数据时代的来临,我国医疗卫生信息资源日益达到共享,大量数据逐渐公开化,为二手资料的研究提供了契机。如中国健康与养老追踪调查(China Health and Retirement Longitudinal Study,CHARLS)旨在收集代表中国 45 岁及以同上中老年家庭和个人的高质量数据。CHARLSL 全国基线调查于 2011 年开展,覆盖 150 个县级单位,450 个村级单位,约 1 万户家庭中 1.7 万人。这些样本每两年追踪一次,数据对学术界公开(http://charls.ccer.edu.cn/zh-CN)。

二、二手资料的来源与优缺点

(一) 二手资料的来源

二手资料的来源主要分为内部来源和外部来源:内部来源是组织的内部资料,包括患者病历、质量改进数据、医院各类报表以及各种行政管理记录,也包括日记、录像资料、访谈资料等;外部来源包括政府机构、国际组织、行业协会、专门调研机构、大众传媒等公布的数据资料,如人口普查、居民健康调查所获得的所有数据。

二手资料可以无偿地被公众得到,或是被某些商业组织的会员得到,或是通过期刊订阅的方式得到,也可通过向收集并组织资料的机构购买。

(二) 二手资料的优缺点

1. 二手资料的优点　①二手资料最突出的优点是节约成本和时间。因为二手资料是其他人收集的数据,研究者不必将资源用于这个研究阶段。即使二手资料需要购买,但其成本往往低于用于收集并整理类似数据库所需要的工资酬金、交通等费用。此外,因为数据已经收集,通常以电子格式存储,研究者可将多数时间用于分析数据。由于二手资料的这一优点,对于善于利用现有数据资料的研究者,或对于经费困难者等,二手资料的分析是一种理想的方法。②二手资料可用资源广泛。政府机构每年有很多大规模的调查,还有很多行政管理记录。对于关注群体健康的研究者来说,政府收集的数据意义更加重大。③二手资料往往由权威机构或专家发布,信息较可靠,适合较大的研究项目。

2. 二手资料的缺点　①二手资料分析者的目的与一手资料初始目的的不一致,这是由二手资料的固有性质决定的,由于数据的收集是其他目的,不是专门回答目前研究者所要研究的问题,在样本人群、抽样方法、指标测量方法、录入形式均依赖原始研究的设计。二手资料研究者所需要的信息资料可能没有收集,或是没有收集到所需的地理区域,或是没有所需年份的资料,或不是研究者所需的特定人群。另一种可能是数据可能已被收集到,但对于二手资料的研究者来说,无法得到。如被调查者的家庭住址及电话等,由于保密原则不能向二手资料研究者开放。此外,变量的定义和分类可能与目前研究者所选的分类方法或定义不同。例如一组数据可能按照年龄段分类,而不是连续变量;种族可能只被定义为白种人及其他,与研究者的期

阅读笔记

望及研究目的的不同。②二手资料研究者难以判断资料质量,由于二手资料数据分析者没有参与策划和执行数据收集的过程,无法控制资料收集的所有环节,其不知道数据收集是如何完成的,故很难判断数据质量如何,也就不清楚低回答率或者对于特殊调查问题的误解导致的偏倚对数据造成多大影响。③存在时间滞后性,从一手资料的收集到最终公开需要经过数据审核、录入、处理等过程,周期长,故二手资料研究数据资料存在时间滞后问题。

三、二手资料的收集与分析

使用二手资料进行研究有两种方法:①从一个研究问题开始,然后寻找能够将这个问题进行分析解决的数据库,这是最典型的做法。首先一个研究问题被确定,考虑相关潜在的数据库,接着根据可获得的数据将问题提炼细化,然后考虑其他的数据资源,将问题再一次细化,按照这个过程循环往复。②从选择可用的次级数据库开始,然后提出一个可以用选择的数据库来分析解决的问题。第一种方法是做研究的标准程序,第二种方法对于学生身份的人群(如硕士、博士)较为适用。

(一) 从研究问题开始的二手资料分析方法

从问题出发的二手资料研究,可按以下步骤进行:

1. 提出研究问题,建立理论框架或概念框架　首先要明确想要研究的问题和研究目的,然后寻找现有的理论和研究对相关问题的解释,在理论和文献研究的基础上,形成本研究的理论或概念框架。

2. 明确研究对象　详细说明本研究的研究对象,如感兴趣的是儿童、成人,或者是整个人群;想要以一个国家范围为样本来分析还是限制到一个较小的范围。

3. 明确研究变量　在数据库中,往往包含了大量的变量,研究者需要结合本研究的理论或概念框架,确定研究的自变量、因变量以及研究中的其他变量(如外变量),避免盲目纳入非本研究需要的变量。

4. 确定数据类型　确定了研究变量之后,需要详细说明对研究最有帮助的数据类型。例如,明确是一个国家调查,还是医院索赔记录的调查或者访谈记录,能够更好地解决研究问题。

5. 寻找、选择数据库　通过检索 Medline 数据库等或者通过网站来搜索,去了解其他研究者已经使用过的数据库或者寻求其他研究人员的建议等途径,获得数据库相关信息,列出一个与研究问题相关的数据库列表,然后检查它们是否符合研究的其他要求(年龄范围、收集的年份等)。二手资料研究者可通过阅读数据库附带的编码手册、说明书、报告等,全面了解数据库相关信息,如目的、内容、样本来源、收集时间等。此时研究者可依据所获得的数据库来调整研究问题或者数据要求。

6. 评价数据库　一旦选择了数据库,就要检查想要使用变量中的问题,阅读找到的所有关于数据收集、数据整理等过程的信息,去评价数据的质量是否符合研究要求。例如,如认为受访者的种族、年龄、性别、收入和教育水平的信息对研究很重要,那么必须确定在选择的数据库中一定要包含这些数据信息,而且记录方式满足研究者分析需求。如果想比较西班牙裔黑种人和非西班牙裔黑种人经历的差异,是否是西班牙裔这个变量就要在数据库中的种族信息中有单独记录。

7. 二手数据的收集、整理二手资料大多来源于大规模调查的数据库,涉及面较广,信息量较大,研究者可根据研究需求,选择数据库中的资料,可对其中数据进行合并、转化,对数据值进行逻辑检错,查找异常值,结合专业知识进行判断。还需对缺失值进行处理,可将有缺失值的样本直接删除,或利用插补法对缺失值进行替代。

8. 数据分析与撰写报告　二手资料的统计分析方法、结果、讨论等部分的描述与原始研究类似。区别之处是二手资料分析报告或论文,需对原始资料的特征、资料的信效度、存在的

阅读笔记

问题进行说明。

　　（二）从数据库开始的二手资料分析方法

　　如果采取的方法是先选择数据库，然后提出能用这个数据库解决的研究问题，那整个过程是类似的，但是步骤的顺序不同。找到了拟采用的数据库，首先要查看这个数据库中包含的变量，然后考虑如何将它们结合创造出一个有趣的问题。这是一个思想萌芽发生的过程，它反映了研究者的个人爱好或者工作中出现的问题。例如，研究者对残疾如何影响人的身体活动量感兴趣，就需要将这个问题变成可操作性的，以便于用可获得的数据库中的变量来检验。该研究就需确定如何定义残疾、如何定义身体活动。这时候，应该在 Medline 数据库上检索相关文章去看看别人是怎么解决相关的问题以及他们是否用过将要选择的数据库去解决问题。这一步将使研究者避免做重复的工作，而且将研究置于大的研究背景之下。或者，研究者可以仅仅查看数据库中的数据，看看有哪些可吸收之处。例如，如果研究者打算采用 2005 年的行为危险因素监测系统（Behavioral Risk Factor Surveillance System，BRFSS）数据，研究者可能注意到有 11 个国家包含体重控制的问题。然后可以登录网站（http://www.cdc.gov/brfss）查看并确定这些数据是可以获得的，使研究者可以制定一个能通过 BRFSS2005 数据库回答的体重控制的研究问题。

（郝玉芳）

【小结】

　　本章内容涉及收集资料的方法。在第一节中介绍了常用的收集资料方法，包括观察法、自我报告法和生物医学测量法。第二节详细描述了量表（问卷）法，主要介绍量表或问卷的心理测量学指标、自设问卷的编制、量表或问卷的标准化编制过程以及国外量表或问卷的跨文化调适。在第三节中介绍了生物医学测量法，包括客观指标的选择与设定以及测量的精密度与准确度。第四节主要描述了二手资料收集法，主要涉及二手资料的概念、来源与特点以及收集和分析的方法。

【思考题】

　　1. 在选题为"照射加肤阴洁外敷治疗压疮的效果观察"中，可选择哪些检测指标？

　　2. 收集资料常用的方法有哪些？

　　3. 量表常用的心理学测量指标有哪些？

　　4. 量表的标准化编制程序为何？

　　5. 量表跨文化调试的基本步骤为何？

　　6. 生物医学客观指标测量分哪几类？

　　7. 二手资料的来源、优缺点是什么？

【参考文献】

1. 郝玉芳,刘玲,刘晓虹. 护生生涯自我效能问卷编制［J］. 护理研究,2010,124(1):273-274.

2. 福勒. 调查问卷的设计与评估［M］. 蒋逸民,田洪波,陆利军,等译. 重庆:重庆大学出版社,2010.

3. 刘国云,杨辉. 护理行为六维度量表的跨文化调试［J］. 中国医学创新,2011,8(9):71-73.

4. 刘志超,张小娟. 基于互联网的二手资料收集方法研究［J］. 科技管理研究,2011,3:187-190.

5. 德维利斯. 量表编制［M］. 魏勇刚,席仲恩,龙长权,译. 重庆:重庆大学出版社,2010.

6. 奚兴,郭桂芳. 如何利用二手资料进行护理研究［J］. 中国护理管理,2014,14(3):334-336.

7. 夏萍,李宁秀,吕玉波,等. 生命质量量表跨文化调适方法概述［J］. 中国心理卫生杂志,2007,21(4):230-231.

阅读笔记

8. 臧渝梨,刘文,娄凤兰.护理测量工具翻译技术方法介绍[J].中华护理教育,2009,6(6):275-277.

9. 诺曼·布拉德伯恩,希摩·萨德曼,布莱恩·万辛克.问卷设计手册[M].第2版.赵锋,译.重庆:重庆大学出版社,2011.

10. 庄俊华,冯桂湘,黄宪章.临床生化检验技术[M].北京:人民卫生出版社,2009.

11. 钟柏昌,黄峰.问卷设计的基本原则与问题分析[J],学位与研究生教育,2012,3:67-72.

12. Aponte J. Key elements of large survey data sets [J].Nursing Economics,2010,28(1):27-36.

13. Beaton DE,Bombardier C,Guillemin F,et al. Guidelines for the Process of Cross-Cultural Adaptation of Self-Report Measures [J]. Spine,2000,25(24):3186-3191.

14. Boslaugh S. Secondary Data Sources for Public Health:A Practical Guide [M]. Cambridge:Cambridge University Press,2007.

15. Rabianski JS. Primary and secondary data:Concepts,concerns,errors,and issues [J]. The Appraisal Journal,2003,1:43-45.

第四章 统计学分析

导入案例

社区护理人员进行老年人幸福指数指标体系的研究,通过前期收集资料,研究者拥有了研究对象的身心健康、人际关系、家庭状况、社会环境状况、物质条件等方面的原始数据资料。仅从这些原始数据中,研究者不能回答老年人幸福指数的指标体系如何构成。那么,如何描述这些数据,如何评价和分析这些数据,如何从这些具体数据中得到一般规律,在本案例中,身心健康、人际关系、家庭状况、社会环境、物质条件等因素是否能够全面解释老年人的幸福指数,各因素解释的程度如何? 要回答以上问题,表达和解释研究结果,需运用统计学分析的方法。

第一节 概 述

随着护理科研的发展,统计学已广泛地应用在护理科研中。在文献回顾与科研设计、实验或观察实施、数据收集、资料整理与分析、结果分析与解释、科研报告或论文撰写等环节无不涉及统计问题。统计学分析为护理学的科学研究提供了手段与方法,是护理学研究不可分割的部分。

一、统计分析的概述

(一)统计分析的概念

统计分析(statistics analysis)又称分析资料,包括有关统计指标的选择与计算,统计图表的绘制,有关统计方法的选用与 SAS、SPSS、Stata 等统计软件的应用等,是指在相关科学理论的指导下,利用统计调查并整理所掌握的大量资料,运用统计的方法,对研究对象的规模、速度、范围、程度等数量关系进行分析研究。统计分析的目的是在表达数据特征的基础上,阐明和揭示事物间的相互关系、变化规律和发展趋势,借以达到对事物的正确解释和预测,用于指导理论和实践。

统计分析包括统计描述(statistical description)和统计推断(statistical inference)两大类。

阅读笔记

统计描述是指用统计指标、统计表、统计图等方法,对资料的数量特征及其分布规律进行测定和描述,不涉及由样本推论总体问题。统计推断指如何在一定的可信程度下由样本信息推断总体特征,包括如何由样本统计指标(统计量)来推断总体相应指标(参数),称为参数估计(estimation of parameter);如何由样本差异来推断总体之间是否可能存在差异,称为假设检验(hypothesis test)或显著性检验(significance test)。

(二) 变量和变量的测量

变量(variable)是根据研究目的,对研究对象的某个或某些特征(亦称研究指标或项目)实施观测,这些特征即为变量。如"身高""体重""性别""血型""疗效"等。变量的观察值(即变量值)构成数据或资料(data)。

按变量的值是定量的还是定性的,可将变量分为以下类型,变量的类型不同,其分布规律亦不同,对它们采用的统计分析方法也不同。在处理资料之前,首先要分清变量类型。

1. 数值变量(numerical variable)　其变量值是定量的,表现为数值大小,可经测量取得数值,多有度量衡单位,如身高(cm)、体重(kg)、血压(mmHg)、脉搏(次/分)和白细胞计数(×10⁹/L)等。这种由数值变量的测量值构成的资料称为数值变量资料,亦称为定量资料(quantitative data)。大多数的数值变量为连续型变量,如身高、体重、血压等;而有的数值变量的测定值只能是正整数,如脉搏、白细胞计数等,在医学统计学中把它们也视为连续型变量。

2. 分类变量(categorical variable)　其变量值是定性的,表现为互不相容的类别或属性。分类变量可分为无序变量和有序变量两类。

(1) 无序分类变量(unordered categorical variable):是指所分类别或属性之间无程度和顺序的差别。它又可分为:①二项分类,如性别(男、女)、药物反应(阴性和阳性)等;②多项分类,如血型(O、A、B、AB)、职业(工、农、商、学、兵)等。对于无序分类变量的分析,应先按类别分组,清点各组的观察单位数,编制分类变量的频数表,所得资料为无序分类资料,亦称计数资料。

(2) 有序分类变量(ordinal categorical variable):各类别之间有程度的差别。如尿糖化验结果按 −、±、+、++、+++ 分类;疗效按治愈、显效、好转、无效分类。对于有序分类变量,应先按等级顺序分组,清点各组的观察单位个数,编制有序变量(各等级)的频数表,所得资料称为等级资料。

变量类型不是一成不变的,根据研究目的的需要,各类变量之间可以进行转化。例如血红蛋白量(g/L)原属数值变量,若按血红蛋白正常与偏低分为两类时,可按二项分类资料分析;若按重度贫血、中度贫血、轻度贫血、正常、血红蛋白增高分为 5 个等级时,可按等级资料分析。有时亦可将分类资料数量化,如可将患者的恶心反应以 0、1、2、3 表示,则可按数值变量资料(定量资料)分析。

Box 2-4-1

统计学在医学研究领域的应用开端

18 世纪中叶始,英国医生 Lind 使用设立对照组的统计学思想进行临床试验研究。此后 200 余年,统计学在医学研究中日渐广泛而深入。英国统计学家 Fisher 在 20 世纪 20 年代创立的实验设计与相应统计方法在医学研究中的成功使用,标志着医学统计学发展日趋成熟。计算机的使用更加促进了现代医学统计学的广泛应用。我国医学统计学始于 20 世纪初,发展于 20 世纪中叶。李光荫、许世瑾、薛仲、郭祖超等教授是我国医学统计学的奠基人。程金莲等对 5 种护理期刊论文中统计学应用情况的调查分析显示,从 2003 年至 2006 年,5 种护理期刊论文中有 46.53% 的论文应用了统计学分析,其中 38.88% 的论文为统计学推断,与 1994 年至 1999 年的统计结果(22.82%)相比有明显增加,差异有统计学意义。

阅读笔记

二、数据的整理与缺失值的处理

(一) 数据的整理

1. 数据的审核 护理科研过程中,通过调查或试验取得原始资料(raw data)后,首先要对取得的全部数据进行检查与核对,审核所收集的每份调查资料的准确性和完整性后,才能进行数据的整理。原始数据的审核应从数据本身是否有错误、取样是否有差错和不合理数据的订正三方面进行。主要核对原始数据的测量和记载有无差错,检查原始资料有无遗漏、重复、不合理的归并和特大、特小异常值的出现。对个别缺失的数据,可以进行缺失数据估计,对重复、错误和异常值应予以删除或订正,但不能随意改动,必要时要进行复查或重新试验。数据的检查和核对是科研取得准确结果的基础,只有经过审核的数据资料,保证数据资料的完整、真实和可靠,才能通过统计分析,来真实反映调查或试验的客观情况。

护理学研究中,对数据的核查方法主要有以下几种:

(1) 专业检查:从专业的角度发现和纠正错误。如在调查表中体现出女性患者患了前列腺癌、5岁儿童有大学文化程度等明显错误的情况。因为这些情况可以肯定是不可能的,所以这些数据应该作废。

(2) 统计检查:许多数据都有统计学规律,例如数据结尾,如果要求身高数据精确到毫米单位,那么从0~9都有等同的机会出现在身高数值的毫米位置上,不应该都是0和5结尾的,如进行1000名10岁儿童的身高测量时,有大多数数值均是以0和5结尾,那么至少可以说这组数据的测量和记录都比较粗糙。

(3) 人工检查和计算机检查:传统的方法是对调查和试验数据逐份做检查,这样做工作量很大,如果要检查的数量很多,难免查得不够仔细。对每一份资料做人工检查的优点是可以运用人的专业知识和各方面知识对资料作全面检查。随着护理学科研的日趋复杂,计算机在数据处理中的应用日益增加。将原始数据录入计算机后,可通过计算机对全部数据进行检查。可依一个变量的数值分布特点来检错,即可找出超出规定变量上、下界的数据。例如"性别"这个变量,只能有1(代表男性)、2(代表女性)、9(代表未填)三个数字来表示,如果出现了数字4,必然有错误。另外,也可通过两变量间的关系来进行检错,即检查数据内违背一致性的记录和变量值。例如性别为男,却有分娩记录,说明有错误出现。有时为了避免错误数据在录入过程中产生差错,常常采用双机输入法,然后用计算机对两个相同数据集的各条记录或每个变量值逐条进行对比,以减少录入误差。

2. 设计分组 经检查与核对无误的数据资料,应根据所要研究的问题,按某些本质特征重新排列,确定分组。其目的是使资料进一步系统化,将同质者集合在一起,不同质者分开,把组内的共性、组间的差异性或相似性显示出来,从而认识它们之间的矛盾,表明事物的本质与规律。一般样本量在30以下的小样本数据不必分组,可直接进行统计分析。如果样本量超过30,就需将数据分组,经过分组,使原始数据更为清晰、条理化,以便进行下一步的统计分析。

(1) 合理分组的要素:分组在统计方法中占有重要地位,只有在同质的基础上进行分组,才能得到正确的结论。合理分组的要素包括:

1) 研究目的:例如研究目的是比较男女之间某项指标有无差异,应按性别进行分组整理;若研究目的是探讨不同年龄间某指标有无差异,则应按年龄分组进行整理。

2) 资料性质:通常计量资料按量的大小进行分组,计数资料按事物属性进行分组,等级资料按等级级别分组。

3) 样本含量大小:大样本的类别划分宜细,小样本的类别划分宜粗。

4) 统计分析方法:例如研究空巢老人抑郁状况与年龄间的关系,若其统计方法拟采用相关分析,则年龄和抑郁状况可按实测值进行整理;若拟采用列联表检验,抑郁状况可按"不抑郁""抑郁"分成两类进行统计。

(2) 分组方法:按标志的不同表现形式进行分组,可分为类型分组和数量分组。类型分组即将同质的研究对象按其性质、特征或类别进行归类分组,如按性别、职业、民族、婚姻状况、病情的轻重、疾病类别、病因等分组。数量分组是按被研究对象的数量大小来分组,从量的变化分析事物的差别和规律。如按观察对象的年龄大小、工作年限长短、血压高低等分组。分组的粗细和组数的多少以能说明资料的规律性为准。为便于资料间的互相比较,还必须注意习惯分组方法,如成人的年龄分组习惯为每 5 岁或 10 岁为一组。

按分组标志的个数分组,可分为简单分组和复合分组。简单分组是指按一个标志分组,如为了检验某种健康教育方法的效果,可以按照接受健康教育患者的年龄、性别、文化程度等单一标志进行分组。简单分组的优点是简单明了、便于分析理解,不足的是仅能从某一方面说明一定的问题。复合分组则是采用两个或两个以上标志结合起来分组,其优点是能够从多方面综合说明问题,可以反映事物间的依存关系。但是过多的标志结合,可使组数成倍增加而各组中的观察单位相应减少,反而不易揭示事物的本质特征。

(3) 分组的程序:分组的一般程序为:

1) 选择分组标志。

2) 选择分组方法。

3) 确定组数:组数亦称组段数,符号为 k。组数的多少取决于研究的目的、资料性质和观察单位的多少。对于数量分组,通常以 7~15 个组段为宜,组数过少时易掩盖组内不同观察单位的本质差异,并使计算结果的误差增大;组数过多时则各组的观察单位数相对变少,不易看清研究现象的变化规律,并增加计算负担。适宜的组数标准可参见表 2-4-1。

表 2-4-1   适宜组数的参考标准

数据个数	组段数	数据个数	组段数
30~59	5~8	100~199	9~12
60~99	7~10	≥200	11~16

4) 划分组距:组距(class interval)即各组的上限与下限之差,符号为 i。各组的起点数值称为下限(lower limit),符号为 L,各组的终点数值称为上限(upper limit),符号为 U。根据资料的分布类型,组距分为相等与不等两种:相等组距适用于观测值呈正态分布或近似正态分布的资料,如年龄、脉搏、血压的分组;不等组距适用于观测值呈偏态分布的资料,例如按病程或疗程分组时,由于个别病人的病程或疗程较长,用等距分组会出现某些组段数值为零的情况,此时按不等组距分组,可有效避免数值为零的组段与相邻组段失去内在联系而得出错误的结论。采用相等组距分组时,其组距大小可按下式进行确定:

$$i=R/k-1$$

其中,i 为组距;k 为组段数;R 为全距(range),是最大值(X_{max})与最小值(X_{min})之差,公式为:

$$R=X_{max}-X_{min}$$

5) 确定组限:组限(class limit)是上、下限的统称。当组数和组距确定后,应取整数值或方便数表明各组的界限,以利于分组,规范的表示方法是采用半开半闭区间(右开左闭区间)的形式,各组段只写明下限值,而不标出上限值,如 0~、15~、30~……

3. 拟定整理表   整理表是用于原始资料归组的表格,也是提供分析资料的过渡性表格,它是按一定分组要求设计的,可表达资料的分配情况和内部结构,是初步显示各项目间联系的一种统计表。整理表设计好后,应将大量的原始数据以对号入座的形式分配到各组中去,分散的资料就集中起来了,此过程称为资料的归纳汇总,它是对数据资料进行简化的一个过程。资料归纳汇总的方法可分为手工归纳和机械归纳两种。常用的手工归纳方法有画记法和分卡法

阅读笔记

等,机械归纳是利用电子计算机和其他专门的打孔、分类、制表等现代电子数据处理设备进行整理汇总。

(1) 画记法:用画"正"字或"+++"将原始资料逐个记入整理表中汇总归组。

(2) 分卡法:将原始记录表或记录卡直接归入各组,经过核对,然后清点每组记录表或卡片的张数,就是该组的观察单位数。如果调查表中调查项目较多时,可先将原始资料按分析项目转抄到"记录卡片"上,然后再用分卡法汇总。此法多用于资料数量较多的归纳汇总。

(3) 电子计算机汇总法:当调查对象或调查项目较多时,分析计算复杂时,手工归纳汇总较难以进行,此时可应用电子计算机来进行归纳汇总。其一般过程是:先将原始资料编码输入计算机,并运用计算机中有关统计软件的若干功能进行资料数据的逻辑检查和计算检查,审核原始资料。然后根据所研究对象的内在特点和统计分析的需要,把相应的分组标志和分组界限输入计算机,计算机即可依靠其识别和计算功能把所有具有相同标识的研究对象归在一起并计数(即归纳汇总),还可绘制出相应的统计整理表和统计图。

在资料归纳汇总后,需对结果进行检查,各行合计之和、各列合计之和都应等于总的合计值,各分析列表间的有关数据应相吻合。

(二) 缺失值的处理

1. **缺失值的概念** 缺失值(missing data)是指粗糙数据中由于缺少信息而造成的数据聚类、分组、删失或截断。它指的是现有数据集中某个或某些属性的值是不完全的。数据挖掘所面对的数据不是特地为某个挖掘目的收集的,所以可能与分析相关的属性并未收集(或某段时间以后才开始收集),这类属性的缺失不能用缺失值的处理方法进行处理,因为它们未提供任何不完全数据的信息,它和缺失某些属性的值有着本质的区别。

2. **导致缺失值的原因** 缺失值产生的原因多种多样,主要分为机械原因和人为原因。机械原因是由于机械原因导致的数据收集或保存的失败造成的数据缺失,比如数据存储的失败,从多个数据源中合并数据,存储器损坏,机械故障导致某段时间数据未能收集(对于定时数据采集而言)。人为原因是由于人的主观失误、历史局限或有意隐瞒造成的数据缺失,比如在某些研究生活满意度的调查中,16% 的被访人没有回答收入情况;在青年人驾车安全行为的调查研究中,诸如是否使用安全带和酒精浓度等关键问题在很多个案中都没有记录,以及数据录入人员失误漏录数据等。

3. **数据缺失的类型** 对缺失数据进行处理时,必须了解缺失数据的丢失机制或类型,这是决定所选择的缺失数据处理方法是否合适的一个关键因素;此外还有变量的分布和范围也是决定所选的缺失值处理方法是否合适的另一个关键因素。数据缺失一般分以下 3 类:

(1) 完全随机缺失(missing completely at random,MCAR):表示缺失和变量的取值无关。例如,假设研究年龄和收入之间关系。如果缺失和年龄或收入数值无关,则缺失值方式为完全随机缺失。

(2) 随机缺失(missing at random,MAR):是指一个变量的值缺失的概率只与数据集中被观察到的值有关,与未观察到的值无关。例如,有一个含有三个变量(X_1、X_2、X_3)的数据集,X_1 和 X_2 无缺失值,X_3 有缺失值。随机缺失是指 X_3 变量值缺失的概率也许跟观察对象 X_1 和 X_2 的值有关,但跟观察对象 X_3 的值无关。也就是说,数据的缺失只与有完全记录的变量有关,这种数据缺失的机制为随机缺失。

上述两种数据缺失的机制合称为可忽略的缺失。

(3) 不可忽略的缺失(nonignorable missingness):是指数据缺失的概率依赖于没有被观测到数据的值。例如,假设评价某种疾病症状严重评分和病情严重程度之间的关系。如果症状严重评分的缺失是由于研究对象因病情严重引起失访所致的话,这种数据的缺失机制就是不能忽略的缺失。这是因为这种缺失变量的值是直接与病情严重评分有关,病情严重的研究对象更有可能缺失症状严重评分。

在实际应用中,要满足完全随机缺失情况的假设通常是很困难的,随机缺失是常用的假设。

4. 缺失值的处理方法   在资料的收集过程中,为保证资料的质量,应尽量减少数据的缺失,应该收集到的项目要尽可能地收集到,如有缺项,应尽可能地补齐。通常认为,缺失值应控制在数据记录总量的10%以内。在计算机的数据录入过程中,要注意将缺失值与"0"区分开来,"0"通常用来表示"无",即该事件未发生,具有确切的含义,表明该数据已收集到,而缺失值表示该数据未填或未收集,两者要注意区分,以免混淆。在一般的数据库软件中,缺失值通常都用"."表示。在资料的分析中,如一例记录的某个变量有缺失值,统计分析软件都会自动把该例做为删除处理,当资料不可避免地产生了缺失值,而该例记录由于其他变量仍有统计分析的价值,或者当删除该例记录后样本量太少,不能保证数据分析结果的可靠性时,则可用一些统计学方法对缺失值进行填补,如可用指标内插法,根据变量的类型和分布特征,用该指标的均数、中位数、众数等对缺失值进行填补,也可用回归模型估计方法,对缺失值进行估计填补,具体方法可参阅相关文献。当然,填补后的缺失值与实际值间毕竟存在一定的差距,是一种不得已的办法。具体对缺失值的处理方法可归纳为以下几种:

(1) 完整观测单位方法:完整观测单位是指全部调查项目均有观测的单位,或是指在与分析目的相关的调查项目上没有出现"无回答"的单位。该方法就是在剔除数据集中有缺失的单位后,进行常规的统计分析。

1) 删除法(deletion):常用的剔除方法有列表删除(list wise deletion)、个案删除(case wise data deletion)和配对删除(pair wise data deletion)。这种方法简单易行,在被调查对象出现多个变量的缺失,并且被删除的含缺失的数据量在整个数据集中的数据量所占比例非常小的情况下,是非常简单而有效的。然而,这种方法也有很大的局限性,因为它是以减少原始数据来换取数据集信息的完备,会造成资源的大量浪费,丢弃大量隐藏在被剔除对象中的信息。如果数据集中本来包含的对象很少,删除少量对象就足以严重影响到数据集信息的客观性以及结果的正确性;另外,在每个变量缺失的百分比变化很大的情况下,它的性能非常差。因此,当缺失数据所占比例较大,特别当缺失数据非随机分布时,这种方法可能导致数据发生偏离,从而引出错误的结论。

2) 加权调整法(weighting):加权调整法是考虑对完整观测单位分析进行修正,为尽可能减少分析中可能出现的偏差,从而对完整观测单位进行不同的加权。主要有均值的加权类估计、倾向性加权以及利用加权的广义估计方程进行加权等。加权是一个减少偏差的比较简单的措施,但是由于丢弃不完整单位的信息,并且没有提供一个内在的方差控制,所以在样本量较大时,易出现错误的结果。

(2) 填补法(imputation):该方法的基本思想是利用辅助信息,为每个缺失值寻找替代值。填补法主要用于项目无回答的情况。根据所构造的替代值个数,可以分为单一填补和多重填补。

1) 单一填补法(single imputation):给每一个缺失值构造一个替代值,再对填补后的数据集使用针对完整数据集分析的方法进行分析。常用的方法有:①均值填补法:是指用研究变量回答单位的样本均值作为无回答项目的填补值,分为总均值填补和分层均值填补。前者就是将所有回答单位的均值作为填补值,后者是将样本分为若干填补层后,将各种研究变量的均值分别作为各层所有无回答的填补值。②回归填补法:一种条件性的均值填补法,比一般的均值替代法较为进步。基于完整的数据集,建立回归方程(模型)。对于包含缺失值的对象,将已知变量值代入方程来估计缺失的变量值,以此估计值来进行填补。当变量不是线性相关或预测变量高度相关时会导致有偏差的估计。③Hot Dec 填补法:也叫热平台填补或就近补齐,指在数

阅读笔记

据集的已知观测中,采用与有缺失的观测最"相似"的那条观测的相应变量值作为其填补值。④冷平台填补法:用一个从其他来源的常数值代替某一项目的缺失值,比如用以往相类似的调查中的某个值,这样得到的"完整样本"显然是有缺陷的。

以上所述的缺失数据的填补方法中,最主要的问题就是,由于填补的数据都只是唯一的,所以经过填补后的数据集不能表现出原有数据集的不确定性,因而会造成较大的偏差。

2) 多重填补法(multiple imputation):具体的多重填补法有以下几种:①预测均数匹配法(predictive mean matching,PMM):又称随机回归填补法,在回归填补值的基础上再加上残差项,用残差项来反映所预测的值的不确定性。残差项的分布可以是正态分布或非正态分布。这种方法可以保证在正态性假设不成立的情况下,填补适当的值。②趋势得分法(propensity score,PS):趋势得分是在给定观测协变量时分配给一个特殊处理的条件概率。在趋势得分法中,对每个有缺失值的变量产生一个趋势得分以表示观测缺失的概率。然后,根据这些趋势得分,将观测值分组,再对每一组应用近似贝叶斯(Boot strap)填补。③马尔科夫链蒙特卡罗法(Markov Chain Monte Carlo,MCMC):MCMC 是贝叶斯推断中的一种探索后验分布的方法。该方法通过填补及后验两步的循环进行,为数据集中的缺失值抽取填补值。

无论采用何种填补方法,都是将数据集填 m 次($m>1$),产生一个完整的数据集,然后用针对完整数据集的方法来对它们进行分析,并将各个结果加以综合。

(3) 指示变量方法(indicator method):对于每一个有缺失值的变量建立一个缺失值指示变量并伴随该变量一起进行分析的方法。例如,在哮喘健康宣教干预研究中,X_1 是年龄变量和一些调查对象年龄缺失,可以建立一个年龄缺失值指示变量 M_1,调查对象年龄缺失时,$M_1=1$,没有缺失者为 0,然后用缺失值指示变量 M_1 和 $X_1(1-M_1)$ 代替年龄 X_1 进行分析,这里当年龄缺失时,$X_1(1-M_1)$ 为 0。指示变量处理方法相对于完整观察单位方法来说,其参数估计的标准误是偏低的。

(4) EM 算法的最大似然法(maximum likelihood methods using the EM algorithm):可使用 EM 算法进行迭代运算,对缺失值进行填充和参数估计,其原理和方法是 EM 算法分两步迭代估计。要使用最大似然法,必须有数据模型和缺失值机制模型。数据模型可能是数据为多变量正态,缺失值机制模型可能是数据完全随机缺失或者随机缺失。

三、统计学分析方法使用的基本原则

在护理学研究中,统计学侧重于实际应用,遵循简单实用的原则,力求避免复杂的数学原理和公式推导,以解决实际问题为导向,以建立统计数据库、分清变量类型为基础,以分析变量与变量间关系为核心阐述统计学分析方法,这样的应用统计学对于广大护理科研工作者,具有内容简单、思维明确、操作可行、方法实用的特点。在科研中,合理应用统计学需要遵循以下原则。

(一) 明确研究目的和研究设计

研究目的是研究设计的目标和方向,科学研究的基本要素及其基本原则是科研设计的基础和指南。完整的科研设计包括专业设计和统计设计两部分:专业设计是指课题的实际意义和研究价值,入选对象的纳入标准及排除标准等,决定研究课题的先进性和实用性;统计设计包括选择研究类型与设计方案,确定研究总体、样本量、观察指标、随机化分组或抽样方法,以及数据的质量控制和统计分析方法等,影响课题的可信度和科学价值。

因此,正确的统计学分析一定要建立在明确的研究目的和研究设计的基础之上,那些事先没有研究目的和研究设计,事后找来一堆数据进行统计分析都是不可取的。

(二) 建好分析用的数据库

数据库即存放数据的"仓库",是指将不同研究对象不同观测指标的观察结果逐一有序记

阅读笔记

录的二维表格形式。二维表中除第一行属于观察指标外,其余每一行代表一个观察对象的所有观察指标值(即数据);每一列代表某项观察指标所有观察对象的观察值。严格的数据库数据可以直接应用相关软件进行统计分析。

由于不同软件对文字存在可识别性问题,一般在统计分析时要求数据库的数据值全部用阿拉伯数字表示,必要时可在适当位置附加批注。对于论文作者来讲,统计分析需要借助于统计分析软件计算,而统计分析软件都要有完整、符合要求的数据或数据库,所以建好分析数据库是统计分析的需要。

此外,建好分析数据库还可以理清分析思路。在试验或调查研究中获取的数据有时多而零散,如果不能进行科学的整理汇总,就会显得杂乱无章,理不清头绪,抓不住要点,甚至无所适从,最后可能束之高阁、弃之不用,造成数据的极大浪费。相反,建好数据库,可以使研究对象的观察指标一目了然,使研究思路清晰明确。

因此,建好数据库是正确统计分析的前提和基础,甚至决定了论文分析结果的成败。对于编、审、读者来讲,一般由于篇幅限制,往往得不到数据库数据,而只有作者在数据库数据基础上经统计描述计算后给出的诸如各指标均数 $\bar{x}$、标准差 s 或中位数 M、百分位数 P_x 的"二手"数据,或将研究对象的某一指标按其数值大小或特征属性分组,清点各组观察单位出现的个数或频数的频数表数据等。

(三) 分清楚变量的性质和类型

变量即观察变量,也称变化的量,实际上就是观察指标,一般特指用于数学、统计或软件计算的分析指标。例如,脑卒中偏瘫患者运动功能的本体感觉、平衡功能指标,在统计计算时,分别称为本体感觉变量和平衡功能变量。

从数据库、数据分析的角度来看,变量是指那些能反映数据库数据的内在数量关系,可用于统计计算包括软件计算的指标。一般而言,不同的研究目的决定了不同的数据库,实际上决定了组成数据库的不同变量。

从应用统计学选择统计分析方法的角度考虑,变量可考虑分为数值变量、多项有序分类变量、多项无序分类变量、二项分类变量 4 种。此外,不同类别变量可遵循下列顺序转化:数值变量 - 多项有序分类变量 - 多项无序分类变量 - 二项分类变量,称为降级转化,但这种转化过程会不断丧失蕴藏的数据信息,导致统计分析过程中假阴性结果的不断增加。

四、护理研究中统计学分析方法的选择

(一) 正确选择统计分析方法的步骤

在护理科研实践工作中,应根据研究目的、设计类型、资料性质、数据分布类型、样本大小、数据结构和分析过程中遇到的各种实际情况来恰当地选择和运用统计分析方法。选择统计分析方法一般可遵循以下步骤:

研究目的、变量个数、设计类型、资料类型、样本个数、分析目的、分析方法、运算方法,形成报告。

(二) 依据研究资料类型选择统计分析方法

1. **计量资料**　在选择统计分析方法时应考虑两点:①资料是否满足参数检验的应用条件;②正确判定所要分析的计量资料属于何种设计类型。常用的统计指标及方法有:均数、几何均数、中位数、标准差、方差、均数的标准误、t 检验、u 检验、方差分析、$Hotelling\ T^2$ 检验、多元方差分析、秩和检验、直线相关与回归分析、等级相关、曲线相关、多元相关与回归分析等。

2. **计数资料**　常用的统计指标及方法有:率、构成比、相对比、率的标准误、率的标准化法、率的 u 检验、一般 χ^2 检验、配对 χ^2 检验、拟合优度 χ^2 检验、一致性分析(Kappa 值)。

3. **等级资料**　对该类资料的分析,应先按等级顺序分类清点观察单位数,编制等级资

料的频数表。常用的统计指标及方法有:率、构成比、Ridit 分析、cpd 分析、秩和检验、等级相关等。

4. 圆形资料 医学中可以用角度表示的资料或可以换算成角度的资料,如心电向量的方位角、心脏病患者每天发作的时间等。常用的统计指标和方法有:角的均数与标准差、两个样本角均数的比较、多个样本角均数的比较、圆 - 圆相关、圆形量与线性量相关等。

需注意的是:①统计资料类型的划分不是唯一的,有时为了研究需要或数据分析方便,可以对资料进行转换,一般是将计量资料转化为二分类资料或等级资料。②在选择统计分析方法时,若为计量资料,则首选计量资料的统计处理方法,若无特殊要求,不要将计量资料降为等级资料使用,更不能降为计数资料使用。

(三) 依据变量个数和设计类型选择统计分析方法

1. 单变量计量资料分析

(1) 样本均数与已知总体均数比较:若资料满足正态分布的条件,则选用单样本 t 检验或单样本 u 检验($n>50$);若不满足正态分布条件,则考虑使用变量变换后再选用单样本 t 检验或直接用单样本 u 检验($n>50$),或采用非参数检验法,如 Wilcoxon 符号秩和检验。

(2) 两组样本均数比较:若资料符合正态分布或方差齐,则选用两样本均数比较的 t 检验,两大样本(n_1,n_2 均 >50)可用 u 检验;若不满足应用条件则考虑变量变换后再用 t 检验或直接用 u 检验(两大样本),或选用两样本比较的秩和检验;若两样本资料符合正态分布但方差不齐,可选用 t' 检验;若反应变量为生存时间且还有截尾数据,可选 Log-rank 检验(生存分析)。

(3) 配对样本均数比较:若配对设计资料的差值符合正态分布的条件,则选用配对 t 检验,若不符合该条件,则考虑变量转换后呈正态再用配对 t 检验,或直接用单样本 u 检验(大样本)或用配对 Wilcoxon 符号秩和检验。

(4) 多个样本均数比较:若资料为成组设计的多个($k>2$)样本均数比较,样本服从正态分布且方差齐,则应选用单因素方差分析,如检验结果有统计学意义,则还需进行均数间的两两比较,可选用 SNK-q 检验、LSD-t 检验或 Dunnett-t 检验;若资料不满足上述条件,或为等级资料,则多选用成组设计的多样本比较的秩和检验(Kruskal-Wallis H test),如检验结果有统计学意义,常需进行多个样本间的两两比较,多选用 Nemenyi 法或 Wilcoxon 法。若反应变量为生存时间且含有截尾数据,则可选 Log-rank 检验(生存分析)。若资料为随机区组设计(配伍组设计),满足正态分布和方差齐性条件,则选用随机区组设计的两及因素方差分析,如不满足上述条件,则可选用随机区组设计资料的秩和检验(Friedman test)。若为重复设计、析因设计、交叉设计、资料满足正态分布和方差齐性条件,可采用广义线性模型的方差分析,否则应选用非参数法。

2. 单变量计数资料分析

(1) 两个率比较若为单个样本率与总体率比较,资料满足正态近似条件,则可选用单样本率的 u 检验,否则,考虑用基于二项分布的确切概率法;若为两个样本率比较,当资料为配对设计时,应采用配对 χ^2 检验(McNemar test),当资料为非配对设计时,如符合正态近似条件,可选用两样本率的 u 检验,否则应考虑 χ^2 检验或 Fisher 确切概率法。

(2) RxC 表分析对于双向无序计数资料,若为多个样本率或构成比的比较,则选用 χ^2 检验,也可作关联性分析,计算列联系数。对于单项有序计数资料,若分组变量有序,则选用 χ^2 检验,若为反应变量有序,则选用秩和检验或 Ridit 分析。双向有序计数资料,若为配对或配伍设计,则采用 McNemar 检验或 k 系数检验;若为非配对或非配伍设计,则选用秩相关分析或线性趋势分析。

3. 单变量等级资料分析

(1) 两组样本比较:配对设计的等级资料比较,可选用 Wilcoxon 符号秩和检验;成组设计的等级资料比较,可选用 Wilcoxon 秩和检验或 Mann-Whitney u 检验。

（2）多组样本比较：成组设计的多样本等级资料比较，可选用 Kruskal-Walllis 秩和检验；随机区组设计的多样本等级资料比较，可选用 Friedman 秩和检验。

4. 双变量资料分析

（1）直线相关分析：若两变量 X、Y 服从双变量正态分布，可选用 Pearson 直线相关分析；若两变量不满足双变量正态分布或为等级资料，可选用 Spearman 等级相关分析。

（2）直线回归分析：若两变量的关系呈直线趋势，可选直线回归分析。若因变量 Y 服从正态分布，X 为控制变量，为 I 型回归分析；若两变量 X、Y 服从双变量正态分布，为 II 型回归分析。

（3）曲线回归分析：若散点图显示两变量的关系呈曲线趋势，可进行曲线直线化变换，也可按曲线类型（如指数曲线、幂曲线、对数曲线、多项式曲线和 logistic 曲线）进行相应曲线回归分析等，还可选用非线性回归分析方法。

5. 多变量分析　研究变量间关系可用多元线性回归和相关、多元逐步回归分析、多元通径分析等；研究事物的分类可选判别分析、聚类分析等；研究综合因子可选用因子分析；进行危险度分析可用 logistic 回归分析等；生存分析可选用 Cox 回归分析。

（四）结合研究目的选择统计分析方法

1. 病因研究　依据反映病因的变量类型选择相应统计分析方法。若为计量资料，可考虑用 $\bar{x} \pm s$ 等进行描述，用 t 检验、u 检验等作推断；计数资料可选相对数描述，用 χ^2 检验、OR 值、RR 值等作推断；多元分析可选 logistic 回归、多元直线相关与回归分析等。

2. 疗效研究　常根据描述疗效的指标类型选用统计分析方法。计量资料可考虑 $\bar{x} \pm s$ 描述，用 t 检验、u 检验、秩和检验、方差分析等作推断；计数资料选用相对数描述、χ^2 检验等推断；等级资料可用相对描述和 Ridit、秩和检验作推断等。生存分析可进行生存率的计算（乘积限法和寿命表法）、log-rank 检验、趋势检验、Cox 回归模型。

3. 关系研究　计量资料可选积差相关系数（r）、回归系数（b）、偏回归系数、标准偏回归系数、复相关系数、t 检验、u 检验等；计数资料可选 χ^2 检验、列联系数 c 等；等级资料可计算等级相关系数（r）、秩和检验等。

4. 其他研究　计量诊断用判别分析；预测、预报用回归分析；事先分几类不清楚时，选聚类分析；因果关系用通径分析；校正无法控制的因素用协方差分析；控制混杂因素选用分层分析；多个独立研究结果的综合分析用 meta 分析；研究某因素随时间（或年龄等）有无上升或下降趋势，用 2XC 表线性回归分析（Cochran 趋势 χ^2 检验）；判断两事物观察结果是否具有一致性可用 Kappa 值分析。

（郭　宏）

第二节　多因素分析

多因素分析为统计方法的一类，包含很多方法，是统计资料中有多个因素（或称变量、指标）同时存在时的统计分析，是统计学的重要分支，是单变量统计的发展。研究多个因素间关系及具有这些因素的个体之间的一系列统计分析方法称为多因素分析。多变量统计的理论基础和工具是数学中的概率论和矩阵。但对于实际应用者而言，只要有合适的计算机和软件包以及掌握一些初步的多变量统计知识，就可以使用它来解决实际问题。多因素分析的内容很多，但从实际应用角度看，主要包括回归分析、判别分析、因子分析、主成分分析、聚类分析、生存分析等六个大的分支。

一、多因素方差分析

阅读笔记

方差分析（analysis of variance，简称 ANOVA），又称"变异数分析"，是 Fisher 发明的，用于

两个及两个以上样本均数差别的显著性检验。由于各种因素的影响,研究所得的数据呈现波动状。造成波动的原因可分成两类,一是不可控的随机因素,另一是研究中施加的对结果形成影响的可控因素。方差分析是从观测变量的方差入手,研究诸多控制变量中哪些变量是对观测变量有显著影响的变量。

(一) 多因素方差分析简介

多因素方差分析(multiple factors ANOVA analysis)用来研究两个及两个以上控制变量是否对观测变量产生显著影响。由于研究多个因素对观测变量的影响,因此称为多因素方差分析。多因素方差分析不仅能够分析多个因素对观测变量的独立影响,更能够分析多个控制因素的交互作用能否对观测变量的分布产生显著影响,进而最终找到利于观测变量的最优组合。例如:调查某市 3 岁儿童的龋齿状况及其相关影响因素。龋齿状况作为观测变量,采用由世界卫生组织推荐的龋失补指数来评估,通过多因素方差分析,研究不同居住地、喂养习惯、饮食习惯和口腔就医行为是如何影响儿童龋齿状况的。

多因素方差分析需与多变量方差分析区分开来。多因素方差分析是对一个独立变量是否受一个或多个因素或变量影响而进行的方差分析,这里多个影响因素指的是自变量(常用 $x_1\cdots x_n$ 表示);而多变量方差分析,也称为多元方差分析,指的是对于多个组之间多项指标进行比较时所采用的一种复杂的方差分析形式,通过一个综合结果去解释影响因素对多项指标的效应,从而得到一个统一结论,这里的反应变量指的是因变量(常用 $y_1\cdots y_n$ 表示)。

(二) 多因素方差分析对资料的要求

多因素方差分析对数据有两个要求:

1. 对因变量之间的关系有专门的要求 因变量之间需要存在一定程度的相关。包含两层意思,其一是因变量之间应该为线性关系,如果是非线性关系,则多因素方差关系会失去发现和检验分组之间多因素差异的能力;如果已知某些因变量之间存在非线性关系,可先对因变量进行改造,使非线性关系线性化,然后再进行多因素方差分析。其二是因变量之间有一定强度的相关,否则不足以发现和检验分组之间的多因素差异。

2. 样本规模上有一定要求 不仅总规模需要较大数量,而且在各分组中也要有一定数量的案例,因为是多因素分析,案例少则不容易取得显著结果。另外,各分组的样本规模不宜差别太大,尤其要注意避免出现空单元,即分组无案例的情况。

(三) 多因素方差分析的假设条件

多因素方差分析是在一定假设条件下进行的,只有这些假设条件得到满足,多元方差分析才可能得到适当的应用。这些条件包括:

1. 案例来自随机抽样 每一分组的案例都是从对应该分组的总体中随机抽样得到的。

2. 各因变量为正态分布且方差相等 对应所有因变量的总体必须为正态分布,并且每个分组的因变量分布具有相同的方差。

3. 各因变量之间为多因素正态分布 作为多因素方差分析的特别之处,还要求各因变量分布之间具有特定关系,这种关系是通过联合分布的形式描述的。每个单独的变量是正态分布并不能保证它们的联合分布是正态分布。多因素方差分析要求这些正态分布之间的联合分布必须是多因素正态分布。但这条假设实际上很难得到验证。

(四) 多因素方差分析的实例

以徐炜等研究上海市 3 岁儿童龋病状况的多因素方差分析为例。

*研究目的:*了解和调查上海市 3 岁儿童的龋病状况及其相关影响因素。

*研究方法:*调查对象为上海市内抽取 3 岁年龄组的城乡常住儿童,选择该年龄组秋季入园的幼儿园小班学生。对于样本量的估计,假设 3 岁儿童乳牙的患龋率为 50%,可接受的误差是 0.1,置信区间设定为 95%,这样需要 400 名 3 岁儿童。设定儿童的应答率为 90%,最后确定调

查对象人数为 440 名。抽样方法采取多阶段分层三阶段随机抽样法。按照上海市人均国内生产总值高、中、低水平分层,每层随机抽取 1 个市区,1 个郊区(县),共抽取了徐汇等 6 个区县;在各个区县采用系统随机抽样方法抽取一个街道、乡镇,从中再随机抽取一所幼儿园开展调查。每所幼儿园随机抽取小班儿童 75 人,6 个区县共 450 人。

统计分析:上述研究的数据分析采用 SPSS 统计分析软件包(18.0 版)处理。采用多因素方差分析来研究与龋病相关的影响因素,结果如表 2-4-2 所示,其余统计分析略。

表 2-4-2　3 岁儿童的龋病状况和相关影响因素的关系(多因素方差分析)

自变量	β	P 值	95% 置信区间		两两比较
			下限	上限	
城郊					
市区	−1.58		−2.16	−1.00	
郊区 [a]		<0.001			
含奶瓶睡觉					
[1] 经常	1.21		0.18	2.25	
[2] 偶尔	1.08		0.31	1.85	[1]>[3]
[3] 从不 [a]		0.003			[2]>[3]
吃饼干 / 蛋糕等甜食频率					
[1] 每天≥1 次	1.18		0.41	1.96	
[2] 每天 1 次	0.20		−0.36	0.76	
[3] 少于每天 1 次 [a]		0.009			
过去 12 个月有否看过牙					
没有	−1.08		−1.92	−0.246	
1 次及以上 [a]		0.012			
截距	3.00	0.001	1.127	4.881	

注:F=6.060 ;df=18 ;P<0.001,a 为参照组

表 2-4-2 表明了 3 岁儿童龋病影响因素的多因素方差分析结果。选择双变量分析中 P<0.2 的 8 个因素作为回归方程的自变量。分别为:城郊、家长的文化程度、孩子的主要照顾人、含奶瓶睡觉、吃饼干 / 蛋糕等甜食的频率、开始刷牙的年龄、每天刷牙次数和过去 1 年内看牙次数。结果显示:市区儿童的龋病发生率要明显低于郊区儿童(P<0.001)。经常含奶瓶睡觉的儿童龋病发生率高于从不含奶瓶睡觉的儿童,同样偶尔含奶瓶睡觉的儿童龋病发生率也高于从不含奶瓶睡觉的儿童(P=0.003)。每天吃饼干等甜点 1 次以及少于 1 次的儿童,他们的龋病发生率都比每天吃甜点 2 次及以上的儿童低(P=0.009)。过去 1 年内没有看过牙的 3 岁儿童龋病发生率也要低于去医院就诊 1 次及以上的儿童(P=0.012)。

因此,多因素方差分析结果显示,3 岁儿童所在地区、含奶瓶睡觉、含糖食物的摄入频率等成为影响儿童患龋情况的重要危险因素。口腔就医行为是儿童患龋的相关因素,虽然结果表明过去一年接受口腔服务的儿童患龋情况反而更加严重,但也说明了我国儿童的口腔就医行为是问题驱使型,即被动医疗行为。

二、重复测量数据的方差分析

重复测量数据的方差分析(repetitive measure analysis of variance)是一种对于同一变量进行重复测度的试验设计技术,是生物统计学中常用的统计方法。重复测量是指对同一个观察对象的某项观测指标在不同时间点上进行多次测量,用于分析该观测指标在不同时间点上的

阅读笔记

变化规律,其测得的数据即为重复测量数据。在临床和基础研究中,经常会涉及重复测量数据,寻找目的指标在不同时间点上的变化规律是临床科研工作者感兴趣的问题。

（一）重复测量设计方差分析简介

被试对象在接受不同处理后,对同一因变量（测试指标）在不同时点上进行多次测量所得的资料,称为重复测量资料（repeated measurement data）。这里的重复并不是单一的反复,而是在多个时点上的测量。这种资料的特点是其定量观测指标的数值会随着时间变化而发生动态变化,并且各时点上的数值是不满足相互独立的假设的。因此不能用方差分析的方法直接进行处理。

如果在期初、期中、期末分别测量学生的计算机操作能力,则这是单变量重复测量问题。如果分别在 3 个时期测量学生的计算机和数学成绩,则是多变量重复测量的问题。

（二）重复测量方差分析的应用条件

重复测量资料方差分析所需要的条件如下:

1. 正态性处理因素的各处理水平的样本个体彼此相互独立,是随机的样本,样本整体均数需要服从正态分布。

2. 方差齐性相互比较的处理因素的各处理水平具有总体方差相等的特性,即具有方差齐性。

3. 由每个时间点组成的协方差阵具有球形性特征。

某一时点上测定值变异的大小是方差,而在两个不同时点上测定值相互变异的大小是协方差。如果在某个时点上的取值不影响其他时点上的取值。则协方差为 0,相反,则不为 0。

协方差阵就是由协方差构成的矩阵。方差（即对角线元素）相等、协方差（即非主对角线元素）为 0 指的就是该协方差阵的球对称性。

（三）重复测量设计方差分析的应用方法

重复测量数据的方差分析是对同一因变量进行重复测量的一种试验设计技术。其目的在于研究各种处理之间是否存在明显差异,如研究对象之间是否存在明显差异,与此同时,还有研究对象之间的差异、研究对象在不同时间点上的几次测量之间的差异以及研究对象同各种处理之间的交互效应。

首先,用球形检验判断重复测量数据在各个时间点之间的关系是否满足 Huynh-Feldt 条件,当球形检验的结果为 $P > 0.05$,则说明重复测量数据之间实际上没有相关性,数据能够满足 Huynh-Feldt 条件,这时我们可使用重复测量设计资料的单变量方差分析方法来处理资料数据;反之,当 $P \leq 0.05$ 时,表明资料不满足 Huynh-Feldt 条件,这时就要使用 Greenhouse-Geisser（G-G）法的球对称系数进行校正。

一般来说是通过转换因变量来实现球形假定的,也就是说每次实验的原始变量要根据正交比较来进行转换。只要转换矩阵是正交的,那么转换的形式一般情况下不会影响检验的结果。其实球形检验的结果只是决定输出结果的形式,这里有两种表现:单变量的和多变量的。这里特别要注意:是否使用重复测量的方差分析是在实验设计时的事情,而不是由球形检验的结果决定的,球形检验的结果只是决定在重复测量方差分析之后选择何种输出结果。如果选择的结果是单变量的,那么它若不满足球形检验,就必须对结果进行校正。所以,通常如果不满足球形检验,还是选择多变量的结果为好。

球形条件不满足时常有两种方法可供选择:

（1）采用 MANOVA（多变量方差分析方法）。

（2）对重复测量 ANOVA 检验结果中与时间有关的 F 值的自由度进行调整（调小）。

重复测量数据之间是否存在相关性,可通过球形检验的结果来判断。如果该检验结果为 $P > 0.05$,则说明重复测量数据之间不存在相关性,测量数据符合 Huynh-Feldt 条件,可以用单因

阅读笔记

素方差分析的方法来处理;如果检验结果 $P<0.05$,则说明重复测量数据之间是存在相关性的,所以不能用单因素方差分析的方法处理数据。在科研实际中的重复测量设计资料后者较多,应该使用重复测量设计的方差分析模型。

对单因素重复测量资料进行方差分析的总思想是将总变异分解为个体间变异和个体内变异。对两因素重复测量资料进行方差分析的总思想是将总变异分解为对象间变异与对象内变异,其中个体内变异是与重复因素有关的变量。

一般采用正交多项式方法分析某个处理因素的均数随时间变化的情况。趋势分析有几点需要注意,首先检查最高阶次的参数在两对比组之间是否具有统计学意义,如果组间差异具有统计学意义,就能够认为包括本阶次及其余各阶次在内,它们之间都具有不同的趋势;否则,应继续对次高阶次的参数作评价。如果每个阶次上的差异都没有统计学意义,就可以认为这两条曲线的变化趋势是一致的。

(四) 重复测量设计方差分析的实例

以陈卓蕾和程兴宝的研究:重复测量统计分析方法在抑郁症患者生命质量研究中的应用为例。

研究目的:探讨重复测量统计分析方法在抑郁症患者生命质量研究中的应用。

研究方法:研究对象为 2003 年 8~12 月在上海市 6 所三级综合性医院心理科或精神科以及 1 所区精神卫生中心门诊就诊的抑郁症患者。临床表现符合《中国精神障碍分类与诊断标准》(第 3 版)中"抑郁症"诊断,共 196 例患者入组,服用抗抑郁药帕罗西汀。在基线时对患者采用 SF-36 量表进行生命质量的测量,并在治疗 3 个月和 6 个月时进行随访,同时用同样的调查表进行测量。共 180 例患者完成了 3 次生命质量的测量,失访率为 8.16%。

统计分析:由于经重复测量的数据具有自相关性,故采取重复测量方差分析方法,结合交互效应轮廓图法,分析时间因素(重复测量因子),分组因素(不同临床表现即疾病因素)及其交互作用的效应。采用 SAS9.0 统计分析。统计分析结果包括单变量分析结果(表 2-4-3)及多变量分析结果(表 2-4-4),其余统计分析结果略。

单变量分析结果:单变量重复测量设计是指一组观察对象的同一指标在不同时间点的多次观察,分析该指标在不同时间点的变化情况。对 180 名患者在不同观测时间下生命质量的 8 个维度得分和总分进行单变量重复测量分析,同时对各次重复值之间随测量次数变化的趋势进行了线性拟合。结果显示:生命质量的 8 个维度和总分在 3 个时间点之间的变化均有统计学意义,同时,变化趋势的线性拟合检验也有统计学意义,可以说,9 项测量指标均随时间的变化而增高,抑郁症患者在服用帕罗西汀后,其生命质量在这 6 个月里均有显著提高,见表 2-4-3。

表 2-4-3 不同观测时间点下生命质量的比较

QOL	Baseline	3m	6m	F	P	Linear(P)
PF	77.39	90.75	92.92	96.95	0.00	0.00
RP	30.42	74.03	85.97	163.05	0.00	0.00
BP	59.31	85.69	92.77	144.09	0.00	0.00
GH	26.04	60.95	70.36	319.98	0.00	0.00
VT	31.69	62.06	69.97	309.27	0.00	0.00
SF	45.56	65.74	83.68	183.78	0.00	0.00
RE	21.85	73.52	84.81	226.23	0.00	0.00
MH	36.36	71.67	79.69	418.48	0.00	0.00
Total	43.24	73.07	80.48	417.08	0.00	0.00

多变量分析结果：

为进一步考虑不同临床表现的患者其生命质量随时间变化是否不同,同时控制其他变量对生命质量的影响,将两个效应因素疾病因素、时间因素和其他影响因素:年龄、性别、医保制度及它们与时间因素的交互均放入混合效应线性模型进行分析。结果显示,对生命质量总分重复测量的混合效应模型似然比检验卡方值为79.55,$P<0.0001$,有统计学意义。在该模型下,控制了性别、年龄、医保制度的影响,在$\alpha=0.05$的水平,存在着时间因素与疾病因素以及时间因素与年龄因素的交互作用,见表2-4-4。

表 2-4-4　对生命质量重复测量的多变量分析结果

Effect	Num DF	Den DF	F	P
Sex	1	174	1.02	0.31
Age	2	174	1.40	0.25
Insurance	1	174	0.01	0.94
Time	2	174	353.32	0.00
Age×Time	4	174	4.53	0.00
Disease×Time	2	174	5.03	0.01

重复测量中,与时间的交互项有着重要意义,即交互项的检验结果说明了在不同分组的患者中,时间因素对生命质量总分的影响是不同的。

三、多元线性回归分析

回归分析(regression analysis)是确定两种或两种以上变量间相互依赖的定量关系的一种统计分析方法,运用十分广泛。回归分析按照涉及的自变量多少,可分为一元回归分析和多元回归分析;按照自变量和因变量之间的关系类型,可分为线性回归分析和非线性回归分析。如果在回归分析中,只包括一个自变量和一个因变量,且两者的关系可用一条直线近似表示,这种回归分析称为一元线性回归分析。如果回归分析中包括两个或两个以上的自变量,且因变量和自变量之间是线性关系,则称为多元线性回归分析。logistic 回归分析属于概率型非线性回归,它是研究二分类观察结果与一些影响因素之间关系的一种多变量分析方法。本部分主要介绍线性回归及 logistic 回归分析。

Box 2-4-2

"回归"的起源

作为统计学的一个专用名词,"回归"最早来源于英国人类学家 Galton 的"普用回归定律"概念,即"每个人的特征是和他的亲属共有的,但平均来说在程度上略差一点"。为了证实这一定律,他的研究伙伴 Pearson 收集了 1078 个家庭的身高、前臂长等指标的资料,发现儿子身高(Y,英寸)与父亲身高(X,英寸)存在线性关系:$\hat{Y}=33.73+0.516X$,也就是说,高个子父亲儿子的平均身高虽然比矮个子父亲儿子的平均身高要高一些,但稍矮于其父亲的平均身高;而矮个子父亲儿子的平均身高虽然比高个子父亲儿子平均身高要矮一些,但高于其父亲的平均身高。Galton 将这种趋向于种族稳定的现象称为"回归"(regression)。从此,"回归"逐渐发展成为分析两个变量或多个变量之间某种数量依存关系的一类统计方法。

来源:孙振球.医学统计学[M].北京:人民卫生出版社,2006.

阅读笔记

(一) 线性回归分析简介

在护理学研究中,经常需要分析两个或两个以上变量之间的关系,如血压与年龄、体温与脉搏、护士所感受的压力与工作满意度等。在两个变量的资料中,如果一个变量 Y 随另一个变量 X 呈现出线性变换规律,则变量 Y 与变量 X 之间便构成了一种线性依存关系,而对于这类客观事物或现象之间线性依存变化的数量关系,常用线性回归方法进行分析解释。

(二) 简单直线回归分析

在分析两个变量或两个事物中,经常用一个测量比较简单的变量推算另一个测量比较复杂的变量,这种分析称为简单回归分析(simple regression analysis)。简单直线回归(simple linear regression)是用直线回归方程或数学模型描述两个变量间数量关系的统计方法。根据研究目的确定因变量和自变量,一般将测量比较简单的变量作为自变量(independent variable),测量比较复杂的变量作为因变量(dependent variable)。

直线回归分析的步骤以某小学校医对 12 名 10 岁男生身高与体重的测量资料为例,用直线回归分析身高与体重之间的数量关系(表 2-4-5)。

表 2-4-5　12 名 10 岁男生身高(cm)与体重(kg)的测量值

编号	1	2	3	4	5	6	7	8	9	10	11	12
身高	135	140	140	143	143	156	153	160	158	150	155	140
体重	31.0	32.0	32.5	30.0	31.0	45.0	42.0	57.0	45.0	38.0	32.0	30.0

(1) 绘制散点图,观察 x 与 y 是否有线性关系(图 2-4-1)。

(2) 建立直线回归方程:直线回归方程(linear regression equation) 的一般表达式为: $\hat{y}=a+bx$,其中 x 为自变量, $\hat{y}$ 为因变量 y 的估计值, a 为样本回归直线在 y 轴上的截距。 b 为样本回归系数(regression coefficient),即回归直线的斜率,表示自变量 x 每改变一个单位时,因变量 y 平均变化 b 个单位。 $b>0$,表示 y 随 x 增大而增大; $b<0$,表示 y 随 x 增大而减小; $b=0$,表示回归直线平行于轴,即 y 与 x 无线性关系。

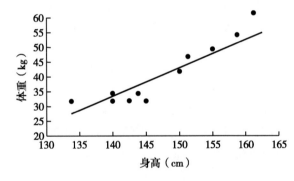

图 2-4-1　12 名 10 岁男生的身高和体重散点图

本例中用身高作为自变量,体重作为因变量进行回归分析。确定回归系数 b 和常数项 a ,一般根据数学中的最小二乘法(least square method)原理,该方法的原则是保证各实测点到回归直线的纵向距离的平方和最小,并使计算出的回归直线最能代表实测数据所反映出的直线趋势。 a 、 b 的计算公式为:

$$b = \frac{\sum (x - \bar{x})(y - \bar{y})}{\sum (x - \bar{x})^2} = \frac{l_{xy}}{l_{xx}}$$

$$a = \bar{y} - b\bar{x}$$

本例中, $l_{xx}=796.250$, $l_{xy}=651.375$, $\bar{x}=147.750$, $\bar{y}=37.125$

$$b = \frac{l_{xy}}{l_{xx}} = \frac{651.375}{796.250} = 0.818$$

$$a = \bar{y} - b\bar{x} = 37.125 - 0.818 \times 147.750 = -83.735$$

回归方程: $\hat{y} = -83.735 + 0.818x$

阅读笔记

(3) 直线回归方程的图示:为了进行直观分析,按求得的直线回归方程在值实测范围内任取两个数值,如 $x_1=135, x_2=160$,代入回归方程,得相应的 $\hat{y}_1=26.695, \hat{y}_2=47.145$。在图上确定 $(135, 26.695)$ 和 $(160, 47.145)$ 两个点,以直线连接即得到回归直线(图 2-4-1)。

（4）直线回归分析的前提条件

1）线性(linearity):两个变量间存在线性关系。

2）独立性(independent):任意两个观察值互相独立。

3）正态性(normality):因变量 y 是服从正态分布的随机变量。

4）方差齐(equal variances):给定 x 后,因变量 y 的方差相等。

(三) 多元线性回归分析

1. 多元线性回归的概念　在护理学研究中,影响某指标的因素往往不止一个,如人的体重常与身高、胸围、肺活量、肥胖等有关。若探讨体重与这些因素的关系,简单线性回归受到一定的限制,此时,可采用多元线性回归来分析其关系。多元线性回归(multiple linear regression)就是探讨一个因变量(y)与多个自变量(x)之间线性关系的一种统计分析方法,简称多元回归,它是简单线性回归的推广,其回归方程可写为:$\hat{y}=b_0+b_1\times1+b_2\times2+\cdots+b_i\times i$

与简单线性回归相同,b_0 是回归方程的常数项,即截距。$b_i(i=1、2、\cdots)$ 为偏回归系数(partial regression coefficient),表示在其他自变量固定的条件下,x_i 每改变一个单位,y 平均变化的量,y 变化的方向由 b_i 的符号决定。

例如,研究父母身高对子女成年后身高的影响,研究者调查了 12 个家庭的父母和成年儿子的身高,见表 2-4-6。

表 2-4-6　12 个家庭父母和成年儿子的身高(cm)资料

家庭编号	1	2	3	4	5	6	7	8	9	10	11	12
母亲身高 x_2	149	167	164	149	170	164	162	160	158	150	160	164
父亲身高 x_1	127	188	176	170	185	182	173	185	179	170	168	170
儿子身高 y	173	190	182	170	195	190	182	189	182	172	170	178

以儿子的身高为因变量 y,父亲的身高 x_1 和母亲的身高 x_2 为自变量,进行线性回归分析,得回归方程为:$\hat{y}=-41.940+0.861\times1+0.445\times2$。

x_1 的偏回归系数 $b_1=0.861$ 的意义为母亲身高不变的情况下,父亲身高每增加 1cm,儿子的身高平均增加 0.861cm。

由于偏回归系数有单位,单位 i 与自变量本身有关,在比较各自变量对因变量贡献大小时,单位不同则不能直接比较偏回归系数的大小,应消除单位不同的影响,将各回归系数进行标准化,标化公式为:

$$\beta_i=\frac{b_i S_i}{S_y}$$

式中 β_i 为偏回归系数 b_i 的标化值,S_i 为自变量 x_i 的标化值,S_y 为 y 的标准差。

本例的标化偏回归系数分别为 0.701 和 0.363,即对儿子身高影响较大的是父亲的身高,其次为母亲的身高。用统计软件包进行分析时,结果中会直接给出标化偏回归系数。

2. 多元线性回归分析的研究设计　多元线性回归在护理学研究中有着广泛的应用,主要有以下几个方面:

（1）影响因素分析:护理学现象中很多都由于多种因素所致,因此影响因素分析是护理学研究中经常遇到的问题。例如,影响护士工作满意度的因素可能有工作环境、工作紧张度、工资、人际关系、晋升机会等,在此诸多可能因素中,需要研究哪些因素有影响,哪些因素影响较大。在临床试验中,则可能由于种种因素难以保证各组的指标基线相同,如在年龄、病情等指标不一致出现混杂的情况下,如何对不同的护理方法进行比较等。这些问题都可以利用回归

阅读笔记

分析来处理。控制混杂因素（confounding factor）的一个简单方法就是将其引入回归方程中，与其他变量一起进行分析。

（2）估计与预测：回归方程的建立也可以用来估计或预测，如由胎儿的孕龄、头颈、胸径和腹径预测出生儿体重。在这种情况下，由回归方程得到的 $\hat{y}$ 值，是对应于一组给定的自变量观测值时 y 的均数估计值；个体 y 值波动范围的预测区间，即个体 y 值的 $1-\alpha$ 容许区间为（$\hat{y}-t_{\alpha,v}S_y$，$\hat{y}+t_{\alpha,v}S_y$）。其中 S_y 是自变量的任意一组值所对应的 y 的标准差，计算时需要应用矩阵运算。建立用于预测的回归方程时，应选择具有较高 R^2 值的方程。

（3）统计控制：统计控制是指利用回归方程进行逆估计，即给因变量 y 指定一个确定的值或在一定范围内波动，通过控制自变量的值来实现。例如，采用射频治疗仪治疗脑肿瘤，脑皮质的毁损半径与射频温度及照射时间有线性回归关系，建立回归方程后可以按预先给定的脑皮质毁损半径，确定最佳控制射频温度和照射时间。这种情况要求回归方程的 R^2 要大，回归系数的标准误要小。

3. 多元线性回归的参数估计和假设检验　多元回归常采用最小二乘法估计其参数，即求出 $\hat{Y}_i$ 与实际观察值 Y_i 之差的平方和 $\sum(Y_i-\hat{Y}_i)^2$ 为最小的 $b_j(j=0,1,2,\cdots,p)$ 的值，其中 $i=1,2,\cdots,n$，n 为观察的总例数，多元回归的参数估计和假设检验较复杂，常采用统计软件来完成。

表 2-4-7 是 20 名某病患者血液中血红蛋白含量和微量元素含量资料。下面用多元回归分析方法分析某病患者血红蛋白含量与微量元素之间的关系，以此来说明多元回归的参数估计和假设检验。

表 2-4-7 20 名某病患者血液中血红蛋白含量与微量元素含量

编号	血红蛋白 (g/L)	钙 (mmol/L)	铁 (μmol/L)	锰 (nmol/L)	铜 (μmol/L)
1	72.6	1.803	5.526	103.74	18.856
2	132.8	1.350	8.033	23.66	17.553
3	130.2	1.787	8.382	14.56	25.764
4	140.0	1.625	8.417	89.18	19.028
5	75.0	1.653	6.143	7.28	10.974
6	142.1	1.471	8.161	20.02	15.888
7	102.5	1.753	7.319	21.84	18.683
8	128.8	1.089	7.031	1.82	9.232
9	125.0	1.372	8.016	21.84	15.920
10	121.1	1.509	6.881	1.82	17.851
11	93.1	1.307	5.857	34.58	13.141
12	115.7	1.531	8.055	38.22	21.682
13	117.5	1.345	7.268	14.56	20.567
14	122.5	2.154	7.874	32.76	27.962
15	110.0	1.506	6.876	1.82	17.929
16	82.6	1.255	5.226	89.18	20.850
17	105.0	1.381	8.000	21.84	15.590
18	115.0	1.556	7.022	40.04	22.231
19	143.1	1.479	8.198	25.48	17.741
20	122.3	2.153	7.860	30.94	27.962

阅读笔记

将上述数据用统计软件包进行分析,得各变量对应的参数估计值及检验结果,如表2-4-8和表2-4-9。

表 2-4-8 多元回归方差分析表

变异来源	SS	DF	MS	F	P
回归	65.153	4	16.288	13.326	0.000
剩余	18.334	15	1.222		
总变异	83.487	19			

表 2-4-9 偏回归系数及其假设检验

变量	参数	标准误	标准化参数	T	p
截距	0.646	2.414	—	0.268	0.792
钙	−2.462	1.335	−0.321	−1.844	0.085
铁	1.828	0.301	0.851	6.077	0.000
锰	−0.00327	0.010	−0.046	−0.331	0.745
铜	0.07498	0.080	0.176	0.941	0.361

由于存在抽样误差,根据样本资料建立的回归方程需进行假设检验。如果回归方程有统计学意义,还需对偏回归系数进行检验。

多元回归方程是否成立的方差分析,即检验方程中每个偏回归系数的总体参数是否都为0,判定自变量 X_j 是否与 Y 有关的步骤如下:

(1)建立检验假设,确定检验水准

$$H_0:\beta_1=\beta_2=\beta_3=\beta_4=0$$
$$H_1:各\ \beta_1\ 不等于\ 0\ 或不全等于\ 0,\alpha=0.05$$

(2)计算统计量

$$F=\frac{MS_{回}}{MS_{剩}}=\frac{SS_{回}/\upsilon_{回}}{SS_{剩}/\upsilon_{剩}}=\frac{16.288}{1.222}=13.326$$

(3)确定 P 值,本例 $P=0.000$(表2-4-8)。

(4)下结论:在 $\alpha=0.05$ 水准上拒绝 H_0,接受 H_1,认为各总体偏回归系数不等于0或不全等于0,多元回归方程成立。

线性回归方程成立,并不意味着每个自变量对因变量的影响均有统计学意义。需对偏回归系数进行假设检验。常用 t 检验对偏回归系数进行统计推断:

$$H_0:\beta_j=0$$
$$H_1:\beta_j\neq 0,\alpha=0.05$$
$$t=\frac{b_j}{S_{bj}}$$
$$\upsilon=n-k-1$$

其中 b_j 为偏回归系数,S_{bj} 为偏回归系数对应的标准误,k 为自变量个数。

元素铁对应的元素回归系数为1.828,P 值远小于0.01,表明元素铁对血红蛋白含量的影响有统计学意义,而其他元素对应的 P 值均大于0.05,说明其对血红蛋白含量的影响无统计学意义。

很多情况下,各自变量的单位及离散程度不同,其对应的回归系数不能直接比较大小,此时,以标准化回归系数来说明各自变量对因变量的影响程度和方向。由于标准化回归系数排除了单位和离散程度的影响,故各标准化回归系数可以直接比较其对因变量 Y 影响的大小和

阅读笔记

方向。需说明的是,各自变量回归系数对应的 P 值决定了各因素是否对 Y 有影响,而标准化偏回归系数决定了各因素对其影响的大小和方向。

4. 多元线性回归常用的评价指标　计算机输出的分析结果还包括一系列评价回归方程效果的指标,常用的有:

(1) 复相关系数(coefficient of multiple correlation):用 R 表示,说明所有自变量与 Y 之间线性回归关系的密切程度,其取值在 0~1,R 越接近于 1,说明因变量 Y 与各自变量之间的关系越密切,本例中 $R=0.883$。

(2) 决定系数(coefficient of determination):即复相关系数的平方,用 R^2 表示,说明 Y 的总变异中,由自变量解释的部分所占比重的多少,R^2 越接近于 1,说明回归方程的效果越好。

(3) 校正决定系数(adjusted determinant):用 R_{adj}^2 表示,当方程中增加一个或无统计学意义的自变量后,决定系数会增加,而校正决定系数不会增加,反而减少,因此,校正决定系数在评价回归效果中更有意义。

(4) 剩余标准差(residual standard deviation):用 $S_y,1,2\cdots,p$ 表示,它是反映回归方程估计精度的指标,它随回归方程中自变量的增加而减少,但如果增加一个无统计学意义的自变量时,$S_y,1,2\cdots,p$ 并不变小,反而增加。

5. 解释回归模型参数的意义　用样本观察数据拟合一个回归模型(回归方程),目的是借助模型来解释客观现实中相关指标变量之间的依存关系。因此,当一个拟合模型得到以后,解释这个模型中参数估计值的实际意义是多元线性回归分析的一个重要任务。

多元线性回归分析可以得到两种参数的估计值,一种是非标准回归系数估计值,另一种是标准回归系数估计值。两种参数估计值的意义完全不同。

(1) 非标准回归系数估计值 b_j:可以直接用来解释自变量 x_j 和因变量 y 的依存关系,b_j 的值表示当其他自变量不变时,自变量 x_j 变化 1 个单位引起因变量 y 的变化量。如 $b_1=0.35$ 表示当其他自变量不变时,自变量 x_1 增加 1 个单位,因变量 y 将增加 0.35 个单位。非标准回归系数估计值没有消除量纲影响,因此,在同一模型中它们的值不能相互比较。但是,在不同模型中可进行比较。

(2) 标准回归系数估计值 b_j':消除了量纲的影响,本身没有实际意义,因此不能直接用来解释自变量 x_j 和因变量 y 的依存关系,也不能在不同模型中进行比较。但是可以在同一模型中对参数估计值进行大小比较,绝对值大的 b_j',对应的自变量 x_j 对因变量 y 的影响大,或者说,与因变量 y 的关联性强。如,如果 $b_1'=0.4,b_2'=-3.1$,那么,自变量 x_2 对因变量 y 的影响比 x_1 对 y 的影响强。

6. 多元线性回归的注意事项

(1) 进行多元线性分析时,一般要求因变量 Y 为连续变量且服从正态分布,自变量一般也要求是连续变量,如果有少数的分类变量或有序变量,也可进行多元线性回归分析,但对于分类变量要注意其赋值的合理性。

(2) 一般认为,样本量最好是自变量个数 10 倍以上才能比较真实地反映自变量与因变量的关系。

(3) 当自变量间存在较强的线性相关关系时,会影响多元线性回归分析结果,使得多元回归方程不稳定或参数估计值变得很大。一般的处理方法为:剔除造成线性相关性的某些自变量,再重新建立回归方程;或采用逐步回归方法建立回归方程。

四、logistic 回归分析

(一) logistic 回归分析的基本概念

使用多元线性回归来分析多个自变量与一个因变量的关系,因变量要求正态分布的连续随机变量,即它应该有定距测定等级。在护理学研究中经常遇到的因变量为非连续的分类变量。常见的有 3 类:一是二项分类,如某种疾病的患和未患,某一护理措施的有效和无效等。二是多项有序分类,如某一药物的治疗结果是治愈、显效、有效、无效。三是多项无序分类,如研究血型,可分为 A、B、O、AB 型等。研究分类因变量与诸多自变量间的相互关系,进行疾病的病因分析常选用 logistic 回归分析,它是研究分类反应变量与多个影响因素之间关系的一种多变量分析方法。logistic 回归按照反应变量的类型可分为:二分类反应变量的 logistic 回归、多分类有序反应变量的 logistic 回归、多分类无序反应变量的 logistic 回归;按照研究设计的类型可分为:研究对象未经过匹配的非条件 logistic 回归和研究对象经匹配的条件 logistic 回归。在应用 logistic 回归进行数据分析时,应根据反应变量的类型和研究设计的类型选择相应的 logistic 回归分析模型。

Box 2-4-3

Logistic 回归应用简述

logistic 回归应用已有多年历史,Truett 等于 1967 年成功地用于冠心病危险因素的研究中。目前,logistic 回归的应用已不再局限于流行病学领域,还应用于实验研究中药物或毒物的剂量 - 反应分析、临床试验评价及疾病的预后因素分析等。logistic 回归与线性回归分析的思路大致相同,模型的参数具有鲜明的实际意义,现已成为处理二分类反应数据的常用方法。

来源:孙振球 . 医学统计学[M]. 北京:人民卫生出版社,2006.

(二) 二分类因变量 logistic 回归模型的建立

为了探讨糖尿病与血压、血脂等因素的关系,研究者对 56 例糖尿病病人和 65 例对照者进行病例 - 对照研究,收集了性别、年龄、学历、体重指数、家族史、吸烟、血压、总胆固醇、甘油三酯、高密度脂蛋白、低密度脂蛋白 11 个因素的资料,各因素的数量值见表 2-4-10,数据见表 2-4-11。

表 2-4-10 糖尿病 11 个相关因素与数量化表

因素	变量名	数量值
性别	X_1	男 =1 女 =2
年龄	X_2	
学历	X_3	小学以下 =1,小学 =2,初中 =3,高中 =4,大专及以上 =5
体重指数	X_4	<24 =1,24~26 =2,26~ =3
家族史	X_5	无 =1,有 =2
吸烟	X_6	不吸 =1,吸 =2
血压	X_7	正常 =1,高 =2
总胆固醇	X_8	
甘油三酯	X_9	
高密度脂蛋白	X_{10}	
低密度脂蛋白	X_{11}	
糖尿病	Y	对照 =0,病例 =1

阅读笔记

表 2-4-11　糖尿病与血压、血脂等因素的关系研究的数据

编号	性别	年龄	学历	体重指数	家族史	吸烟	血压	总胆固醇	甘油三酯	高密度脂蛋白	低密度脂蛋白	糖尿病
1	1	60	2	2	1	1	1	4.3	1.5	1.24	2.3	0
2	1	48	3	2	1	1	1	4.6	1.32	1.15	2.3	0
…	…	…	…	…	…	…	…	…	…	…	…	…
120	1	67	2	2	2	2	2	5.41	1.3	2.99	1.08	1
121	1	65	2	2	2	2	1	4.1	1.1	1.72	0.73	1

这一研究的观察结果为二分类反应变量,即是否患糖尿病,目的是分析糖尿病与相关因素的关系。类似这样的研究并不少见。这类数据的统计分析多选用 logistic 回归。一般而言,可将类似于此例的研究抽象出来建立下列模型。以 Y 表示二分类反应变量,其结果之一统称为"阳性"结果,另一相反结果就是"阴性"结果,量化取值为 $Y=1$,出现阳性结果;$Y=0$,出现阴性结果。

设对因变量 Y 有影响的因素有 m 个,为自变量,记为 $X_1, X_2, \cdots, X_m$。在 m 个自变量的作用下出现阳性结果的条件概率记为 $P = P(Y=1|X_1, X_2, \cdots, X_m)$,logistic 回归模型为:

$$P = \frac{\exp(\beta_0 + \beta_1 X_1 + \beta_2 X_2 + \cdots + \beta_m X_m)}{1 + \exp(\beta_0 + \beta_1 X_1 + \beta_2 X_2 + \cdots + \beta_m X_m)}$$

其中 β_0 称为常用数项或截距,$\beta_1, \beta_2 \cdots, \beta_m$ 称为 logistic 回归模型的回归系数。从 logistic 回归模型的定义公式可以看出,logistic 回归模型是一个概率型非线性回归模型,当 $\beta_0 + \beta_1 X_1 + \beta_2 X_2 + \cdots + \beta_m X_m$ 从 $-\infty$ 到 $+\infty$ 变化时,P 在区间 $[0,1]$ 之间变化,这意味着自变量 $X_j(j=1,2,\cdots,m)$ 可任意取值,自变量的类型可以是数值变量,也可以是分类变量,经赋值后的哑变量(dummy variable),满足了实际问题中不同变量的取值要求。

以上公式作 logit 变换,logistic 回归模型可以变换成下列线性形式:

$$\text{logit} = \ln\left(\frac{p}{1-p}\right) = \beta_0 + \beta_1 X_1 + \beta_2 X_2 + \cdots + \beta_m X_m$$

根据样本数据就可以估计出 logistic 回归模型的常数项和回归系数 $(b_0, b_1, b_2, \cdots, b_m)$,进而描述和分析反应变量与自变量间的关系,并可计算在特定条件下阳性结果发生的概率。

(三) logistic 回归模型的回归系数的估计和检验

1. 回归系数估计　logistic 回归模型的参数的估计通常采用的是最大似然估计(maximum likelihood estimate,MLE)法,其统计原理为:对 n 例观察样本建立似然函数

$$L(\beta) = \prod_{i=1}^{n} P_i^{Y_i}(1 - P_i)^{1-Y_i} \quad i = 1, 2, \cdots, n$$

式中 $P_i = P(Y_i = 1| X_1, X_2, \cdots, X_m)$ 表示第 i 例观察对象在自变量的作用下阳性结果发生的概率,如果实际出现的是阳性结果,取 $Y_i = 1$,否则取 $Y_i = 0$。最大似然估计就是求解以上模型中的参数,使得在一次抽样中获得现有样本的概率为最大,即似然函数 $L(\beta)$ 达到最大值。

当样本量较大时,logistic 回归的最大似然估计具有一致性、渐近有效性和渐近正态性。一致性是指当样本量较大时,模型参数估计逐渐向真值收敛,估计近似于无偏;渐近有效性是指随着样本量增大,参数估计的标准误相应缩小。这就意味着,当样本量足够大时,估计的标准误至少不会比其他方法估计的标准误大;渐近正态性是指随着样本量增大,最大似然估计值的分布趋近于正态分布,因此可对参数进行假设检验和计算参数的置信区间。那么样本在多大时可以保证 logistic 回归分析的统计结果是可靠呢?一般而言,确定样本量应依赖于模型和数据的特点,从数据的测量方式、变异大小、自变量间共线性程度、反应变量的取值分布、参数

阅读笔记

的多少等多方面综合选定。当样本量足够大时,参数最大似然估计的性质能得到较好的维持。对样本量很小的数据作 logistic 回归分析,其结果的解释要十分谨慎。

2. 回归模型的统计检验 获得 logistic 回归模型的参数估计以后,需要对拟合的 logistic 回归模型进行检验。这些检验主要包括:一是对整体模型的检验;二是对回归系数的检验;三是对系数子集的联合假设检验。不同的统计分析软件在对 logistic 回归模型进行检验时,所选择的方法及统计量的表示方式会有所不同。logistic 回归模型要求进入模型的自变量必须对因变量有显著的解释能力,也就是说,所建立的模型必须要比只包含常数项的零假设模型要好,这一点可通过对回归系数做检验进行判断。

(1) 对整体模型的检验:logistic 回归模型求解参数还是采用最大似然法估计方法,因此其回归模型的整体检验通过似然函数值。似然函数值表达的是一种概率,即在假设拟合模型为真实情况时能够观察到这一特定样本数据的概率,因此这个函数值处于(0,1)之间。因为对这个函数值取自然对数后在数学处理上更为方便,而且又因此函数值是极小的小数,其对数值是个负数,所以通常对似然函数值先取自然对数再乘以 -2 后应用。该值越大,意味着回归方程的似然值越小,模型的拟合程度越差。在模型完全拟合观测值的情况下,又似然函数值等于 1,那么似然值的对数等于 0,这一统计报告值就是 0。

在评价或检验一个含有自变量的 logistic 回归模型时,通常是将其与截距模型相比较。截距模型就是将所有自变量删除后只剩一个截距系数的模型。以截距模型为标准,比较在加入其他自变量后,新的模型与数据的拟合水平是否有显著性。

(2) 回归系数的检验:Wald 统计量是用来检验偏回归系数显著程度的,它是偏回归系数与自由度的函数,服从卡方分布。其公式为:

$$\text{Wald} = \left(\frac{b}{S.E.}\right)^2 = \left(\frac{b_i}{s_{b_i}}\right)^2$$

它的值越大,表明该自变量的作用越显著。

(3) 系数子集的联合假设检验:在很多情况下,研究兴趣在多于一个自变量组而不是全体系数的重要性和显著性。这实际上是联合检验。有一种方法提供了这种检验,即模型拟合的似然比检验方法的推广。在上述检验中使用设置模型与截距模型进行比较,在这里则用完全模型与简化模型相比较。完全模型是指纳入所有选择自变量的模型,简化模型是指删除某些自变量的模型。因此简化模型实际是包含于完全模型之内的,它们之间也存在嵌套关系。

(四) logistic 回归分析应用的注意事项

1. 样本量要充足 在应用 logistic 回归模型进行数据分析时,随自变量个数的增加,自变量各水平的交叉分类数将随之迅速增加,在每一分类下有一定的观察例数,才能获得可靠的参数估计。因此,在进行较多自变量的 logistic 回归分析时,需要有足够量的样本来保证参数估计的稳定性。

2. logistic 回归模型的自变量可以是无序分类变量、有序分类变量和数值变量对无序分类变量可用 0-1 哑变量表示;对无序 K 分类变量常用 K-1 个哑变量来表示,哑变量赋值与多元线性回归相同;对有序分类变量如果各等级间程度相同或相近可赋值为 1、2、3、4 等按等级变量,若各等级间程度相差较大可按无序多分类变量处理。

(五) logistic 回归分析应用实例

某研究者对城市 16 岁青少年健康危险行为的影响因素进行研究。研究者用 logistic 回归分析计算每一个危险因素的比值比(odds ratios)。因同时对男性少年和女性少年进行观察,故进行男性、女性两个 logistic 回归分析运算。其中对女孩的分析结果如表 2-4-12 所示。研究对象分为两个组,一组有一种健康危险行为,另一组有两种或以上的健康危险行为。为了解释此结果,必须理解这些变量是如何被测量的。例如,0= 进行有组织的体育活动;1= 不进行有组织的体育活动。女孩的比值比显示,不进行有组织的体育能够使有一种健康危险行为的危险程度增高 2.81 倍,而使有两种以上健康危险行为的危险增高 17.60 倍。

表 2-4-12　具有一种和两种以上健康危险行为和无健康危险行为女孩的危险因素对比

危险因素	一种健康危险因素 (n=85) OR(95% CI)	两种(以上)健康危险因素 (n=42) OR(95% CI)
手机使用(0= 有,1= 无)	3.25(1.39,7.61)[*]	4.29(1.45,12.68)[*]
看电视(0~7.5 小时)	1.81(1.14,2.86)[*]	2.35(1.40,3.96)[*]
进行有组织的体育活动(0= 有,1= 无)	2.81(1.20,6.56)[*]	17.60(3.94,78.6)[*]
较好的体型(0= 有,1= 无)	2.66(1.18,5.96)[*]	11.88(3.93,35.5)[*]
健康状况良好(0= 有,1= 无)	4.39(1.88,10.3)[*]	2.38(0.81,7.00)
与好友喝酒(0= 有,1= 无)	0.95(0.13,7.13)	8.45(1.17,61.2)[*]

注:[*]$P<0.05$

(郭　宏)

第三节　结构方程模型

病因学分析中,常常将发病因素分为远端危险因素和近端危险因素。远端危险因素包括社会文化环境、社会经济因素、环境因素等;近端危险因素包括不可控因素,如年龄、性别和遗传因素,还包括一些可控因素,如生活习惯、饮食行为和精神因素等。远端因素与近端因素在慢性病发病过程中作用的时间和过程有所区别,它们在不同环节中发生作用,影响到疾病的发生和发展。例如代谢综合征(metabolic syndrome,MS)是由多种危险因素聚集引起的内分泌代谢病,对于其危险因素的研究,不仅要研究一个变量的效应,还要研究一群相关性较强变量(潜在因子)的效应,即不仅要研究可观测变量,还要对不能直接观测的变量(即潜在变量,如生活习惯)加以分析。同时对于生活习惯这样的变量,在研究中既可是因变量,受其他因素(如吸烟、饮酒)的影响,也可是自变量影响着其他变量(如代谢异常);同样,在研究中代谢异常也有因变量和自变量的特性(即潜在变量),而且代谢异常和生活习惯这两个潜变量间也存在关系。在这种情况下,传统的回归模型,不能解决潜在变量间关系的问题,也不能解决一个变量同时是自变量又是因变量的问题。要解决以上问题,我们可以选用结构方程模型。

一、结构方程模型产生的背景和发展

(一)结构方程模型产生背景

随着人们对社会形象和人类行为的不断研究,研究者发现在诸如社会学、心理学、教育学等领域的研究中,面临着一些研究变量,如社会地位、道德水平、组织承诺、离职意向等不能非常准确、直接地测量,而需要通过一些观察变量间接地测量。这种不能直接测量的变量称为潜变量(latent variable),而为了研究这些变量,间接测量的变量为外显变量(manifest variable),也称观察变量或指标(observable indicator)。研究者就是试图用这些外显变量来解释潜变量。在这种情况下,传统的统计分析方法不能妥善处理这些潜变量,新的统计方法应运而生。

结构方程模型(structural equation model,SEM)是一个包含面很广的数学模型,其可将一些无法直接观察测量而又欲研究探讨的问题作为潜变量,通过一些可以直接观察的变量反映潜变量,从而建立起潜变量间的关系,也就是建立"结构"。SEM 是一种验证性的分析方法,它从

阅读笔记

一种假设的理论框架出发,通过收集资料,验证这种理论框架是否成立。

结构方程模型是20世纪70年代发展起来的一种统计模型,其方法脉络是对因子分析和路径分析的综合。因子分析(factor analysis)和路径分析(path analysis)可以看成是结构方程模型的特殊形式。结构方程模型利用因子分析方法引入了潜变量的思想,利用路径分析实现了在模型中可同时引入多个因变量,这使得结构方程模型所建立的模型能更好地、更有效地反映现实问题。

结构方程模型与因子分析和路径分析关系密切,因此,在介绍结构方程模型前先简单介绍因子分析和路径分析。

(二) 因子分析

1. 概念和基本思路　因子分析(factor analysis)的本质是对众多观察变量所构成的多维向量空间进行降维处理,是将众多观察变量归纳为少数(降维)几个潜在因子(即公因子)。这些公因子虽无法直接观察得到,却隐藏在可观察变量中,影响或支配着观察变量,各观察变量分别对应不同的公因子。因子分析利用原始数据,提炼一些公因子(潜在因子),估计公因子对指标(观察变量)的影响程度(因子负荷,factor loading)以及公因子间的关联性。这些都需要通过对经验数据的分析和探索得出,即通过各个观察变量的协方差矩阵得出,也称为探索性因子分析(exploratory factor analysis)。而另一种分析方法,验证性因子分析(confirmatory factor analysis)则不同,各观测变量分别来自哪个因子是事先给定的,其观察变量与因子的对应关系是基于以前的探索性因子分析、理论分析或主观设计,其分析目的是要通过经验数据来验证各观测变量能否有效地测量其对应的因子。一般意义上的因子分析都是指探索性因子分析,而验证性因子分析则等同于结构方程模型中的测量模型部分。

Box 2-4-4

探索性因子分析和验证性因子分析比较

探索性因子分析	验证性因子分析
开始分析时不知道有多少因子,根据特征值的大小(大于1的个数)、碎石图检验及因子含义确定因子数目	预先确定模型的因子数
开始时不知道变量与因子的从属性	预先确定变量与因子的从属关系
在最终的分析结果中,就算变量不从属某一因子,对应的负荷很小但不等于零	变量只在所从属的因子上才有负荷,在不从属的因子上的负荷为零

2. 因子分析模型　探索性因子分析的数学模型如下:

$$X_i = \alpha_{i1}\xi_1 + \alpha_{i2}\xi_2 + \cdots + \alpha_{ij}\xi q + \delta_i \quad i = 1, 2, \cdots, \kappa$$

其中,$X_1, X_2, X_3 \cdots$是κ个可测量指标变量,$\xi_1, \xi_2, \cdots \xi_q$是$q$个潜在因子,$q \leqslant \kappa$,$\alpha_{ij}$是待估计的参数,即因子载荷,$\delta_i$是误差。

3. 探索性和验证性因子分析的一般步骤

(1) 将观察变量标准化,计算相关矩阵:一般要求相关矩阵中大多数相关系数的绝对值在0.3以上,此时进行探索性因子分析才有效。

(2) 求解初始公因子以及因子负荷矩阵:求解初始公因子主要是计算各个观察变量在各公因子上的负荷以及确定公因子的数目。求解因子负荷的方法有主成分法、主轴因子法、最小二乘积法和最大似然法,而最常见的是主成分法。主成分法(principal component analysis)也是一

阅读笔记

种变量降维的思想,即在损失最少信息的情况下,把多个观察变量转换为几个综合指标(公因子),即主成分。分析过程中公因子的个数可以用累计方差贡献率和特征值来确定。

(3) 因子旋转:初始的公因子因为各个观察变量在每个公因子上都有负荷,且负荷大小没有规律,其意义常是含混的、很难解释的,因此需要进行因子旋转,最终的目的是使新的因子负荷的绝对值尽可能接近 0 或接近 1。当某个观察变量在某个因子上负荷较大时,则可认为该变量与该因子有关,否则就是无关系。在探索性因子分析中,一个观察变量最终只能在一个因子上有较大负荷,即只能用来测量一个因子,而不能同时测量一个以上的因子。因此,各个变量就会被归属于不同因子,然后研究者应根据各因子所属的观察变量的实际含义,对因子(潜变量)进行解释,即每个因子都应有个合理的命名。

(4) 计算因子得分:在经过求解初始公因子和因子旋转后,通常可通过线性回归法求解因子得分(factor score),使这些提取出的新因子(潜在因子)作为一个变量进入其他的统计模型中。

(三) 路径分析

1. 概念和基本思路　路径分析(path analysis)是由生物学家 Wright 最先提出并发展的一种分析系统的因果关系的技术,主要用于分析多个指标变量间的关系,特别是变量间存在的间接影响关系。

通常的回归模型可以包含多个自变量,但只能有一个因变量,而现实研究中很多因果效应的问题,因变量不止一个。回归方程的局限就在于其只能研究自变量对因变量的直接效应,而不能研究间接效应。路径分析则是专门解释这类有间接效应关系问题的方法,它突破了模型中只能有一个因变量的限制,不仅可以有多个因变量,而且可以说明自变量和因变量间、因变量内部间复杂的关系。即在路径分析中自变量和因变量的角色并不固定,某个变量在一个方程上是自变量,在另外一个方程上则可能是因变量,因此,在路径分析中用外生变量和自生变量的概念代替自变量和因变量。

路径分析包括三部分:路径图、依照路径图写出协方差矩阵或相关系数、模型参数(如路径系数)的方程和效应分解。

2. 路径图　路径图是路径分析最常用的一个工具,它用图形的形式表示变量间的各种线性关系,包括直接关系和间接关系。在路径分析中,任意两个变量 A 和 B 之间存在 3 种基本关系:

(1) 单向关系:即 A 影响 B,但 B 不影响 A。A 和 B 之间的直线为单向箭头,由 A 指向 B。

(2) 互惠关系(reciprocal):即 A 影响 B,反过来 B 也影响 A,A 和 B 之间的直线为双向箭头。

(3) 相关关系:即 A 与 B 之间的关系的方向不明确,但可能有相关关系,A 和 B 之间用一带箭头的弧线相连。相关关系只存在于外生变量间,具体见图 2-4-2。

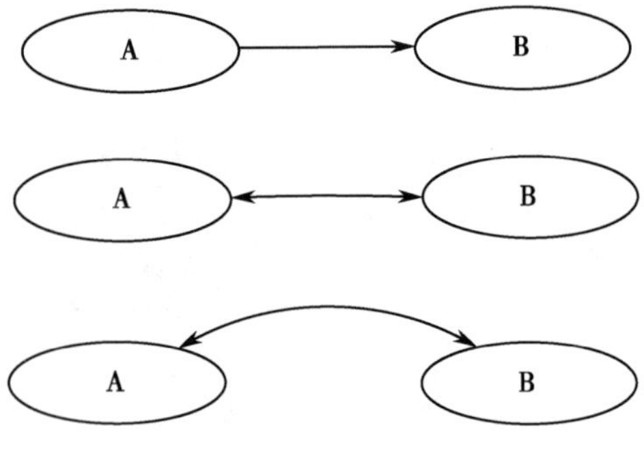

图 2-4-2　变量之间的关系

路径分析模型是反映多变量之间的关联或依存关系,根据变量关系的类型可分为递归模型(recursive)和非递归模型(non-recursive)两类。递归模型中不含有相互影响的变量,所有关系都是单向的,非递归模型则含有相互影响的变量,见图 2-4-3。

3. 路径系数　路径系数(path coefficient)是路径分析模型的回归系数,有标准化系数和非标准化系数两种。一般情况下,路径系数是路径分析模型中标准化的系数,即将所有变量都标准化后的系数。路径系数有两种,一种是反映外生变量影响内生变量的路径系数,通常用 γ 表示。另一种是反映内生变量影响内生变量的路径系数,通常用 β 表示。

阅读笔记

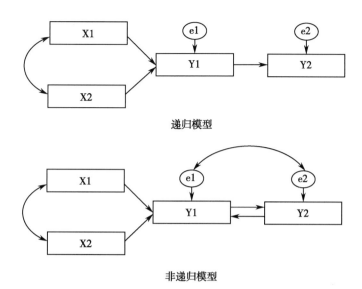

图 2-4-3 递归和非递归模型

路径系数可以用来衡量变量间的影响程度或变量效应大小。因系数是标化后的,可以在同一模型中进行不同系数的比较,系数为正,表明自变量对因变量的影响是正向的;系数为负,表明影响是负向的。系数的绝对值越大,影响作用越大。

4. 效应分解　即相关系数的分解,是将变量间的相关系数分解为不同效应的部分。研究者关注的主要是因果效应,包括直接效应和间接效应。

（1）直接效应:指一个变量到另一个变量的直接影响,等于路径分析图中两个变量间的路径系数。

（2）间接效应:指一个变量通过多个中介变量对另一个变量的影响,等于每一个路径链上路径系数乘积的和。

（3）总效应:直接效应加间接效应等于总效应。

Box 2-4-5　路径分析实例

慢性阻塞性肺疾病患者稳定期的功能状态及其相关因素

研究目的:探讨影响中、重度慢性阻塞性肺病(chronic obstructive pulmonary disease, COPD)患者功能状态的因素,包括生理、病理、临床、心理、社会因素及其相互作用。

以功能表现(FPI-SF 总分)、运动耐力(6MWD)、疲乏(PFSDQ-M)评分、抑郁(HAD-D)评分、呼吸困难(MMRC 评分)和焦虑(HAD-A)评分作为内生变量,年龄、疾病的严重程度(FEV$_1$% 预计值)及社会支持(SSRS)评分作为外生变量,使用 LISREL 8.7 版软件进行路径分析,评估功能状态假设模型与实际测量值的拟合优度。结果显示,本模型的拟合优度理想,$\chi^2 = 19.38$、$\upsilon = 18$、$P = 0.37$、RMSEA = 0.026、IFI = 0.99、CN = 211.48。变量间的路径系数均有统计学显著性差异($P < 0.05$)。MMRC 呼吸困难评分、疲乏评分、6MWD 及抑郁评分对 FPI-SF 总分有直接影响,路径系数分别为 −0.31、−0.30、0.28 及 −0.15。三个外生变量年龄、FEV$_1$% 预计值和社会支持评分对 FPI-SF 总分均无直接影响,FEV$_1$% 预计值以 6MWD、MMRC 评分为中介变量,间接影响 FPI-SF 总分,年龄以 6MWD 为中介变量影响 FPI-SF 总分,社会支持评分则以抑郁评分作为中介变量影响 FPI-SF 总分。MMRC 评分除了对 FPI-SF 总分有直接影响外,还通过以 6MWD、疲乏评

阅读笔记

分和焦虑评分为中介变量的多种路径间接影响 FPI-SF 总分。抑郁评分对 FPI-SF 总分的影响则包括直接的影响及以疲乏评分为中介变量的间接影响。焦虑评分以抑郁评分作为中介变量影响 FPI-SF 总分。疲乏评分除直接影响 FPI-SF 总分，还以 6MWD 为中介变量对其有间接影响。

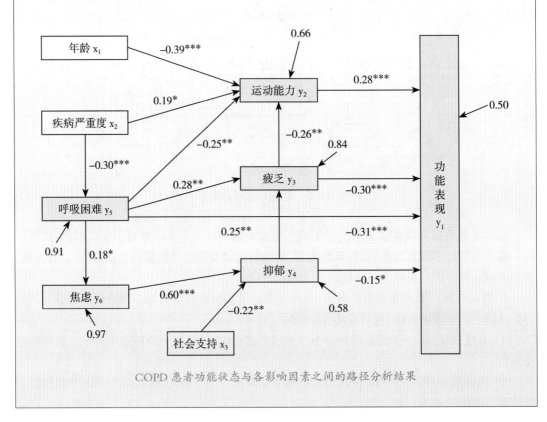

COPD 患者功能状态与各影响因素之间的路径分析结果

二、结构方程中涉及的基本概念

1. 外显变量和潜变量　外显变量是指可直接观察或度量的变量，也称为观察变量（observed variable）或测量变量（measured variable），在结构方程模型中也称指标（indicator）。潜变量（latent variable）也称隐变量，是无法直接观察或测量的变量。潜变量是由多个观察变量或指标来测量的，即其对外显变量的效应是可测量的。

2. 内生变量、外生变量和中介变量　内生变量（endogenous variable）是指模型当中会受到任何一个其他变量影响的变量。外生变量（exogenous variable）是指在模型中不受任何其他变量影响但影响其他的变量。结构方程中内生变量和外生变量都是潜变量。

若以传统的自变量（independent variable）和因变量（dependent variable）的关系来看，外生变量因为不受其他变量影响，则必为自变量，而内生变量多作为因变量使用，但也可作为影响其他变量的自变量。

一般在结构方程模型中用 x 表示外生变量，y 表示内生变量；ξ 表示外生潜变量，η 表示内生潜变量。

当内生变量同时作为因变量与自变量时，说明该变量不仅受其他变量的影响，还可对其他变量产生影响，则该变量为中介变量（mediator）。

3. 结构方程模型常用图标含义　在应用结构方程模型时，为能更直观地描述和表达变量间的关系，需构建路径图，应用时对图标有一定规定，其图标含义见表 2-4-13。

阅读笔记

表 2-4-13 结构方程模型常用图标含义

图标	含义
○ ⬭	圆或椭圆表示潜变量或因子
□ ▭	正方形或长方形表示观察变量或指标
⟶	单箭头表示单向影响或效应
⟷	双向箭头表示相关
⬭↙	单向箭头指向因子表示内生潜变量未被解释的部分
▭↙	单向箭头指向指标表示测量误差

4. 结构方程模型中常用的符号及含义 结构方程模型分析中,使用一套固定的符号体系表示潜变量、观察变量、误差项以及矩阵,表 2-4-14 给出常用的符号及定义。

表 2-4-14 结构方程模型中常用的符号及定义

符号	名称	维度	定义
η	Eta	m×1	内生潜变量(因变量)
ξ	Xi	n×1	外生潜变量(自变量)
ζ	Zeta	m×1	结构方程中内生潜变量未被外生潜变量所解释的误差项
β	Beta	m×m	内生潜变量间的系数矩阵
γ	Gamma	m×n	外生潜变量到内生潜变量间的系数
Φ	Phi	n×n	ξ 的协方差矩阵
Ψ	Psi	m×m	ζ 的协方差矩阵
y		p×1	η 的观察指标
x		q×1	ξ 的观察指标
ε	Epsilon	p×1	y 的测量误差
δ	Delta	q×1	x 的测量误差
λ_y	Lambda y	p×m	y 对 η 的负荷矩阵
λ_x	Lambda x	q×n	x 对 ξ 的负荷矩阵
θ_ε	Theta-epsilon	p×p	ε 的协方差矩阵
θ_δ	Theta-delta	q×q	δ 的协方差矩阵

三、结构方程模型的基本形式及原理

结构方程模型把对概念的测量和概念间的作用关系同时纳入模型,因此包括测量模型(measurement model)和结构模型(structural equation model)两部分。测量模型中求出观察变量与潜变量之间的关系;结构模型中求出潜变量与潜变量间的关系。

测量模型表示为:

$$x = \lambda_x \xi + \delta$$
$$y = \lambda_y \eta + \varepsilon$$

分别说明外生变量 ξ 和内生变量 η 是如何通过观察变量 x 和 y 来测量的,测量中存在的误差或干扰分别为 δ 和 ε。

阅读笔记

结构模型表示为:$\eta = \beta\eta + \gamma\xi + \zeta$

β 代表内生变量间的影响作用,γ 代表外生变量对内生变量的应作用,ζ 代表内生变量未能被模型所解释的误差项。

四、结构方程模型分析的步骤

结构方程模型的建立一般包括四个步骤,即模型设定(model specification)、模型拟合(model fitting)、模型评估(model assessment)和模型修正(model modification)。

1. 模型设定　结构方程模型是带有潜变量的一种验证性因子分析的方法,模型需要依据已有的经验或理论事先设定,也称假设模型,也就是要在使用前考虑模型中有几个潜变量、各潜变量是由什么观察变量测得、潜变量中谁是内生变量,谁是外生变量和各潜变量间具体的关系(路径)是什么。模式设定不是随意进行的,一般有两种方法,一是根据研究的主题确定潜变量,并依据已有相关理论或经验构建潜变量间的关系;二是可借助探索性因子分析的结果构建。当已获得有关指标数据,但并不清楚指标间关系时,可以应用探索性因子分析,从指标出发,寻求公因子。若提取的公因子能够合理解释,得到合理命名时,可作为研究问题的潜变量。

除潜变量设定外,观察变量的选择也十分重要。观察变量是为反映潜变量而设置的,所选择的可测量变量应全面反映潜变量所涵盖的内容。观察变量选择的是否适当,关系到潜变量的测度是否合理、准确,也关系到最后结果的合理性。一般来说,一个潜变量带有 3 个观察变量较为合适,当然,具体个数要根据潜变量的含义决定。

2. 模型拟合　模型拟合是指将一个具体的样本数据代入设定好的模型,对模型求解,即对模型的各个参数进行估计。结构方程的求解,运用的是变量间的协方差,即变量间的关系,变量观测值标准化后,其协方差阵是变量间的相关系数阵,因此模型也被称为协方差结构模型(covariance structure model,CSM)。在这个过程中,需要根据变量的属性及分布特征确定采用的参数估计方法。常用的拟合方法有最大似然法、加权最小二乘积法、广义最小二乘积法等。需注意的是,并不是所有模型都有解,在无解的情况下,需考虑模型设计中可能存在问题,然后对模型进行修正。

当建立结构方程模型所用的数据是由直接调查得到的结果时,调查数据能否说明调查的结论就是一个非常重要的问题。因此,保证分析数据(调查得到的数据)的信度和效度也就非常关键。

3. 模型评估　在解出模型以后,需要对模型的有效性进行评估,主要包括:①模型的各参数(β、γ、φ、ψ、λ_y、λ_x、θ_ε 和 θ_δ)是否显著;②模型各参数是否合理,是否在合理范围内,是否与逻辑或常识矛盾;③通过系列的统计指标,估计模型在整体上的拟合情况,这些指标包括绝对拟合指数卡方(χ^2)、近似误差均方根(root mean error approximation,RMSEA)、标准化残差均方根(standardized root mean square residual,SRMR)、拟合优度指数(goodness of fit index,GFI)、调整拟合优度指数(adjusted goodness of fit index,AGFT)、比较拟合指数(comparative fit index,CFI)、非标准化拟合指数(non-normed fit index,NNFI)、标准化拟合指数(normed fit index,NFI)等。常用拟合指数说明表见表 2-4-15;④模型解释力评价,通过单个方程的测定系数(R_{xi}^2)和整个模型测定系数 R^2 评价,R^2 值越接近 1 则模型解释力越强。

4. 模型修正　结构方程模型主要用来估计潜变量间的关系,并用来验证所假设的模型是否与所提供的数据吻合。在模型发展和评价过程中,可能会发现假设的模型并不合适或无法拟合,这时就需对模型进行修正。模型不合适可能是由于结构的假设不恰当,或假设的分布不满足。模型修正的整个过程就是模型设定 - 模型拟合 - 模型评估 - 模型修正的过程,不断重复,以得到最合理、解释力最强、对数据样本拟合良好的最终模型。修正过程中主要有省俭原则(principle of parsimony)和等同模型。

表 2-4-15 常用拟合指数说明

拟合指数	判断标准	数据非正态时可否很好估计	处理不同大小样本时是否稳定	估计模型简约性
卡方(χ^2)	$P > 0.05$	F 否	否	否
调整卡方(χ^2/df)	一般要求介于 1~2	否	否	否
SRMR	<0.01 拟合非常好 <0.05 拟合好 0.05~0.08 可接受 0.08~0.10 一般 >0.10 拟合不可接受	不清楚	否	是
NFI	>0.90 >0.95 为好	一般低估	是	否
NNFI	>0.90 >0.95 为好	一般低估	不清楚	否
GFI	>0.9 拟合好	一般低估	不清楚	否

Box 2-4-6

—————— 省俭原则和等同模型 ——————

　　省俭原则:是指在两个模型同样拟合数据时,即拟合程度相差不大的情况下,应选择两个模型中较简单的模型。

　　等同模型:指采用其他方法表示各个潜变量之间的关系,也能得出基本相同的结果。

五、结构方程的优点和局限性

　　结构方程模型在因子分析和路径分析的基础上发展而来,突破了因子分析和路径分析的限制,使其更灵活和更具普遍性,其优点体现在:

　　1. 结构方程模型重视对概念的测量　其突出的特点是引入了潜变量的概念,通过多个观察变量对一个抽象的概念(潜变量)进行测量,这点对社会科学及护理学的相关研究非常重要。与自然科学不同,护理学中的一些概念和社会学的一些概念一样,具有很高的抽象性,不可能直接测量。例如,有研究者研究慢性病患者的自我管理,研究者认为患者的自我效能对其疾病的自我管理能力有影响。而"自我效能"和"自我管理"都是抽象的概念,不能通过单个测量变量进行直接测量,而可采用的方法是通过一组观察变量对概念进行测量。这组观察变量间最好呈现中等相关,这样可以从多角度反映潜变量的概念特征。结构方程模型通过测量模型实现了用多个观察变量测量一个抽象概念,更好地反映现实研究问题,更具优势的是,它允许同一个观察变量反映不同概念(潜变量)的不同侧面。

　　2. 结构方程模型中允许多个自变量,并且因变量间可存在相互关系　以往使用的传统回归统计方法,只允许模型中有一个因变量,在模型中模型参数代表在其他条件相同的情况下,某个自变量的变化对因变量的影响。而在结构方程模型中某个因变量可以受其他自变量的影响,同时也可以作为其他因变量的自变量。

　　3. 允许自变量和因变量存在测量误差　在很多研究中涉及态度、行为等变量,这些变量

阅读笔记

不能简单地用单一指标测量,常含有误差。结构方程模型允许自变量和因变量均含有误差。

结构方程模型是第一次给社会科学研究提供了从概念操作到理论建立再到理论验证的一整套数量统计工具,从本质上是验证性的统计模型,而非探索性的,它更强调模型建立的积累性和历史性,是目前所有统计模型中与经验世界的因果关系形式最具同构性的方法。

然而,对于分类变量的处理是结构方程模型的一个弱点,而对于潜变量是分类变量的情况,结构方程模型目前还无法处理。

SEM 适用于大样本的统计分析。取样样本越多,则 SEM 统计分析的稳定性与各指标的适用性越好。一般而言,大于 200 的样本才可以称得上是一个中型样本,若要求稳定的 SEM 的分析结果,样本量最好在 200 以上。但就样本量而言,有学者建议也可采用相关统计学的首要规则(rules of thumb),即每个变量至少要 10 个或 20 个样本。总之,如果模型中使用较多的测量变量或观察变量、模型复杂、被估计的参数多和估计方法需符合更多估计理论时,需要的样本量就越大。

六、常见的结构方程分析软件

结构方程模型的发展,与相关软件的支持密不可分,目前常用的分析软件有 LISREL、AMOS 和 Mplus,这里简单介绍前两种。

(一) LISREL

LISREL(linear structure relationship)是由 Joreskog 和 Sorbom 所发展的结构方程模型软件,在结构方程模型的应用和推广上起到重要作用。目前 LISREL 几乎可在各平台运行,包含 Windows、Mac OS 9X、Solaris、AIX、RISC、OpenVMS、Linux 等。LISREL 的内容包含多层次分析(multilevel analysis)、二阶最小平方估测(two-stage least-squares estimation)、主成分分析(principal component analysis)等。LISREL 的特色主要有下列几点:

1. 可以分析完整数据和不完整数据,以及非线性技术明显领先其他同类软件。

2. 唯一提供 SEM 中缺失数据的问题(efficient full information maximum likelihood,FIML)的方法处理,模型解释力最强。分析的样本大小和变量个数的多寡完全不受限制,提供最大的数据处理能力。

3. 提供最具说服力的验证性因素分析(confirmatory factor analysis,CFA)和探索性因素分析(exploratory data analysis,EFA)报告。并利用 FIRM(formal inference-based recursive modeling)方法检测类别变量和连续变量间的复杂统计关系。

由于 LISREL 在探讨多变量因果关系上的强力优势,使得 LISREL 在社会学研究上应用广泛,并为推广结构方程模型起到了非常重要的作用。目前,LISREL 软件已发展至 8.7 版本,其具体界面可见图 2-4-4。

(二) AMOS

AMOS 是矩结构分析(analysis of moment structure)的简称,是 Small Waters 公司开发的结构方程模型分析软件,主要用于处理结构方程模型(structure equation modeling,SEM)、协方差结构分析(analysis of covariance structure)或因果分析模型(causal modeling)等。AMOS 自从 6.0 版本以后就作为 SPSS 的一部分被整合到 SPSS 当中,使研究者可以同时使用两个软件。目前 SPSS 14.0 以上版本均含有 AMOS 的命令(图 2-4-5)。AMOS 与 LISREL 软件一样,可以用来绘制路径图形,分析协方差结构。AMOS 有强大的图形界面,操作简单,只需通过指点、点击和拖放操作就可以完成所有任务,无需输入任何指令。

AMOS 提供的高级结构方程模型分析选项,比单独使用因子分析或回归分析更能获得丰富、精确的综合分析。在建构方程式模型过程中的每一步骤均能提供图标环境,只要在调色盘工具和模型评估以鼠标轻按绘图工具便能指定或变更模型。透过快速的模型建立来检验研究

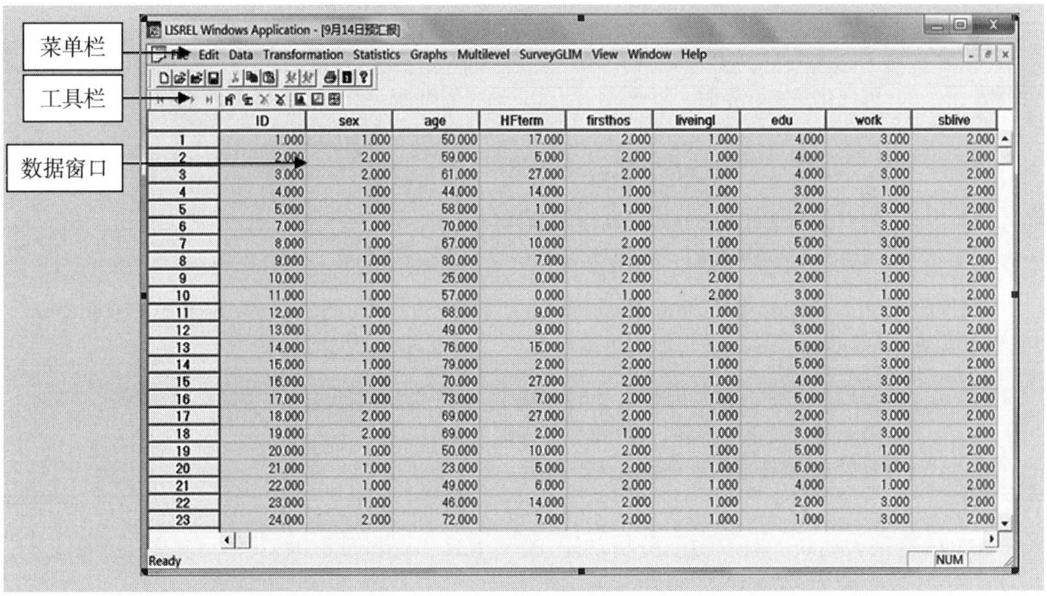

图 2-4-4 LISREL 软件的界面

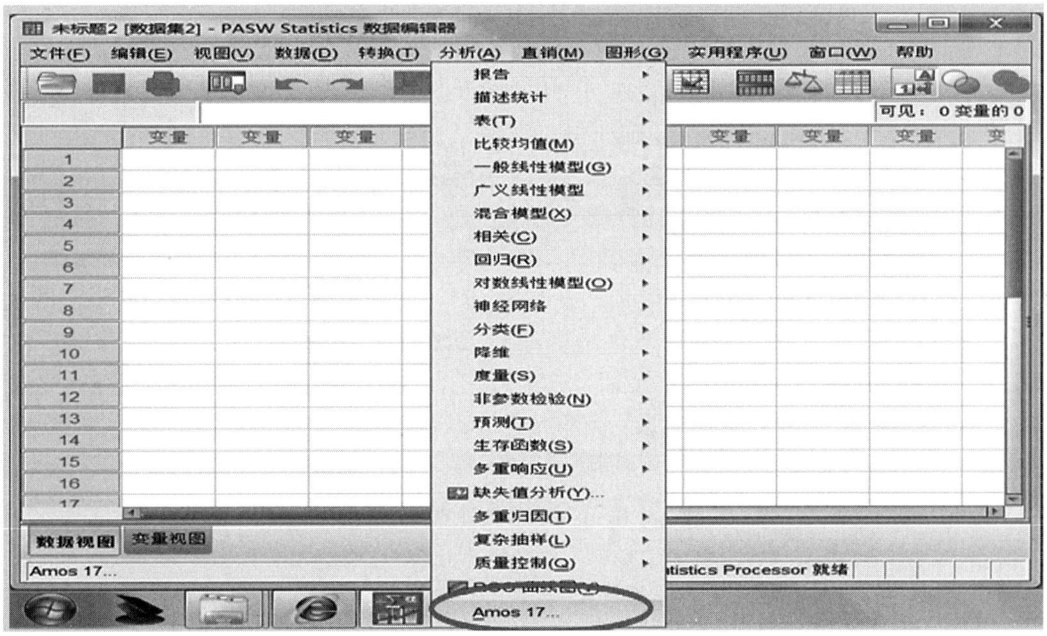

图 2-4-5 SPSS 分析工具栏中的 AMOS 命令

者的变量是如何互相影响,以及为何会发生此影响。AMOS 可以精确地建立复杂关系的模型,因为任何观察或潜变量都可以预示任何其他变量。AMOS 提供了一个更丰富、更全面的模型为研究者做决策,可以把因子和回归模型合二为一,提高运算效率。

AMOS 与 LISREL 相比,其用于结构方程模型分析的最大特色在于可视化、易学易懂,不必撰写程序(当然也可以通过 AMOS Basic 功能来撰写程序);而 LISREL 的最大特色在于其需要撰写程序和可进行多层次分析(multilevel modeling)。AMOS 与 LISREL 的比较见表 2-4-16。

阅读笔记

表 2-4-16 AMOS 与 LISREL 的比较

比较项目	AMOS	LISREL
特色	可视化的友好界面	需要程序向导,或利用 Setup 的功能逐步建立 SEM 的路径图
操作	直观的拖放式绘图工具,借助工具栏鼠标操作即可直接在绘图区制作 SEM,可不进行冗长的编程	撰写程序
支持文件的数据库类型	SPSS、Microsoft FoxPro、Microsoft Excel、Microsoft Access 或文本文件等	SPSS、SAS、Stata、Microsoft Excel、Microsoft Access 或文本文件等
功能	轻松地进行结构方程建模(SEM)、模型修正与模型设定探索、计算直接与间接效果、能够精准的处理缺失值数据等	多次分析模型、绘图、同质性检验等

AMOS 有四大模块:建模功能、分析功能、绘图工具和资料及帮助,具体可见图 2-4-6。

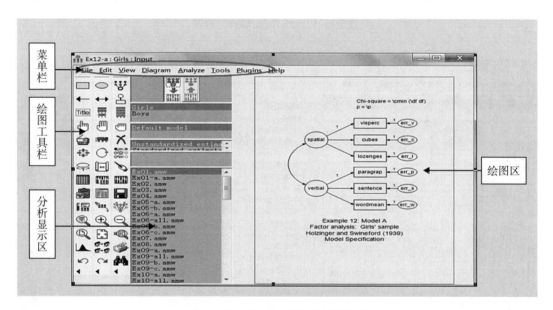

图 2-4-6 AMOS 软件的界面介绍

七、结构方程应用的实例

妇科恶性肿瘤患者采用何种应对方式与生活质量密切相关,并对睡眠障碍有重要影响,而睡眠障碍又是肿瘤患者癌因性疲乏、生活质量的影响因素,癌因性疲乏又影响了患者的生活质量。探讨应对方式、睡眠障碍、癌因性疲乏与生活质量的关系,对患者的康复、睡眠质量的改善、疲乏症状的控制、生活质量的提高以及制定针对性的干预措施具有重要意义。

下面将以文章"妇科恶性肿瘤患者应对方式、癌因性疲乏与生活质量的结构方程模型(Structural Equation Model of Relationship among Coping Modes, Cancer-related Fatigue and Quality of Life for Cervical Cancer Patients)"为例,来学习一下结构方程模型的应用。

(一)研究目的

探讨妇科恶性肿瘤患者应对方式、癌因性疲乏与生活质量的关系。

阅读笔记

（二）研究对象

选取 2012 年 5~11 月在湖南省肿瘤医院、中南大学湘雅三医院、中南大学湘雅二医院、中南大学湘雅医院 4 所三级甲等医院住院的妇科恶性肿瘤患者(宫颈癌、卵巢癌和子宫内膜癌)共 608 例为研究对象。

（三）资料收集

采用以下问卷进行资料收集：①一般资料问卷：包括年龄、婚姻状况、文化程度、职业、家庭经济状况、医疗付费方式、疾病确诊的时间、肿瘤分期等。②医学应对问卷：该问卷由 Feifel H 等编制，原量表共有 19 个条目，国内学者姜乾金等翻译修订的中文版包含 20 个条目，分为面对、回避、屈服 3 个维度。③癌症疲乏量表：该量表由 Okuyama 等编制，专门用于癌症患者疲乏症状的研究。量表包括 15 个条目，分为躯体疲乏、情感疲乏、认知疲乏 3 个维度，量表总分范围是 0~60 分，得分越高，表示疲乏越严重。④癌症治疗功能评价系统的一般量表(Functional Assessment of Cancer Therapy-General, FACT-G)：该量表是癌症治疗功能评价系统的一般量表，可用于各种癌症患者生活质量的评价。该量表的第 4 版由 27 个条目，4 个维度组成，量表总分范围是 0~108 分。

（四）统计学方法

采用 Epidata3.1 软件进行数据录入，使用 SPSS 13.0 统计软件包和 AMOS7.0 进行统计学处理。统计学方法包括统计描述、Pearson 相关分析、方差分析、多元线性回归分析、结构方程分析等；以 $P < 0.05$ 为检验水准，如无特别注明 P 值均为双侧检验。

1. 计数资料的统计描述采用率或构成比表示，计量资料的统计描述采用均数与标准差表示。

2. 采用 Pearson 相关分析分析妇科恶性肿瘤患者应对方式、癌因性疲乏、睡眠障碍与生活质量的相关性。

3. 采用单因素方差分析、多元线性回归分析、非参数秩和检验(Kruskal-Wallis H 检验和 Mann-Whitney U 检验)分析妇科恶性肿瘤患者生活质量的影响因素及不同诊断患者各量表得分比较。

根据文献资料及上面的统计分析结果建立假设结构方程模型，以医学应对方式的面对、回避、屈服得分为外生显变量，以匹兹堡睡眠质量指数量表总分(PSQI 总分)、癌因性疲乏总分为内生显变量，以生活质量为内生潜变量，以生活质量的 4 个维度为生活质量的指示变量，建立假设结构方程模型，采用 AMOS7.0 进行结构方程分析。运用最大似然法进行参数估计，反复修正，保留合理路径，得到拟合指标较好的修正模型。

（五）研究结果

1. 模型假设 根据文献资料及上面的统计分析结果建立假设结构方程模型，以医学应对方式的面对、回避、屈服得分为外生显变量，以匹兹堡睡眠质量指数量表总分(PSQI 总分)、癌因性疲乏总分为内生显变量，以生活质量为内生潜变量，以生活质量的 4 个维度为生活质量的指示变量，建立假设结构方程模型 M1，见图 2-4-7。

2. 模型检验效果及评价

（1）拟合模型：采用 AMOS7.0 对假设模型进行检验、修正，运用最大似然法进行参数估计。根据路径 P 值、文献资

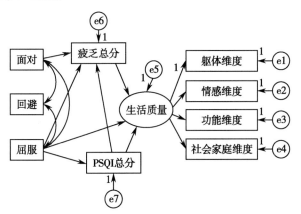

图 2-4-7 妇科恶性肿瘤患者应对方式、癌因性疲乏、睡眠障碍与生活质量关系的假设模型 M1

注：方框表示显变量，椭圆表示潜变量，e1-e7 为对应变量的残差项

料和检验修正指数,增加躯体维度残差与社会家庭维度残差、情感维度残差与功能维度残差、功能维度残差与社会家庭维度残差间的相关路径,得到拟合度较优的结构方程修正模型 M2,见图 2-4-8。

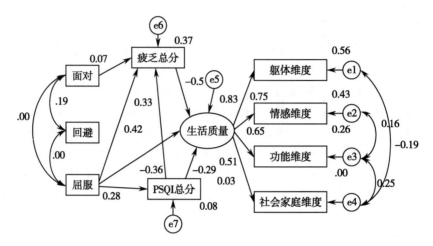

图 2-4-8　妇科恶性肿瘤患者应对方式、癌因性疲乏、睡眠障碍与生活质量关系的结构方程模型 M2(修正模型)
注:e1-e7 为对应变量的残差项

(2) 拟合模型中因素间的效应关系:由图(修正模型图)显示,面对的应对方式对疲乏总分有直接正向效应($\beta = 0.067, P < 0.05$);屈服的应对方式对睡眠障碍有直接正向效应($\beta = 0.277, P < 0.01$),对疲乏总分有直接正向效应($\beta = 0.425, P < 0.01$),对生活质量有直接负向效应($\beta = -0.364, P < 0.01$);睡眠障碍对疲乏总分有直接正向效应($\beta = 0.332, P < 0.01$),对生活质量有直接负向效应($\beta = -0.286, P < 0.01$);疲乏总分对生活质量有直接负向效应($\beta = -0.497, P < 0.01$);面对的应对方式可通过疲乏总分间接影响生活质量;屈服的应对方式可通过疲乏总分和睡眠障碍间接影响生活质量。由此可见,睡眠障碍和癌因性疲乏既是直接变量,又是中介变量。

表 2-4-17 显示自变量对因变量影响的效应值大小,包括总效应(总效应 = 直接效应 + 间接效应)、直接效应和间接效应。

表 2-4-17　拟合模型中各因素间效应分解关系

因变量	效应分解	自变量				
		面对	回避	屈服	PSQI 总分	疲乏总分
PSQI 总分	总效应	0.000	0.000	0.277	0.000	0.000
	直接效应	0.000	0.000	0.277	0.000	0.000
	间接效应	0.000	0.000	0.000	0.000	0.000
疲乏总分	总效应	0.067	0.000	0.517	0.332	0.000
	直接效应	0.067	0.000	0.425	0.332	0.000
	间接效应	0.000	0.000	0.092	0.000	0.000
生活质量总分	总效应	−0.033	0.000	−0.700	−0.451	−0.497
	直接效应	0.000	0.000	−0.364	−0.286	−0.497
	间接效应	−0.033	0.000	−0.336	−0.165	0.000

(3) 模型拟合效果评价:本研究经过检验修正得到一个拟合较好的模型 M2,各项拟合指标

均达到了接受标准,具体拟合指标,详见表 2-4-18。

表 2-4-18　修正模型的拟合指标

	χ^2/df	AGFI	GFI	RMSEA	IFI	NFI	CFI
M2	4.744	0.927	0.966	0.079	0.942	0.927	0.941
评价标准	<5	>0.90	>0.90	<0.08	>0.90	>0.90	>0.90

（六）研究结论

1. 受教育程度、婚姻状况、付费方式、居住地、肿瘤分期、预后是否有信心、治疗效果是否满意,是妇科恶性肿瘤患者生活质量的影响因素。

2. 回避维度得分与生活质量总分呈正相关,屈服维度得分与生活质量总分呈负相关:睡眠障碍总分和癌因性疲乏总分与生活质量均呈负相关。

3. 睡眠障碍和癌因性疲乏均对生活质量有直接负向影响;应对方式对生活质量有直接和间接影响,睡眠障碍、癌因性疲乏作为中介变量,调节应对方式与生活质量的关系。

（梁　涛）

第四节　meta 分析

利多卡因作为治疗室性心律失常的首选药物已经在各类教科书中出现很多年了,其效果和安全性在经历了大量临床实践后受到质疑。现在的教科书中治疗室性心律失常首选的药物是"利多卡因或胺碘酮"。现在的问题是"为什么一些存在疑惑或不正确的信息能大量存在于教科书上呢?"就现在的信息"利多卡因和胺碘酮治疗室性心律失常哪个更有效、更安全?"同样在护理教育中也存在这样的问题,如以问题为基础的教学方法(problem-based learning,PBL)在医学和护理教育领域已经开展很多年,在不同研究者的研究中其效果显示出不同的结果,有一致的,也有矛盾的。要回答这样的问题,是否需要重新做大量的原始研究呢?有什么方法能帮助研究者快速获得答案?本节将介绍一种基于已有研究结果的研究方法——meta 分析。

一、meta 分析的概念

meta 分析最早是由心理学家 Gene V. Glass 于 1976 年提出的统计学方法。meta 一词为希腊词,意为"after, more comprehensive, secondary",在我国一般译为荟萃分析。meta 分析作为一种研究和统计方法,是通过综合、分析多个研究结果,提供一个量化的平均效果或联系,从而回答研究问题。它最大的优点是通过增大样本量来提高研究结论的把握度和解释研究结果的不一致性,其实质上是按照一定的条件统计合并针对同一个问题的众多研究,获得一个综合的效应结论。meta 分析可以单独使用,但在一般情况下,meta 分析是系统综述的一个步骤。

Box 2-4-7

———— **Gene V. Glass 简介** ————

Gene V. Glass,1940 年出生于美国内布拉斯加州的林肯市,是美国的一位统计学家,主要从事教育心理学和社会学研究。1976 年,Glass 首次提出了 meta 分析的统计学方法,并于 1980 年将 meta 分析的方法介绍用于心理治疗研究领域。Glass 曾担任亚利桑那州立大学教育学院和心理学院的名誉教授,于 2010 年退役。目前他是教育政策研究中心的资深研究员、科罗拉多大学教育学院的研究教授和美国国家教育科学院成员。

阅读笔记

1982 年,Chalmers 和他的研究小组又提出了积累 meta 分析(cumulative meta-analysis)的概念,是将针对某一主题的每一项新的随机对照试验结果累加到已知的针对该主题进行的随机临床试验的 meta 分析结果中。由于积累 meta 分析是根据不同排列次序做多次的 meta 分析,它可最大限度地利用信息资源;随着临床证据的不断增加,将新出现的临床证据进行积累 meta 分析是一种总结多个研究总体效应的可靠方法。

meta 分析的方法应用于医学领域,也为循证医学(evidence-based medicine,EBM)的发展提供了基础。1993 年,Cochrane 协作网这一全新的国际性组织建立;1999 年,在 Cochrane 协作网注册,我国在四川大学华西医院成立中国 Cochrane 中心(http://www.ebm.org.cn/),并开展循证医学概念及其系统评价方法的培训。而 meta 分析作为多数系统综述中的一个重要组成部分,用于对资料进行统计分析,在循证医学的发展中得到广泛应用。目前大部分的 meta 分析可借助计算机软件来实现,如 Cochrane 网提供的免费分析软件 RevMan 等。

但是,meta 分析也是具有一定适用性的,并不是任何研究都适用于 meta 分析。对一些已经经过大样本、多中心合作,已得到明确结论的临床试验,不必做 meta 分析;对一些设计或执行质量很差的研究,偏倚严重或没有意义的资料,也不能寄希望通过 meta 分析得到可靠的结论。常用于 meta 分析的研究可包括观察性研究、随机对照研究及临床诊断试验。

二、meta 分析计划书的制订

meta 分析是对同一主题的众多研究的综合分析,和其他研究一样需要拟订一个明确、详细的研究计划书。计划书中应包括:提出研究目的、确定文献检索的方法、制定研究文献的纳入和排除标准、提取文献信息与建立数据库、评价纳入研究的文献质量、确定统计方法、评价偏倚和写出总结报告。

1. meta 分析的目的   meta 分析和其他研究一样,必须有明确的研究目的或研究假设,以避免研究的盲目性。研究目的及假设应当做到简单明确,最好能具体到某一个主要的问题,若同时存在几个相关问题时,应确定一个主要问题。一般情况下,对于 meta 分析问题的提出可参照 PICO 格式,即参与人群(participant)、干预措施(intervention)、比较(comparison)、结局和研究设计(outcome and design)。

2. meta 分析的文献检索策略   根据研究目的制订详细的检索策略,除了检索国内外常用的电子数据库(如 PubMed、Medline、Embase、Cochrane、万方、维普、中国知网、相关临床试验注册系统等)之外,还应尽可能地通过多种途径检索一些未公开发表的"灰色文献(grey literature)",如会议专题论文、未发表的学位论文、专著内的章节及药厂的报告等,因为这些文献中可能包含阴性结果,一般较少被投稿和发表,其他来源的资料对这些未发表的试验也较少提及,因此若 meta 分析只包括那些有限的已发表的试验,可能会导致假阳性结果。

3. 文献的纳入和排除标准   文献是 meta 分析的素材,文献质量影响分析结果。在研究中,制定文献选择标准非常重要。要根据研究目的,制定严格的文献纳入和排除标准,对检索到的文献进行逐个筛查,以筛出符合 meta 分析纳入标准的研究。

4. 文献信息的提取与数据库的建立   文献信息的收集提取主要是根据研究目的,记录 meta 分析所需的各方面研究信息;信息的提取可由至少两位观察者独立完成,然后交叉核对提取信息的一致性,以保证提取文献信息的质量;文献信息的记录可通过事先制定的信息收集表来完成。信息收集表可在 RevMan 软件中由研究者自行定制,信息表的内容应包括研究的一般资料、计算 meta 分析效应值的有关数据、资料的临床特征、研究方法;常见的文献信息提取内容可参照 Box 2-4-8。此外,为便于后续的敏感性分析,还应收集相关作者的单位、发表年份等信息。

阅读笔记

Box 2-4-8

meta 分析资料提取的具体内容

研究来源给出引用和联系细节(研究编号、报告编号、评阅者编号)
选择明确符合系统综述的要求和排除的原因
研究方法包括研究设计、整个研究的持续时间、随机化、隐蔽分配、双盲、可能的偏倚
研究对象包括总样本量、研究背景、诊断标准、年龄、性别、国家、并发症、社会人口学资料、伦理、研究日期
研究干预包括试验组的总样本量,对于每个试验组和对照组应包括具体的干预措施、干预的细节(能够足够让干预重复)[干预的完整性]
研究结局包括结局和时点的资料是如何收集和报告;对每一个结局应包括:结局的定义、测量的单位、量表工具的使用说明
研究结果包括每个干预组样本量;对每一个结果应包括:样本量、失访数量、每个干预组的数据概括(例如,计数资料用 2×2 表,计量资料用均数和标准差)[估计效应的 95% 区间,P 值、亚组分析]
研究混杂包括基金来源、研究作者的主要结论、研究者的混杂评价、对其他相关研究的参考价值、相应的通讯地址

注:小括号内的内容为可选内容,方括号内为可能相关内容,其余内容为数据提取的内容

meta 分析数据库的建立可借助 RevMan、Stata、Excel、SPSS 等计算机软件完成;目前一些文献管理软件(如 Endnote 等),可直接将参考文献的一些信息导入 meta 分析专用分析软件 RevMan,极大地方便了 meta 分析数据库的建立。

5. 文献质量评价 对纳入 meta 分析的研究文献需进行严格的质量评价,以确保纳入文献质量的真实可靠性。文献质量评价至少应包括以下三方面:①研究方法的质量:包括研究设计和实施过程中的质量控制;②精确度:即随机误差的程度;③外部真实性:研究结果的外推程度。纳入文献的质量评价包括两种方法,第一种方法是根据研究性质的不同采用不同的评价标准,如对 RCT 试验进行评价可参照 CONSORT 声明标准(http://www.consort-statement.org/home/)、Jadad 量表评分标准等(附录 7、附录 9、附录 10);另一种方法是由 Cochrane 网站提供的系统综述评价手册(http://www.cochrane-handbook.org/),该评价手册根据文献的随机分配方法、隐蔽分组、盲法、资料的完整性、选择性报告偏倚和其他偏倚等 6 方面,将文献分为 3 个等级,即高度偏倚、中度偏倚和低度偏倚。常用的文献质量评价标准可参照附录 8。

6. 统计学方法的选择 meta 分析的研究目的不同,涉及分析的文献研究类型不同,需要选用不同的统计方法计算其合并后的总效应(common effect size)。在统计方法的选择上,需要先对纳入的研究进行异质性检验,根据检验的异质性选用不同的统计方法和效应指标。

7. 偏倚的评价 偏倚(bias)是由于研究设计、实施、分析、解释、发表等方面的错误导致研究结论与真实结果之间产生的误差,其实质是导致结论偏离真实的结果。常见的偏倚包括发表偏倚、定位偏倚、引用偏倚、多次发表偏倚和有偏倚的入选标准等,其中发表偏倚是 meta 分析中主要的偏倚。对 meta 分析偏倚的评价可通过敏感性分析、漏斗图分析和失安全系数方法来实现。

敏感性分析(sensitivity analysis)被认为是检查 meta 分析有无偏倚的最佳途径,是检查一定假设条件下 meta 分析结果稳定性的方法,其目的是发现影响 meta 分析结果的主要因素,解决不同研究结果的矛盾性及发现产生不同结论的原因。敏感性分析常用的方法是分层分析,

阅读笔记

即将研究按不用的特征(如样本量大小、统计方法等),将研究进行分组合并后比较各组合并效应间有无显著性差异等。

漏斗图因其直观的可视化,常作为评价 meta 分析有无发表偏倚的一个简捷途径,其方法是通过图形的对称性来直观地判断有无发表偏倚的存在。有时单纯从图形的对称性也难以判断漏斗图的对称性,可采用定量评价的方法,如采用线性回归方程来测量漏斗图的对称性,或利用 SAS 统计软件进行 Begg 检验、Egger 检验和 Macaskill 检验等来评价漏斗图的对称性。

失安全系数也是评价 meta 分析中发表偏倚程度的一种方法,其实质是通过计算需要多少阴性研究结果的报告才能使得到的结论逆转。失安全系数越大,说明 meta 分析的结果越稳定,结论被推翻的可能性越小。

8. 总结报告　meta 分析的结果报告常采用森林图(forest plot)形式来展示,借助森林图可以直观地得出各研究的点值估计、置信区间及各研究综合后的效应。对 meta 分析的总结报告内容应尽可能全面、详细,使读者能够获得足够的信息,甚至可以完全重复 meta 分析的过程。具体的 meta 分析总结报告内容应包括研究的题目、摘要、前言、研究方法、结果、讨论和基金来源几方面。meta 分析的具体报告规范可参照 2009 年更新的 meta 分析中随机对照试验研究的报告质量规范 PRISMA(Preferred Reporting items for Systematic Reviews Meta-analyses)声明。见表 2-4-19。

表 2-4-19　2009 年更新的 meta 分析报告质量的 PRISMA 声明

主题	要求
题目	明确报告是系统综述或 meta 分析
摘要	采用结构式摘要,摘要中涵盖如下信息:研究背景、研究目的、资料来源、研究的纳入和排除标准、参与对象和干预措施、研究的评价和合成方法、结果、局限性、结论和主要结论的意义、注册号
前言	给出描述系统综述的理由,采用 PICO 格式清晰地描述研究问题
方法	协议和注册:详细说明有无系统综述的协议,若有要详细说明并提供包括注册号在内的注册信息或告知如何获取(如提供网址)
	选择标准:根据研究的特征(如采用 PICOS、随访时间)和报告的特征(如年代、语言、发表状态)确定合理的文献选择标准
	信息来源:要描述文献检索时所有信息的来源(例如数据库的覆盖年限、通过研究者来识别额外的研究)和上次检索的时间
	文献检索:至少给出一个数据库(如 Medline)的全部检索策略,包括限制检索的应用,以便能够重复检索过程
	研究选择:给出选择研究的流程(即筛查、选择、纳入系统综述及如何进行量性合成)
	数据收集过程:描述资料提取的方法(例如分组、独立、双盲)和资料的获取和确认过程
	数据条目:数据条目要列出和定义所有的变量(例如 PICOS、基金来源),说明哪些数据条目被预先规定、假设和简化
	评估纳入研究偏倚:描述评估纳入研究偏倚的方法以及数据合成时如何利用这些信息
	效应的测量:陈述主要的效应测量(例如相对危险度、平均数差值)
	数据合成:描述处理数据或合并研究结果的方法,如每一次量性合成的异质性检验
	研究过程中偏倚的评估:描述任何影响积累效应偏倚的评估(如发表偏倚、研究报告的偏倚)
	其他分析:如果有其他分析,应说明预先规定的其他分析方法(如敏感性分析、亚组分析等)

续表

主题	要求
结果	纳入研究的结果:描述检索到的和合格的研究数量,最好用流程图说明纳入过程中每一步排除的理由
	研究的特征:描述每个研究数据提取的特征(例如样本量、PICOS 和随访期限)和引用状况
	偏倚的危险:给出每个纳入研究偏倚的数据,所有结果要列出(有利或有害),对每一个研究应:①简单概括每个干预组的数据(例如 2×2 表中的频数、均数和变量);②最好用森林图展示效应估计(如相对危险度、均差)和置信区间
	结果合成:描述研究和异质性,给出每一次量性合成的结果,包括置信区间和异质性检验
	研究过程中偏倚的评估:给出任何评估偏倚的结果
	其他分析:如果进行其他分析,给出其他分析的结果(如敏感性分析、亚组分析、回归分析)
讨论	概括证据:概括主要结论和主要结果的证据强度,考虑结论与关键组的关联性(例如健康保健提供者和使用者、政策制定者)
	局限性:讨论研究水平的局限(如研究设计)和检索水平的局限(如检索不全面、报告偏倚)
结论	在结合其他证据基础上给出结论的整体解释和对未来研究的意义
基金	基金来源和其他支持(例如资料分析);基金资助者的角色

三、meta 分析中的统计方法

1. 资料的齐性检验及意义 meta 分析是将多项研究合并起来,计算其总体效应。在对各研究进行统计分析前,必须评价这些研究是否具有差异,即是否具有齐性或异质性。各项研究之间的差异可有两种来源,一种是来源于随机抽样误差,另一种是来源于随机误差;其中,各研究中由于抽样所造成的误差,可用研究组内的方差估计,由随机因素造成的误差可用组间的方差来估计。在 meta 分析中,检验研究组间的差异是否齐性,可用 χ^2 检验来完成,如果检验结果齐性,可直接计算各研究的合并效应大小;如果检验结果提示非齐性,直接计算合并效应的大小很危险,则有必要进一步检查研究设计和其他可能导致非齐性的原因。另外,由于齐性检验的把握度很低,即使检验提示齐性结果时也不代表各研究间一定具有相同的效果。

2. 固定和随机效应模型的统计方法选择 meta 分析中所用的模型假设有两种,即固定效应模型(fix-effect model)和随机效应模型(random-effects model)。一般在检验结果提示各研究方差齐性的情况下,可选择固定效应模型的统计方法;而在各研究方差缺乏齐性的情况下,则需选择随机效应模型的统计方法。另外,有时同时应用固定效应和随机效应模型来计算合并效应,再根据模型的假设来评价结论也是一个有效的方法。

3. 模型效应测量值和统计方法的选择 在确立了假设模型种类后,则还需根据纳入研究的效应测量指标选择具体的统计方法;常用的效应指标包括危险度比(OR)、相对危险度(RR)、率差(RD)、平均数差值(MD)、需要治疗的例数(TNT)和回归系数等。不同的研究性质和测量指标决定了要选择相应的效应指标,通常两组间比较时,对于二分类测量指标,可选择 RD、OR、RR、NNT,对于连续指标可选择 MD 和回归系数等。

meta 分析的具体统计学方法和常用的卫生统计方法原理是相同的。表 2-4-20 总结了具体效应测量形式和统计方法的选择。从表 2-4-20 可以看出,确定效应模型的统计方法主要包括 Mantel-Haenszel 法、Peto 法、General Variance-Based 法,随机效应模型的统计方法主要有 Dersimonian 法和 Laird 法。但在选择具体的统计方法时,要注意不同的统计方法也具有其各自的优缺点。

表 2-4-20　效应测量形式及统计方法的选择

模型假设统计方法效应测量形式		
固定效应模型 Mantel-Haenszel 法比（*OR*、*RR*）		
Peto 法比值比（*OR*）		
General Variance-Based 法比（所有类型）、率或平均数差值（*RD*、*MD*）		
和回归系数		
随机效应模型 DerSimonian 和 Laird 法比（所有类型）、率或平均数差值（*RD*、*MD*）		

Mantel-Haenszel 法具有理想的统计特征,比较符合数学理论,但它需要每个研究有完整的 2×2 表,若不能满足的研究必须剔除。另外,Mantel-Haenszel 法忽略了研究中需要考虑的混杂因素,在随机对照研究和病例对照研究中,由于混杂因素已被配对,则用此法问题不大,如果某些混杂因素如年龄没有被匹配,应用此法可能导致很大的误差。

Peto 法作为 Mantel-Haensel 法的改良,它的优势在于简单,但其只能用于 *OR* 值的处理,很少用于非实验性研究,但当研究资料不平衡时,其结果也会像 Mantel-Haenszel 法一样产生很大的偏性。

General Variance-Based 法的优势在于其适用于各种测量值的处理,包括差值、比值、回归系数等,但其在合并 *OR* 时并不比 Mantel-Haenszel 法和 Peto 法优越,因其计算相对烦琐。

DerSimonian 和 Laird 法是用于随机效应模型的方法,其也适用于各种测量值,但其没有校正偏倚、控制混杂或其他可引起各个体研究不齐的因素。所以其研究个体间存在不齐性时,单独应用 DerSimonian 和 Laird 法无法替代对研究个体间不齐性原因的探索。另外,DerSimonian 和 Laird 法往往使小样本的研究获得较大的权重,而小样本的研究往往存在发表偏倚,所以其有强调质量差的证据而牺牲质量好的证据的危险。

四、meta 分析的森林图和漏斗图

(一)森林图

1. 森林图的概念　森林图(forest plot)作为 meta 分析结果的报告形式,其原理是根据各个研究结果的加权平均值(权重,即变异值的倒数)来估计某一项干预措施的效果,以提供可靠的证据。森林图的绘制是以统计指标的数值运算结果为基础,在平面直角坐标系中,以一条垂直的无效线(横坐标刻度为 1 或 0)为中心,用平行于横轴的多条横向线段描述被纳入研究的效应量和置信区间(confidence interval,CI),用一个菱形(或其他图形)描述多个研究合并的总效应及置信区间。在森林图示中可以根据每个研究的效应测量值来比较试验组与对照组差异的大小及各个研究合并后效应的大小;当统计效应指标比值比、相对危险度等的 95% 置信区间横线与森林图的无效线(横坐标刻度为 1 或 0)相交时,表明试验组的效应量等于对照组,试验因素无效;当其 95% 置信区间横线不与森林图的无效线相交且落在无效线右侧时,试验组的效应量大于对照组;当其 95% 置信区间横线不与森林图的无效线相交且落在无效线左侧时,试验组的效应量小于对照组。另外,由于研究目的、统计方法选择及效应测量值种类的不同,森林图在结果的展示形式上会略有不同。

2. 森林图的图示介绍　下面以"密闭式吸痰发生呼吸机相关性肺炎的系统评价"一文中的森林图为例做简单介绍(图 2-4-9),图中的垂直线 1 代表"无效应线",水平线表示研究结果的效应量,线中的方块代表研究结果的点值估计,大小代表该研究在 meta 分析中的权重,线宽代表研究结果的 95% 置信区间,菱形代表各个研究合并后的效应估计值,该值还包括 95% 的置信区间。图中各个研究的水平线均穿过垂直线,表明各研究结果和总效应的 95% 的置信区间包括 1,说明各研究的效应及总效应在比较的两组间无显著统计学差异。

阅读笔记

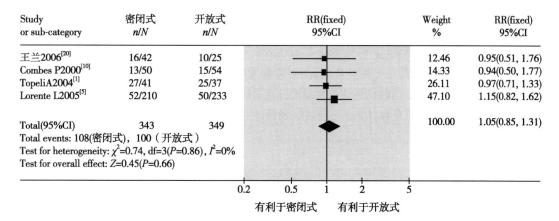

图 2-4-9 密闭式吸痰与开放式吸痰病死率比较

(二) 漏斗图

1. 漏斗图的概念 漏斗图（funnel plot）作为评价 meta 分析有无偏倚的一个简捷途径，是指相对于样本量的效应值，以研究效应的估计值作为横坐标，样本量作为纵坐标画出的散点图。其原理是基于研究效应的精确度与样本量呈正相关，即较小样本量的研究，通常分散在图形底部很宽的范围内，随着样本量的增大，精确度提高，研究的结果则集中在图形上部一个较窄的范围内。漏斗图分析作为判断 meta 分析中有无偏倚的一种简单方法，主要是根据图形的对称性程度进行判断。在无偏倚的情况下，图形呈对称的倒漏斗状；当存在发表性偏倚时，漏斗图出现不对称，则呈偏态分布。绘制漏斗图，需要纳入较多的研究个数，原则上要求 5 个点以上才能进行。

2. 漏斗图的图示介绍 在 meta 分析中如果没有存在偏倚，则图形构成一个对称的倒置"漏斗"；如果图形呈现明显的不对称，表明存在偏倚，其偏倚的来源可来自常见的如发表偏倚、定位偏倚、入选偏倚等。漏斗图是否对称，除凭肉眼的直接观察外，也可用线性回归方程及失安全系数来进一步识别发表偏倚的大小。下面以"胰岛素泵与多次胰岛素强化治疗初发 2 型糖尿病患者的系统评价"一文中胰岛素需要量为结局指标的漏斗图分析（图 2-4-10），图中各研究呈不对称分布，表明各研究间存在发表偏倚。值得注意的是，漏斗图只能提醒是否有偏倚存在，不能提供解决研究问题偏倚的方法，而进行前瞻性试验注册和提高分析报告 meta 分析的质量才是解决报告偏倚及各个试验质量的途径。

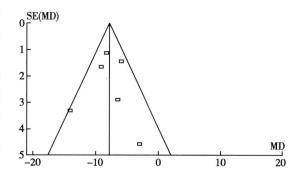

图 2-4-10 以胰岛素需要量为结局指标的 6 个研究的漏斗图分析

五、meta 分析常用软件介绍

目前 RevMan、Stata 等软件均可用于 meta 分析，其中 RevMan（Review Manager）作为 meta 分析评价的专用免费工具软件，可通过国际循证医学，即 Cochrane 协作网（http://ims.cochrane.org/revman/download）获取免费软件；目前 RevMan 已更新到 5.3 版本，其运行速度和界面都有了很大的提高，而且对于 meta 分析的结果报告可通过 Meta View 以森林图和漏斗图的直观形

阅读笔记

式来展示。

　　RevMan 作为系统综述的一个专业软件,可通过网络与 Cochrane 中心的 Archie 资源连接,能够实现对综述的在线下载、上传及编辑信息的分享,极大地方便了综述的分析写作。图 2-4-11 为用 RevMan5 软件打开的一个综述界面,图中除常规的菜单栏和工具栏以外,整个窗口界面分为两个大的面板,其中左侧的面板为大纲面板,显示的是综述的大纲内容;右侧的面板为内容面板,显示的是综述的所有具体内容,包括综述的题目、作者、具体内容、标签、结果、图表等详细信息。

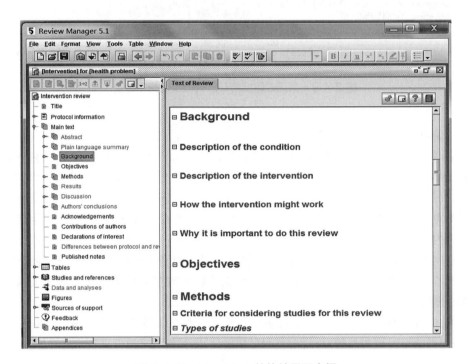

图 2-4-11　RevMan 的软件界面介绍

　　Stata 软件也是实现 meta 分析的常用软件之一,是由 Stata 公司(http://www.stata.com)推出的非免费统计软件,与常用的 SPSS、SAS 等统计软件类似,具有强大的数据处理、统计及作图功能。Stata 6.0 版本以后,Mata、Metan 等命令程序已被增加到 Stata 软件中用于实现 meta 分析,目前 Stata 已发展到 12.0 版本,功能也更加完善。Stata 支持软件的在线更新及帮助,其运行环境对计算机硬件也没有特殊的要求。运用 Stata 软件进行 meta 分析与 RevMan 软件一样,采用的统计方法主要包括 Mantel-Haenszel、Peto、General Variance-Based、DerSimonian 和 Laird 法,相应的效应指标包括 *OR*、*RD*、*MD* 等。

六、meta 分析实例

　　下面以"使用减压床垫的压疮危险者翻身频次的 meta 分析"一文为例,简单介绍一下 meta 分析的步骤。

　　1. 研究的背景和目的　压疮又称压力性溃疡(pressure ulcers,PU),为临床常见的并发症之一,其患病率一直高居不下,国内 12 所医院进行的联合调研发现压疮的患病率为 1.58%,压疮一旦发生,不仅影响患者的康复,同时也会增加医疗护理成本。目前公认引起压疮的首要因素是压力,并与其持续的时间长短有关。翻身及使用各种减压设备是缓解局部组织长期受压的主要措施,各种减压工具如气垫床、弹性泡沫床罩等在压疮预防中起到了关键作用。翻身作为简单又有效的方法,通过减少受压时间和剪切力来预防压疮,但是频繁的翻身打扰患者休息,

阅读笔记

增加患者的不舒适感,也增加了护理工作量。对于适当的翻身频次至今没有统一结论,2009年欧洲压力性溃疡顾问小组(European Pressure Ulcer Advisory Panel)及美国国家压力性溃疡顾问小组(International Pressure Ulcer Advisory Panel)的指南建议卧床患者应该建立定时翻身计划,翻身频次可根据患者的具体情况而定。2014年美国国家卫生和护理促进协会(National Institute for Health and Care Excellence)指南提出,有压疮风险的新生儿和婴儿至少每4小时翻身1次,鼓励成年人至少每6小时翻身1次。目前国内仍以每2小时翻身1次作为预防压疮的常规护理操作来执行,没有考虑是否使用了减压床垫以及使用了何种减压床垫。本研究旨在评价卧于减压床垫上的压疮危险患者最佳的翻身频次,为临床护理实践提供依据。

2. meta 分析的文献检索策略 本系统检索了 1980 年 1 月至 2015 年 4 月中公开发表的中英文随机对照试验(RCT),不包含未公开出版发行或刊登的灰色文献。以"压疮 / 压力性溃疡 / 褥疮、翻身、泡沫床垫 / 气垫床 / 糜子垫 / 水床垫 / 悬浮床 / 波浪床 / 交替式气垫床 / 凝胶床垫 / 静态空气床垫"为关键词检索中国生物医学文献数据库、中国知网、万方数据库、维普数据库。以"pressure ulcer/pressure sore/bedsore、turning/repositioning、mattress/overlay/support surface"为英文关键词检索 Cochrane Library、PubMed、Medline、Web of Knowledge、CINAHL、EMbase、Springer、EBSCO。文献检索经历 4 个步骤:根据检索策略进行文献搜索,采用 Note Express 2 文献管理软件将初检文献进行归类、整理,排除各个数据库之间重复的文献;去重后,对剩余文献根据题目、摘要等进行分析,排除明显不符合纳入标准的文献,删除与床垫无关的文献以及非 RCT 的文献;根据纳入文献的题目、摘要获取全文,对全文深入阅读,根据纳入、排除标准再次筛选,判断其研究设计、结局指标、主题等是否符合纳入标准;根据所获文献后的参考文献,采用追踪方式追查相关文献。文献检索过程由两名研究人员共同完成,两位研究者的分歧通过讨论方式达成一致,如仍有分歧,可咨询第三位评价人员做出决策。

3. 文献的纳入和排除标准 ①研究设计:本研究纳入的文献类型均为 RCT。②纳入对象:本研究纳入对象为存在压疮发生危险(Braden 评分≤16 分或 Nortan 评分≤12 分)的患者(含已发生压疮者),年龄≥18 岁,研究时使用有减压效果的床垫(本次系统评价将各种床垫作为一个整体,均归为减压床垫),排除患有严重皮肤病影响皮肤观察的患者,晚期癌症患者、重度颅脑损伤等按需翻身或因病情需要肢体制动的患者。③干预措施:本研究的干预措施为患者卧于某一种减压床垫上,采用不同的翻身频次,对照组使用常规疗法(该研究中心常规床垫结合常规翻身频次),其他护理措施按各研究中心的护理标准实践进行。

4. 文献的质量评价 所有文献质量评价由两名研究者(均为参加过《循证护理学》课程学习的在读硕士研究生)共同评价完成。按照 2011 年 Cochrane 手册质量标准进行评价,包括:随机顺序的产生;随机方案的分配隐藏;对研究对象及干预实施者采取盲法;对结果测评者采取盲法;结局指标数据的完整性;选择性报告研究结果;其他方面的偏倚。完全满足上述标准,发生各种偏倚可能性最小者为 A 级;部分满足上述质量标准,发生偏倚可能性中度者为 B 级;完全不满足上述质量标准,发生偏倚可能性高者为 C 级。独立评价文献质量后,两名研究者根据上述评价标准对每篇文献进行质量讨论,达成共识后形成最终的文献质量评价,若结果存在分歧,咨询第三位研究者(硕士研究生导师)。

5. 资料的提取 根据文献的内容制订标准化资料提取表,包括:作者、发表时间、持续时间、样本数、床垫类型、随机分配的方法、结局指标、结论等,结局指标中连续性指标的均数和标准差(工作量),二分类指标的百分比(压疮发生率等)。

6. 统计方法选择 采用 RevMan 5.0 软件对资料进行分析。对二分类变量(压疮发生率及其分期,疼痛感和舒适感评价)计算相对危险度(Relative Risk,RR),所有分数都计算 95% 置信区间。

7. 敏感性分析和发表偏倚的评价 采用每次去除一个独立研究后再重新统计的方法对

阅读笔记

meta 分析结果进行敏感性分析。通过绘制漏斗图进行发表偏倚的评价,如图 2-4-12,图中各研究组成的图形大多为 RR 值在 1 左右,基本构成倒置的漏斗状,所以纳入的各项研究无明显的发表偏倚。

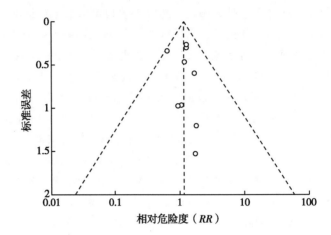

图 2-4-12　纳入文献发表性偏倚的漏斗图分析

8. 总结报告　meta 分析的森林图结果如图 2-4-13、图 2-4-14、图 2-4-15,综合效应统计量显示,使用减压床垫后 2 小时与 3 小时、2 小时与 4 小时翻身 1 次对压疮的预防效果差异,而使用减压床垫的患者 6 小时翻身 1 次的压疮发生率高于 4 小时翻身 1 次;2 小时、4 小时翻身组之间的疼痛感差异无统计学意义,见图 2-4-16;4 小时组的舒适感有所改善,见图 2-4-17,所以推荐卧减压床垫的压疮危险患者可每 4 小时翻身 1 次,可减少患者不适感,节约医疗卫生资源。

Study or Subgroup	Experimental Events	Total	Control Events	Total	Weight	Risk Ratio M-H, Fixed, 95%CI
Bergstrom2013	2	326	8	321	76.2%	0.25[0.05, 1.15]
王芳2012	3	71	2	70	19.0%	1.48[0.25, 8.58]
谢晓宁2014	1	20	0	20	4.7%	3.00[0.13, 69.52]
Total(95%CI)		417		411	100.0%	0.61[0.23, 1.61]
Total events	6		10			

Heterogenelty. Chi²=3.29, df=2(P=0.19); I²=39%
Test for overall effect:Z=1.00(P=0.32)

图 2-4-13　使用减压床垫的患者 2 小时与 3 小时翻身 1 次预防压疮效果的 meta 分析

Study or Subgroup	Experimental Events	Total	Control Events	Total	Weight	Risk Ratio M-H, Fixed, 95%CI
Allman1987	8	31	15	34	21.1%	0.66[0.34, 1.28]
Bergstrom2013	8	295	8	321	11.3%	1.22[0.48, 3.13]
Manzano2014	22	164	17	165	25.0%	1.30[0.72, 2.36]
Vanderwee2007	24	113	20	122	28.3%	1.30[0.76, 2.21]
朱某某2014	2	60	1	56	1.5%	1.87[0.17, 20.02]
王某某2005	7	80	4	79	5.9%	1.73[0.53, 5.67]
王某2012	2	71	2	70	3.0%	0.99[0.14, 6.81]
董某某2010	2	45	2	50	2.8%	1.11[0.16, 7.56]
谢某某2014	0	20	0	20		Not estimable
魏某2005	2	50	0	17	1.1%	1.76[0.08, 35.04]
Total(95%CI)		929		934	100.0%	1.18[0.88, 1.59]
Total events	79		69			

Heterogeneity: Chi²=3.81, df=8(P=0.87); I²=0%
Test for overall effect:Z=1.09(P=0.28)

阅读笔记

图 2-4-14　使用减压床垫的患者 2 小时与 4 小时翻身 1 次预防压疮效果的 meta 分析

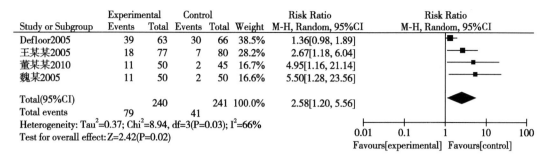

图 2-4-15 使用减压床垫的患者 4 小时与 6 小时翻身 1 次预防压疮效果的 meta 分析

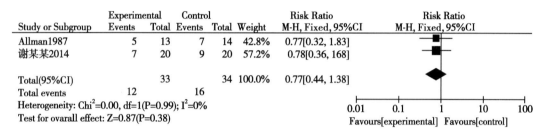

图 2-4-16 使用减压床垫的患者 2 小时与 4 小时翻身 1 次疼痛感评价的 meta 分析

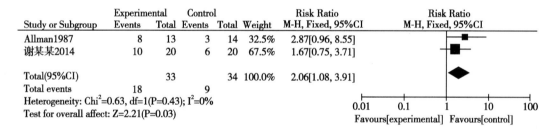

图 2-4-17 使用减压床垫的患者 2 小时与 4 小时翻身 1 次舒适感评价的 meta 分析

（梁 涛）

【小结】

本章主要介绍了研究中使用的统计学分析方法。第一节描述了统计分析的相关概念、数据的整理以及常用的统计学分析方法。第二、三节主要介绍多因素统计分析方法，包括多因素方差分析、重复测量设计方差分析、多元线性回归分析、logistic 回归分析以及结构方程模型。第四节介绍了 meta 分析的相关概念、基本步骤以及常用的分析软件。

【思考题】

1. 缺失值产生的原因、种类有哪些？常用的缺失值处理方法有哪些？
2. 统计学分析方法使用的基本原则有哪些？
3. 多因素方差分析与多变量方差分析的区别？
4. 多因素方差分析的假设条件是什么？
5. 重复测量方差分析的应用条件有哪些？
6. 举例说明如何用直线回归方程进行预测和控制？
7. logistic 回归的使用范围是什么？应注意哪些问题？

阅读笔记

8. 结构方程与因子分析、路径分析的关系是怎样的,有什么区别和联系?

9. 结构方程在护理研究中适用于哪些情况? 应用前景如何?

10. meta 分析作为一种统计方法,通过"按照一定的条件统计合并针对同一个问题的众多研究,获得一个定量的更可靠的综合效应结论"的方法,能够更快地获得对某个存在研究结果不一致的研究问题的更全面解答,但有研究者也对该方法提出质疑,认为目前 meta 分析中有"条件"的统计合并是把"苹果"和"梨"进行合并,因为 meta 分析中并不是控制不同研究中的所有条件,而是把相似的研究进行的合并。你对此有何看法?

11. 目前国内很多刊物上都发表有 meta 分析的文章,就你的观察存在什么问题? 如何避免?

【参考文献】

1. 蔡泳. 计数资料的统计学分析方法[J]. 上海口腔医学,2004,13(3):198-200.

2. 蔡泳,宋昕,徐刚,等. 计量资料的统计学分析方法[J]. 上海口腔医学,2004,13(2):134-136.

3. 蔡泳,王旸,宋昕,等. 医学统计学的基本概念与科研设计、统计方法概述[J]. 上海口腔医学,2004,13(1):62-64.

4. 程金莲,韩世范,孙玉梅. 护理论文中应用统计学状况分析[J]. 护士进修杂志,2001,16(11):849-850.

5. 程金莲,韩世范,孙玉梅,等. 2004-2006 年 5 种护理期刊论文中统计学应用情况调查分析[J]. 护理研究,2010,24(4):965-966.

6. 董时富. 生物统计学[M]. 北京:科学出版社,2003.

7. 郭爱敏. 慢性阻塞性肺疾病患者稳定期的功能状态及其相关因素[D]. 北京协和医学院,2008.

8. 韩敏. 卫生统计[M]. 北京:人民卫生出版社,2003.

9. 何勃夫,孙涛,柳晓琳,等. 基于结构方程模型的工作生活质量与离职倾向关系的整合模型构建[J]. 中国卫生统计,2011,28(2):168-170.

10. 何成奇,赵晓玲. 提高国内随机对照试验 Meta- 分析的质量[J]. 中国临床康复,2003,7(3):366-367.

11. 何洪静,徐贵丽,王慧敏,等. 利多卡因与胺碘酮对恶性室性心律失常疗效和安全性的系统评价[J]. 中国药师,2008,11(1):31-35.

12. 侯杰泰,温忠麟,成子娟. 结构方程模型及其应用[M]. 第 7 版. 北京:教育科学出版社,2010.

13. 胡雁,李晓玲. 循证护理的理论与实践[M]. 上海:复旦大学出版社,2010.

14. 黄爱君,詹思延. 系统综述和 Meta 分析[J]. 中国药物应用与监测,2009,6(4):257-259.

15. 贾海燕,文世林. 胰岛素泵与多次胰岛素强化治疗初发 2 型糖尿病患者的系统评价[J]. 中国循证医学杂志,2010,10(8):991-997.

16. 靳玲,王海燕,李斌. 密闭式吸痰发生呼吸机相关性肺炎的系统评价[J]. 中国循证医学杂志,2008,8(5):346-351.

17. 康德英,洪旗,刘关键,等. Meta 分析中发表性偏倚的识别与处理[J]. 中国循证医学杂志,2003,3(1):45-49.

18. 李春喜,姜丽娜,邵云,等. 生物统计学[M]. 北京:科学出版社,2005.

19. 李立明,叶冬青,詹思延. 流行病学[M]. 第 6 版. 北京:人民卫生出版社,2007.

20. 刘关键,吴泰相. Meta 分析的森林图及临床意义[J]. 中国循证医学杂志,2004,4(3):198-201.

21. 陆明,黄好华,罗建春,等. 重组人脑利钠肽对中国人群急性心力衰竭影响的 Meta 分析[J]. 中国循证医学杂志,2010,10(5):570-577.

22. 罗家洪,徐天和. 医学统计学[M]. 北京:科学出版社,2006.

23. 马斌荣. 医学统计学[M]. 北京:人民卫生出版社,2008.

24. 曲波,郭海强,任继平,等. 结构方程模型及其应用[J]. 中国卫生统计,2005,12(22):405-407.

25. 荣泰生. AMOS 与研究方法[M]. 重庆:重庆大学出版社,2010.

26. 孙振球. 医学统计学[M]. 北京:人民卫生出版社,2006.

27. 王红,郑显兰,孟玉清. PBL 教学法对护理专业学生学习效果影响的 Meta 分析[J]. 中国循证医学杂志,2009,9(1):93-98.

28. 王吉耀.循证医学与临床实践[M].北京:科学出版社,2002.

29. 王苏斌,郑海涛,邵谦谦.SPSS 统计分析[M].北京:机械工业出版社,2003.

30. 王卫东.结构方程模型原理与应用[M].北京:中国人民大学出版社,2010.

31. 王云,雷俊,等.妇科恶性肿瘤患者应对方式、癌因性疲乏与生活质量的结构方程模型[J].护理学报,
    2015,21(15):35-38.

32. 王云.妇科恶性肿瘤患者应对方式、睡眠障碍、癌因性疲乏与生活质量的关系[D].长沙:中南大学,
    2013.

33. 夏愔愔,詹思延.如何撰写高质量的流行病学研究论文第七讲随机对照试验 Meta 分析的报告规
    范 -QUOROM 介绍[J].中华流行病学杂志,2007,28(6):618-620.

34. 肖顺贞.护理研究[M].北京:人民卫生出版社,2010.

35. 徐秀娟.结构方程模型及其在医学研究中的应用[D].山西医科大学,2006.

36. 徐勇勇.医学统计学[M].北京:高等教育出版社,2004.

37. 杨兴华.健康社会决定因素与代谢综合征发病的队列研究[D].北京大学医学部,2010.

38. 颜虹.医学统计学[M].北京:人民卫生出版社,2005.

39. 易丹辉.结构方程模型方法与应用[M].北京:中国人民大学出版社,2010.

40. 张玉红,蒋琪霞,郭艳侠,等.使用减压床垫的压疮危险者翻身频次的 meta 分析[J].中华护理杂志,
    2015,50(9):1029-1036.

41. 郑辉烈,王忠旭,王增珍.Meta 分析中发表偏倚的 Begg's 检验、Egger's 检验及 Macaskill's 检验的 SAS
    程序实现[J].中国循证医学杂志,2009,9(8):910-916.

42. 周旭毓,方积乾.Meta 分析的常见偏倚[J].循证医学,2002,2(4):216-220.

43. Allison PD. Multiple imputation for missing data:A cautionary tale[J]. Socio Method Res,2000,3:301-
    309.

44. Bello AL. Imputation techniques in regression analysis:looking closely at their implementation[J]. Comput
    Stat and Data An,1995,20:45-57.

45. Graham JW,Donaldson SI. Evaluating interventions with differential attrition:the importance of nonresponse
    mechanisms and follow-up data[J]. J Applied Psychology,1993,1:119-128.

46. Hair JF. Multivariate data analysis[M]. 5th ed. London:Prentice Hall,1998.

47. Huisman M,Krol B,Sonderen EV. Handling missing data by re-approaching non-respondent[J]. Quality &
    quantity,1998,1:77-91.

48. Jadad AR. Assessing the quality of reports of randomized clinical trials:is blinding necessary?[J]. Control
    Clin Trials,1996,1:1-12.

49. Mcqueen A,Kreuter MW. Women's cognitive and affective reactions to breast cancer survivor stories:a
    structural equation analysis[J]. Patient Educ Couns,2010,81:15-21.

50. Moher D,Alessandro L. The CONSORT Statement:revised recommendations for improving the quality of
    reports of systematic reviews[M]. Dublin,Ireland:2006.

51. Moher D,Cook DJ,Eastwood S,et al. Improving the quality of reports of meta-analyses of randomised
    controlled trials:the QUOROM statement.Quality of Reporting of Meta-analyses[J]. Lancet,1999,9193:
    1896-1900.

52. Taylor JM,Cooper KL,Wei JT,et al. Use of multiple imputation to correct for nonresponse bias in a survey of
    urologic symptoms and African-American men[J]. Am J Epidemiol,2002,8:774-782.

53. Tolvanen M,Lahti S,Miettunen J,et al. Relationship between oral health- related knowledge,attitudes and
    behavior among 15-16-year-old adolescents-A structural equation modeling approach[M]. Acta Odontol
    Scand,2011(Early Online,1-8).

阅读笔记

第五章　量性研究计划书及研究报告的书写

本章介绍以下四部分内容:量性研究计划书的基本内容和格式、研究生量性研究开题报告的撰写、基金申请书的撰写以及研究报告的撰写。

第一节　量性研究计划书的基本内容和格式

一、研究计划书的概念

研究计划书(research proposal)是一个用于确定研究方案中的主要要素的书面计划,例如研究的选题、目的、研究框架、研究设计、研究方法和步骤、技术路线图以及研究的进度、经费预算和预期成果。研究计划书就是研究者将选题和研究设计方案以恰当的语言和方式传达给评审专家的一个文本,也是研究者的研究行动指南和实施方案。针对学位论文而言,研究计划书通常称为"开题报告"。研究生在开始学位研究课题之前需要提交开题报告,只有通过了开题答辩才允许进入下一阶段的研究工作。对于已经获得批准立项的课题,在开展正式的课题研究之前,以召开课题论证会的形式,邀请相关领域的专家对整个研究计划进行论证和把关,然后根据专家的意见和建议补充与修改研究计划书中的某些环节,以增加课题的严谨性,提高课题的水平和质量,也称为"开题报告"。对于以获取研究经费支持为目的的研究计划书,通常称为"基金申请书""课题申请书"或"项目申请书"。

二、研究计划书的目的和作用

研究计划书的目的是体现研究的严谨性和计划性。其作用包括以下三方面:作为一种沟通研究信息的方法,作为一份研究计划,作为一项合约。

1. 沟通研究信息　是指研究者把研究计划传达给那些能够提供咨询、授予许可或提供资金的机构或人,以获得指导或评论,并以此作为判断是否同意研究者实施该研究计划的依据。在研究计划书中,研究者要沟通的信息包括:

(1) 研究做什么? 为什么要做? 如何做?

阅读笔记

（2）如何控制干扰因素，以提高研究质量？

（3）能够获得什么预期结果？

2. 研究计划　研究计划书是一个行动计划。一份好的研究计划书会把研究计划一步步详细地列出来，使得研究设计和研究步骤细致而周全，具有可操作性和可行性。

3. 合约　一份通过评审委员会审议并签字确认的完整的研究计划书，就是学生和导师之间的一份协定；一份同意资助的研究计划书就标志着研究者和资助方之间签订了一份合约。研究者应该按照已获批的研究计划书开展研究工作，在定期的研究报告中描述研究工作进展，并提供预期的研究成果。无论是研究生的开题报告还是基金资助课题，从研究计划书、进展报告和结题报告都有严格的存档和备案，也是衡量研究课题到期能否结题的重要依据。所以，研究计划书一经获批，研究者就要按照研究计划去执行，可以做一些研究细节上的修改或补充，如果不违反研究伦理，可以增加研究内容，但不能随意改变计划书中的基本内容，尤其是不能删减研究项目内容或降低对预期研究结果的要求，否则就有可能达不到研究计划书获批标准的要求，而且未经审批或论证的研究内容有可能存在违反研究伦理的风险。因此，只有在全体委员会明确同意的情况下才可以做出重大修改。如果研究生的研究课题与开题报告时的内容发生了实质性改变，通常需要重新进行开题论证。如果基金资助课题与获批的研究计划书发生了必要的调整和变动，研究者需要在年度报告中如实反映，说明变动的原因，以获得批准和备案。

三、研究计划书的撰写思路

在撰写研究计划书之前，需要对即将撰写的研究计划书有一个大概的写作思路。包括：

1. 形成符合逻辑的研究设想　是指提出一个有学术研究价值的科学问题，并提出解决这个科学问题的方法和思路。

（1）选题是什么？立题依据是什么？为什么要研究这个问题？

（2）研究方案是什么？并提出恰当的研究设计方法。

2. 确定研究计划书的深度　不同级别的研究计划书，所需提供的信息量及其深度不同。

（1）遵循指南。

（2）决定描述每个研究步骤所需的信息量。

（3）内容要详细，但又要简明、重点突出和引人入胜。

3. 确定关键点

（1）研究问题的背景和重要性。

（2）研究目的。

（3）研究设计。

（4）实施步骤：包括资料收集和分析计划、人员、时间安排、预算等。

四、研究计划书的撰写格式

研究计划书的撰写格式既具有普适性，又具有特定性，但一定要严格遵循其特定指南中的要求。

1. 撰写风格　在撰写研究计划书时，研究者要以严格、审慎和挑剔的态度对待自己的写作，以确保研究计划书能够以最简明清晰的方式呈现给读者。

（1）要紧扣论题：不要呈现那些与主题无关的信息，以免造成篇幅冗长和分散读者的注意力。

（2）学术引用要服务于具体的研究任务：引用量要适可而止，要有效甄别核心文献和无关文献、权威文献和一般文献、重要观点和次要观点，并将引用的内容直接向读者表述出来，然后

阅读笔记

清楚地注明文献出处。

(3) 语言要规范:研究计划书如同进入科学会谈的入门计划,要使用科学语言,用词要严谨、规范;尤其是研究术语,概念要清楚,要禁得起推敲,避免使用"大白话"。

(4) 文本格式和外观要规范:要遵循指南要求的文本格式和项目内容进行撰写。

(5) 要精益求精地反复修改:对研究计划书中的每一部分内容都要认真审视其准确性,做到语句通顺、含义明确、语言简练、表达清楚。

2. 撰写要求　基本要求是书写一份美观和有吸引力的标书,力争达到"标致"的程度。越是高水平的竞争激烈的基金申请书,对标书质量的要求越高。只有高质量的标书才能在竞争中胜出。

(1) 没有拼写、标点符号和语法错误:要精益求精、认真校对、杜绝书写错误。

(2) 遵循指南。

(3) 不漏项。

(4) 在每个项目下书写正确的内容。

3. 撰写内容　内容通常由以下因素来决定:

(1) 送审的机构和目的:研究计划书的送审目的主要包括申请学位研究课题、接受伦理审查或申请基金资助,相应的送审机构分别是学校研究生院或学院的学术委员会、学校或医院的伦理审查委员会、科研管理机构或基金资助委员会等。根据不同的送审机构和目的,撰写内容的详细程度、篇幅和侧重点不同。

(2) 评阅人:根据评阅人是学院导师、学校或医院伦理审查委员会委员、基金委员会评委的不同而有不同的撰写侧重点。

(3) 研究的类型:根据量性研究或质性研究计划书的规范进行撰写。

(4) 指南的要求:严格遵循指南要求的格式、项目、内容、字数和篇幅进行撰写。

第二节　研究生量性研究开题报告的撰写

研究生撰写开题报告的目的是向大学的导师、研究生院学术委员会和机构研究伦理审查委员会成员沟通他们的研究计划,以申请获得开展学位论文课题的批准。开题报告的水平要满足学位申请的要求。开题报告的格式要遵循学校或学院统一要求的规范格式。开题报告的题目要与研究内容相符合,要确切反映课题研究的主要内容。标题要简明、清楚、具体、符合逻辑,能够为研究计划书提供更多的信息。题目过长会削弱其中关键信息的作用,所以要避免使用过多的形容词或过长的句子。开题报告的内容要尽可能详细,需要涵盖毕业论文的前3到4章,包括:前言、文献综述、研究框架、研究方法和步骤、预实验的结果等内容。

一、前言

前言部分主要论述立题依据和研究目的,包括:选题的来源、国内外研究现状及发展动态分析、研究的空白点、研究目的、研究意义。在此基础上,提出该研究的理论框架或概念架构,以指导研究设计。立题依据可以理解为选题的背景和动机,即:研究问题的来源及其重要性。

在立题依据中,需要描述本研究的选题和研究问题,并提供选题的背景信息和研究问题的重要性,指出什么是已知的知识和需要进一步研究的问题。然后,明确地陈述研究问题,并清楚而简明扼要地陈述本研究的目的是什么。

选题是指形成、选择和确定一个需要研究和解决的科学问题。对于一个研究者来说,选题是指提出一个有学术价值、自己又有能力解决的科学问题,即:选择一个合适的研究问题(research problem)。科学问题是指在学科领域中尚未被认识和解决的有科学研究价值的问

阅读笔记

题。科学问题的特征是研究和探索所关注的问题或现象的本质：①是什么（What）？②为什么（Why）？③怎么样（How）？从而对这一问题或现象进行清楚的描述、解释、预测和控制，以构建学科知识。

1. 研究问题的背景和重要性（background and significance of the problem）

（1）研究问题的背景：①描述研究问题是如何发现的，以及该研究问题与护理工作的相关性。②描述以前试图解决此研究问题的 1~2 个比较经典或有代表性的研究项目，分析其解决问题的思路、方法和效果。③描述与此问题有关的一些关键的理论构思，可能的解决问题的途径。

（2）研究问题的重要性：描述此研究问题在护理实践中的重要性，预期结果的可推广性，以及谁将是研究结果的受益者。

2. 研究问题的陈述（statement of the problem）　研究问题是研究者需要具体回答或研究解决的科学问题。近年来，PICO 方法的引进提供了构建临床研究问题的逻辑思路和框架，有助于形成一个具有完整结构和具体内容的研究问题。

P：代表"研究对象"（patient population of interest, patient, or participation），或者"研究问题"（problem）。

I：代表"干预措施或研究议题"（intervention or issue of interest）。研究议题可以包括描述性研究中的研究变量（research variables）。

C：代表"对照或比较"（control or comparison）。

O：代表"结局或预期的结果"（outcome of interest）。例如，研究采用什么指标进行测量，预期结果或结局是什么？

3. 研究目的的陈述（statement of the purpose）　研究目的是写出为何要进行此研究的理由与目标。研究目的是从选题的立题依据中引申出来的。所以，立题依据的结尾部分要清楚地陈述出"本研究的目的是……"

【例 1】　益生菌酸奶对慢性肝病患者肠道菌群影响的研究（备注：这是一篇经过作者编辑和浓缩后的选题的陈述）

慢性肝病如肝硬化、慢性重型肝炎患者，在发病过程中由于疾病本身引起的胃肠道淤血、微绒毛损害、肠道 pH 改变、大量使用抗生素以及急性发病期等原因可引起肠道菌群失调。肠道菌群失调可进一步加重肝脏损伤，促进肠源性感染、内毒素血症和肝性脑病的发生。在临床上，目前主要是应用微生态制剂补充有益菌，以恢复肠道菌群平衡，并且已经取得了一定的疗效。但是，微生态制剂是一种药物，应根据临床需要用药，不能长期服用。而酸奶作为益生菌的另一个载体，不仅作为食品已被人们广泛接受，而且也在辅助治疗乳糖不耐受症、溃疡性结肠炎、幽门螺杆菌感染以及腹泻等疾病方面已经取得了一定的疗效。健康人在服用益生菌酸奶后，粪便中也会检测到肠道菌群的变化。那么，含有双歧杆菌、嗜酸乳杆菌、保加利亚乳杆菌和嗜热链球菌的益生菌酸奶能像微生态制剂一样对慢性肝病患者的肠道菌群产生影响吗（研究问题）？本研究的目的是探讨益生菌酸奶对慢性肝病患者肠道菌群的影响。研究假设是：①慢性肝病患者口服益生菌酸奶能够改变肠道菌群的数量；②慢性肝病患者口服益生菌酸奶能够减轻肠道菌群失调的程度。

（来源：Liu JE, Zhang Y, Zhang J, et al. Probiotic yogurt effects on intestinal flora of patients with chronic liver disease ［J］. Nursing Research, 2010, 59（6）：426-432.）

分析：该选题是针对慢性肝病患者容易发生肠道菌群失调的问题，探讨使用含有益生菌的酸奶能否降低或减轻慢性肝病患者肠道菌群失调的发生率。该选题的研究问题是"益生菌酸奶能对慢性肝病患者的肠道菌群产生影响吗？"或者"慢性肝病患者的肠道菌群能采用益生菌酸奶进行调节吗？"这是一个护理干预性研究的选题。给"慢性肝病患者（P）"采用"口服光

阅读笔记

明牌益生菌酸奶,3次/日,1杯/次,100毫升/杯(I)," 与"没有口服酸奶的患者(C)"作对照,观察两组患者"肠道菌群失调的发生率(O)"是否有差异。研究问题具备了PICO的结构,该研究问题基本上就比较清楚和具体了,从而可以用于指导研究设计。

二、文献综述

通过文献综述,提供基本的信息以指导研究设计过程。

1. 相关理论文献的综述(review of relevant theoretical literature)　提供定义研究概念(研究变量)和概念间关系的背景信息,以指导研究框架的开发或构建。

2. 相关研究文献的综述(review of relevant research)　是指对前人研究工作的总结和评价。包括对过去和近期研究的描述和评价,深入讨论相关领域专家的工作,陈述与提出的研究问题有关的理论和实践知识。

3. 总结(summary)　通过对上述相关理论文献和研究文献的综述,总结在当前研究问题相关的知识体系中,哪些是已有的知识,哪些是未知的知识,从而确定知识的空白点是什么,然后,指出期望该研究将会对护理学科知识产生哪些影响或贡献。

研究计划书中的文献综述可以是对相关领域所有文献的系统综述,也可以只是为能够撰写出观点新颖、重点突出的立题依据和研究设计而做的最相关领域的文献综述。所以,文献综述的目的是作者把自己的选题放在前人研究的背景中来解释并论证其选题的合适性,让文献综述来说明:①在立题依据中阐明为什么要选择这个研究问题;②在研究设计中为什么要选择这样的研究方法来解决此研究问题。

研究者在文献综述中要描述前人的研究,对前人研究的成果给予肯定,对研究过程中的不足给予评判,找出知识的空白点,吸引读者接受作者的研究逻辑。文献综述的作用是通过论证和解释阐明研究者的研究逻辑和立题依据,从而告诉读者:研究者想要知道什么;为什么设计这样的研究计划去寻找答案。

研究者的任务是巧妙地用研究文献来支持并说明为什么要做该项研究,而不是向读者灌输该问题领域的科学现状。文献综述的目的不是为了展示研究者已经花了大量的时间和精力并全面掌握和理解了该领域的文献。如果研究者能够让读者用最少的时间、花最少的精力,理解并认可研究问题、研究设计和操作步骤,那么读者就会更加信任申请者的研究能力。但是,这一观点并不意味着研究者可以不必系统了解该领域的文献,而是说在撰写研究计划书时,研究者要在广泛阅读该领域中的直接或间接文献的基础上,分析哪些文献对撰写研究计划书具有最直接的支持作用,哪些文献是可有可无甚至是分散读者注意力的文献,从而对文献进行有选择性的利用。研究计划书就是这样一个在文献综述的基础上最终提炼出的产品。研究者需要在文献综述中对每一个主要论点进行简明的总结,并把它们与正在撰写的研究计划结合起来。

研究生通过系统的文献综述,能够在较短的时间内熟悉相关领域的全面知识,不仅为研究计划书的论证提供了知识,而且为站在前人已有成果上开展自己的研究工作奠定了基础,也为将来成为该领域的专家奠定了智力基础和宽广的知识面。所以,导师通常希望研究生在选题阶段能够进行系统的文献综述,但是在撰写研究计划时要简明扼要、重点突出地撰写开题报告,而不要罗列与选题和研究设计无关的文献。

三、研究框架

1. 研究框架的开发(development of a framework)　在文献综述的基础上,开发一个研究框架图,定义其中的概念,描述概念之间的关系,说明研究的侧重点,将概念转化为研究变量。明确概念框架非常重要,它将决定研究中的研究设计、研究方案以及干预性研究的切入点。

阅读笔记

【例2】　Computer knowledge, attitudes, and skills of nurses in People's Hospital of Beijing Medical University（北京大学人民医院护士的计算机知识、态度和技能）

　　Conceptual Framework: According to learning theory, cognitive, affective, and psychomotor domains are interdependent and of equal importance in learning. In general, a causal chain links knowledge, attitudes, and skills. Knowledge can be used to build attitudes and develop skills; attitudes can develop interest or motivation to acquire knowledge and skills; and, as skills increase, knowledge and more positive attitudes increase with practice. The amount of practice is an important factor affecting the level of computer knowledge, attitudes, and skills. So, positive relationships among the three variables were expected.

　　（来源: Liu JE, Pothiban L, Lu ZR, et al. Computer knowledge, attitudes, and skills of nurses in People's Hospital of Peking University［J］. Computers in Nursing, 2000, 18（4）:197-206.）

【例3】　Evaluation of an integrated communication skills training program for nurses in cancer care in Beijing, China（评价一个整合的护士与癌症患者的沟通技能培训项目）

　　Conceptual Framework: An integrated communication skills training model（ICSTM）developed by Parle et al in 1997 was used to guide the development of the study. In this integrated model, health professionals' communication behaviors with cancer patients are multi-determined; they are influenced by communication knowledge and skills, self-efficacy, outcome expectancies, and perceived support of health professionals. According to the model, health professionals who have adequate skills（communication skills）, reasonable confidence in their abilities to perform communication tasks（self-efficacy）, believe that they will have positive outcomes both for patients and themselves（outcome expectancies）, and perceived psychological and practical support from colleagues and supervisors（perceived support）will be more likely to facilitate discussion of patients' psychological concerns. This, then, provides a positive feedback loop to aid skill development and motivating beliefs. On the other hand, the cumulative effect of deficits in skills, low estimates of self-efficacy, negative outcome expectancies, and a perceived lack of support is likely to increase the health professionals' anticipatory anxiety and use of self-protective behaviors such as distancing or avoidance（Parle et al., 1997）.

　　（来源: Liu JE, Mok E, Wong T, et al. Evaluation of an integrated communication skills training program for nurses in cancer care in Beijing, China. Nursing Research, 2007, 56（3）:202-209.）

　　2. 制定研究目标、研究问题或研究假设（formulate of objectives, questions, or hypotheses）

　　（1）研究目标（research objectives）:研究目标是为了实现研究目的而确定的具体研究内容。它是一些清楚而简明的陈述。陈述形式可以是确认变量间的关系，确定组间差异，或者进行预测。研究目标根据研究目的和研究问题而确定，并且要阐明研究群体和变量。一个研究目标通常只针对一个或两个变量，并简要说明该变量将被确认或者被描述。

　　（2）研究问题或研究提问（research questions）:是一个简明的疑问句，包含一个或多个变量。变量应该是可以测量和观察的。研究问题的陈述必须涵盖主要的研究变量和目标人群的特点，以及变量之间可能存在的相互关系。

　　（3）研究假设（research hypotheses）:研究假设是对特定人群中两个或多个变量之间可能存在的（期望的）关系的一种正式的陈述。它是一个暂时性的预测或初步推断，用于陈述两个或多个变量之间存在的关系。

【例4】　The development and evaluation of a communication skill training program for registered nurses in cancer care in Beijing（开发和评价一个护士与癌症患者的沟通技能培训项目）

　　1. Objectives of the study

　　The purposes of this study are to explore effective nurse-patient communication skills in cancer care in the context of Chinese culture, and then to integrate these findings into communication skills training for registered nurses and to evaluate their training efficacy. The objectives of this study are as follows:

Phase I (qualitative research):

(1) Identify the caring behaviour and attitudes perceived by cancer patients.

(2) Identify the supportive communication for cancer patients.

(3) Identify the basic communication skills in cancer care summarized by experienced nurses.

(4) Identify the effective communication skills to deal with difficult clinical situations.

(5) Identify the needs of communication skills training for nurses in cancer care.

Phase II (quantitative research):

(6) Identify the levels of nurses' basic communication skills, self-efficacy in oncology specified communication tasks, communication outcome expectancy, and self-perceived support to communicate with cancer patients before training, one month, and six months after the training.

(7) Identify the levels of patients'satisfaction with nurses' communication skills before and six months after the training.

(8) Identify the effectiveness of communication skills training for nurses in cancer care.

2. Research questions

Phase I (qualitative research):

(1) What are the caring behaviours and attitudes conveyed through communication from the viewpoints of cancer patients?

(2) What are the communication experiences and expectations of cancer patients during their hospitalization?

(3) What are the basic communication skills in cancer care from the viewpoints of experienced nurses?

(4) What are the most difficult situations to communicate with cancer patients in clinical practice and how to effectively deal with those situations by experienced nurses?

(5) What are the needs of nurses for the communication skills training in cancer care?

Phase II (quantitative research):

(6) What are the levels of nurses' basic communication skills, self-efficacy in oncology specified communication tasks, communication outcome expectancy, and self-perceived support to communicate with cancer patients before training, one month, and six months after the training?

(7) What are the levels of patient satisfaction with nurses' communication skills before and six months after the training?

(8) Does the communication skill training improve the levels of nurses' basic communication skills, self-efficacy in oncology specified communication tasks, communication outcome expectancy, and self-perceived support to communicate with cancer patients?

(9) Does the communication skill training improve patient satisfaction with nurses' communication skills?

3. Hypotheses of the study

(1) The communication skill training program will improve the levels of nurses' basic communication skills, self-efficacy in oncology specified communication tasks, communication outcome expectancy, and self-perceived support to communicate with cancer patients.

阅读笔记

(2) The communication skill training program will improve patient satisfaction with nurses'

communication skills.

（来源：Liu JE. The development and evaluation of a communication skill training program for registered nurses in cancer care in Beijing. Dissertation［M］. Hong Kong：the Hong Kong Polytechnic University,2005.）

【例5】　乳腺癌患者创伤后成长水平及其相关因素的调查分析

1. 研究目标　①描述乳腺癌患者创伤后成长（PTG）水平；②确定患者PTG水平的影响因素；③动态描述乳腺癌住院患者的PTG状况和心理痛苦水平的动态变化趋势。

2. 研究问题　①康复期乳腺癌患者的PTG水平如何？②哪些是影响乳腺癌患者PTG水平的影响因素？③乳腺癌住院患者在癌症诊断后3~9个月期间PTG水平和心理痛苦水平是如何动态变化的呢？

3. 研究假设　①乳腺癌患者的PTG水平与心理痛苦水平呈负相关关系，且PTG水平受患者年龄、病程、疾病分期等因素的影响；②乳腺癌住院患者在癌症诊断后3~9个月期间，PTG水平随时间变化呈上升趋势，同时心理痛苦水平呈下降趋势。

（来源：王会颖. 乳腺癌患者创伤后成长水平及其相关因素的调查分析［D］. 首都医科大学,2011.）

4. 研究变量的定义（definitions of research variables）　变量是在研究过程中可以测量、操纵或控制的具有不同抽象程度的概念。研究变量（research variables）是一些抽象的概念，如创造性、同感心、社会支持、关爱、生活质量等。对于研究课题中的研究变量，要给出其理论性定义和操作性定义。

（1）概念性/理论性定义（conceptual definition）：描述的是概念的本质属性和共性，比较抽象和概括。

（2）操作性定义（operational definition）：是对概念的内涵和外延的确切而简明的说明，是使抽象概念具体化的一种表现形式，其内容和范畴是具体、可测量的。所以，研究概念的操作性定义通常是指其测量工具。

理想的定义方式是先用理论性定义描述概念的基本特征，然后再用操作性定义，提供观察或测量的标准。在下定义时要注意，操作性定义要与概念的原意（内涵和外延）相符，但不一定是其全部。

【例6】　Computer knowledge,attitudes,and skills of nurses in People's Hospital of Beijing Medical University（北京大学人民医院护士的计算机知识、态度和技能）

Computer knowledge：a nurse's computer knowledge should include a basic understanding of：computer hardware and software,concept of a computer program,the relationship among various components of the computer,computer applications in nursing,computer vocabulary,how a computer system operates,word processing by computer,computer-assisted instruction programs for continuing education. Nurses should also be aware of system security and the limitations of the computer. In our study,a true or false test,named "Nurses' Computer Knowledge Questionnaire," was selected that focused on the specific computer training content to determine nurses' computer knowledge level and assess the computer training effectiveness.

Computer attitudes：Burkes adapted Vroom's expectancy theory and defined nurses' computer attitudes as feelings regarding satisfaction for a computerized system,beliefs that using a computerized system will lead to a preferred outcome,and their motivation to use computerized system. In the current study,a modified nurses' computer attitude scale was adopted to measure nurses' computer attitudes.

Computer skills：nurses' computer skills are considered the abilities to operate computers and use the computer as a problem-solving tool. The nurses' computer skill scale was used to measure nurses'

阅读笔记

computer skills.

（来源：Liu JE，Pothiban L，Lu ZR，et al. Computer knowledge，attitudes，and skills of nurses in People's Hospital of Peking University［J］. Computers in Nursing，2000，18（4）：197-206.）

5. 相关名词的定义（definition of relevant terms）　对于研究中的重要概念或变量需要给出明确的定义，例如研究假设中涉及的变量，关键的新概念、新名词。概念是对一个物体、一种现象或一种想法的抽象描述和命名，使之能够与其他事物或含义相鉴别。概念反映事物一般的、本质的特征。定义是对于一种事物的本质特征或一个概念的内涵和外延的确切而简明的说明。对概念进行准确的定义有助于人们达成共识，交流信息，而不至于产生歧义。

【例7】　益生菌酸奶对慢性肝病患者肠道菌群影响的研究

1. 酸奶　酸奶因各国法规不同，在成分上有差别。但其基本特点都是以牛奶或奶制品为主要原料，由乳酸菌发酵制成。目前，在酸奶中应用的发酵剂主要有保加利亚乳杆菌（*Lactobacillus bulgaricus*）、嗜酸乳杆菌（*Lactobacillus acidophilus*）、双歧杆菌（*Bifidobacterium*）、嗜热链球菌（*Streptococcus thermophilus*）。

2. 益生菌　主要是应用来源于人体的活性微生物，当给予人体足够数量时能对宿主的健康产生益处。理想的益生菌应该符合以下标准：①来源于人体肠道内的非致病性天然菌株；②能够抵抗胃酸和胆汁的杀伤作用而活着进入人体消化道的下部，有黏附肠上皮组织的能力，在一定时间内定植在人体胃肠道内；③在生产流通中保持稳定；④能够分泌抗菌物质，具有调节免疫反应、影响人类代谢活动的能力。

3. 肠道菌群　包括人类在内的动物出生后即处于外周环境微生物世界的包围中。所有和外界接触或相通的部位，如消化道、呼吸道、皮肤、五官等都有微生物存在。存在于消化道的细菌，特别是肠道内部的细菌称之为肠道细菌，又称肠道菌群。

（来源：张艳. 益生菌酸奶对慢性肝病患者肠道菌群影响的研究［D］. 首都医科大学，2008.）

四、研究方法和步骤

在研究方法和步骤（methods and procedures）中，要详细描述研究设计的各个要素（elements central to the study design），包括有无干预、测量的数量和次数、抽样方法、资料收集的时间框架、对照组的设立方式、外变量的控制。

1. 描述研究设计（description of the research design）　描述所采纳的研究设计方法，采纳该研究设计的原因，以及采纳该研究设计的优势和劣势。

2. 确定研究总体和样本（identification of the population and sample）

（1）确定总体、目标总体。

（2）样本的选择：纳入标准和排除标准及其理由。

（3）抽样方法：抽样方法及其优势和劣势。

（4）样本量的估计方法及其样本量。

（5）把握度。

3. 选择研究场所（selection of a setting）

（1）描述研究场所，包括机构名称及其结构、是否有潜在的合适样本和样本量、在有限的期限内能否有足够的样本量。

（2）选择该研究场所的优势和劣势。

4. 描述干预措施（description of the nursing intervention）　如果有干预措施，需要对干预措施进行详细描述，包括：干预措施的来源、理论或循证基础、开发过程，干预措施的结构、组成部分、核心要素，干预措施的实施方案等，以保证干预措施的可操作性、可重复性和质量控制。目前，护理干预性措施的开发过程包括四个研究阶段：形成性研究、可行性研究、预实验研究、临

阅读笔记

床对照试验研究,每一个研究阶段都有一系列规范化的评价手段评审研究过程的严谨性和科学性。所以,对于实验性和类实验性研究,至少需要描述:

(1) 研究场所如何组织?

(2) 干预措施如何实施?

(3) 干预效果如何测量?

(4) 外变量(干扰因素)如何控制?

(5) 确定哪些外变量没有被控制,并预测它们对研究结果的影响。

(6) 描述分组的方法。

(7) 描述采用这种研究设计的优势和劣势。

5. 陈述伦理学的考虑(presentation of ethical considerations)　陈述受试者和机构的权利。

(1) 如何保护受试者权利及其潜在的利益和危险,包括降低潜在危险的措施和步骤、书面的知情同意书。

(2) 研究机构的潜在利益和危险,包括降低或排除潜在危险的措施和步骤。

(3) 将接受学位论文委员会、大学和医疗机构的伦理审查。

6. 选择测量方法(selection of measurement methods)　描述测量研究变量的方法。

(1) 每一个测量工具的信度、效度、赋值方法和评分标准。

(2) 研究工具在本研究中的信度和效度的评价计划。

(3) 描述自行开发研究工具的过程及其质量保证措施。

(4) 生理学仪器的精确度和准确度。

7. 资料收集的计划(plan for data collection)　描述收集哪些资料及其收集资料的过程。

(1) 确定资料收集者。

(2) 描述资料收集活动的步骤和时间点。

(3) 资料收集者的培训和一致性。

(4) 调查问卷:样本资料记录单。

(5) 特殊的仪器设备。

(6) 资料的管理:资料的整理、准确性、如何保存。

(7) 时间进度表。

8. 资料分析的计划(plan for data analysis)　统计学分析方法,包括统计描述和统计推断方法。

(1) 人口统计学资料的分析。

(2) 研究目标、问题或假设的分析。

(3) 显著性检验的水平。

(4) 其他分析技术。

9. 确认研究的局限性(identification of limitations)

(1) 方法学上的局限性:可能存在缺点和不足的方面,包括研究设计、抽样方法、样本量、测量工具、资料收集的步骤、资料分析的技术。

(2) 理论上的局限性:设定研究结果的推广范围。

10. 预期的研究成果(discussion of communication of findings)

(1) 研究报告。

(2) 学术会议交流。

(3) 学术论文。

(4) 学位论文。

11. 陈述研究预算和研究进度表(presentation of a study budget and timetable)

(1) 研究经费预算:包括资料收集工具和收集活动的费用,特殊仪器设备的费用,咨询费

阅读笔记

用,收集资料的差旅费,资料统计分析的费用,复印、打印费,信息交流/出版费,劳务费等。

(2)研究进度表:根据学制年限制定。

五、预实验

研究生在开题报告之前,最好能够完成一定数量的预实验(pilot study),以检验研究设计的可行性、可操作性和可接受性。包括:做预实验的步骤和结果、可行性和可操作性、遇到的问题和困难、研究设计是否需要修改或继续。

预实验研究是一个完整的小样本研究。对于一项干预性研究设计,预实验研究的目的是用于评价一个完整的干预方案在实施过程中,其干预方案、干预方法和干预步骤的可行性,并初步检验其干预效果,然后,根据预实验的结果对干预方案进行必要的修订与完善。

总之,开题报告是一个书面的研究计划书,用于陈述研究方案中的主要要素,以沟通研究信息,包括:研究做什么、为什么要做、如何做、如何控制干扰因素以提高研究质量、能够获得什么预期结果。

【例8】　益生菌酸奶对慢性肝病患者肠道菌群影响的研究

1.　研究对象　选取在首都医科大学附属北京佑安医院住院治疗的肝硬化和慢性重型肝炎患者。

1.1　诊断标准

1.1.1　慢性重型肝炎的诊断标准:符合2000年9月中华医学会传染病与寄生虫病分会、肝病学分会联合修订的"病毒性肝炎的诊断标准"中慢性重型肝炎的诊断标准;慢性重型肝炎的发病基础;慢性肝炎或肝硬化病史;慢性乙型肝炎病毒携带史;无肝病史及无HBsAg携带,但有慢性肝病体征(如肝掌、蜘蛛痣)、影像学改变(如脾增厚等)及生化检测改变者(如丙种球蛋白升高,白/球蛋白比值下降或倒置);肝组织病理学检查支持慢性肝炎。慢性重型肝炎起病时的临床表现以急性黄疸性肝炎起病,15天至24周出现极度乏力,消化道症状明显,同时凝血酶原时间明显延长,随着病情发展而加重,达到重型肝炎诊断标准(凝血酶原活动度低于40%,血清胆红素大于正常10倍)。慢性重型肝炎的临床特点是:极度乏力,伴有高度食欲减退、腹胀。慢性重型肝炎的病理特点是:在慢性肝病的背景上出现大块或亚大块肝坏死,一次或多次性打击的肝坏死;可有胆管增生、胆汁淤积,炎症细胞浸润较明显。

1.1.2　肝硬化的诊断标准:是慢性肝炎的发展结果,肝组织病理学表现为弥漫性肝纤维化及结节形成。两者必须同时具备,才能诊断。①代偿性肝硬化:指早期肝硬化,一般属Child-Pugh A级。虽可有轻度乏力、食欲减少或腹胀症状,但无明显肝衰竭表现。血清白蛋白降低,但仍≥35g/L,胆红素≤35μmol/L,凝血酶原活动度多大于60%。血清ALT及AST轻度升高,AST可高于ALT,γ-谷氨酰转肽酶可轻度升高。可有门静脉高压,如轻度食管静脉曲张,但无腹水、肝性脑病或上消化道出血。②失代偿性肝硬化:指中晚期肝硬化,一般属Child-Pugh B、C级。有明显肝功能异常及失代偿征象,如血清白蛋白<35g/L,A/G<1.0,明显黄疸,胆红素>35μmol/L,ALT和AST升高,凝血酶原活动度<60%。患者可出现腹水、肝性脑病及门静脉高压引起的食管、胃底静脉明显曲张或破裂出血。

肝硬化的影像学诊断:B超见肝脏缩小,肝表面明显凹凸不平,锯齿状或波状,肝边缘变钝,肝实质回声不均、增强,呈结节状,门脉和脾门静脉内径增宽,肝静脉变细、扭曲、粗细不均,腹腔内可见液性暗区。

1.2　入选标准:①符合肝硬化或者慢性重型肝炎诊断标准;②年龄在18~65岁(包括18岁和65岁);③同意参与研究者。

1.3　排除标准:①肝性脑病患者;②既往查体有其他胃肠道疾病和肝胆疾病者;③患者粪便镜检出现异常,且2周内及治疗期间使用过抗生素、微生态调节剂等影响肠道菌群的药物;

阅读笔记

④近期有感染,如发热、肺炎、尿路感染及自发性细菌性腹膜炎等;⑤合并糖尿病患者。

1.4 剔除标准:①在干预过程中应用抗生素和微生态制剂的患者;②疗程不到2周的患者;③不能保证按时服用酸奶的患者。

2. 干预措施

2.1 实验组:实验组在常规的保肝、退黄等治疗基础上口服益生菌酸奶。口服剂量为:1杯/次,100克/杯,3次/天,饭后2小时内口服,共服用2周。益生菌酸奶选用某品牌酸奶,100克/杯,10亿益生菌/100克,包含保加利亚乳杆菌、嗜热链球菌、双歧杆菌、嗜酸乳杆菌。酸奶到超市去购买,所购酸奶一般距生产日期5~7天,以保证有效益生菌的数量。所购买回来的酸奶保持在冰箱中冷藏,口服前半小时从冰箱中取出,在室温下放置半小时左右后口服,以减轻冰冷食物对胃肠道的不良刺激。

2.2 对照组:给予常规的保肝、退黄等治疗。

3. 观察指标

3.1 一般资料:性别、年龄、职业、婚姻状况、住院诊断、肝功能分级、患肝病病程等。

3.2 症状、体征及其判断标准:乏力、食欲、进食量、腹胀、恶心、呕吐、腹水、移动性浊音、近3天内排便次数、排便性状以及腹膜刺激征。

3.2.1 乏力:分为以下4级。无乏力。轻度:较剧烈活动时感疲乏,如跑步。中度:轻度活动感乏力,生活可自理。重度:卧床仍觉乏力,不能生活自理。

3.2.2 进食量:分为以下4级。1级:进食量减少约1/4。2级:进食量减少约1/2。3级:进食量减少约2/3。4级:进食量减少约3/4。

3.2.3 食欲:分为以下4级。1级:食欲稍减退。2级:食欲差,但有饥饿感,有进食的愿望。3级:食欲极差,没有饥饿感。4级:厌食,进食极少。

3.2.4 恶心、呕吐:分为以下4级。无恶心、呕吐。轻度:有恶心感,未吐,尚能进适量食物。中度:恶心、呕吐,进食量少。重度:不进食仍然恶心、呕吐。

3.2.5 腹胀:分为以下4级。无腹胀。轻度:偶有腹胀,可自行缓解。中度:经常腹胀,尚能忍。重度:重度腹胀,难以忍受,需医疗处理。

3.2.6 腹水:分为以下4级。无腹水。少量:移动性浊音刚刚叩出或移动性浊音阴性,B超示有腹水。中量:移动性浊音明显。大量:腹部明显膨隆,腹胀明显或有张力。

3.2.7 排便:成人排便次数>3次/天并且粪便常规提示稀便或水样便,为腹泻。<3次/周,粪便常规提示干硬变为便秘。

3.3 肝功能指标:凝血因子、肝酶代谢、蛋白质代谢、脂代谢、胆红素代谢。

3.4 血常规指标:血红蛋白、红细胞。

3.5 血浆内毒素的测定:采用改良鲎试验法,试剂盒由上海医学化验所出品。

3.6 肠道菌群的测定:选择肠道菌群中具有代表性的需氧菌2种(肠杆菌、肠球菌),厌氧菌3种(双歧杆菌、乳酸杆菌、拟杆菌)。

3.6.1 选择性培养基的制备:①厌氧培养基:TPY培养基(北京陆桥技术有限责任公司生产TPY琼脂),MRSA培养基(北京陆桥技术有限责任公司生产MRSA琼脂),KV培养基(应用北京奥博星生物技术有限责任公司生产的布氏琼脂配制);②需氧培养基:EMB培养基(北京奥博星生物技术有限责任公司生产的尹红亚甲蓝琼脂),PZ培养基(北京陆桥技术有限责任公司生产的Pfizer肠球菌选择性琼脂)。

按厂家说明定量称取粉末状琼脂溶入定量的蒸馏水中,充分溶解,高压灭菌15分钟,待冷却至50℃左右时,倾注平板,边倒边摇晃,防止液体变凉后凝固。在配制培养拟杆菌的培养基时,高压灭菌,冷却至50℃左右后,需加入定量的卡那霉素、万古霉素和5%~10%的脱纤维羊血充分混匀。

3.6.2　标本的采集、稀释和接种:取每位患者新鲜粪便 3~5g,放在密闭的无菌便盒中,在常温下快速送检。由标本中心部位称取 0.1g 的粪便加入 0.9ml 的无菌生理盐水中稀释,在振荡器上使之匀浆,标本稀释呈系列 10^{-1}、10^{-2}、10^{-3}⋯10^{-9},连同原液共 10 个稀释度。按从高稀释度到低稀释度的顺序,将标本系列稀释液 0.01ml 分别接种在已配好的用于培养双歧杆菌、乳酸杆菌、拟杆菌、大肠杆菌和肠球菌的 TPY、MRSA、KV、EMB、PZ 选择性培养基上。每种稀释度接种 3 滴,计数时取其菌落的平均数。通过对培养结果的多次观察和分析,培养双歧杆菌、乳酸杆菌和拟杆菌选择 10^{-5}、10^{-6}、10^{-7} 三个稀释度进行接种,培养大肠杆菌选择 10^{-3}、10^{-4}、10^{-5} 三个稀释度进行接种,培养肠球菌选择 10^{-2}、10^{-3}、10^{-4} 三个稀释度进行接种。

3.6.3　培养方法:将培养厌氧菌的 TPY、MRSA、KV 培养基放在厌氧罐中,放入厌氧产气袋封闭好,再放在 37℃的孵育箱中培养 48 小时,然后取出做菌落计数和观察结果;将培养需氧菌的 EMB、PZ 培养基直接放在 37℃的孵育箱中培养 24 小时,然后取出做菌落计数。一般肠杆菌培养 18 小时就可以完成。

3.6.4　判断标准:培养结果出来后,选取特征性菌落进行菌落图片染色和镜检,根据革兰染色和菌的形态特征来判断目的菌。①大肠杆菌:大肠杆菌在 EMB 培养基上生长。镜下呈革兰阴性无芽胞杆菌,一般为中等大小杆菌,端圆,有长、短不一形状。②肠球菌:肠球菌在 PZ 培养基上生长。镜下呈革兰阳性球菌,菌体圆形或椭圆形,成双或成链。③双歧杆菌:双歧杆菌在 TPY 培养基上生长。镜下呈革兰阳性无芽胞杆菌,菌体长短和形态很不一致,多有分叉,常呈 Y 或 V 形排列。④乳酸杆菌:乳酸杆菌在 MRSA 培养基上生长。镜下呈革兰阳性杆菌,多数菌种菌体稍大,直或微弯,成双或短链排列。⑤拟杆菌:拟杆菌在 KV 培养基上生长。镜下呈革兰阴性杆菌,菌体呈现多态如长、短杆菌,两端染色稍深,中间染色稍浅。

3.6.5　菌落计数:确定目的菌后,根据平板上的活菌计数(每种稀释度接种 3 滴,计数时取其菌落的平均数)和稀释度,按活菌计数公式计数,结果以每克粪便湿重中菌落形成单位的对数值表示(lg CFU/g)。每毫升标本中活菌集落单位即公式 CFU/ml =(标本重量 + 稀释量)/ 标本重量 × 稀释度 × 菌落个数(或 ×10)(稀释度即稀释倍数)。

3.6.6　肠道菌群失调程度的判断标准:结合菌群失调的分类和根据活菌计数法检测粪便标本的肠道菌群。判断菌群失调的标准将肠道菌群失调分为三度:Ⅰ度菌群失调:是指潜伏型菌群失调,只能从细菌定量检查上发现有变化,在临床上往往没有明显症状或只有轻微的反应,如腹泻等。原籍菌数中的双歧杆菌、拟杆菌稍有下降。过路菌数中的肠杆菌、肠球菌稍有上升。Ⅱ度菌群失调:是指局限型菌群失调,在临床上多有慢性病的表现,如慢性肠炎、慢性肾盂肾炎、慢性口腔炎等;双歧杆菌下降,拟杆菌可有或无。肠杆菌增加,肠球菌不变或增加。Ⅲ度失调:是指菌群紊乱症,为弥漫型菌群失调,也称为菌群交替症或二重感染,表现为原来的菌群大部分被抑制,只有少数菌种占绝对优势的状态,临床表现为急性腹泻,排便次数多,常见性状为黏液性和稀水样、脓血便。双歧杆菌计数下降,拟杆菌计数下降。肠杆菌增加或不变,肠球菌不变或增加。

4.　统计学分析方法

统计描述:对干预前患者的资料进行统计描述,包括频数、百分数和均数 ± 标准差;统计推断:对干预前患者进行组间可比性检验,计量资料进行正态性检验,符合正态分布的应用两独立样本 t 检验,不符合正态分布的应用秩和检验。计数资料应用 χ^2 检验。有序多分类的资料进行秩和检验。实验组、对照组分别进行自身前 - 后对照检验和干预后两组间的比较。计量资料进行正态性检验,符合正态分布的应用配对 t 检验和两独立样本 t 检验,不符合正态分布的计量资料应用配对秩和检验和两独立样本的秩和检验。计数资料应用配对 χ^2 检验和行 × 列 χ^2 检验。有序多分类的资料进行配对秩和检验和两独立样本的秩和检验。

阅读笔记

(来源:张艳. 益生菌酸奶对慢性肝病患者肠道菌群影响的研究[D]. 首都医科大学,2008.)

六、研究生开题报告的口头陈述和答辩

根据举办开题报告的目的、时间限制、现场听众的专业学术水平,选择需要报告的重点内容和逻辑顺序。

(一) 开题报告的陈述内容

首先,开题报告要按照学术规范和逻辑顺序进行陈述,环环相扣、逐层递进地报告课题的研究思路和研究计划的每一个步骤,如:标题、研究背景、研究目标、研究方法、预实验、可行性分析、特色与创新之处、年度研究计划、预期研究结果、经费预算。

其次,在报告的过程中,要做到重点突出、详略得当。根据汇报的总时间长度,合理分配每一项汇报内容的时间限制。对于开题报告而言,需要简要报告立题依据的充分性,如:疾病的流行病学信息、选题的来源、新名词的准确定义、研究现状、研究思路、研究的重要性、研究目的、研究的理论框架或概念架构、研究目标、研究内容、相关概念或名词的定义和测量工具。在立题依据充分的情况下,研究设计方案和操作步骤是开题报告的核心内容,需要详细地进行重点汇报。根据研究设计的不同类型,所报告的重点内容需要有所侧重。如:对于描述性研究,需要详细报告收集资料的方式,测量工具的来源、施测目的、施测人群、量表的结构维度、条目数、条目举例、评分标准、信度、效度。对于干预性研究,需要详细报告干预措施的来源、可靠性、可操作性、可评价性和质量控制过程。

再次,研究生的开题报告和答辩过程,是开题考核委员会评委对该课题中立题依据的充分性,以及研究设计过程的科学性、严谨性、可行性和创新性的评审过程,更是通过专家的经验和智慧进一步提升课题研究设计质量的重要环节。所以,研究生要充分利用这一过程,把研究设计方案中的一些关键问题或疑问提出来,以争取获得评委专家们的分析、点评、意见和建议。

(二) 开题报告陈述的注意事项

在准备开题答辩的口头陈述时,研究生要学会用清晰、简洁、自信的方式进行演示和报告。事先要精心准备,要确保在规定的时间内将自己的观点、思路、项目和内容表达清楚。选择陈述内容时要注意:

1. 不要以为研究者知道的内容听众也一定知道 在选择陈述内容时,首先应该关注的不是"我想要讲些什么?"或"我的计划书里包括哪些内容?",而应该关注"什么是评委和听众希望了解的?""我应该按照什么顺序进行演示才能够更好地引导评委理解我的研究计划?"然后,按照研究课题的规范步骤和逻辑顺序选择陈述内容。所以,可以通过换位思考来决定如何取舍口头汇报的内容。

2. 在有限的时间里涉及的内容越精练、重点越突出越好 口头汇报要求主题明确、脉络清楚、重点突出,能够用少而精的内容说明研究课题的可信性。所以,阐述的内容不是越多越好,而是越精练越好。重点越突出,听众理解和记住的内容就越多,并且在随后的讨论中能更好地利用这些信息。

3. 在进行演示和汇报时要关注听众的反应 口头报告时要重点突出,关注听众的潜在关注点、需求和对汇报的反应。对于自己没有把握的内容,可以坦诚地告知评委,以便在随后的讨论中听取大家的意见和建议,使研究计划更趋完善。

(三) 开题报告的答辩

在答辩阶段要听懂评委的问题。为了能够准确记录评委的意见和建议,可以邀请一位研究生同学帮助做答辩记录,并在会后及时整理思路,改进研究计划中需要改进和完善的部分。答辩的原则是直接回答评委的问题和疑问,但是在应答之前一定要弄清楚评委的问题是什么。最常见的现象是研究生在答辩时,没有理解评委的问题,而出现答非所问的情况。

评委提问的问题通常主要包括三方面:①测试研究生的知识储备能力:测试研究生是否具

阅读笔记

备从事该项研究所需具备的知识能力,包括扎实的相关专科领域中的专业基础知识以及基本的科研方法知识,只有具备了上述知识才能保证科研过程的严谨性和可靠性。②澄清研究计划中的问题或疑问:如果研究生在口头陈述中对某些背景、概念、方法或步骤等内容存在错误、模糊、不清楚或者有遗漏的地方,评委会以此问题为提问点,请研究生给予进一步的阐述或应答。③提供建设性的意见和建议:评委最重要的职责之一是对研究计划书的质量进行把关,对不严谨的地方提出修改意见和建议。所以,研究生要特别珍惜开题报告时与多位专家面对面接触、专心讨论研究课题的机会,认真听取评委的评判,虚心接受评委的意见和建议,进一步提高研究课题的水平和质量。

第三节　科　学　基　金

一、科学基金的概念与分类

科学基金是指为了从事科学研究活动的目的而设立的具有一定数量的资金。通常,国内外各级科研管理机构、基金组织、专业组织、政府医疗卫生机构都设有相应的科学基金,明确优先资助的研究领域,以引导科研选题的方向。在我国,根据基金的来源,可以将其划分为国家级、部委级和地方级科学基金。

设有科学基金的国家卫生和计划生育委员会、教育部、科技部、卫生局、护理学会、大学、医院等相关部门,都会根据医疗卫生事业发展规划的需要定期发布科学基金指南,提供研究资助的学科领域、研究范围和研究方向,从而发挥科学基金的导向作用。所以,能够认真读懂各级各类科学基金指南的内涵,找准适合自己申报能力范围的基金定位,找到适合自己申报的学科方向,并能从中选出适合自己能力的科研选题,是每一位科研工作者的基本素质和努力的方向。

科学基金通常分为自然科学基金和社会科学基金两大类别。自然科学基金泛指各国各地设立的为鼓励自然科学创新与发展而设立的基金项目。

自然科学是研究无机自然界和包括人的生物属性在内的有机自然界的各门科学的总称。自然科学的目的在于发现自然现象背后的规律。自然科学认识的对象是整个自然界,即自然界物质的各种类型、状态、属性及运动形式。认识的任务在于揭示自然界发生的现象和过程的实质,进而把握这些现象和过程的规律性,以便控制它们,并预见新的现象和过程,为在社会实践中合理而有目的地利用自然界的规律开辟各种可能的途径。

社会科学是关于社会事物的本质及其规律的科学。社会科学是科学化地研究人类社会现象的科学。广义的"社会科学",是人文科学和社会科学的统称,包括人文科学。

二、国家自然科学基金

国家自然科学基金设立于 1986 年,由国家自然科学基金委员会(简称自然科学基金委)负责管理和运行;英文名称为 National Natural Science Foundation of China,缩写为 NSFC。

(一)国家自然科学基金资助体系

包含了研究类、人才类和环境条件类 3 个项目系列,其定位各有侧重,相辅相成,构成了科学基金目前的资助格局。其中,研究项目系列以获得基础研究创新成果为主要目的,着眼于统筹学科布局,突出重点领域,推动学科交叉,激励原始创新;人才项目系列立足于提高未来科技竞争力,着力支持青年学者独立主持科研项目,扶植基础研究薄弱地区的科研人才,培养优秀学术骨干,造就领军人才和拔尖人才,培育创新团队;环境条件项目系列主要着眼于加强科研条件支撑,特别是加强对原创性科研仪器研制工作的支持,促进资源共享,引导社会资源投入

阅读笔记

基础研究,优化基础研究发展环境。

1. 面上项目 是国家自然科学基金研究项目系列中的主要部分,支持从事基础研究的科学技术人员在国家自然科学基金资助范围内自主选题,开展创新性的科学研究,促进各学科均衡、协调和可持续发展。

面上项目申请人应当具备以下条件:

(1) 具有承担基础研究课题或者其他从事基础研究的经历。

(2) 具有高级专业技术职务(职称)或者具有博士学位,或者有 2 名与其研究领域相同、具有高级专业技术职务(职称)的科学技术人员推荐。

面上项目申请人应当充分了解国内外相关研究领域发展现状与动态,能领导一个研究组开展创新研究工作;依托单位应当具备必要的实验研究条件;申请人应当按照面上项目申请书撰写提纲撰写申请书,申请的项目有重要的科学意义和研究价值,理论依据充分,学术思想新颖,研究目标明确,研究内容具体,研究方案可行。

2. 重点项目 是国家自然科学基金研究项目系列中的一个重要类型,支持从事基础研究的科学技术人员针对已有较好基础的研究方向或学科生长点开展深入、系统的创新性研究,促进学科发展,推动若干重要领域或科学前沿取得突破。重点项目每年确定受理申请的研究领域或研究方向,发布指南引导申请。

3. 重大项目 面向国家经济、社会可持续发展和科技发展的重大需求,选择具有战略意义的关键科学问题,汇集创新力量,开展多学科综合研究和学科交叉研究,充分发挥导向和带动作用,进一步提升我国基础研究源头创新能力。

重大项目采取统一规划、分批立项的方式,根据国家自然科学基金优先发展领域,在深入研讨和广泛征求科学家意见的基础上提出重大项目立项领域。侧重支持在科学基金长期资助基础上产生的"生长点",期望通过较高强度的支持,在解决关键科学问题方面取得较大突破。

重大项目只受理整体申请,要分别撰写项目申请书和课题申请书,注意项目各课题之间的有机联系,不受理仅针对指南某一部分研究内容或一个课题的申请。

4. 青年科学基金项目 是国家自然科学基金人才项目系列的重要类型,支持青年科学技术人员在国家自然科学基金资助范围内自主选题,开展基础研究工作,培养青年科学技术人员独立主持科研项目、进行创新研究的能力,激励青年科学技术人员的创新思维,培育基础研究后继人才。

青年科学基金项目申请人应当具备以下条件:

(1) 具有从事基础研究的经历。

(2) 具有高级专业技术职务(职称)或者具有博士学位,或者有 2 名与其研究领域相同、具有高级专业技术职务(职称)的科学技术人员推荐。

(3) 申请当年 1 月 1 日男性未满 35 周岁,女性未满 40 周岁。

5. 地区科学基金项目 支持特定地区的部分依托单位的科学技术人员在国家自然科学基金资助范围内开展创新性的科学研究,培养和扶植该地区的科学技术人员,稳定和凝聚优秀人才,为区域创新体系建设及经济、社会发展服务。

地区科学基金项目申请人应当具备以下条件:

(1) 具有承担基础研究课题或者其他从事基础研究的经历。

(2) 具有高级专业技术职务(职称)或者具有博士学位,或者有 2 名与其研究领域相同、具有高级专业技术职务(职称)的科学技术人员推荐。

符合上述条件,隶属于内蒙古自治区、宁夏回族自治区、青海省、新疆维吾尔自治区、西藏自治区、广西壮族自治区、海南省、贵州省、江西省、云南省、甘肃省、吉林省延边朝鲜族自治州、湖北省恩施土家族苗族自治州、湖南省湘西土家族苗族自治州、四川省凉山彝族自治州、四川

阅读笔记

省甘孜藏族自治州、四川省阿坝藏族羌族自治州、陕西省延安市和陕西省榆林市依托单位的全职科学技术人员，以及按照国家政策由中共中央组织部派出正在进行三年(含)期以上援疆、援藏的科学技术人员，可以作为申请人申请地区科学基金项目。

(二)国家自然科学基金委员会科学部

包括数学物理科学部、化学科学部、生命科学部、地球科学部、工程与材料科学部、信息科学部、管理科学部、医学科学部。其中与护理科研工作者申报基金项目相关的科学部主要有 3 个：医学科学部、生命科学部、管理科学部。

1. 医学科学部　主要资助针对机体细胞、组织、器官和系统的形态、结构、功能及发育异常以及疾病发生、发展、转归、诊断、治疗和预防等开展的基础研究和应用基础研究。

医学科学部鼓励申请人从医学实践中凝练和发掘科学问题，开展学术思想和研究方法的创新研究；鼓励科学家长期、深入地对自身专业领域的关键科学问题进行系统性、原创性研究；鼓励基础医学和临床医学相结合的转化医学研究；鼓励利用多学科、多层面、多模态的新技术、新方法，从分子、细胞、组织、器官、整体以及群体等不同层面，针对疾病的发生、发展与转归机制开展深入、系统的整合医学研究；鼓励在已有工作基础上提出具有创新思想的深入研究；鼓励与其他领域融合的多学科交叉研究；鼓励开展新的疾病动物模型的创建；鼓励开展实质性的国际交流与合作研究。关系国计民生的重大疾病、突发／新发预防医学和公共卫生问题、危害人民群众健康的常见病、多发病的基础研究将是资助的重点；同时重视支持具有研究基础的罕见病的研究，注意扶持相对薄弱的研究领域，保障各研究领域均衡、协调和可持续发展。

医学科学部设有 10 个科学处(表 2-5-1)，具有各自不同的学科资助领域和受理范围。申请人需要根据自己的研究领域、研究方向、研究人群和课题内容，寻找到适合自己申报课题的科学处及其学科代码。

表 2-5-1　医学科学部的机构设置

科学处	主要资助学科
一处	呼吸系统疾病、循环系统疾病、血液系统疾病
二处	消化系统疾病、泌尿系统疾病、内分泌系统疾病(含代谢和营养支持)、眼科学、耳鼻咽喉头颈科学、口腔颅颌面科学
三处	神经系统疾病、精神疾病、老年医学
四处	生殖系统疾病、围生医学、胎儿和新生儿、医学免疫学
五处	影像医学、生物医学工程、特种医学、法医学
六处	医学病原微生物与感染性疾病、运动系统疾病、创伤、烧伤、整形、急重症医学、检验医学、康复医学
七处	肿瘤学(血液系统除外)
八处	皮肤及其附属器疾病、预防医学、地方病学、职业病学、放射医学
九处	药物学、药理学
十处	中医学、中西医结合学、中药学

例如：医学科学一处主要资助呼吸系统、循环系统、血液系统(含血液肿瘤)组织器官的结构、功能、遗传、发育异常，以及各类非传染性、非肿瘤性疾病(除血液系统外)的病因、发病机制、诊断、治疗的基础研究和应用基础研究。其中，呼吸系统主要资助肺、气道、肺循环、纵隔、胸膜、胸廓、膈肌等疾病，以及肺移植、呼吸系统诊疗新技术等方向相关科学问题的基础研究。循环系统主要资助各种心脏病和血管疾病，以及微循环与休克等方向相关科学问题的基础研究。血液系统主要资助血液肿瘤、出血、凝血与血栓、造血干细胞与移植、造血调控与造血微环境异常等基础研究。

阅读笔记

医学科学七处主要资助肿瘤学基础研究和应用基础研究(不含血液肿瘤)。受理范围包括：肿瘤病因、肿瘤发生、肿瘤遗传、肿瘤免疫、肿瘤预防、肿瘤复发与转移、肿瘤干细胞、肿瘤诊断、肿瘤化学药物治疗、肿瘤物理治疗、肿瘤生物治疗、肿瘤综合治疗、肿瘤康复(包括社会心理康复)、肿瘤研究体系新技术，以及各系统器官肿瘤，包括呼吸系统肿瘤、消化系统肿瘤、神经系统肿瘤(含特殊感受器肿瘤)、泌尿系统肿瘤、生殖系统肿瘤、乳腺肿瘤、内分泌肿瘤、骨与软组织肿瘤、头颈部及颌面肿瘤、皮肤、体表及其他部位肿瘤。

2. 生命科学部　负责受理、评审和管理各类生命科学基金项目。生命科学部资助范围涉及生物学、生物资源、生态环境、农业科学、基础医学等相关研究领域。其中，生命科学四处的资助范围是：神经科学、认知科学与心理学，生理学与整合生物学。护理心理学领域的研究课题可以申报心理学分类下的应用心理学。

3. 管理科学部　负责受理、评审和管理各类管理科学基金项目。管理科学是一门研究人类管理活动规律及其应用的综合性交叉科学。管理科学的三个基础是数学、经济学与行为科学。可以运用数学工具，结合经济学和行为科学等基础理论发展管理科学的理论方法、研究解决管理科学与管理实践中的问题。

管理科学研究项目强调运用"科学方法"来探索管理与经济活动的客观规律。该科学部鼓励通过实验、观察、测量等手段获取"数据"，从而观察和发现新的管理现象的"实验研究"项目；也鼓励通过建模、计算、归纳、演绎等手段来分析与解释管理现象，从而为管理问题的解决方案提供科学依据的"理论研究"项目。该科学部积极支持具有不同知识背景的科学家从事管理科学研究，共同发展管理科学这门综合性交叉科学。申请人需要认真从管理科学研究的角度凝练与提出相关科学问题。

管理科学部下设3个科学处，分别受理与评审管理科学与工程、工商管理、公共管理与政策和经济管理等4个学科的项目申请。其中，管理科学三处资助范围包括公共管理与政策、经济管理两个学科。公共管理与政策学科主要资助公共管理与公共政策、科技管理与政策、卫生管理与政策、教育管理与政策、公共安全与危机管理、劳动就业与社会保障、资源环境管理与政策、信息资源管理等分支学科和领域的基础研究。2016年度该科学处对社会治理、健康服务管理、公共安全与危机管理(应急管理)、老龄社会应对等方向的研究予以重点关注。护理管理学领域的研究课题可以在管理科学三处下寻找合适的申报学科。

三、国家社会科学基金

国家社会科学基金(简称国家社科基金)设立于1991年，由全国哲学社会科学规划办公室(简称全国社科规划办)负责管理。国家社科基金用于资助哲学社会科学研究和培养哲学社会科学人才，重点支持关系经济社会发展全局的重大理论和现实问题研究，支持有利于推进哲学社会科学创新体系建设的重大基础理论问题研究，支持新兴学科、交叉学科和跨学科综合研究，支持具有重大价值的历史文化遗产抢救和整理，支持对哲学社会科学长远发展具有重要作用的基础建设等。

国家社科基金设有马克思主义·科学社会主义、党史·党建、哲学、理论经济、应用经济、政治学、社会学、法学、国际问题研究、中国历史、世界历史、考古学、民族问题研究、宗教学、中国文学、外国文学、语言学、新闻学与传播学、图书馆·情报与文献学、人口学、统计学、体育学、管理学等23个学科规划评审小组以及教育学、艺术学、军事学3个单列学科。其中，与护理研究者申报课题相关的学科主要包括社会学、人口学、管理学、教育学领域，需要认真阅读基金项目年度课题指南，选准合适的申报学科和代码。

国家社科基金设立重大项目、年度项目、青年项目、后期资助项目、中华学术外译项目、西部项目、特别委托项目等项目类型。

阅读笔记

重大项目资助中国特色社会主义经济、政治、文化、社会和生态文明建设及军队、外交、党的建设的重大理论和现实问题研究,资助对哲学社会科学发展起关键性作用的重大基础理论问题研究。

年度项目包括重点项目、一般项目,主要资助对推进理论创新和学术创新具有支撑作用的一般性基础研究,以及对推动经济社会发展实践具有指导意义的专题性应用研究。青年项目资助培养哲学社会科学青年人才。后期资助项目资助哲学社会科学基础研究领域先期没有获得相关资助、研究任务基本完成、尚未公开出版、理论意义和学术价值较高的研究成果。中华学术外译项目资助翻译出版体现中国哲学社会科学研究较高水平、有利于扩大中华文化和中国学术国际影响力的成果。

教育学科的课题申报由全国教育科学规划办另行组织。教育科学规划课题分为国家社科基金教育学重大课题、重点课题、一般课题和青年课题,以及教育部重点课题、青年专项课题、教育部规划课题(包括专项课题、单位资助规划课题)。

第四节　基金申请书的撰写

撰写基金申请书与撰写研究计划书的要求是一样的。需要特别强调的是,申请人必须严格遵循基金申请指南的要求,否则在基金申请的形式审查阶段就会被淘汰。研究者在初次作为项目申请人申请基金时,应该从自己所在的单位或当地机构寻找小额资助基金,以便开始建立自己主持基金项目的档案,并逐渐积累撰写科研基金申请书的经验、主持科研项目的经验和科研工作的业绩,为以后逐级申报更高级别的基金积累研究工作基础。

下面以国家自然科学基金面上项目为例,列出基金申请书的填报说明、撰写提纲,并对部分内容给以举例,其中的实例来自刘均娥教授获批的国家自然科学基金面上项目课题"以家庭功能为焦点的乳腺癌患者社会支持干预模式的开发与评价"。

1. 认真阅读申请指南　申请人需要认真阅读《项目指南》和《申请通告》,"申请须知及限项规定",各科学部对不同项目类型的一些特殊要求。依托单位科研管理人员还需对申请书进行细致的审核,避免出现形式审查不合格而被淘汰的现象。

2. 确定选题　基金申请成败的关键在于选题。选题是指提出一个有学术价值、自己又有能力解决的科学问题。鼓励针对科学问题开展深入的基础研究,尤其强调研究的原创性;对获得较好前期研究结果的项目,鼓励开展持续深入的系列研究工作;避免无创新性思想而盲目追求使用高新技术和跟踪热点问题的项目申请;避免简单的观察性、描述性的项目申请。

(1) 选题要做到与基金的资助范围和学科性质相符合:申请人需要认真阅读《项目指南》,了解重点与优先领域,以利于确定选题范围。研究类型应属于基础研究或应用基础研究。

(2) 选题要发挥自己的研究基础与学术优势:在申请者熟悉的领域里做自己擅长的事情,选择自己有研究基础、能发挥本人学术优势的项目。申请者最好有明确而稳定的研究领域或研究方向,并有相应的标志性研究成果,以体现研究过程的持续性和深入性,从而不断拓展研究领域的深度和广度。

(3) 申请人要充分了解国内外相关研究领域发展现状与动态:首先,申请人要有自己明确的研究方向和研究兴趣,平时在国内外相关学术领域广泛进行学术交流,及时了解学术发展动态,更新学术观念,立足学术前沿。其次,即使选题是申请人自己熟知的研究领域,在每次撰写基金申请书时,也需要进行系统的最新国内外文献综述,充分了解最新的发展动态和研究进展。

(4) 申请的项目有重要的科学意义和研究价值:一个选题恰当的科学基金项目一般具有下面两方面的意义与价值。①对学科发展有重要意义:这类项目往往是指学科的前沿或热点研究课题,多是理论导向型的研究课题或者是问题导向型的课题;要求从学科理论衍生发展出

阅读笔记

新的理论,而且新理论能指导解决实际的问题。②所研究的科学问题对我国科技、社会、经济发展有重要意义:多为问题导向型课题,从实践中提炼出问题,升华到理论高度进行研究,反过来,新的理论也能指导解决实际中的问题。

3. 认真领会基金申请的三要素

(1) 创新思想:基金申请强调保护创新思想,包括选题新颖和研究内容新颖。

(2) 研究实力:基金申请重视申请人以往的研究积累和研究水平。

(3) 写作技巧:基金申请需要呈现出一份高质量的清晰、准确、具体、可行的研究计划。

申请人做好了上述基金申请的准备工作,然后,需要严格按照项目申请书的撰写提纲进行书写。

面上项目申请书由信息表格、正文、个人简历和附件构成。

一、信息表格

包括基本信息、项目组主要参与者、资金预算表,填写时应按操作提示在指定的位置选择或按要求输入正确信息。

(一) 项目基本信息

包括项目名称、资助类别、申请代码、中英文关键词、中英文摘要等。

1. 项目名称　即申请课题的名称、标题或题目。标题是信息的集中点,要求能准确反映申请书的内容,提供有价值的信息,做到内容具体、简洁、鲜明、确切,符合逻辑,有新意的关键词要出现在标题中。例如:“乳腺癌患者心理调适过程模型的研究”“以家庭功能为焦点的乳腺癌患者社会支持干预模式的开发与评价”。题目过长会削弱其中关键信息的作用,所以要避免使用过多的形容词或过长的句子。

2. 资助类别　选择最适合申请人申报的面上项目、青年科学基金项目或地区科学基金项目等。

3. 申请代码　申请人需要认真查询一级申请代码并选择相应的二级申请代码。医学科学部共设31个一级申请代码(H01-H31)及相应的二级申请代码。申请代码体系的基本特点是:①一级申请代码是以器官系统为主线,从科学问题出发,将基础医学和临床医学相融合,把各“学科、科室”共性的科学问题放在一个申请和评审体系中;②二级申请代码按照从基础到临床,从结构、功能及发育异常到疾病状态的顺序进行设立,兼顾疾病相关的基础研究。

医学科学部单独设立肿瘤学学科,除血液淋巴肿瘤、肿瘤流行病学和肿瘤药理学外,各类肿瘤相关的医学科学问题均需选择肿瘤学(H16)下相应的二级申请代码。例如:“以家庭功能为焦点的乳腺癌患者社会支持干预模式的开发与评价”,选择代码“H1613:肿瘤康复(包括社会心理康复)”。

准确填写相关学科代码,有助于寻找到合适的同行评议专家。申请内容涉及多个学科时,就要比较各相关学科的项目指南,看一看研究重点与哪一学科更接近。例如:“以家庭功能为焦点的乳腺癌患者社会支持干预模式的开发与评价”,其研究人群是乳腺癌患者,从学科属性来看属于肿瘤学科,应该到医学科学部下属的医学科学七处(H16:肿瘤学)中寻找相应的学科代码。这时会发现有“乳腺癌”和“肿瘤康复(包括社会心理康复)”这两个相关的学科代码可供选择,接着考虑这个项目的核心内容是患者的社会心理康复,所以,最终选择的代码是“H1613:肿瘤康复(包括社会心理康复)”。

(二) 关键词及摘要

1. 关键词　关键词要求尽可能准确、全面,能够突出文章的重点内容。关键词的另外一个重要功能是用于匹配基金申请书的函审(通讯评审)专家,以保证做到同行评审。因为基金申请书的函审专家每年都会在函审之前在专家库中完成自己专长的学科方向和关键词的填报或

阅读笔记

更新。如果项目申请者所提炼出的关键词能够确切地反映申请书的主要内容和特色,那么该申请书将有望到达熟知该学科进展的小同行函审专家手中,这对于正确评价申请书的内容和质量以及判断课题的重要性具有非常关键的作用。

2. 摘要　是标书的内容提要,限400字。要求采用结构式摘要,用最简明扼要的文字说明研究方法、内容、目标、科学意义等关键信息,以显示出申请者的科研功底和素养。摘要的撰写格式,如:"采用……方法(手段)进行……研究,探索/证明……问题,对阐明……机制/揭示……规律有重要意义,为……奠定基础/提供……思路。"

摘要的撰写要以科学问题为核心,写出发现问题、解决问题的过程;注意重点突出,讲明现状、意义、研究目标、研究内容、实验构想和预期结果。做到内容具体,结构清楚,逻辑严密,目标明确,突出新颖性,字斟句酌。语气坚定,旗帜鲜明;工作量饱满,有实用价值;言之有物,每个词每句话都必须向读者传达确切的含义;要勾起评委的浓厚兴趣,切忌平淡无奇。

> 摘要:采用质性与量性研究相结合的研究设计方法。首先,针对乳腺癌的诊断和治疗会给患者和患者配偶造成同样沉重的心理打击、家庭功能失调和癌症调适困难等问题,采用扎根理论研究方法,通过个体化的深入访谈法,从乳腺癌患者及其配偶亲身经历和体验的角度,探讨他们家庭调适过程的一般规律,构建"乳腺癌患者家庭调适过程模式",确定他们的社会支持需求。其次,开发乳腺癌患者配偶支持、与父母沟通、与子女沟通、病友志愿者支持、重返工作岗位支持、社会团体支持各模块的干预措施及其实施方案。然后,将每一个模块的干预措施,分别采用随机对照试验研究方法进行,给实验组实施新开发的家庭或社会支持干预措施,对照组采取常规干预措施,采用敏感的乳腺癌患者和配偶个体心理功能指标,以及家庭功能调适指标,评价各模块的干预效果。最终形成一套"以家庭功能为焦点的乳腺癌患者社会支持干预模式及其实施方案",以促进乳腺癌患者的全面康复。

(三) 项目组主要参与者

按照要求填写项目组主要成员的详细信息。

(四) 资金预算表

是预算核定、执行、监督检查和财务验收的重要依据。项目申请人应按照《国家自然科学基金资助项目资金管理办法》《国家自然科学基金项目资金预算表编制说明》的有关规定,根据"目标相关性、政策相符性、经济合理性"的基本原则,结合项目研究工作的实际需要,合理申请资金,保证信息真实、准确,认真填写资金预算表,并给出资金预算说明。

项目资金分为直接费用和间接费用。项目申请人只需填写直接费用预算,间接费用由系统自动计算生成。直接费用各科目如下:

1. 设备费　是指在项目研究过程中购置或试制专用仪器设备,对现有仪器设备进行升级改造,以及租赁外单位仪器设备而发生的费用。

2. 材料费　是指在项目研究过程中消耗的各种原材料、辅助材料、低值易耗品等的采购及运输、装卸、整理等费用。

3. 测试化验加工费　是指在项目研究过程中支付给外单位(包括依托单位内部独立经济核算单位)的检验、测试、化验及加工等费用。

4. 燃料动力费　是指在项目研究过程中相关大型仪器设备、专用科学装置等运行发生的可以单独计量的水、电、气、燃料消耗费用等。

5. 差旅费　是指在项目研究过程中开展科学实验(试验)、科学考察、业务调研、学术交流等所发生的外埠差旅费、市内交通费用等。差旅费的开支标准要按照国家有关规定执行。

阅读笔记

6. 会议费 会议费支出要按照国家有关规定执行,并严格控制会议规模、会议数量和会期。会议费是指主办会议,会议费支出要按照国家有关规定执行,并严格控制会议规模、会议数量和会期。会议费是指主办会议,而非参加会议的费用。

7. 国际合作与交流费 是指在项目研究过程中项目研究人员出国及赴港澳台、外国专家来华及港澳台专家来内地工作的费用。国际合作与交流费要严格执行国家外事资金管理的有关规定。差旅费、会议费、国际合作与交流费在不突破三项支出预算总额的前提下可调剂使用。

8. 出版/文献/信息传播/知识产权事务费 是指在项目研究过程中,需要支付的出版费、资料费、专用软件购买费、文献检索费、专业通信费、专利申请及其他知识产权事务等费用。

9. 专家咨询费 是指在项目研究过程中支付给临时聘请的咨询专家的费用。专家咨询费标准按国家有关规定执行。专家咨询费预算一般不予调增。

10. 其他支出 是指在项目研究过程中发生的除上述费用之外的其他支出。

二、正文

参照以下提纲撰写,要求内容翔实、清晰,层次分明,标题突出。

正文是基金申请书的主体部分。申请人须按所报项目类别正文撰写提纲填写,无遗漏,内容规范、真实。不得删除提纲及提纲括号内的文字。正文的撰写要做到立题依据充分,学术思想新颖,研究目标明确,研究内容具体,研究方案可行。在立项依据中说明"为什么要做(why)",在研究目标、研究内容以及拟解决的关键问题中说明"要做什么(what)",在研究方法、技术路线、实验手段和关键技术中说明"怎么做(how)",在研究基础、工作条件以及项目组成员、经费预算中说明"凭什么做"。

注意字体、字号、全角、行间距、段间距的一致性。标点符号层次分明,格式规范整齐。建议:①中文建议采用宋体五号字或楷体小四号、1.5倍行距;重点强调部分加黑或使用下划线;②英文建议采用Times New Roman五号字体;③参考文献可以采用比正文小一号的字体。

(一)立项依据与研究内容(4000~8000字)

1. 项目的立项依据(研究意义、国内外研究现状及发展动态分析,需结合科学研究发展趋势来论述科学意义;或结合国民经济和社会发展中迫切需要解决的关键科技问题来论述其应用前景。附主要参考文献目录)。

(1)研究意义:是否具有创新意义是关键,应进行充分阐述。重视预期成果的科学意义、科学价值和应用前景。基础研究,需结合科学研究发展趋势,明确该问题的解决对推动相关学科有什么样的科学价值,可以从学术价值层面论述项目的科学意义。应用基础研究,可以结合学科前沿,围绕国民经济和社会发展中的重要科学问题,论述其对科技、经济、社会发展的重要意义或应用前景。

> 研究意义:以本研究团队前期研究开发的"乳腺癌患者心理调适过程模型"和"乳腺癌患者全程心理干预模式及其实施方案"为工作基础,结合课题组美方华盛顿大学护理学院"家庭功能研究团队"专家组的乳腺癌患者社会支持干预项目,在国内外文献综述基础上,共同开发一套适合于我国乳腺癌患者的"以家庭功能为焦点的乳腺癌患者社会支持干预模式及其实施方案",并评价其效果。本研究将针对乳腺癌患者及配偶面临的沉重心理打击、家庭功能失调和癌症调适困难等问题,以乳腺癌患者的心理功能、家庭功能、重返工作岗位等恢复为目标,通过构建一个规范化的家庭支持和社会支持网络与干预模式,促使乳腺癌患者尽早调整到生病后的一个"正常的生活状态",提高生活质量,有效地回归家庭和社会。这种以家庭功能为焦点,聚焦社会支持的干预模式,开辟了一条经济、有效的新思路和新方法,指明了乳腺癌患者心理社会康复的新方向。

阅读笔记

（2）国内外研究现状及发展动态分析：在立项依据中阐释与项目申请有关的研究动态和最新研究成果，以及在此基础上有理有据地凝练出科学问题或科学假说。

申请人要对国内外研究进展有充分了解，能够清楚地阐述国内外研究现状、学术前沿、进展程度、发展趋势、同行研究的新动向。做到文献综述思路清晰、逻辑连贯，阐明："谁在做？在做什么？做得怎样？谁做得好或不足是什么？你打算怎么做才能更好？"

立项依据要充分，研究目的要明确。立项依据的撰写风格既要概念清楚，用词严谨、规范，体现专业性和学术性，又要深入浅出，把关键问题交代清楚，即使是大同行也能引起评审人的兴趣，并做出比较准确的判断。

研究思路：癌症康复的目标是使患者的生理、心理、家庭、社会以及性功能回归正常化。本研究将重点关注乳腺癌对患者、配偶、夫妻关系、夫妻沟通困难、婚姻满意度、家庭应对、家庭功能调适等方面所造成的影响，开发有针对性的配偶支持干预项目，促进患者心理功能的恢复，促进家庭功能正常化。同时，也关注乳腺癌患者与其父母和子女的沟通方式，以减轻乳腺癌对患者本人及其直系家庭成员所造成的压力和影响；以及关注乳腺癌康复者重返工作岗位或社会生活的社会支持需求和干预方式。所以，本研究的科学问题是：什么是乳腺癌患者病程不同阶段社会支持干预的机制和切入点？什么是经济、有效的社会支持干预模式？研究假说是乳腺癌患者的康复过程具有一定的规律性，多种因素影响其生活质量和有效地回归家庭和社会，充分发挥以配偶情感支持为核心的家庭支持力量，配合家庭外社会支持力量的参与，能够促进患者的全面康复。

（3）主要参考文献目录：参考文献是立项依据的有力辅证，应尽可能选用最新的、同行业内的权威文献，其中国内外的关键性研究工作要有所体现。

2. 项目的研究内容、研究目标，以及拟解决的关键科学问题（此部分为重点阐述内容）

（1）研究内容：是标书的重中之重。它是研究目标的具体体现与分解，是研究题目的细化与解释。需要阐明本项目到底要研究什么具体科学问题。

研究内容的撰写要求做到：内容具体、层次清晰、详略得当；研究内容不宜过多，各研究内容之间尽量相对独立，并在逻辑上呈递进关系。

研究内容：

（1）探讨乳腺癌患者的家庭调适过程：描述在乳腺癌的诊断、治疗和康复阶段，患者、患者配偶、夫妻关系和家庭功能受到了哪些影响？他们遇到的核心问题和顾虑是什么？调节和应对过程是什么？调适经验或困难是什么？所需要的社会支持和帮助是什么？

（2）开发乳腺癌患者家庭调适过程模式：总结患者的家庭调适过程规律，提炼核心要素和关键的时间阶段，确定调适过程的促进或妨碍因素，构建乳腺癌患者的家庭调适过程模式。

（3）开发乳腺癌患者社会支持模式及其实施方案：分析乳腺癌患者家庭调适过程的难点、脆弱阶段和实际的社会支持需求，确定配偶、家庭、单位、病友志愿者、社会团体等各方面在社会支持中的优势和侧重点，形成优势互补、经济有效的社会支持干预模块。

（4）实施和评价各模块家庭或社会支持干预项目的有效性：针对患者配偶、年轻患者、重返工作岗位等特定人群的实际需要实施相应的干预项目，并评价效果。

（2）研究目标：是为了实现研究目的而确定的具体的研究内容。它是一些清楚而简明的陈述。

> 研究目标
> （1）确定乳腺癌患者诊疗和康复过程中的家庭调适规律，为患者的心理康复、家庭角色的回归、重返工作岗位或社会生活提供依据。
> （2）开发以家庭功能为焦点的乳腺癌患者社会支持模式，形成优势互补、经济有效的社会支持干预模块。
> （3）开发、实施和评价乳腺癌患者家庭或社会支持干预各模块项目的有效性。

（3）拟解决的关键科学问题：首先，需要仔细分析和提炼对达到预期目标有重要影响的某些研究内容、因素，或必须掌握的关键技术或研究手段。例如：①关键点：研究内容中所涉及科学问题的关键点。②问题的核心：能够使其他问题迎刃而解。③创新点：往往蕴藏在关键问题之中，抓住了关键，也就抓住了创新。然后，把上述各个关键点的核心进行分析、比较和归纳，提炼出关键的科学问题。

> 拟解决的关键科学问题："什么是乳腺癌患者病程不同阶段家庭或社会支持干预的机制和切入点？什么是经济有效的社会支持干预模式？"该科学问题的解决将为细化社会支持干预的实施方案和效果评价奠定理论基础。

3. 拟采取的研究方案及可行性分析（包括研究方法、技术路线、实验手段、关键技术等说明）

（1）研究方案：应该包括研究设计、研究方法、研究阶段、研究步骤、研究内容、研究场所、研究对象、样本量计算、干预措施、测量工具和观察指标、资料分析方法、预期结果等重要内容。重视研究内容、研究方案及所采用的技术路线是否能验证所提出的科学问题或假说，注重科学性、可行性和逻辑性。要求研究内容适当，研究方案翔实，技术路线清晰，预期结果明确。

> 研究方案：采用质性与量性研究相结合的方法，分为三个阶段：乳腺癌患者家庭调适过程模式的研究、乳腺癌患者家庭或社会支持干预方案的开发研究、干预方案的实施和效果评价研究。乳腺癌患者家庭调适过程模式的研究采用扎根理论研究设计方法。乳腺癌患者家庭或社会支持干预方案的开发性研究，采用护理干预项目开发过程的四个研究阶段：形成性评价研究（formative evaluation studies）、可行性研究（feasibility studies）、预实验研究和随机对照试验研究，进行干预项目的开发和效果评价。干预方案的验证阶段，采用随机对照试验研究设计方法。（略）

（2）技术路线：要求能够清楚地概括研究方案中的关键步骤和重要指标。

阅读笔记

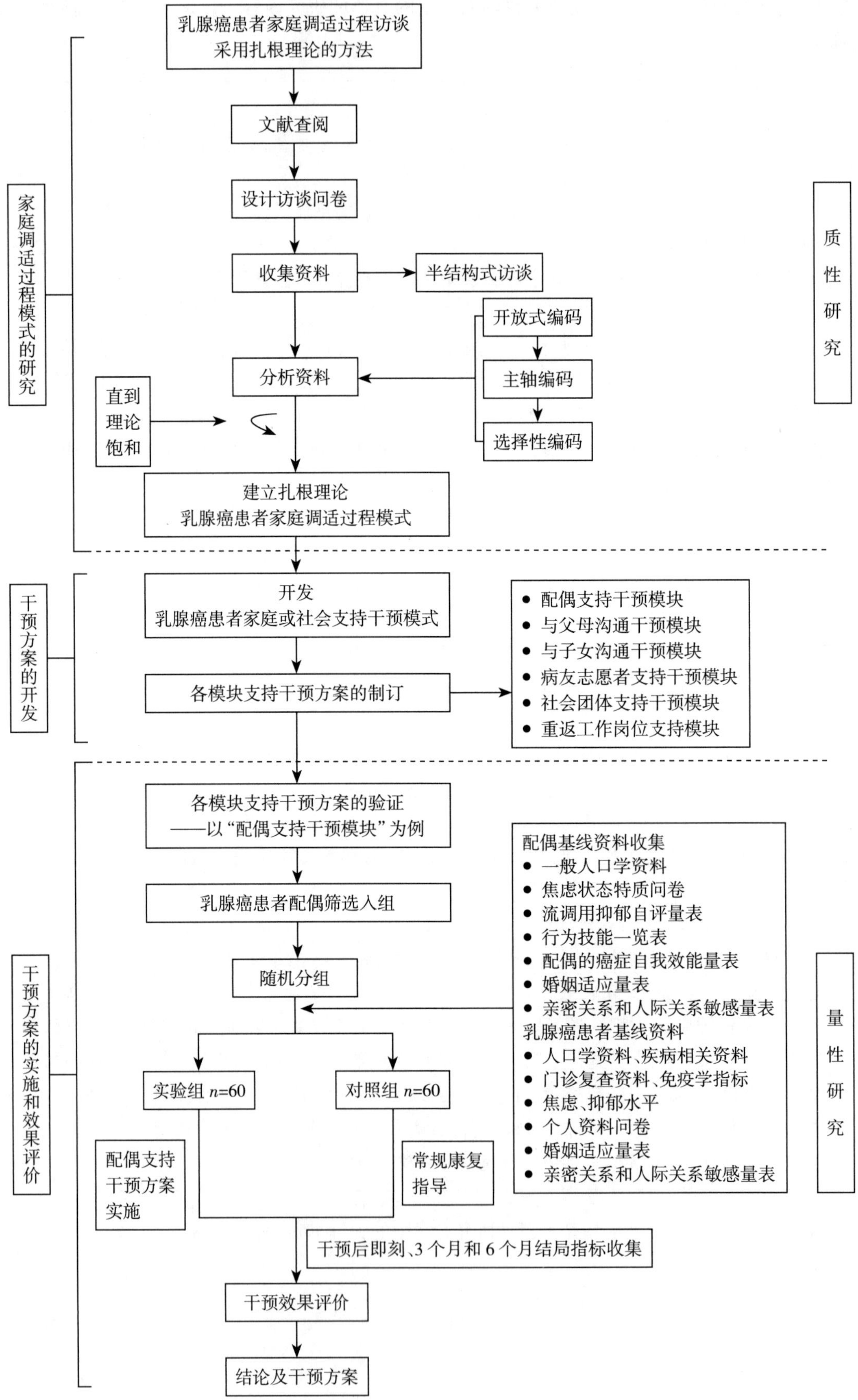

图 2-5-1 研究方案

(3) 可行性分析

> 可行性分析：
>
> (1) 多学科团队的强强联合提供了专业的技术力量：本研究团队由高校教师及其附属医院的医师、护士、心理咨询师组成，有丰富的心理干预经验，团队合作基础牢固，病人资源丰富。
>
> (2) 有美方国际一流专家的指导和合作奠定了项目的高起点：合作方的 Dr. Lewis 教授是全美顶尖级的护理科学家，曾主持完成了 7 个 NIH 科研项目，其中"助她痊愈：乳腺癌配偶心理教育项目"获得了 NCI 226 万美元的资助。

4. 本项目的特色与创新之处

> 特色与创新之处：①选题视角新颖、独特：选题从乳腺癌患者家庭功能的角度切入，聚焦最核心的配偶支持干预项目的开发，通过以点带面，破解乳腺癌社会支持干预的空泛性。②干预项目的开发过程标准化、规范化：开发过程从研究理念、方法和过程都具有科学性、严谨性、规范性和创新性，能够为国内护理干预项目的开发提供一个参考模式。③研究过程将体现循证护理和转化护理学的思路：研究选题来自患者康复过程的实际需求，预期结果将是一套具有可操作性的干预项目实施手册，能够直接推广应用。

5. 年度研究计划及预期研究结果（包括拟组织的重要学术交流活动、国际合作与交流计划等）

> 年度研究计划：
>
> (1) 2016.1—2016.12：乳腺癌患者家庭调适过程模式的研究阶段：访谈、资料分析、模式的构建、专家论证、撰写质性研究论文。美方专家来华指导研究与交流。
>
> (2) 2017.1—2017.12：乳腺癌患者家庭或社会支持干预方案的开发性研究阶段：按干预研究的四阶段顺序，完成各模块支持干预措施的开发和预实验。
>
> (3) 2018.1—2018.12：干预方案的实施和效果评价性研究阶段：将上述各模块干预项目进行随机对照试验研究。美方专家来华进行观摩、指导和学术交流。
>
> (4) 2019.1—2019.12：乳腺癌患者家庭和社会支持干预方案的确认阶段：完成随机对照干预方案，验证效果，总结形成一套规范化的乳腺癌患者家庭和社会支持干预模式和实施方案；撰写论文，总结研究成果，完成结题。

> 预期研究结果：
> (1) 建立"乳腺癌患者家庭调适过程模式"。
> (2) 开发一套"乳腺癌患者家庭和社会支持干预模式及实施方案"。
> (3) 培养 2 名博士和 3 名硕士研究生；培养 2 名青年教师和 4 名医护科研骨干。
> (4) 撰写与发表 2~5 篇 SCI 论文和 6 篇中文核心期刊论文。

(二) 研究基础与工作条件

1. 研究基础（与本项目相关的研究工作积累和已取得的研究工作成绩）

详细论述与本项目申请直接相关的前期工作基础，如果是对前一资助项目的延展，需要阐

阅读笔记

释深入研究的科学问题和创新点;前期已经发表的工作,需要列出发表论文;尚未发表的工作应提供相关实验资料,如实验数据、图表、照片等。

2. 工作条件(包括已具备的实验条件,尚缺少的实验条件和拟解决的途径,包括利用国家实验室、国家重点实验室和部门重点实验室等研究基地的计划与落实情况)

3. 正在承担的与本项目相关的科研项目情况(申请人和项目组主要参与者正在承担的与本项目相关的科研项目情况,包括国家自然科学基金的项目和国家其他科技计划项目,要注明项目的名称和编号、经费来源、起止年月、与本项目的关系及负责的内容等)

> 　　申请人刘均娥教授主持在研课题1项:全程心理干预模式对乳腺癌患者心理和社会功能康复效果的研究(编号7132022),14万元,北京市自然科学基金资助项目,2013.01—2015.12,课题负责人。该课题是从医护人员的角度给患者提供专业的社会支持干预。本次申请的课题是从患者配偶、家属、单位和社会的角度给患者提供非(医疗和护理)专业的配偶支持、家庭支持和社会支持,注重调动非专业人员的潜能和可以利用的资源,为患者提供情感支持和沟通技巧的培训。而且,研究焦点从患者个体心理功能的恢复扩展到了家庭功能的调适。所以,本项目与该在研课题互为补充,是课题的进一步延伸,二者将共同为乳腺癌患者构建一个完整的社会支持网络。

4. 完成国家自然科学基金项目情况[对申请人负责的前一个已结题科学基金项目(项目名称及批准号)完成情况、后续研究进展及与本申请项目的关系加以详细说明。另附该已结题项目研究工作总结摘要(限500字)和相关成果的详细目录]。

> 　　申请人刘均娥教授主持完成了1项国家自然科学基金面上项目课题"乳腺癌患者心理调适过程模型的研究",批准号30870770,资助金额35万元,起止年月是2009.01—2011.12。已结题。
>
> 　　总结摘要:该研究采用扎根理论研究方法,深入访谈了37位乳腺癌患者,从她们亲身经历和体验的角度探讨了她们在得知诊断、围术期、辅助治疗期和康复期的心理调适过程,开发了"乳腺癌患者心理调适过程模型",并开发了原创性的"乳腺癌患者心理调适状态量表"。在量性研究阶段,采用1301例处于围术期、辅助治疗期和康复期等不同阶段的患者,描述和分析了患者的心理痛苦、创伤后成长和心理调适水平及其影响因素;前瞻性地跟踪随访了93例围术期患者心理痛苦水平的动态变化;以及120例正在进行化疗的乳腺癌住院患者创伤后成长和心理痛苦水平的动态变化趋势及其影响因素;验证了本研究开发的心理调适过程模型的结构和构成要素的正确性。该模型揭示了患者康复历程的动态变化规律和心理调适过程的影响因素,为构建学科知识和开发乳腺癌患者的全程心理干预措施奠定了理论基础;提出了达到比较稳定的心理调适状态是其重返工作岗位的指标和界点,以及回归到"生病后的正常生活状态"是乳腺癌全面康复的目标,为我国乳腺癌患者的心理和社会功能康复提供了理论依据。该量表提供了一种判断心理调适过程正常与否的判断标准,以筛选出需要加强心理干预的脆弱人群,具有理论和临床应用价值。
>
> 　　本项目是在进行上述研究课题时,和患者及家庭成员密切接触及资料分析的过程中,发现乳腺癌患者心理调适功能的恢复与其感受到的配偶支持密切相关;而且,乳腺癌不只是患者本人的疾病,而是一种足以会造成家庭功能失调和需要家庭共同应对的疾病;作为已婚乳腺癌患者重要情感支持来源的配偶,同样面临着沉重的心理问题和应

阅读笔记

对困难。因此对患者、患者配偶及其家庭功能调适的干预有着重要的意义,由此延伸到各种社会支持力量的参与。所以,本研究团队开始积极关注乳腺癌患者社会支持及其干预措施的开发。因此,本项目是上述研究课题的延伸。

相关成果的目录:已发表SCI论文3篇,中文核心期刊论文6篇,硕士学位论文2本。
(略)

(三) 其他需要说明的问题

无。

三、个人简历

1. 申请人简历 保证提供的信息和申请书内容准确可靠,本着科学、求真的态度,按照有关要求认真撰写。注意如实填报申请人和主要参与者的个人简历(教育简历和工作简历,写到年和月,注意时间衔接)、各类项目资助情况以及发表学术论文情况。

请申请人特别注意:发表学术论文情况要求列出全部作者姓名(按照论文发表时的作者顺序)、论文题目、期刊名称、发表年代、卷期以及起止页码(摘要论文、会议论文等请加以说明);请在作者姓名后注明第一/通讯作者情况:通讯作者请标注("通讯"或"*"号);如是共同第一作者或共同通讯作者,请按照论文发表时的作者顺序列出,并标注所有共同第一作者或所有共同通讯作者;对已被接受尚未正式发表的论文,请附相关期刊的接受函或在线出版的网页链接;投稿阶段的论文不要列出。对于出现作者排序和标注不实的项目申请,将以学术诚信问题提交会议评审专家组。获得专利和奖励情况请按照申请书中所列格式要求填写。

2. 主要参与者简历(在读研究生除外)(请下载参与者简历模板,填写后上传;除非特殊说明,请勿删除或改动简历模板中蓝色字体的标题及相应说明文字)

四、附件

(略)

第五节 研究报告的撰写

与研究计划书有关的研究报告包括:年度研究进展报告或中期进展报告和结题报告。学术论文和学位研究论文是研究课题成果的两种具体表现形式。下面以国家自然科学基金面上项目为例,说明年度进展报告和结题报告需要撰写的项目和内容。

一、年度进展报告

国家自然科学基金委员会归口管理部门负责审核项目年度《进展报告》、跟踪项目进展与研究成果、核准项目负责人的次年度研究计划和调整要求、确定项目继续资助的情况。对不按要求填报《进展报告》,或项目执行不力,或内容、人员等调整不当而影响项目顺利进展的,视其情节轻重要求负责人和依托单位及时纠正,或给予缓拨资助经费、中止或撤销项目等处理。《进展报告》由报告正文和附件两部分组成,报告正文请参照"《进展报告》报告正文撰写提纲"撰写,并可根据需要增设栏目,要求层次分明、内容准确。项目执行过程中的进展或研究成果、计划调整情况等,须在报告中如实反映。

(一) 报告正文撰写提纲

1. 年度计划要点和调整情况 简要说明是否按计划进行,哪些研究内容根据国内外研究

阅读笔记

发展状况及项目进展情况做了必要的调整和变动,哪些研究内容未按计划进行,原因何在。

2. 研究工作主要进展和阶段性成果　本部分是进展报告的重要部分,要认真撰写。要分层次叙述所开展的研究工作、取得的进展或碰到的问题等,给出必要的数据、图表。根据实际情况提供国内外有关研究动态的对比分析及必要的参考文献。本部分亦包括国内外合作与学术交流、研究生培养情况等。

3. 下一年度工作计划　包括国内外合作与交流计划。如要求对原研究内容和主要成员作重要调整,需明确要求调整的内容,并说明理由、必要性以及对项目实施的影响(注:为保证基金项目顺利进行,研究人员要求稳定,一般不作变更。如确需变更,须按基金项目管理办法规定的要求提出申请,经自然科学基金委员会归口管理部门核准后方可变更)。

4. 当年经费使用情况与下一年度经费预算　给出必要的经费使用情况的说明,逐项列出固定资产超过 5 万元的设备的名称、使用情况等有关说明。

5. 存在的问题、建议及其他需要说明的情况　说明项目执行中的问题和建议。对部分探索性强的研究,有可能未获得理想结果或甚至失败,请如实地反映,说明原因、工作状况、发展态势和建议等,供基金委管理人员或同行专家参考。

(二) 附件

给出标注基金资助的已发表和已有录用通知的论文目录、其他成果清单和必要的证明材料复印件等。发表论文按常规文献引用方式列出。

二、结题报告

为加强基金项目资助管理,提高基金项目资助效益,国家自然科学基金委员会医学科学部从 2011 年起对当年结题的面上项目、青年科学基金项目和地区科学基金项目(以下简称三类项目)进行分类结题评估。三类项目结题评估将以项目结题报告作为主要评估依据,邀请同行评议专家进行评估。

为确保结题评估的科学性、准确性、公正性以及考虑到成果表现的多样性和滞后性,请项目负责人在准备和提交结题报告时注意以下事项:

(1) 为全面反映资助项目研究成果,客观评估结题项目完成情况,请严格按照结题报告的格式要求实事求是地填写,尽可能提供详细的资料和数据。

(2) 在结题报告正文中,须详细说明项目的研究计划要点和执行完成情况,研究工作的主要进展、取得的主要研究成果、重要的科学发现和创新点,研究结果的科学价值和(或)社会意义及潜在的应用前景,国内外学术合作交流与人才培养情况,存在的问题、建议、未完成研究计划的原因及其他需要说明的问题。

(3) 对于已发表的与本项目相关的研究论文(限首页及标注基金资助批准号所在页)、会议报告、获奖证书、专利证明、专著(限封面)、成果转化证明、国际交流、人才培养等反映相关研究成果的材料,须将原件扫描后,使用图像软件处理功能,将每张图像压缩成不超过 1MB 的 .jpg文件,粘贴在结题报告中备查。结题报告总文本大小应控制在 20MB 以内。

(4) 对于尚未发表且无保密问题的内容,须提供能够反映本项目成果的各种研究成果清单及简介,包括实验失败记录、实验结果、基础研究数据、实验标本或动物模型、软件、图集、已录用未发表论文、待发表论文、通过本项目获得的其他基金资助等,并在结题报告相应位置予以体现。

(5) 对于目前尚不宜公开的实验数据、原始材料等信息,请作为附件与纸质结题报告一起寄送自然科学基金委员会,不必在电子版结题报告中出现,但需要在结题报告中的相应位置做出保密说明。

阅读笔记

(6) 请根据项目申请书和计划书的任务要求填写结题报告,不要填写与本项目无关或不是本项目产生的研究成果。对于受到多个基金资助的研究成果,请注明基金数量及自然科学基金在其中发挥的作用。

(7) 结题报告文责自负,请项目负责人确保结题报告中出现的信息、数据、资料等真实可靠。确保结题报告内容不涉及知识产权问题,不得无中生有、弄虚作假或捏造实验数据和其他成果信息,否则由此而发生的一切责任和后果由项目负责人承担。

项目负责人根据项目管理办法和上述要求准备与提交结题报告,以利于项目结题评估。

【例9】　国家自然科学基金面上项目课题"乳腺癌患者心理调适过程模型的研究",批准号30870770,结题报告(摘录)

摘要:采用质性研究中的扎根理论研究方法,深入访谈了37位乳腺癌患者,从她们亲身经历和体验的角度探讨了她们在得知诊断、围术期、辅助治疗期和康复期的心理调适过程,开发了"乳腺癌患者心理调适过程模型",并开发了原创性的"乳腺癌患者心理调适状态量表"。在量性研究阶段,采用1301例处于围术期、辅助治疗期和康复期等不同阶段的患者,描述了患者的心理痛苦、创伤后成长和心理调适水平及其影响因素;前瞻性地跟踪随访了93例围术期患者心理痛苦水平的动态变化;以及120例正在进行化疗的乳腺癌住院患者创伤后成长和心理痛苦水平的动态变化趋势及其影响因素;验证了本研究开发的心理调适过程模型的结构和构成要素的正确性。该模型揭示了患者康复历程的动态变化规律和心理调适过程的影响因素,为构建学科知识和开发乳腺癌患者的全程心理干预措施奠定了理论基础;提出了达到比较稳定的心理调适状态是其重返工作岗位的指标和界点,以及回归到"生病后的正常生活状态"是患者全面康复的目标,为乳腺癌患者的心理和社会功能康复提供了理论依据。该量表提供了一种判断心理调适过程正常与否的判断标准,以筛选出需要加强心理干预的脆弱人群,具有理论和临床应用价值。

研究计划要点及执行情况概述:

1. 质性研究阶段　完成康复期乳腺癌患者的心理调适过程访谈、资料转录和内容分析,开发"乳腺癌患者心理调适过程模型"和"乳腺癌患者心理调适过程量表",然后邀请肿瘤心理治疗专家对量表的内容效度进行评价。已完成。

2. 定量研究阶段　完成文献检索、研究设计、资料收集,建立病例资料数据库,进行统计学分析,检验模型中变量之间的关系,并对开发的量表进行心理测量学评价。已完成。

3. 模型和量表的验证　采用统计学分析方法,用临床病例资料建立数据库,以验证、修正和确定模型,并确定可以预测心理调适过程的指征;书写研究论文,并完成研究工作的总结、成果汇报、学术交流和论文发表。已完成。

重要的科学发现和创新点:

1. "乳腺癌患者心理调适过程模型"　描述了乳腺癌患者心理调适的一般规律,发现了患病轨迹中的几个关键点:①完成综合治疗疗程,出院回家进入康复期,是患者正式启动主动心理调适过程的开始;②达到心理调适状态时,康复者的身体状况和心理状态都已基本具备恢复工作以及家庭和社会角色功能的能力,可以考虑重返工作岗位;③影响患者心理调适过程的因素包括:自我感受到的疾病威胁程度、疾病的自我控制感、个人特质、自我接纳程度、家庭支持和社会支持等;④心理调适的目标是达到"生病后的正常生活状态",以达到身体、心理和社会功能的全面康复。

2. 乳腺癌患者"心理调适"和"心理调适状态"的理论定义　虽然大家越来越多地在使用"心理调适"这个词,但是,有关本概念的准确定义,以及心理调适与心理应激、心理应对、心理调节这几个概念间的区别和联系,在国内外文献中未见报道。本研究中给出了相应的定义,并描述了这些概念间的关系。

3. "乳腺癌患者心理调适状态量表"　该量表是原创性的扎根于我国本土文化的"乳腺癌

阅读笔记

患者心理调适状态量表",它提供了一种评估乳腺癌患者心理调适过程是否正常的判断标准,可以筛选出需要加强心理干预的脆弱人群。

研究结果的科学价值和(或)社会意义及潜在的应用前景:

1. "乳腺癌患者的心理调适过程模型" ①该模型揭示了乳腺癌患者康复历程的动态变化规律,明确了心理调适与心理应激这两个正性和负性心理状态之间的辩证关系;②可以用于指导临床医务人员在患者入院诊断的初期即开始有计划、有针对性地进行早期心理干预,直至围术期、辅助治疗期和康复期,降低患者的心理痛苦,促进其心理调适过程;③该模型可以用于判断身体已经进入康复期的乳腺癌生存者的心理和社会功能康复状况是否正常或延迟;④康复者达到比较稳定的心理调适状态是其重返工作岗位的指标和界点,为康复者何时考虑重返工作岗位提供了依据;⑤影响心理调适过程的因素(自我感受到的疾病威胁程度、疾病的自我控制感、个人特质、自我接纳程度、家庭支持和社会支持等)可以用于预测患者的心理调适过程,并为有针对性的干预措施提供了干预的方向和重点;⑥"生病后的正常生活状态"为乳腺癌患者的全面康复提供了目标。

2. 乳腺癌患者"心理调适"和"心理调适状态"的理论定义 这两个概念及其与心理应激、心理应对、心理调节之间的关系,可以用于增加和积累学科知识。

3. "乳腺癌患者心理调适状态量表" 该原创性的量表作为一种量化的评估工具,它不仅提供了一种评估我国乳腺癌患者心理调适过程是否正常的判断标准,用于筛选出需要加强心理干预的脆弱人群,具有临床推广应用方面的实用价值,而且具有参与国际学术交流和增加学科知识的理论与学术价值。

(刘均娥)

【小结】

本章主要介绍量性研究计划书及研究报告的书写与评价,主要包括量性研究计划书的基本内容和格式、研究生量性研究开题报告的撰写、基金申请书的撰写以及研究报告的撰写。

【思考题】

1. 描述研究生自己的学位研究论文的题目、选题和研究问题,并设计开题报告的撰写思路和撰写内容。

2. 描述研究生自己的学位研究论文的开题报告中文献综述的写作提纲。

3. 试述量性研究论文及其基本内容,以及影响论文发表的因素。

4. 结合实际,设计向国外期刊的投稿过程,并制定解决策略。

5. 试述国外护理期刊投稿注意事项。

6. 自行查找一篇典型量性研究论文,并进行科学评价。

【参考文献】

1. 胡凌芳. 我国学术论文评审标准研究[D]. 华中科技大学,2009.
2. 刘苏君. 护理论文选题写作与投稿指南[M]. 北京:中国人口出版社,2000.
3. 石祥云. 护理专业论文写作[M]. 北京:科技文献出版社,2010.
4. 宋双明,冷怀明. 生物医学中英文论文写作与编辑[M]. 北京:北京大学出版社,2004.
5. 苏学. 期刊论文学术水平定量评价指标体系的初步设计[J]. 情报探索,2010(5):7-9.
6. 肖顺贞. 护理研究[M]. 北京:人民卫生出版社,2008.
7. 解景田. 生物医学论文的撰写和发表:SCI攻略[M]. 北京:科学出版社,2010.
8. 颜巧元. 护理论文写作大全[M]. 北京:人民军医出版社,2011.

9. 颜巧元,张亮,胡翠环,等 . 学科视野下的护理科研及其论文选题[J]. 中华护理教育,2011,8(6):284-286.

10. 张玉华,潘云涛,马峥 . 科技论文评估方法研究[J]. 编辑学报,2004,16(4):243-244.

11. 周传教,钟紫红 . 国内外生物医学期刊论文写作与投稿[M]. 北京:协和医科大学出版社,2001.

12. 周新年,吴能森 . 毕业论文(设计)质量评价指标体系的构建[J]. 中国林业教育,2009,27(3):56-58.

13. 朱晖 . 护理科技论文投稿过程中如何识别非法期刊[J]. 护理学杂志,2006,21(19):68-69.

14. 朱光明,李英武译 . 陈向明校 . 如何撰写研究计划书[M]. 重庆:重庆大学出版社,2009.

15. Van Teijlingen E,Hundley V. Getting your paper to the right journal:a case study of an academic paper. Journal of Advanced Nursing,2002,37:506-511.

16. Whitesides GM. Whitesides' group:writing a paper. Adv Mater,2004,16:1375-1377.

17. Xu GW. How to review a paper [DB/OL].(2009-04-17)[2011-03-09]. http://wenku.baidu.com/view/02de275c3b3567ec102d8a90.html

阅读笔记

第六章　量性研究论文的撰写与评价

导入案例

　　工作、完成、发表(work,finish,publish)是英国著名物理学家Michael Faraday对科学研究工作程序的精辟总结。这说明科研工作绝非止于研究干预结束之时或者研究数据获得之际。研究一旦有了结果,就需要整理成文、报道并发表,让研究结果成为社会的公共财富并为社会服务,这才是科学研究的价值体现。

　　护理研究工作同样如此,在完成了研究的阶段性任务后,护理科研工作者需要及时对数据、资料、经验等进行归纳、整理、分析、总结并成文,将最新的研究信息与成果传递给同行,以达到增进学科知识,促进学科发展的目的。那么护理人员该如何撰写护理学术论文呢?论文撰写后又该如何投稿呢?如何对已发表的护理文献质量进行公正的评价呢?本章将就这些问题进行深入阐述。

　　护理学研究可采用多种形式和方法,其中量性研究(quantitative research)与质性研究(qualitative research)是两种主要的研究方法。量性研究又称定量研究,是研究者对所关注的护理学现象通过赋值、定量,收集量性资料,进行量性分析而得出研究结论的一种科学研究方法。采用量性科研方法研究后撰写的论文即为量性研究论文。护理科技论文大多为量性研究论文(quantitative research paper)。本章将阐述量性研究论文的撰写和质量评价方法。

第一节　学位论文的撰写

　　学位论文是护理科技论文的重要组成部分。撰写学位论文是高等院校学生科研训练的一个重要环节。通过撰写学位论文,为学生提供一个对所学知识进行系统总结、归纳、分析、应用等的机会,不仅可培养学生的研究技能,提高学生的综合素质,更可检验学校的教学质量。护理专业学生要多了解撰写学位论文的有关要求和技巧,并加以实践,为自己将来的科研工作奠定基础。

阅读笔记

一、学位论文概述

(一) 学位论文的性质与特点

学位论文严格地说是指学位申请者(如学生)为获取学位证书而撰写的供评审和(或)答辩用的专业性学术论文。它是学生在导师指导下对所完成科研活动的规范性的文字记录。学位论文通常是学生的毕业论文,它是判断学位申请者学术水平的重要依据,也是学位申请者获得学位的必要条件。但学位论文又不完全等同于普通毕业论文,普通毕业论文若由中专、大专毕业生撰写,则不能用于学位的授予。

学位论文作为一种学术论文,它首先具有学术论文的基本特征,如:科学性、创新性、实用性、规范性、可读性等。此外,学位论文还有自身固有的一些特点:①指导性,学位论文是学生在导师指导下完成的一份作业。导师需要对学生从研究选题、文献查阅到研究设计、资料收集、资料分析、论文写作等每一步进行悉心指导,方有可能产出高质量的学位论文。②习作性,学位论文撰写是学校课程教学计划的重要组成部分,是训练学生特别是研究生的科研思维及科研能力训练的重要手段。通常在学校各专业的课程教学计划中,早期多强调学生对专业基本理论、基本知识和基本技能的学习,中期会安排一些科研尝试,而到后期则要求学生撰写论文,可见学位论文的撰写为学生提供了一个将理论运用于科研实践的学用结合的锻炼机会,带有明显的习作性特征。③层次性,由于学位论文的撰写者主要是学生,他们多系研究队伍中的新手,受研究能力、研究水平、研究时间等条件的限制,学位论文所反映的研究成果很难代表本领域最高的学术水平。当然也不排除少数学生通过努力产出高水平的研究成果或写出高质量的论文。

(二) 学位论文的分类

常用的学位论文分类方法是根据学生的不同层次来划分的,可分为学士、硕士和博士学位论文。

1. 学士学位论文　指大学本科毕业生为申请学士学位而提交的论文,一些高等院校要求本科生完成毕业设计或其他毕业实践环节报告。无论是学士学位论文或毕业设计报告,都希望能反映出本科毕业生具有专门的知识和技能,并有从事科学技术研究或担负专门技术工作的初步能力。学士学位论文一般不需要涉及太复杂的研究课题,对论述的深度和广度要求也不高(相对于硕士和博士学位论文),论文字数在 1 万字左右。

2. 硕士学位论文　指硕士研究生为申请硕士学位而提交的论文。根据《中华人民共和国学位条例暂行实施办法》第八条规定,硕士学位论文应能表明作者已在本门学科上掌握了坚实的理论基础和系统的专门知识,并对所研究的课题有新的见解,有从事科学研究或独立担负专门技术工作的能力。硕士学位论文的撰写内容因学科或专业的性质不同而有所差异,一般包括选题背景与依据、文献查阅、研究设计方案及实施情况、理论分析及文字总结等。论文字数通常在 3 万字左右。

3. 博士学位论文　指博士研究生为申请博士学位需要提交的论文。根据《中华人民共和国学位条例暂行实施办法》第十三条规定,博士学位论文应能表明作者确已在本门学科上掌握了坚实宽广的理论基础和系统深入的专门知识,具有独立从事科学研究的能力,并在科学或专门技术工作上取得了创新性的成果。博士学位论文被视为重要的科技文献,论文字数通常在 5 万字左右。

(三) 学位论文的写作意义

1. 培养学生的科研能力　进行科学研究、撰写学位论文是国家以及高等院校对学位申请者培养的要求。通过科学研究和论文撰写,可以全面训练学生综合运用知识的能力、理论联系实际的能力、分析问题和解决问题的能力、文献查阅及写作能力等,这对于培养学生的科研思

阅读笔记

维、提升科研能力有重要意义。

2. 授予学生学位的重要依据 我国从 1981 年开始实行学位制度,规定凡是学位申请者都要提交学位论文。学位申请者必须有相应的学位论文并通过论文答辩方可取得相应的学位。因此,学位论文是学生获取学位的必要条件,也是授予学生学位的重要依据。

3. 提高学校教学质量的重要环节 学位论文不仅是检验学生学习效果的重要记录,论文中暴露出的问题对于学生本人和学校的教学工作都能起到一定的反馈作用。对于学生而言,通过学位论文写作的锻炼,发现自身存在的问题和不足,有助于学生今后有针对性地进行训练和调整,从而弥补自身不足,不断提高研究素养。对于学校而言,通过反思本校学生学位论文中普遍存在的问题,找出教学中的薄弱环节,从而总结经验,改进工作,提高教学质量。

二、学位论文的写作

(一) 学位论文撰写的基本要求

1. 科学性 护理学位论文的科学性体现在论文的基本观点和内容能反映护理现象中客观事物发展的基本规律,文中的基本观点是基于对事实材料的科学分析得出的,而非主观臆想随意编造的。为此,学位论文的科学性要求作者书写时本着实事求是的科学态度,做到学术观点明确、论据充分、研究方法科学合理、计算准确、引文正确、用词贴切、结论严谨客观、推理符合逻辑等。

2. 创新性 是指学位论文所反映的护理研究涉及新观点、新理论、新方法、新技术、新成果、新发明及新应用等。具体可表现为:论文的观点是前人没有提过的、论据或材料是他人不曾用过的、论文的结果有新的发现或澄清了某方面的看法等。创新是学位论文的价值所在,强调论文应有自身的独到之处,研究不是简单步人后尘,进行低水平重复。

3. 实用性 护理是一门应用学科,护理研究的最终目的是解决护理实践中的实际问题,从而指导和改进临床护理实践,为人类的健康服务。因此与学位论文相关的护理研究课题应考虑其在护理领域中的实用性,学位论文应明确研究对护理专业的贡献、研究结果对护理学科发展的意义等。

4. 规范性 学位论文的撰写要符合文题、摘要、关键词、正文、参考文献、附录、图表等内容和格式的写作规范。符合规范的学位论文可以减少信息传递与交流过程中的失误,达到准确高效传播学术信息的目的。

5. 真实性 既是撰写学位论文的基本要求,也是原则性要求。即要求论文撰写时所用第一手资料和数据必须真实、可靠,经得起推敲与检验;对文中所引用的文献资料也要分析文章质量,查出原始出处,不断章取义或随意编造。

6. 翔实性 由于学位论文的字数要求通常远比学术期刊论文的字数多,因此在撰写学位论文时要求作者对研究的核心内容有深入的阐述和翔实的记录,如对护理调查研究的工具——量表应详细记录量表的维度、条目、计分方法、使用情况、信效度检测情况等;又如研究用的实验器材应详细说明名称、型号、生产厂家、产地、货号、使用方法等,以便读者能对研究予以重复和验证。

(二) 学位论文的撰写格式及要求

1. 学位论文的撰写格式 为了便于信息的收集、存储、处理加工、检索、利用和传播,促进学术交流,我国先后制定了与学位论文撰写相关的国家标准,包括:1987 年中国国家标准局以 GB7713-87 公布的《科学技术报告、学位论文和学术论文的编写格式》和 2005 年以 GB/T 7714—2016 公布的《文后参考文献著录规则》。而今,我国各高校在学位论文撰写格式要求上虽略有差异,但基本都遵循以上国家标准。

护理学位论文的整体结构大致可归纳为"三部",即:前置部分、正文部分、后置部分。"三

阅读笔记

部"中各部分所包含的常见项目见表 2-6-1。

表 2-6-1　学位论文的"三部"结构

模块	常见项目
前置部分	①封面;②原创声明;③文题;④作者;⑤目录;⑥中英文摘要与关键词
正文部分	①引言;②研究方法;③结果;④讨论;⑤结论
后置部分	①参考文献;②附录;③综述;④致谢;⑤攻读学位期间研究成果

2. 学位论文各部分的撰写要求　　由于学位论文与研究前期所形成的研究开题报告密切相关(开题报告是在研究开始之前拟订的详细研究计划,学位论文是在研究完成之后所形成的规范性学术文书),因此撰写学位论文时,前半部分涉及研究的背景与重要性、研究相关文献回顾、研究方法学等内容可参照开题报告中的内容撰写要求来完成,但应注意陈述时需将开题报告中研究计划的"将来式"变为学位论文的"过去式"。以下是学位论文各部分撰写的基本要求。

(1) 封面:封面(cover)是学位论文的外表面。根据国家标准,论文封面应为读者提供相关信息如:题名、责任者姓名、申请学位级别、专业名称、工作完成日期等。

(2) 论文原创性声明及版权使用同意书:论文原创性声明是学生对所提交学位论文的原创性进行郑重声明并承担相应法律责任的文书。版权使用同意书(copyright transfer agreement)是学生和导师授权学校使用其论文的文本。

(3) 文题:文题(title)即论文的题目或题名,是学位论文主要内容的高度概括。最佳题名的标准是用最少的必要术语去准确描述学位论文的内容,因此其写作的基本要求是:准确、简明、规范、新颖和醒目。

"准确"即要求学位论文题目的用词能正确、客观地反映论文的核心内容,符合科学性。"简明"即要求学位论文题目简洁、明了,做到既言简意赅,又能为读者提供必要的信息以了解论文的内容。"规范"包括两方面,一是题目格式上的规范,要求题目置于正确的位置,通常置于篇首,居中排列,一般用较大的字号或粗体字表示;二是词语规范,有关名词术语、缩略词、翻译语词等要用常用的、约定俗成的和工具书指定的,不要使用不常用的缩略词、首字母缩写字、字符、代号和公式等,以避免引起歧义。"新颖和醒目"强调学位论文文题的创新性、独特性和对读者的吸引力。由于学位论文题目是读者认识论文的第一窗口,一个别具一格、独具特色和引人注目的文题不由自主地吸引读者,增加读者的阅读兴趣。但新颖、醒目的文题应建立在准确、简明和规范的前提下,不能刻意追求,以免文不对题或夸大其词。

(4) 作者:学位论文作者的署名(authorship)主要是为了维护作者的劳动成果,同时也表明文责自负,也便于读者与作者的联系。学位论文通常是学生在导师指导下完成的成果,故论文需署学生和导师的姓名、身份等信息。学位论文的署名一般置于题目之下、摘要之上,居中排列。

(5) 目录:目录(table of contents)是学位论文各部分内容及其页码的展示,起到方便读者了解论文构成及查找所需内容的目的。

(6) 摘要:摘要(abstract)是学位论文要点的浓缩,它是文章的主要观点和精华所在,起检索和报道文献的作用。学位论文的摘要含中文和英文摘要两部分。中英文摘要的写作多采用结构式的固有格式,即:研究目的、方法、结果、结论。研究目的:需简要说明本研究的目的;研究方法:需简要说明研究设计的具体方案、研究的抽样方法与样本量、干预方案(若有)、研究对象的分组方法(若有)、研究工具、结局指标、资料收集和分析方法等;研究结果:简要列出研究的主要结果和数据,并给出统计学显著性检验的确切值,说明有何新的发现;研究结论:简要说

阅读笔记

明主要结果的意义或应用价值,是否可推荐或推广等。此外,学位论文摘要的写作还应注意:①力求简洁明了,尽量使用短句;②避免使用缩写词和晦涩难懂的词句;③不用图、表、化学结构式等;④不用参考文献等。

(7) 关键词:关键词(keywords)通常是从论文中选取出来的、具有实质性意义的、反映论文主题内容的未经过规范化的主题词汇。作者一般是在完成全文后从题名或正文中选取那些最能反映文章主要内容信息或在文章中出现频率较高的词汇作为关键词。每篇学位论文通常选择 3~8 个词作为关键词。为了便于检索,关键词需列出中英文,且中英文关键词的顺序应保持一致。

(8) 引言:引言(introduction)又称前言、绪论,它是学位论文正文的前导,目的是为读者提供理解论文所需的背景资料,说明研究问题的重要性,并清楚地陈述研究目的。引言的书写着重强调以下几方面:研究问题的背景、研究问题的重要性、研究的假设、目的与意义、相关文献回顾等。

一般而言,对于研究问题的背景应着重介绍:界定论文中提到的一些概念和术语、陈述相关理论及其最新进展、分析前人的主要工作、说明已解决的问题和尚待解决的问题等。研究问题的重要性是研究立题的主要依据,书写时可着重阐述:研究相关现象的普遍性和严重性、研究问题在护理实践中的重要性、预期研究结果的益处以及可推广性等。在陈述研究相关现象的普遍性和严重性时,多使用统计数据来支撑和说明,如进行乳腺癌相关护理研究时,首先用乳腺癌的发病率、致死率等指标来说明该现象的普遍性、严重性及涉及人群的广泛性。

总之,书写学位论文前言时应注意:①开门见山,言简意赅,重点向读者陈述研究目的、介绍研究背景、说明立题依据,使读者明确本研究要解决的问题;②对前期的研究评价要恰如其分,实事求是,除非确有把握,一般不宜使用诸如"国内外首创""国内外未见报道"等结论性字样;③前言中所涉及的文献应是切题的、最具代表性的参考文献,避免引文过于繁杂,对于学位论文中所涉及的系统、深入的文献回顾应根据不同领域及机构要求置于相关章节;④前言非摘要,也非研究方法、结果,应避免与摘要雷同,尽量少与正文内容重复。

(9) 研究方法:研究方法(research methodology)是本研究所采用的研究方法学的详细介绍。通常包括研究设计方案、抽样方法与样本量、详细的干预方案或处理措施(若有)、实验材料或研究工具、资料收集过程、资料分析方法、研究质量控制、研究技术路线等。护理学位论文中的研究方法学内容是对护理研究设计各要素的详细说明,要求护理研究者对研究工作所涉及的工具、方法、研究对象及其研究过程等予以深入、全面、系统的介绍。因此,研究方法学内容是判断学位论文科学性、严谨性和研究质量的重要依据。借助研究方法学介绍,为读者全面了解研究过程,评价研究结果与质量提供了依据,同时,也为读者借鉴研究方法、重复研究结果提供了方法学上的可能。写作这部分内容时,应力求体现可重复性原则,做到深入、全面、系统地介绍本研究所采用的研究方法和实际研究过程,以方便读者进行重复和验证;同时也要注意遵循研究中的保密原则,保护受试对象的权利。

(10) 结果:研究结果(results)是研究者通过对原始资料和数据进行审查核对、分析归纳和统计处理后得出的用于回答研究问题的数据与事实。书写研究结果时应注意:①结果要实事求是、准确无误,既要报告阳性结果,也要报告阴性结果;②通常结果可用图、表或文字来表达,但三者之间应尽量少重复,图表使用应规范;③结果是作者自己的研究成果,在结果部分的书写不宜引用他人文献,否则有抄袭之嫌。

(11) 讨论:研究讨论(discussion)主要是对研究结果进行深入分析、科学解释和评价。讨论是作者学术思想展开的部分,重在阐明事物间的内在联系与规律以及研究结果在理论与实践中的意义,为结论提供科学依据。讨论中书写的主要内容包括:①针对研究目的,分析研究结果出现的原因,阐明结果在理论与实践中的意义,明确结果是否达到预期目的,是否能印证研究假说;②与国内外相关文献的研究结果或观点进行比较,分析异同及其可能的原因,提出自身观点和见解,突出本研究的特色与创新;③实事求是地分析本研究存在的不足,对未来研究提出合理化建议。

(12) 结论:研究结论(conclusion)又称小结(summary),是学位论文全文的概括和总结。结论反映本研究中的结果以及理论分析所产生的结论性意见、学术观点或见解,因此结论的书写要客观、准确、简洁、精练、严谨,不要与结果或讨论部分重复。

(13) 参考文献:参考文献(references)是学位论文的基础,一个研究从研究立题、到方法学选择、再到结果的讨论都需要建立在他人文献或观点的基础上。引用文献的基本原则:①权威性:选择权威性文献;②准确性:忠实于原文,不断章取义;③时效性:文献应能反映行业的最新研究成果和前沿研究信息,一般要求以近5年文献为主;④避免间接引用;⑤采用规范的文献著录格式。

(14) 致谢:致谢(acknowledgment)是作者对完成本学位论文有实质性帮助的单位和个人表示谢意的一种方式。通常致谢的对象包括:①协助完成了本研究工作和提供便利条件的组织或个人;②为研究工作提出建议或提供帮助的人;③给予转载或引用权的资料、图片、文献的所有者;④提供研究基金支持的组织或个人;⑤其他应感谢的组织或个人。

(15) 附录:附录(appendix)是正文主体部分的补充或参考项目。作者通常将与正文相关但又不便于放入正文中的图、表、标准、研究工具等放入附录中,以便读者能更好地理解作者的观点或见解。

(16) 论文相关综述:学位论文要求学生将研究课题相关的问题进行系统、深入的文献回顾,对已有的研究成果进行全面的总结和系统分析。借此综述,向读者阐明学位论文所涉及研究问题的相关背景与现状;解决研究问题的各种手段;争论的焦点以及尚未解决的问题;未来的研究方向等。因此书写该综述时应注意叙述的条理性和逻辑性,做到主题突出、层次分明、逻辑合理。

第二节 量性研究期刊论文撰写及投稿

"Publish or Perish"(要么发表、要么出局)是国外不少高等院校教授的口头禅,在一定程度上也反映了一些高校对于教师在论文撰写与发表上的重视和要求。护理科研工作者在完成了研究的阶段性任务后,也应及时对数据、资料、经验等进行归纳总结、分析并成文,以将最新的研究信息与成果传递给同行,从而达到增进学科知识,促进学科发展的目的。护理期刊是重要的护理学术交流媒介,本节将介绍量性研究期刊论文的撰写与投稿。

一、量性研究期刊论文概述

(一)量性研究期刊论文撰写的意义

1. 储存科研信息 期刊论文是护理科研工作者对其研究所产生的原始的、创造性的、真实的科研成果,通过审慎地思考、系统地分析和全面地总结而呈现在护理科技期刊中的书面报告。期刊论文一经发表,可以文字的形式储存科研信息,这些信息便不会随时间的改变而改变。

2. 传播科研成果 期刊论文是传播护理科研信息的重要载体,也是报道护理科研成果的主要形式。加之科学成果的首创权是以刊登在学术期刊上的科研论文来界定的,在新闻媒体上的传播得不到正式承认,这加重了学术期刊论文传播研究成果的责任。

3. 交流实践经验 护理是应用性学科,护理人员在实践中积累的经验、技巧、教训等十

阅读笔记

分宝贵,通过期刊论文的形式得以发表和交流,可为同行提供参考,发挥重要的指导与借鉴作用。

4. 启迪学术思想   期刊论文的撰写需要作者阅读大量的学术文献,而广泛深入的文献学习不仅有助于作者掌握研究领域的学术动态,把握研究领域的前沿进展,更有助于启迪作者发展新的学术思想,从而推动学术繁荣,促进学科发展。

5. 衡量个人的业务水平   期刊论文发表的数量和质量是评价护理科研工作者业务和科研成果的重要标准,也是进行业务考核和职称评定等的重要依据。

（二）量性研究期刊论文分类

护理量性研究期刊论文的分类方法繁多,可按论文资料的来源、研究手段、论文内容及论文体裁等进行分类,这里仅介绍常用的分类方法。

1. 按论文的资料来源划分   可分为论著和编著。

（1）论著:也称原著,是一次文献,即文章中所使用的资料来源于作者亲自收集所获得的第一手直接资料。论著论文的显著特点是资料的原始性和内容的新颖性。它反映了护理学科发展的最新成就和最前沿的科技动态。论著可以通过实验报告、调查报告、资料分析、经验总结、护理革新等文种或栏目来介绍。

（2）编著:即文章中所使用的资料来源主要是作者通过文献检索或他人提供的间接资料而获得的。作者将一定时空内大量的分散无序的资料经过整理分析,结合自己的经验和见解形成论文,因此,编著具有浓缩性和综合性的特点。常见的综述、进展、讲座、教科书等均属于编著。

2. 按论文的研究手段划分   可分为实验研究类、调查研究类、资料分析类、经验总结类和其他形式的论文。

（1）实验研究类论文:是在科学理论指导下,严格选择研究对象,对研究对象（或部分研究对象）施加人工处理/干预,根据设计方案应用观察法、问卷法、生物医学测量法等了解研究对象各项结局指标的变化情况,通过科学分析得出结论和见解,形成实验研究类护理论文。

（2）调查研究类论文:根据所选课题,在一定人群范围内不施加任何人工处理/干预,运用观察、询问、问卷等方式收集资料,然后对所获得的资料进行归纳、整理、分析并得出科学结论,形成调查研究类论文。

（3）资料分析类论文:这类论文多通过对既往资料进行回顾整理,统计分析,对成功的护理经验和失败的教训进行总结而撰写成文。

（4）经验总结类论文:对护理实践中的一些重要经验、体会进行总结归纳,用文字的形式记录成文,形成经验类护理论文。

（5）其他:在量性研究期刊论文中还涉及一些方法学研究论文可归于此类。

3. 按期刊论文体裁分类   中文护理期刊论文常有论著、护理讲座、经验交流、护理综述、护理评论、护理查房、护理技术革新等形式。英文护理期刊论文也常有原著（original articles）或研究报告（research reports）、研究综述（literature review or systematic review）、临床方法学研究（clinical methods）。此外,可能还有编者按（editorial）、消息（news）、当今问题（contemporary issues）、研究简讯（research briefs）等。总之,每一期刊都有自己的特色,因此,作者需根据自己研究工作的性质和研究资料内容,选择相应类型的论文表达形式。

二、量性研究期刊论文的撰写

（一）量性研究期刊论文撰写的基本要求

量性研究期刊论文撰写的基本要求与前述学位论文撰写的要求大体相同,即期刊论文的写作也要坚持科学性、创新性、实用性、规范性、真实性,此外,还要注意论文的可读性。

阅读笔记

期刊论文的可读性即强调论文是为读者服务的,论文撰写时考虑读者的需要、爱好和论文的可读、易读程度。因此,作者在撰写论文时应注意:①使用通俗易懂的语言文字;②对于抽象难懂的专业术语予以适当的解释和说明;③行文简约,多用短句;④文章主题清晰、篇章结构合理、层次分明;⑤图表清晰规范、数据完整等,使读者能在短时间内获取论文较丰富的信息。

值得一提的是,期刊论文由于期刊版面字数的限制,一般来说不刻意追求论文文字或数据的翔实性,因此写作时作者应注意行文的高度浓缩、高度凝练,达到言简意赅、简明扼要。

(二)量性研究期刊论文的结构与撰写具体要求

1978 年,一些生物医学期刊的编辑人员在加拿大温哥华集会,确定了生物医学期刊投稿的统一要求(Uniform Requirements for Manuscripts Submitted to Biomedical Journals),下称"统一要求"。该"统一要求"经过后来多次修改,被称为"温哥华格式"。目前遵循"统一要求"的英文生物医学期刊包括护理学期刊已超过 500 种,"统一要求"已成为这 500 多种生物医学期刊共同遵守的投稿须知(尽管几乎所有生物医学期刊均刊登各自特有的投稿须知)。

根据以上国际通用的统一要求,结合我国先后制定的撰写论文相关的国家标准,如国家标准局的《科学技术报告、学位论文和学术论文的编写格式》和《文后参考文献著录规则》,护理期刊论文的结构也可归纳为"三部":前置部分、正文部分、后置部分,即与前述护理学位论文的整体结构大致相同。但期刊论文的"三部"结构中所包含的具体项目较之于学位论文少些,详见表 2-6-2。

表 2-6-2　护理期刊论文的"三部"结构

模块	常见项目
前置部分	①题名;②作者;③中文摘要与关键词;④英文摘要与关键词
正文部分	①引言;②研究方法;③结果;④讨论与结论
后置部分	①参考文献;②致谢 *

注:* 为非必备项目

值得注意的是,以上"三部"论文结构主要是针对撰写实验性或调查类研究论文报告。由于护理期刊论文的内容和体裁不同,论文的结构格式也往往不同,加之不同护理期刊又各具风格,因此撰写论文时应根据论文的性质、类型以及期刊的投稿要求等具体情况而定。特别是对于护理经验总结类论文、综述类论文、个案报告类论文等,由于文章的内容和性质不同,写作时可不拘泥于以上结构和格式要求。

护理期刊论文前置、正文和后置部分中各项目的撰写要求可参考前述学位论文相关部分的撰写方法。此处仅就期刊论文的文题、署名与参考文献要求等作补充。

1. 期刊论文的文题　　文题是文章的"标签",是作者用最精练的语言对文章核心内容的呈现。一个好的文题,既要言简意赅,又要具有信息,因此文题十分讲究写作技巧。

(1) 文题要突出文体特色:护理期刊论文标题的遣词造句十分考究,一般来说论文的标题可折射出论文的体裁,如文题中使用"调查""比较""研究"等可反映不同的研究方法,使用"进展""现状"等来反映综述类体裁文章。

(2) 文题要突出亮点:文题要尽量将文章的创新点、亮点显现出来,无论是研究方法、研究内容或研究对象的创新,最好能在文题中展现以吸引读者,激发读者的阅读兴趣。如在"癫痫患者羞耻感现状调查及影响因素分析"中,其创新点在于对"癫痫患者羞耻感"进行调查和影响因素进行分析。

(3) 文题要与论文内容相呼应:文题要能反映论文的中心思想和主要内容,否则会出现文

阅读笔记

不对题的情况。

（4）关于文题和科研选题的关系：期刊论文的文题与研究的选题既有相关又有不同之处。通常，一个较小研究课题的标题可直接作为期刊论文的文题，而一个较大的研究课题由于可从不同角度去探究课题中所涉及的研究变量，故较大科研课题的标题多不会直接用作期刊论文的文题。

（5）文题的字数：文题是全文中心思想的高度浓缩，其书写原则是简洁、精练和准确。因此，在保证文题能准确反映文章"最重要特定内容"的前提下，字数越少越好，一般认为中文护理期刊的文题不宜超过 20 个汉字。

2. 期刊论文的署名问题　作者署名是期刊论文的组成部分。通过署名，可有效维护作者的劳动成果，同时也体现文责自负，方便编辑、读者与作者间的联系。

（1）作者署名的条件：作者署名需具备一定的条件，包括：①作者应对研究立题、研究设计、资料收集、分析或解释工作有实质性的参与；②作者应是论文起草者或对文章内容重大修改者；③作者需对编辑部的修改意见进行核修，能在学术上进行答辩，并最终同意该论文发表。以上三条缺一不可。

（2）作者署名的原则和方法：作者署名遵循实事求是的原则。在署名过程中注意：①署名应按对论文的贡献大小及担负相关研究具体工作的多少来排列，而不是按照职位高低或社会威望高低来排列；②原则上署个人姓名，用真名，不用笔名或假名；③署名以参加论文相关的主要工作者为限，一般不宜超过 6 人；④作者署名需在投稿前完全确定，修回后再作次序调整时，需得到期刊编辑部的同意或由所有作者出具书面同意书；⑤个人作者应标明工作单位全称、所在城市及邮政编码等信息。

3. 期刊论文的参考文献　参考文献也称引文，是研究期刊论文必不可少的组成部分。参考文献的引用原则和要求见学位论文相关部分内容。

（1）参考文献的作用：论文中引用参考文献有助于：①表明作者对本研究相关国内外研究文献的了解程度，说明作者使用参考文献的深度和论文的起点；②反映作者尊重他人研究成果的科学态度；③方便读者找到研究原文以供参考。

（2）参考文献的著录格式

1）中文护理期刊论文参考文献的著录格式：按照国际通用的温哥华格式以及《文后参考文献著录规则》，中文护理期刊论文中常用两大类参考文献的著录项目与格式如下，具体见表 2-6-3。

表 2-6-3　参考文献的著录项目与标点要求

文献类别	第 1 项	第 2 项	第 3 项	第 4 项	第 5 项	第 6 项	第 7 项
期刊论文	序号 方括号	作者 姓名间逗号 等后圆点	文题 J 加方括号 其后圆点	期刊号 逗号	出版年 逗号	卷期 期加圆括号 其后冒号	起止页 中间连接号 最后圆点
图书	序号 方括号	编著者 姓名间逗号 主编后圆点	书名 M 加方括号 其后圆点	版次 圆点	出版社与出版地 出版地后冒号 出版社后逗号	出版年 冒号	起止页 中间连接号 最后圆点

【例 1】　期刊文献

［1］黄蓉,侯燕文,刘宏,等 . 早期母婴皮肤接触 1 小时对初产妇产后 6 个月母乳喂养的影响［J］. 中华护理杂志,2015,50（12）:1420-142.

【例 2】　图书文献

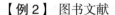

[1] 张学军.医学科研论文撰写与发表[M].第2版.北京:人民卫生出版社,2014:43-71.

2) 英文护理期刊论文的常用文献著录格式:国外许多英文护理期刊采用美国心理学会推荐的写作格式,即APA格式。这种文献格式的详细信息可在APA写作手册第六版(Publication Manual of the American Psychological Association,Sixth Edition)上查阅。值得注意的是,在APA格式中,文中的参考文献不使用序号,而需要列出作者和时间信息(具体书写方法请查阅APA写作手册和期刊稿约内容)。这里仅提供最常见的期刊文献和图书文献在文末的APA格式书写法:

期刊文献的APA格式结构:

Author,A.A..(Publication Year). Article title. Periodical Title,Volume(Issue),pp-pp.

【例3】　期刊文献

Feng,X.Q.,Bobay,K.,& Weiss,M..(2008). Patient safety culture in nursing:A dimensional concept analysis. Journal of Advanced Nursing,63(3),310-319.

图书文献的APA格式结构:

Author,A.A..(Year of Publication). Title of work. Publisher City,State:Publisher.

【例4】　图书文献

Dekker,S..(2011). Patient safety:A human factor approach. Boca Raton,FL:Taylor and Francis Group,LLC.

以上是期刊论文参考文献的一般规则,由于护理期刊的著录格式尚未完全统一,因此作者撰写论文时需要更多去关注拟投稿期刊的稿约,按稿约要求的形式来书写文献。

(3) 参考文献管理软件:随着信息技术的飞速发展,各种文献信息量猛增,文献信息的管理显得越发重要,由此而来,参考文献的管理软件应运而生。参考文献管理软件是一种具有文献检索与整理、引文标注、按格式要求生成参考文献列表等功能的软件。

目前市场上有较多的文献管理软件,其中,国外软件有:EndNote、RefWorks、Reference Manager和ProCite等;国产软件有:NoteExpress和PowerRef等。在这些文献管理软件中,使用最为广泛的当属EndNote。它是早期出现的文献管理工具之一,由Thomson Corporation下属的Thomson Research Soft开发。该软件界面简单、搜索方便,其第8版开始支持包括中文在内的多种语言,在医学和护理科研人员中运用十分广泛。

(三) 量性研究期刊论文的写作步骤

护理期刊论文的撰写是护理研究者运用恰当的语言文字、符号图表等对护理研究的原始信息、数据以及文献、经验等进行深度整合和加工的创作过程。它是护理研究者创造性思维活动的结晶。期刊论文的写作步骤可因论文体例的不同或作者的个人习惯不同而有差异,但多会遵循以下步骤:

1. 文题的选择与确定　选题是期刊论文写作的第一步,也是重要的而又十分困难的一步。"题好文一半"就道出了论文题名的重要性。文题要用最简洁、恰当的词组反映文章的特定内容。一个好的文题,既要言简意赅,又要为读者奉上独特的信息,起到吸引编者和读者注意的目的。

2. 资料的准备　俗话说"巧媳妇难为无米之炊",期刊论文的撰写不是作者凭空臆想的,需要有原始的素材如资料、数据、经验、见解等作支撑,因此在撰写论文之前,作者需要对资料进行充分准备。

(1) 收集资料:期刊论文的写作素材包括两大类:①原始资料:研究者自己通过亲自收集所获取的资料如实验资料、调查资料、病例资料甚至是自身的经验体会等,这些原始资料是原著论文写作的基本素材;②文献资料:他人已发表的期刊论文资料或已出版的图书资料,这些资料既可作为原著论文的参考文献,也可作为编著类论文(如综述)的写作素材。

(2) 整理分析资料:即作者需要对所收集的资料进行检查核对,确保原始资料的准备无误;同时需要对这些资料进行整理归纳、分类汇总;并进一步对资料完成统计描述和统计分析。

3. 写作提纲的拟定　拟定写作提纲是确保期刊论文质量的重要步骤。拟定提纲时作者需要构思并确定论文的主题思想、体例格式、结构重点、标题层次。论文的主题思想是一篇文章的灵魂,是作者想传递给读者的核心信息。论文的体例格式既要求作者在拟定提纲时思考并确定本论文将以何种体例的形式来表达主题思想,如实验报告、调查报告、资料分析、经验总结等,又要根据论文的不同体例格式确定论文写作的结构重点和标题层级,如按照国际规范,实验报告的正文结构应包括四部分:前言、方法、结果、结论。可见,期刊论文的写作提纲可帮助作者搭建论文的整体框架,使论文层次分明、重点突出、布局合理、逻辑得当、避免观点重复或遗漏。

4. 文稿的撰写与修改　本阶段是实质性的文稿撰写阶段,作者应根据拟定好的写作提纲和已有的素材,按照论文的写作规范和要求撰写文稿。写作过程中要力求观点明确、论据充分、论证合理,在语言文字的使用上要求精练、准确、规范,以确保文稿的质量。

论文的初稿完成绝不意味一篇好文已经形成。有言道"文章不厌百回改,反复推敲佳句来""玉石越琢越美,文章越改越精",说明了文章修改的重要性。因此,在论文初稿形成后,作者应着力于精心修改,以求完善。论文的修缮可从两方面着手:形式和内容。形式上的修改重在审核论文的格式,增强论文的规范性,如需审核论文写作格式是否规范、图表是否规范、序号是否规范、词语是否规范。论文内容上的修改方法多样,可自身反复阅读修改,有条件也可请专家帮助修改。无论使用何种方式,内容修改的最终目的就是确保论文文题清晰、方法清楚、结果准确、结论精确、全文结构完整、层次清晰及详略得当。

三、量性研究期刊论文的投稿

(一) 量性研究期刊论文投稿常见问题

护理研究论文完成后,稿件投往不同的期刊编辑部,编委会对来稿通常会做出 3 种不同的处理意见:退稿(rejection)、退修(revision)或接收(acceptance)。每一种期刊刊出的论文数量有限,对刊出论文的质量、内容都有一定的要求,论文被相应刊物接受、刊出的前提是符合该刊物的刊出标准,即内容新、科技含量高、可读性强、符合刊物的报道范围。影响论文发表的关键因素之一是论文本身的质量,其二是所投目标期刊的准确性。目前,尽管论文的发表与护理科技期刊的数量、审稿专家、编辑喜好等因素有关,但论文本身原因所致稿件被拒往往是最关键的因素。一般表现为选题不新颖,设计不合理,资料不准确;方法不可靠,数据不可信,论点不明确,讨论不务实,文献不合格;层次不清晰,语言不流畅,文字不简练,逻辑不合理等。有些论文存在的缺陷,经审稿专家、作者及编辑的共同努力,进行相应材料的补充和文字加工后可以刊出。但绝大多数在投稿过程中常常会因上述问题使论文不能如期或不能得到发表。此外,由于选刊不当而影响刊发的论文也不无存在,很多因为对期刊办刊宗旨不了解,盲目投稿而造成退稿,其中不乏高质量稿件;有的虽然后来得以刊发,但直接影响到科研成果的面世时间,致使有的论文失去应有的价值,这些都是很可惜的。因此,解决投稿问题是重要的一环。

(二) 量性研究期刊论文退稿的解决策略

据不完全统计,有较高影响因子的护理专业类统计源期刊通常对来稿的采用率为10%~15%。目前,西方国家有几千种英文生物医学期刊,而国际著名生物医学期刊自由来稿的退稿率均在 90% 左右,所以,绝大多数稿件都有可能被退稿。为此,作为期刊论文的作者,正确对待退稿,弄清退稿的原因,并根据情况采取相应的应对措施十分重要。

阅读笔记

1. 分析原因，降低退稿概率　论文完成后，要进行通篇检查，以保证论文的质量和学术水平。①论文有无新意：国际刊物最欢迎的是具有原创性的工作。实验论点重复别人已发表的文献，或经过简单推理就能从已知的国际文献中获得，或重复他人工作是最为忌讳的。②分析是否到位：有新的发现，但未能很好地提炼、升华并上升到理论的高度，只有单纯的定性描述，缺乏定量的、理论分析的论文则不易命中。③内容是否够分量：不同期刊对论文内容的重要性要求是不同的，论文应是该期刊感兴趣的领域，能够引起该期刊读者群的兴趣。④理由是否充分：如论文提出的论点不能通过该实验方案所证实，逻辑推理有问题，实验方法学理论欠缺，作者未能公正、客观地从其实验结果中推得结论，这些均会使论文存在较大缺陷。⑤实验是否完善：数据或分析存在严重缺陷，实验数据量太小，实验条件控制不佳，或没有设立对照组，这样写出的论文学术水平将受到严重影响。⑥数据统计处理是否不当：数据统计检验方法和统计学分析方法不正确或不够妥当，将使论文科学性大打折扣。⑦应用领域是否宽泛：如果仅是区域性（local）工作，或仅是国外方法在中国某一地区的应用，而不是提出新的方法，则不具有普遍意义或推广的价值，这样，该论文即无发表意义。⑧语言描述是否准确得当：如果英文语法错误太多，表达不当，论文组织不当，文字功夫欠佳，国外审稿人则难以看懂。⑨是否符合期刊质量要求：论文数据表达方式不符合刊的质量要求，主要包括图片未另附或不清晰、图释不完整、参考文献格式不符合要求等，都可能遭遇退稿。

2. 不同形式退稿的解决策略　退稿往往有部分拒绝论文和完全拒绝论文，论文被退稿时前者常描述为"修后重审"，后者描述为"无发表价值"。完全拒绝论文包括不经审稿的退稿（与期刊专业范围不符或学术水平过低）和审稿后的退稿（专家评议结果，不接受再投稿）。

对部分被拒绝论文，首先要弄清被拒绝的理由。如欲在短期内发表而论文的重要性或创新性水平属中等以下，按审稿人意见认真修改文稿后，可改投至影响因子较低的学术刊物；如果论文包含某些有用的数据和信息，但数据或分析存在严重缺陷，作者可在获取更广泛的证据支持或有了更明晰的结论后，经过仔细修改再投。再投论文在修改过程中，作者要认真阅读审稿人意见，然后决定下一步怎么做。寄回修改稿时，对审稿人所提的意见是如何修改的，要一一说明；未能修改的，要说明理由，以得到审稿人的理解。核心刊物的审稿人大多是各个领域的权威学者。期刊出版社会经常征询编委的意见，选择最佳的审稿队伍。国际审稿是无报酬的，审稿人的工作态度大多极其认真。因此，修稿时，对审稿意见要持尊重的态度。对每一条批评和建议，都要认真分析，并予以修改或回复。即便是自己认为不正确的意见，也要极其慎重和认真地回答，有理有据地与审稿人探讨。通常情况下，编辑是会考虑重新受理此篇论文的。

对完全拒绝论文，如抄袭论文，编辑通常会明确表达意见，对这类论文永远不愿再看到，或不适合在其期刊上发表，此类稿件作者只有完全或大部"舍弃"其"不当"之处后重新处理。

3. 退稿并不意味着失败　可能由于某些工作尚有欠缺，初次投稿遭遇退稿是常态，大可不必因一次或两次退稿就失去投稿信心。退稿并不意味着失败，要明白：①任何人都有过被退稿的经历，任何文稿都有可能被拒；②退稿只是说明文稿有缺陷，只要进行修改、补充，就有可能使文稿得到发表；③投稿前一定要根据自己文稿特点选择期刊，不要被退稿所吓倒，不要轻言放弃。要吸取教训，总结经验，找出差距，不断提高自己的写作能力与写作水平，相信自己一定会写出成功的、高水平的论文。

（三）国外护理期刊投稿注意事项

1. 正确选择期刊　国外护理科技期刊（下称护理期刊）种类繁多，即使在同一分支学科或同一专业也有许多期刊，并且各个期刊的办刊宗旨、专业范围、主题分配、栏目设置及各种类型文章发表的比例均不相同。因此，选择一本恰当的期刊并非一件易事，常常要花费较多的时间，然而，这是论文写作前必不可少的重要一步，是论文得以发表的一个极其重要的环节。

阅读笔记

（1）选择期刊的途径：通过数据库或期刊的影响因子来选择期刊是护理科研工作者的惯用方法。

1）通过数据库查找目标期刊：较多通过 Thomson Reuters 公司开发的 ISI Web of Science 平台中的数据库（如 SCIE-Science Citation Index-Expanded、SSCI-Social Sciences Citation Index 等）；也可以查阅 NLM 数据库（美国国立医学图书馆，National Library of Medicine，NLM），网址：http://www.nlm.nih.gov，其上有《国际护理学索引》（*International Nursing Index*）、文摘数据库（包括美国著名的《生物学文摘》，*Biological Abstracts*，BA）、荷兰《医学文摘》（*Excerpta Medica*，EM）；也可通过专业索引或文摘检索，如美国《工程索引》（*Engineering Index*，EI）及其联机系统 COMPENDEX 收录有关生物工程方面的论文及其期刊，《心理学文摘》（*Psychological Abstracts*，PA）及其联机系统 PsycINFO 收录许多与护理学有关主题的论文及其期刊，《社会科学文摘》（*Sociological Abstracts*，SA）收录与社会医学、社会精神病学有关的论文及其期刊。一般通过以上途径即可查找到与论文相关主题及目标期刊。

2）利用影响因子选择期刊：可利用 SCI 收录期刊的影响因子（impact factor）来选择期刊。期刊的影响因子是该刊前两年发表的文献在当前的平均被引用次数，如《科学》《自然》等期刊的影响因子很高。一般来说，期刊影响因子愈大，有用信息愈多，作者可根据期刊影响因子的高低决定投稿方向。

（2）分析期刊及其载文特点：投稿前，作者应找到目标期刊的官方网站，全面了解该期刊的背景信息与载文特点，评估以下内容：

1）期刊的专业范围（scope）及论文格式（format）：作者首先应确定自己的论文主题是否在刊物的征稿或发表范围内，如果答案是"否"，则应立即停止对该刊物的进一步"研究"，而应去寻找其他可能的刊物。拟投论文可能极为优秀，但如果不适合该刊物，则不可能在该刊物被发表。

2）期刊的声望（prestige）：期刊的学术水平高，其声望就高；反之，声望则低。各国护理工作者都希望自己的科研成果能发表在有声望的高质量的专业期刊上。因为声望高的期刊有利于信息的国际传播和交流，并对学术成果的认可具有权威性。然而，世界上最有声望期刊的退稿率也很高，其自由来稿的退稿率一般均在 85%~90%，其中不乏许多杰出科学家的高质量论文。因此，选择期刊一定要根据自己论文的实际水平正确定位，不可一味追求最有声望的期刊。

3）期刊论文的出版时滞（publication lag）：论文从接受到发表的平均时间，即出版时滞是作者选择期刊时需考虑的一个重要问题。论文的出版时滞与期刊的出版周期及稿件积压（backlogs）情况密切相关。国外英文护理学期刊多为月刊，著名的综合性医学期刊均为周刊，双月刊较少，季刊则更少。一般来说，在稿件积压相似的情况下，月刊的出版时滞总是短于双月刊及季刊，即月刊的信息时效性优于双月刊和季刊。因此，作者需要了解拟投期刊论文的出版时滞，以明了论文在该期刊发表的平均等候时间。

4）期刊的读者群（audience）：在选择期刊时必须考虑拟投刊物的读者是否为论文期望达到的读者群，即你的目标读者。所有的论文作者，包括科学家在内，写作时都必须内心时刻想着目标读者，思考为什么这些读者想读我的文章。考虑目标读者有助于正确选择投稿期刊；而目标期刊的确定，又能指导自己的写作，使写作更贴近读者的需求。

5）期刊的发行量（circulation）：期刊的发行量大，表明其信息传播的范围广，影响面大，被社会认可的程度高。然而，对发行量一定要辩证分析，不可盲目追求。如果作者所从事的工作仅限于一个很窄的研究领域，其适于投稿的期刊的发行量虽然很小，但确是作者所希望达到的读者群，那么这个期刊也是投稿的最佳选择。

6）论文的出版费用（payments）：国外英文护理学期刊收取论文发表费（page charges）及

阅读笔记

彩图费(cost of color photographs)的政策不尽相同,有的期刊不收发表费,也不收彩图费;有的期刊不收发表费,但收彩图费;有的期刊既收发表费也收彩图费。然而,某些期刊在作者提出合适的理由后,可以免收以上费用。但几乎所有的期刊均收取单行本费用。国外不少护理研究有基金资助,因此,研究论文的发表费及彩图费可由基金支付。而对于无基金资助或有基金资助但无外汇的我国护理科技工作者而言,在选择期刊时一定要了解清楚拟投期刊的各种收费政策,以免造成日后的被动。

7) 期刊论文的来源(origin):注意目标期刊是否发表过来自亚洲地区作者的论文。这个问题的答案直接向作者提供这本期刊对来自母语为非英语国家护理论文的开放程度。

通过对以上标准进行判断,可帮助作者选择一本最适合的护理期刊,以便使自己的论文最大限度地被同行阅读,达到交流的目的。

2. 熟知投稿须知　几乎所有的英文生物医学期刊都定期刊登投稿须知,尽管各期刊投稿须知的内容不尽相同、细节繁简不一,但目的都一样,即帮助作者更加成功地投稿,使论文发表过程更为简捷而有效。因此,投稿前应初步选择数本目标期刊,对目标期刊的"投稿须知"进行仔细研究。投稿须知的英文表达有多种,常见的是 Instruction for Authors、Instructions to Authors、Authors' Guidelines、Guidelines for Authors、Advice to Contributors、Advice to Authors、Information for Authors 等。

护理学期刊遵循国际通用的"生物医学期刊投稿的统一要求",在"统一要求"及其补充说明上所涵盖的内容在很大程度上反映了各期刊"投稿须知"所讨论的主要问题。这些主题有:

- 重复或再次发表(duplicate or redundant publication)
- 患者隐私权的保护(protection of patients' rights to privacy)
- 稿件准备(preparation of manuscripts)
- 技术要求(technical requirements):如隔行打字,页码编写等
- 文题页(title page)
- 作者资格(authorship)
- 摘要(abstract)和关键词(key words)
- 正文(text):前言、方法、结果和讨论(introduction, methods, results, and discussion)
- 致谢(acknowledgments)
- 参考文献(references)及表格(tables)
- 插图(illustrations)及图注(legends)
- 计量单位(units of measure)
- 缩写词(abbreviations)和符号(symbols)
- 同行审稿(peer review)
- 利益冲突(conflict of interest)
- 保密(confidentiality)

尽管全球有 500 多种生物医学期刊同意遵循"生物医学期刊投稿的统一要求",但其中许多期刊的编辑政策及对稿件的格式要求与"统一要求"仍有区别,即在"统一要求"的大前提下,各个期刊又有自己的特点,如不少护理期刊要求论文参考文献的著录采用 APA(American Psychological Association, APA)格式而非温哥华格式。因此,当作者确定了目标期刊后,一定要认真阅读该期刊的投稿须知,并用其指导自己的论文写作。

3. 投稿一般按以下步骤进行

(1) 准备稿件:投稿前,作者要根据目标期刊的"投稿须知"认真准备稿件。稿件的准备强调两方面的高质量:稿件的格式和稿件的内容。在稿件格式方面,投给期刊的稿件一定要按照目标期刊的格式要求进行编辑,否则不仅不能被接受发表,甚至根本不予考虑,这是任何作者

阅读笔记

都不希望看到的结果。在稿件内容方面,论文初稿完成后,作者还必须对其内容进行反复推敲和修改,确保论文内容正确无误、数据准确完整、语言表达清晰、用词精练和论文前后的一致性。

(2) 准备投稿信(cover letter,submission letter):几乎所有的国际护理期刊编辑部都要求在投稿时附上一封作者给主编的信(cover letter)。投稿信一般以通讯作者的名义写给编辑部或主编,内容主要包括:①论文介绍(题目、研究内容、主要结果和意义);②作者贡献介绍(每位作者对文章的具体贡献);③稿件适宜的栏目;④为什么此论文适合在该刊上发表;⑤是否属于原创性研究;⑥是否一稿多投(保证论文内容之前未曾发表且未同时投往两个或多个期刊);⑦作者认可和利益冲突声明(保证每位作者都读过并认可稿件,并说明可能存在的利益冲突等);⑧作者(特别是通讯作者 corresponding author)的联系方式和签字等。以上内容要求在不同期刊可能要求略有不同,其中部分项目如利益冲突声明、作者贡献明细还可能要求以单独的文件或表格形式提供。因此,投稿前需仔细阅读"投稿须知"并按要求准备资料。以下是投稿信范例:

【例5】

Dear Editor:

We are pleased to submit enclosed manuscript entitled "论文题目×××××××"by 论文作者×××××,××××× and ××××× for your consideration for publication in the ×××××××(杂志名称 Journal's name). We here assure that the work is original,has not been previously published,and is not under consideration for publication elsewhere.

We would suggest any of the following individuals as potential reviewers ××××××××××(name and address),×××××(name and address),×××××(name and address),or ×××××(name and address).

We look forward to hearing from you.

Sincerely,

Name of corresponding author,PhD. or/and M.D.

这是一封极为简明的"Cover Letter"。它说明了几点:①文稿的题目;②文稿的作者;③文稿的原创性;④文稿没有一稿多投的承诺。最后一句为客套话,可说可不说,因为每位作者都希望自己的论文在所投期刊上发表,似乎没有例外。但在欧美诸国,客套话是常用语,故还是要写出。

【例6】

Dear Editor:

Enclosed(attachment) is a manuscript entitled "论文题目×××××××××"for review and consideration for publication in the "杂志名称×××××××××"(Journal name). We believe the manuscript fits for the "论文栏目×××××××××" section of the Journal because "论文的目的意义×××××××××". We assure here that the manuscript has not been published before,and is not under consideration for publication elsewhere.

Thank you for your consideration of this manuscript for publication.

We look forward to further communicating with you.

Sincerely,

Name of corresponding author,PhD. or/and M.D.

投稿信属于一种"自我介绍"或"自我包装"的文件,它为目标期刊编辑部提供有关作者和文稿的必要信息,为编辑部在决定稿件的取舍时提供参考。因此,掌握投稿信的写作绝不是多余的事情。

阅读笔记

(3) 网络投稿：目前绝大多数护理期刊均已建立了专门的网络投稿系统，接受网络投稿（网上投稿）。网络投稿采用网络形式发送电子版本，以其方便、快捷和高效的特点已基本取代了传统的以实物包装和邮寄形式的投稿。网上投稿程序可简要概括为：输入期刊网址→登录期刊官方网站→注册成为会员→投稿→查阅审稿信息→修稿。网络投稿虽在一定程度上简化了传统的实物投稿方式，但作者千万不要掉以轻心，一定要严格按照"投稿须知"的要求，一步一步地认真完成电子投稿系统的所有步骤，直至生成一份 PDF 电子文档，审核确认无误后方可完成投稿。此外，投稿人要注意熟记所投期刊官方网站信息以及个人在该网站所注册的账号和密码等信息，以免因遗忘信息或变更信息带来不必要的麻烦。

4. 投稿后事宜

(1) 稿件追踪（follow-up correspondence）：大多数英文护理期刊收到新稿后，会以 e-mail 的形式给作者发一份正式的、收到稿件的通知函，如果投稿后仍无任何有关稿件收到后的信息，可通过网络投稿系统发 e-mail 询问甚至打电话、给编辑部核实稿件是否收到。稿件从接收到发表的所需时间因期刊的不同而有较大差异，中文期刊平均约需 3 个月；而多数国外护理期刊审理稿件所需时间较长，文章发表需要半年到一年，有的甚至需要更长时间。

(2) 稿件退修（revised manuscript）：几乎所有的经审查学术水平达到出版要求的自由来稿，在发表前都需要退给作者修改表述及编辑格式，如压缩文章篇幅、重新设计表格、改善插图质量、限制不规则缩写词使用等。国外不少护理期刊的退修还包括两种形式：大修（major revision）或小修（minor revision）。总之，退给作者修改的稿件并不代表文章已经被接受，文章最终能否被录用取决于作者对文章关键性内容和表达方式的修改能否达到审稿专家及编辑的要求。作者修稿时原则上应按照编辑和审稿者的意见进行修改，并对论文修改处进行注解说明。修改后的论文应尽快返回编辑部，附上一封给主编的信，对修稿情况逐一说明。若对审稿专家的退修建议有不同意见，也可在信中提出并做出相应解释。

(3) 核改校样（checking and correcting proof）：校样（proof）指论文在期刊上发表前供校对用的印刷样张。国外一些英文护理期刊在论文发表前将校样送给作者核校；但有些期刊则在"投稿须知"中约定，除非作者要求否则不发作者校样。核改校样是文章发表前最后一次纠正错误的机会，因此应逐字逐句仔细核校，力争将错误降到最低限度。

国外英文生物医学期刊往往要求作者用标准的校对符号（proofreader's marks）来校稿（marking proof）。而英美国家使用的校对符号与我国编辑出版界使用的校对符号不完全一致；另外，他们往往使用双重校对系统（double marking system），即不仅在文中需修改的部位做出标记，还在文旁再作标记以引起注意。因此，我国作者了解这些校对符号也有必要。

(4) 定购单行本（ordering reprints）：绝大多数作者都愿意将自己发表论文的单行本（也叫抽印本，reprints 或 offprints）分发给同事或同仁，以作专业宣传（professional self-advertising）。但应注意，几乎所有的英文护理期刊（包括不收版面费和彩图制作费的期刊）都要收取单行本费用。通常，单行本定单（reprint order form）与校样一同寄给作者；如果作者在收到校样的同时未收到单行本定单，应给编辑部打电话或写信询问。

5. 国际主要 SCI 收录护理期刊推荐　国际主要 SCI 收录护理期刊一览见表 2-6-4，若需查询更多 SCI 护理期刊目录，可使用 Thomson Reuters 的网络资源：http://science.thomsonreuters.com/cgi-bin/jrnlst/jlresults.cgi?PC＝D&SC＝RZ

阅读笔记

表 2-6-4　国际主要 SCI 收录护理期刊一览

英文刊名	中文刊名	国别	刊号	刊期	网址
NURSING RESEARCH	护理研究	美国	0029-6562	双月	http://www.editorialmanager.com/nres/
NURSING SCIENCE QUARTERLY	护理科学	美国	0894-3184	季刊	http://nsq.sagepub.com/
PAIN MANAGEMENT NURSING	疼痛治疗与护理	美国	1524-9042	双月刊	http://www.painmanagementnursing.org/
REHABILITATION NURSING	康复护理	美国	0278-4807	双月	http://www.rehabnurse.org/
WESTERN JOURNAL OF NURSING RESEARCH	西方护理研究杂志	加拿大	0193-9459	月刊	http://wjn.sagepub.com/
WORLDVIEWS ON EVIDENCE-BASED NURSING	循证护理	美国	1545-102X	双月刊	http://www.wiley.com/bw/journal.asp?ref = 1545-102X
JOURNAL OF TRANSCULTURAL NURSING	跨文化护理杂志	美国	1043-6596	季刊	http://tcn.sagepub.com/
JOURNAL OF OBSTETRIC GYNECOLOGIC AND NEONATAL NURSING	妇产科及新生儿护理	美国	0884-2175	双月刊	http://jognn.edmgr.com
NURSING CLINICS OF NORTH AMERICA	北美临床护理	美国	0029-6465	季刊	http://www.nursing.theclinics.com/
NURSE EDUCATOR	护理教育	美国	0363-3624	双月	http://www.editorialmanager.com/ne/
JOURNAL OF NURSING ADMINISTRATION	护理管理杂志	美国	0002-0443	11 期 / 年	http://www.editorialmanager.com/jona/
JOURNAL OF NURSING SCHOLARSHIP	护理学刊	美国	1527-6546	双月刊	http://www.nursingsociety.org/Publications/Journals/Pages/JNS_main.aspx
JOURNAL OF PERINATAL & NEONATAL NURSING	围生期和新生儿护理杂志	美国	0893-2190	季刊	http://www.editorialmanager.com/jpnn/
JOURNAL OF PROFESSIONAL NURSING	专业护理杂志	美国	8755-7223	双月	http://www.professionalnursing.org/
JOURNAL FOR SPECIALISTS IN PEDIATRIC NURSING	儿科护理杂志	美国	1539-0136	季刊	http://authorservices.wiley.com/bauthor/english_language.asp

阅读笔记

续表

英文刊名	中文刊名	国别	刊号	刊期	网址
GASTROENTEROLOGY NURSING	胃肠病护理杂志	美国	1042-895X	双月	http://www.editorialmanager.com/gnj/
JOURNAL OF ADVANCED NURSING	高级护理杂志	英国	0309-2402	月刊	http://www.journalofadvancednursing.com/
JOURNAL OF CARDIOVASCULAR NURSING	心血管护理杂志	美国	0889-4655	双月	http://journals.lww.com/jcnjournal/pages/default.aspx
ADVANCES IN NURSING SCIENCE	护理学进展	美国	0161-9268	季刊	http://www.advancesinnursingscience.com
AMERICAN JAURNAL OF NURSING	美国护理杂志	美国	0002-936X	月刊	http://www.nursingcenter.com/journals
AMERICAN JOURNAL OF CRITICAL CARE	美国危重病杂志	美国	1062-3264	双月	http://www.ajcconline.org
AUSTRALIAN JOURNAL OF ADVANCED NURSING	澳大利亚高级护理杂志	澳大利亚	0813-0531	季刊	http://www.ajan.com.au/
JOURNAL OF CLINICAL NURSING	临床护理杂志	美国	1365-2702	半月刊	http://mc.manuscriptcentral.com/jcnur
INTERNATIONAL JOURNAL OF NURSING STUDIES	国际护理研究杂志	英国	0020-7489	月刊	http://ees.elsevier.com/ijns

阅读笔记

第三节 量性研究论文的评价

论文是科研成果的一种主要表现形式,因而论文发表的数量和质量自然而然就成为衡量科研人员研究能力、学术水平的主要指标。论文的数量很容易度量,但其质量则较难评价。论文的评价(evaluation of an article,research appraisal /critique)是指运用科学的方法,制定出合理的标准,并根据标准来衡量和评价某研究的各方面,以判断其价值、意义及局限性等。由于护理学术论文绝大多数为量性研究期刊论文,本节将主要介绍对量性研究期刊论文的评价,包括对论文优点和缺点两方面的剖析,以帮助护理科研人员掌握公正评价研究论文的方法,提高对论文的认识和撰写水平。

一、量性研究论文的特点

量性研究论文是作者根据量性研究设计所收集的量性资料,运用量性分析方法所获得的结果来撰写,进而形成的护理学术性论文。量性研究论文常融假说、数据、结论于一体。一篇好的量性护理研究论文应具有创新性、科学性、重要性、实用性、规范性、逻辑性等特点。

(一) 选题的创新性

最为突出的创新性表现是选题的创新性,如果选题处于专业前沿,或者国内外对所研究内容的报道较少,研究具有重要的理论意义或应用价值,则此类题目属于最佳选题。如果对前人的理论或技术部分改进或完善,虽无创新,但填补了我国该领域资料的空白,也难能可贵。论文的创新性包括理论创新、方法创新、技术创新、观点创新等,具体表现为方法新、观点新、材料新、见解新等,其中干预方法创新是干预类实验研究型论文的灵魂,应引起足够重视。

(二) 设计的科学性

设计的科学性要求论文主题明晰,实验设计合理,研究方法新颖,数据客观真实,检验正确,论证准确,结论可靠,术语正确,字数合理。量性护理研究论文中最具价值和难度的当属干预类实验研究型论文,其实验设计要严格遵循随机、对照、重复、均衡的原则。方法要可靠,要注意样本含量、分组原则、组间的可比性等;观察指标应全面、客观、准确、特异性高;有充分的样本数据或实验室检查资料;临床研究有足够的最好是长期随访结果;应有恰当的统计学处理,方法正确,解释得当。

(三) 主题的重要性

在论文选题和撰写时应注重研究主题的重要性,以及论文发表后应发挥的重要作用,也就是应注重论文发表后的社会价值、经济价值和理论价值。论文作为科研成果的一种表征,最终目标是为护理实践服务,促进护理学科的发展。一篇与当前的热点、难点、焦点、疑点问题无关的论文是不易发表,也是没有价值的。

(四) 方法的实用性

护理研究论文多来源于实践,又服务于实践,其实用性表现在面向临床、面向教学、面向广大护理工作者,具有实用价值。论文尤其是实验研究型论文介绍的干预方法可直接指导临床工作,为一线服务。因此,选择基础方面的课题要注意与护理临床实践紧密联系,要有良好的临床应用前景;选择临床方面的课题更强调其实用性,要满足临床工作所需,解决临床实际问题,使论文发表后能迅速转化为护理生产力。

(五) 学术的规范性

研究论文应有学术的规范性,做到:医学术语准确、规范;图表列出有序、规范;注释与参考文献引证规范,著录格式符合《文后参考文献著录规则》(国家标准 GB/T7714—2016)要求;学

阅读笔记

术内容规范性强;不存在抄袭及版权纷争。

(六) 行文的逻辑性

论文阐述的概念应明确,资料要全面,论证要深刻,且逻辑须严谨。切忌前后矛盾,多处内容重复,摘要、方法、评价、结果、结论数据有出入,内容不一致,逻辑混乱。例如,论文的框架结构通常能反映行文的逻辑性,因此写作时应按照规范的结构范式进行(摘要采用目的、方法、结果、结论的写作架构;正文采用引言、方法、结果、讨论的写作架构);又如,讨论部分是将研究结果从感性认识提高到理性认识的部分,最能体现论文的逻辑性,因此写作时要从理论上对实验或观察结果进行深入分析,对论题进行准确的判断,不能片面肯定或否定论题;要忠实于结果和事实,下结论应以结果为依据,不能撇开结果而仅谈文献。

(七) 内容的可读性

量性研究论文的写作水平能充分反映作者在文字表述方面的基本功,同时也影响着科学研究表述的严谨性。因此,要求论文结构清楚、层次分明、写作规范,语言表达要准确连贯、简洁通顺、语法修辞合理、文采丰富。只有多读多练才能提高写作水平,使论文内容具有可读性。

(八) 文献的广泛性

研究论文的文献引用能反映作者对所研究领域的整体了解和把握程度,以及对研究现状的整体分析程度和对前人研究成果的借鉴程度。成功的研究,必定是在前人研究基础上的深入和拓展,是对所研究领域当前最新成果的提炼和升华。要求参考文献涵盖所研究领域国内外的最新研究成果,且文献数量得当。

二、量性研究论文评价的基本要求

(一) 创新

创新是科研的灵魂,也是量性研究论文写作应注意的重要问题,正所谓"文章最忌随人后"。量性研究论文要力求创新。优秀的量性研究论文应该首先是内容有新意,观点独到;其次是立论角度新颖,论述别致可取。如果立意一般,但有重要的新材料或善于归纳、总结,也算在内容上有突破。

(二) 正确

论文内容要正确,包括调查或实验研究的设计方案正确、研究工具或材料使用正确、数据收集和分析方法正确,以及文字表达和图表使用等均要尽可能做到正确无误。

(三) 完整

一篇完整的量性研究论文包含从题目到作者、摘要、正文,最后到参考文献及致谢等基本结构。每一部分内容都需要作者精心雕琢,认真完成。其中题目要能概括全篇内容,还要能表达出论文的中心;摘要要用极简短、精练的语言介绍本文主要的目的、方法、结果和结论;前言要阐明本研究的目的、理由和背景,介绍有关的关键文献和观点,说明本研究拟解决的主要问题;方法中要具体说明本研究所用的材料、方法和具体研究步骤;结果力求用简洁明确的文字,辅以必要的图表和照片说明所获得的实验结果;讨论要结合研究结果和研究文献深入分析所获结果的原因,明确本研究解决了哪些关键问题,哪些问题有待进一步研究;结论是在总结本研究得到的主要结果的基础上所推导出的概括性文字,对文章起到画龙点睛的作用;凡不是作者本人而是他人的实验结果、结论、原理、概念、公式、学说等均应注明出处,列为本文之参考文献。

(四) 严谨

论文内容要求简洁精练,实事求是,无重复的段落、句子或词语。论文内容要结构严谨,前后一致,不能相互矛盾,不涉及与论文无关的问题,不使用夸张或华丽的辞藻,也不使用过于谦

阅读笔记

虚的表达。

三、量性研究论文评价的基本内容

(一) 对量性研究论文主体内容的评价

对学术论文进行评价是一个复杂的过程,评价的深度受评价者经验和水平的制约。评价要首先从摘要开始,通读全篇,对各个步骤进行精确分析和审查,然后通过对研究过程进一步的理解和技巧的掌握,进而进行更深入、全面和恰当的评价。

1. 审查研究问题　①是否提出研究问题;②研究问题是否重要且与护理相关;③研究问题是否具体可行;④研究问题是否具有创新性;⑤研究问题的阐述是否清楚、简洁。

2. 审查研究目标　①是否描述了目标;②目标是否可被研究;③目标是否确定了研究的变量和总体;④目标是否具体。

3. 审查研究的理论(概念)框架　①理论框架表述是否清楚;②理论框架是否适合这个研究问题,是否有更适合的不同的理论框架;③研究问题和假设是否来自理论框架,研究问题和理论框架之间的联系是否显得牵强;④理论框架的演绎推理是否符合逻辑。

4. 审查假设部分　①假设与研究问题的联系是否直接并合乎逻辑;②假设与研究目的是否有逻辑上的关联;③假设是否来源于理论框架;④假设是否以理论框架或文献检索为基础,如果不是,作者做出预判的理由是什么;⑤每个假设中的变量是否明确;⑥假设是否预测了变量之间的关系(自变量和因变量);⑦假设是否提到了研究人群;⑧假设的阐述是否用词清楚、客观,以预测的口气进行陈述;⑨假设是有效假设还是无效假设,如果是无效假设,是否有合适理由。

5. 审查研究变量　①变量是否反映了理论框架中所确定的概念;②变量的概念性定义和操作性定义是否清楚;③变量的概念性和操作性定义是否一致;④对外变量的描述是否全面。

6. 审查科研设计部分　①为实现研究目标,该研究设计是否最恰当,是否可选择更严密的设计方法;②该设计是否为达到所有研究目标或验证假设提供了有效途径;③设计是否符合伦理原则;④如果设计中有干预,干预是否详细描述;⑤如果设立了对照组,该对照方法是否合适;⑥如果未设对照组,是什么困难(如果有),它是否影响对研究结果的理解;⑦控制外变量的方法是否合适和足够;⑧设计的主要局限是什么,是否被研究者所认识;⑨如果是非实验性研究,研究者是否有理由决定不对变量做任何干预,此决定是否合适;⑩研究设计方案是否与抽样方法、统计方法等存在逻辑合理性。

7. 审查样本和抽样方法　①抽样方法是否使样本具有代表性;②抽样方法有哪些潜在的偏倚;③除了抽样方法本身,是否还有其他因素影响了样本的代表性;④样本量是否足够、确定样本大小的依据是否合理;⑤如果研究中组数为两个或两个以上,组间是否有等同性。

8. 审查测评工具　①测评工具是否能充分测量研究的变量;②测评工具的选择是否合理;③在本次研究中,测评工具是否具有较好的信度和效度;④是否可以有其他更好的方法来测量工具的信度和效度;⑤对测评工具的描述是否清晰,它与研究目标的相关性是否被清楚地解释;⑥测评工具是否涵盖了所测量的全部内容;⑦如果设计了新量表,是否有足够的理由解释为何不用现存的量表,新量表的研制过程是否科学,是否做过预实验,并根据试验结果作了相应修改;⑧是否描述去除或减少应答偏倚的方法,如正向和负向的条目是否平衡、开放式问题和闭合式问题的备选答案是否涵盖了所有可能的情况、问题的数量是否妥当等;⑨测评工具是否需要更深一步地研究等。

9. 审查资料的收集过程　①对资料的收集过程是否描述清楚;②收集资料的方法是否适合此研究;③收集资料的表格设计是否合理及利于将数据输入计算机;④是否对如何培训资料

收集者进行了清楚的描述,培训方法是否合理;⑤是否所实施的资料收集过程在整个实验过程中保持一致;⑥所收集的资料是否为了解决研究的目的、目标或假设。

10. 审查评价指标　评价指标也称研究指标、观察指标、结局指标等,审查的主要内容有:①指标是否有达到研究预期目的的性能;②是否能如实反映研究设计的目的;③是否能使观察者从中获得准确的结果和科学的判断;④是否具备客观性、合理性、特异性、灵敏性、关联性、稳定性、准确性、可行性等基本属性。

11. 审查统计分析过程　①资料分析过程是否适合于所收集资料的类型;②是否清楚描述了资料分析过程;③统计描述是否正确;④论文是否包含了统计推断,每个假设和问题是否都做了统计检验,如果没有用统计推断,是否有必要进行;⑤研究者设定的显著性检验的统计水准为多少,这个标准是否合适;⑥是否采用了参数统计方法,是否对参数统计的假设做了检验,如果用了非参数统计判断,是否应采用更有效的参数统计;⑦结果的陈述是否清楚而易于理解;⑧论文对统计方法和结果的陈述是否清楚,结果是否具有统计学意义;⑨数据分析是否回答了每一个研究目的、目标或假设。

12. 审查讨论部分　①是否讨论了所有重要的结果,结论是否与结果保持一致;②对结果的讨论是否与每一个研究目的、问题或假设有关;③对结果的解释是否客观、深入,有无偏倚;④是否每个结果的讨论都与相似研究做了联系和比较;⑤结果是否对提高临床护理质量、护理教育和护理管理等实践水平有重要意义;⑥是否对研究中所存在的偏倚加以分析,是否全面;⑦对本研究的不足是否有清楚的分析和说明;⑧对研究方法是否提出了改进的建议。

13. 审查文献部分　①文献回顾的方法是否介绍清楚,纳入文献的标准是否恰当;②文献回顾是否全面,是否检索且描述全部或大部分前人的相关研究;③在一次文献能得到的情况下,是否过多地应用了二次文献;④文献是否是最新的;⑤文献是否为研究问题的提出和目标的设立提供了充分的理论依据;⑥文献组织是否合理,是否总结和反映该研究领域理论和实践方面最新发展状况。

14. 审查研究伦理　①本研究中研究对象的权利(自主决定权、匿名权、保密权、隐私权等)是如何保护的;②研究是否通过了机构伦理审查委员会(Institutional Review Board,IRB)的审查;③研究对象的知情同意是如何实现的,文中是否做了明确说明。

(二) 对量性研究论文相关内容的评价

1. 对研究内部效度与外部效度的评价　研究的内部效度(internal validity)是指研究结果能够真正反映自变量与因变量之间关系的确实性程度。研究的内部效度关注的是一个研究能在多大程度上排除干扰变量的影响,从而使研究所获得的结果能真正反映自变量与因变量间的关系。外部效度(external validity)是指研究结果可以推广到其他人群的程度。如果研究结果仅对本次研究的人群有意义,说明研究的外部效度很差。评价的主要内容有:①研究结果的可信度如何;②研究设计是否科学合理,在多大程度上影响了研究本身的效度;③研究方法在多大程度上增加了研究的外部效度;④是否将影响效度的因素降至最低;⑤研究结果可被利用或推广到哪些人群;⑥研究结果可进一步引出哪些研究问题;⑦研究结果对于与研究问题相关的理论提供了哪些补充或建议;⑧研究结果在哪些方面发展了新的护理知识;⑨论文评价结果的总体情况,研究有哪些优势、缺点或不足之处,不足之处可否被纠正。

2. 对研究与该领域其他研究比较的评价　评价内容包括本研究中作者是否阅读了相关领域前人的研究文献;研究目的、问题或假设是否以前人的研究成果为基础;本研究测量指标的选择和测量是否以前人的研究为基础;抽样方法、研究设计方案、统计分析方法等与前人的研究相比是否有所改进,以及与前人的研究相比结果如何;对研究结果进行讨论时,是否结合

阅读笔记

了前人的研究结果和观点等。

　　由于研究论文具有高度的专业性、学术性等，加之论文评价的复杂性，为了确保研究文献得到公平的评价，国际上不少学者、机构特别是国际循证机构倾注了大量心血致力于科技论文的质量评价。他们根据常见研究设计公认的要求和原则，制定文献质量严格评价（critical appraisal）的内容、条目和方法，从而发展文献质量评价工具。其中，影响较大、应用较多的文献质量评价工具有：英国的牛津文献质量严格评价技能项目（Critical Appraisal Skill Program，CASP）推出的"各类设计研究质量严格评价检查单"；澳大利亚 JBI（Joanna Briggs Institute）循证卫生保健中心推出的"各类设计的文献质量严格评价工具"；此外还有基于 CONSORT 声明（Consolidated Standards of Reporting Trials -CONSORT Statement）的检查单；由 Alejandro R. Jadad 博士及其同事发展的 Jadad 刻度表等。本书在附录中列出了相关内容，有兴趣者可查询和学习。

四、量性研究论文分析

　　【例7】　文题：不同护理措施预防重症患者失禁相关性皮炎的对比研究［文章详见：宋娟，蒋琪霞，王雪妹．中华护理杂志，2016，51（1）：62-65.］

　　摘要：目的：探讨 4 种皮肤护理方案预防重症患者失禁相关性皮炎（incontinence associated dermatitis，IAD）的效果。方法：入选 112 例 ICU 失禁患者，随机分为 A、B、C、D 4 个组，每组 28 例，在一致性皮肤护理方法基础上，A 组会阴部皮肤每 12 小时喷涂 1 次硅酮敷料，B 组每 8 小时喷涂 1 次硅酮敷料；C 组每 12 小时喷涂一次皮肤保护膜和 D 组每 8 小时喷涂 1 次皮肤保护膜，连续干预 7 天，观察 IAD 发生率、发生时间及其严重度分级。结果：4 组患者 IAD 总发生率 26.78%，硅酮敷料 A 组和 B 组 IAD 发生率低于皮肤保护膜 C 组和 D 组（$P<0.05$）；相同敷料不同使用频率比较，8 小时和 12 小时之间比较 IAD 发生率无统计学意义（$P>0.05$）；4 组 IAD 发生时间和严重程度比较无统计学意义（$P<0.05$）。结论：硅酮敷料每 8 小时或 12 小时使用 1 次能降低 IAD 发生率，可根据失禁频度选择硅酮敷料使用的频率。

　　评析：该文是一篇典型的实验性研究论文，比较硅酮敷料、皮肤保护膜在每日不同频次使用后对于预防失禁相关性皮炎的效果，该研究结果为重症患者失禁相关性皮炎的护理提供了有力的证据支持，具有很强的实用价值。该研究着力于失禁相关性皮炎的研究，但干预手段和措施较新颖，属于"老问题新方法"研究。研究中基本遵循了随机、盲法、对照的原则，设计较为合理，资料收集过程的陈述清楚，统计分析方法得当，研究结果表达规范，讨论部分能结合本研究所得结果与研究文献和临床实际进行较深入的分析和讨论。研究结论的得出基于结果，指出：与皮肤保护膜相比，硅酮敷料能更好地预防失禁相关性皮炎，可根据失禁频度选择硅酮敷料使用的频率，因此结论明确，有一定的推广和借鉴意义。此外，该文篇章结构合理，标题层次分明、行文流畅、语言简洁，具有可读性。但该研究的样本量不大，在研究设计方面也存有不足，如：随机不完全、随机隐藏未介绍、仅设计了 8 小时和 12 小时的使用频率而无其他使用频率或方法（这种设计的依据不足），这些都是研究的局限性。尽管如此，该文也不失为一篇好文章。

　　【例8】　文题：重庆市养老机构护理员工作认知与离职意愿的相关性研究［全文详见：田义华，赵庆华，肖明朝．中华护理杂志，2013，48（7）：612-614.］

　　摘要：目的：了解养老机构护理员的工作认知与离职意愿现状，探讨两者关系。方法：采用方便抽样法，选取重庆市 16 家养老机构的 154 名护理员，运用一般情况调查问卷、工作认知情况调查问卷、离职意愿量表进行调查。结果：工作认知总分为（69.86±9.15）分，离职意愿总分为（15.22±4.62）分；职业认同、工作满意度、工作氛围是离职意愿重要的预测变量。结论：养老机构护理员工作认知水平对离职意愿的影响较大，其中职业认同为最大影响因素。

阅读笔记

评析:这是一篇量性研究范畴的相关性研究论文,作者通过运用调查工具(一般资料调查表、工作认知量表和离职意愿量表),调查了重庆市 16 家养老机构的 154 名护理员的工作认知与离职意愿现状。从研究立题来看,医院中护理人员离职意愿的研究文献报道不少,但养老院护理员的离职意愿研究却相对较少,特别是针对某一城市十多家养老机构护理员的调查则更少,因此本研究立题具有创新性。本研究采用相关性研究,设计合理;研究资料的统计分析方法得当,结果比较有说服力。在论文写作上,该文结构清楚、层次分明、写作规范、简洁通顺。但本研究仍存在不足之处,研究者未在文中明确指出,如,采用方便抽样,影响样本的代表性;调查工具工作认知量表采用自制问卷,但该量表发展的理论基础不清,故其所包含的五个维度(职业认同、人际关系、工作满意度、对工作的胜任程度、工作氛围是否能真正反映护理员的工作认知)不得而知;此外,收集资料采用当场发放、当场回收的形式,尽管为匿名性资料收集,但由于有研究人员在场,调查对象有可能隐藏其真实想法,从而导致偏倚的发生。尽管如此,该文仍不愧为一篇好文章,具有一定的学术价值。

(冯先琼)

【小结】

本章介绍了量性研究论文的书写与评价,其中第一部分重点介绍了学位论文性质特点及撰写的基本内容结构和方法;第二部分着重阐述了量性研究期刊论文的撰写格式与方法,期刊投稿的注意事项以及解决退稿的一些策略等;第三部分主要阐述了量性研究论文评价的基本要求、方法以及常见的论文质量评价工具。借此,希望读者能熟悉护理量性研究论文的撰写要求,熟知投稿注意,从而提高论文产出质量,促进护理学术的繁荣和发展。

【思考题】

1. 描述研究生学位论文撰写的基本要求。
2. 试述研究生学位研究论文撰写的基本格式及各部分具体的撰写要求。
3. 结合实际,阐述量性研究期刊论文撰写的意义。
4. 试述量性研究护理期刊论文文题撰写的具体要求。
5. 结合实际,设计向国外护理期刊的投稿过程,并说明投稿注意事项。
6. 自行查找一篇典型量性研究论文,并进行科学评价。

【参考文献】

1. 郭继军.医学文献检索与论文写作[M].第 4 版.北京:人民卫生出版社,2013.
2. 韩世范,程金莲.护理科学研究[M].北京:人民卫生出版社,2010.
3. 何国平,唐四元.护理科研[M].长沙:中南大学出版社,2014.
4. 胡凌芳.我国学术论文评审标准研究[D].华中科技大学,2009.
5. 刘苏君.护理论文选题写作与投稿指南[M].北京:中国人口出版社,2000.
6. 石祥云.护理专业论文写作[M].北京:科技文献出版社,2010.
7. 苏学.期刊论文学术水平定量评价指标体系的初步设计[J].情报探索,2010,(5):7-9.
8. 肖顺贞.护理科研实践与论文写作指南[M].北京:北京大学医学出版社,2010.
9. 颜巧元.护理论文写作大全[M].第 2 版.北京:人民军医出版社,2011.
10. 颜巧元,张亮,胡翠环,等.学科视野下的护理科研及其论文选题[J].中华护理教育,2011,8(6):284-286.
11. 张学军.医学科研论文撰写与发表[M].北京:人民卫生出版社,2014
12. 周传敬,钟紫红.国内外生物医学期刊论文写作与投稿[M].北京:中国协和医科大学出版社,2001.

阅读笔记

13. 周新年,吴能森 . 毕业论文(设计)质量评价指标体系的构建[J]. 中国林业教育,2009,27(3):56-58.

14. Warren S. Browner. 临床科研论文撰写与发表[M]. 第 3 版 . 陈沂,译 . 北京:金盾出版社,2013.

15. Lobiondowood G,Haber J. Nursing research:Methods and critical appraisal for evidence-based practice [M]. 8th ed. St. Louis,Mo:Mosby Elsevier,2014.

阅读笔记

第三篇

质 性 研 究

第一章 质性研究概述

导入案例

  精神卫生临床工作者及研究人员发现精神分裂症患者发生糖尿病的概率远高于普通人群。某研究人员查阅资料发现,研究文献多聚焦于对精神分裂症患者糖尿病的筛查、诊断和治疗策略,没有发现有关患者糖尿病自我管理以及社会和个人相关因素的研究。研究者如欲探索此类患者有关糖尿病自我管理的机制以及相关因素,为促进患者的糖尿病管理质量提供依据,在初始阶段,研究人员宜采用哪种类型的研究?

  质性研究(qualitative research)是通过系统、主观的方法描述生活体验并赋予其含义的研究方法。它是以文字叙述为材料、以归纳法为论证步骤、以构建主义为前提的研究方法。质性研究以反实证主义为基础,考虑主体的旨趣及其他主观因素的影响,具有透过被研究者的眼睛看世界、描述现象的特点。

  质性研究在社会科学和行为科学中已被普遍应用,以用来理解人类社会独特的、变化的、整体的本质和特征。但其在护理领域的应用直到 20 世纪 70 年代末才开始。质性研究注重于对事物或现象的整体的和深入的理解,以整体性、情景性、自然性和文化契合性为特点,受到以"照护整体人"为核心的护理界的广泛关注。质性研究在进一步深入理解人类的体验如疼痛、关怀、无力感、舒适等方面非常有意义,因而在护理领域的应用日趋广泛。质性研究在我国也受到护理研究人员的重视,呈逐年增长的趋势。本章主要介绍质性研究的理论基础、质性研究的特点及常见的设计类型。

第一节 质性研究的理论基础

阅读笔记

一、质性研究的含义

  质性研究不是来自一种哲学、一个社会理论或一类研究传统,因而对于质性研究尚缺乏一个统一的定义,不同的学者有不同的理解。Denzin 和 Lincoln 把质性研究看成是一种在自然情境下,对个人的生活世界以及社会组织的日常运作进行观察、交流、理解、体会和解释的过程。Strauss 对质性研究的过程与策略进行了说明,认为"质性研究的目的不在验证或推论,而是在于探索深奥、抽象的经验世界之意义。研究过程重视被研究者的参与及观点之融入;同时对于研究结果,质性研究不重视数学与统计的分析程序,而强调借由各种资料收集方式,完整且全面地收集资料,并对研究结果做深入的诠释"。我国社会学家陈向明将质性研究定义为"以研究者本人作为研究工具,在自然情境下采用多种资料收集方法,对社会现象进行整体性探究,主要使用归纳法分析资料和形成理论,通过与研究对象互动对其行为和意义构建获得解释性理解的一种活动"。

二、质性研究的世界观

质性研究的方法是在格式塔主义(Gestalts)思想基础上形成的,格式塔主义认为理解一个过程的最佳途径是去经历和体验这一过程。现实(reality)是社会、历史构成的,是由人类创造的,所以它不能完全被客观测量,需要通过真正的体验才能理解及解释其真实存在的意义。当你换一个角度看待同一个问题时,会产生新的发现。质性研究方法以整体观为指导,其基本思想是:

1. 任何现实都不是唯一的,每个人的现实观都是不同的,并随时间推移而有所改变。

2. 对事物的认识只有在特定的情形中才有意义,质性研究的推理方法是将片段整合,以整体观分析事物。

3. 由于每个人对事物的感受和认识不同,因此对同一事物可以存在不同的感受和认识,同一事物可以有不同的意义。

三、质性研究的哲学基础

质性研究不是来自一种哲学、一个社会理论或者一种研究传统,它受到多种不同社会思潮、理论和方法的影响。在质性研究中也存在很多其他不同的建构理论的方式,研究者个人所受训练的流派不同、看问题的方式不同、研究的情境不同,都可能采取不同的对待和处理理论的方式。目前主要还是从以下几种理论取向来剖析质性研究的理论基础:建构主义、后实证主义、批判主义。

(一)建构主义

建构主义(constructivism)在本体论上持相对主义的态度。在建构主义者看来,所谓"事实"是多元的,是社会成员所建构的。"事实"的建构过程必然受到主体的影响,隐含着个体的价值观念。文化价值观、社会意识形态和生产方式等都会对建构过程产生影响。因此,用这种方式建构起来的"事实"不存在"真实"与否,而只存在"合适"与否的问题。建构主义具有 3个主要特征:①建构主义在本体论上持相对主义的态度;②在认识论上,建构主义主张交往互动;③在方法论上主张阐释与辩证取向。

建构过程的多元化和方法学的多样化主张契合了质性研究的需要。质性研究扎根于具体的文化情境,在社会互动和人际交往中,在动态和发展的过程中了解研究对象的主体体验。研究者与研究对象之间是一个互为主体的关系,研究结果是由不同主体通过互动而达成的共识。"事实"的意义并不是客观地存在于研究对象那里,而是存在于研究者和被研究者的关系之中。对建构主义研究范式而言,研究的目的不是找出人类各种社会现象或行动的真实本质,而是在于说明和诠释这些现象是如何被构建的。

(二)后实证主义

19 世纪初叶,法国哲学家和社会学家孔德创立了实证主义哲学,提出用实证方法研究客观

阅读笔记

世界。

后实证主义(post-positivism)是一种"批判的现实主义"。它与19世纪初叶,法国哲学家和社会学家孔德所创立的实证主义哲学有区别。

实证主义坚持社会科学和自然科学研究的同一性,相信客观规律的存在和发现这些规律的可能。总的来说,实证主义以传统自然科学的归纳和演绎逻辑为基础,寻求各个研究领域的统一规范性法则,试图将世界和自然纳入一种"合理"的秩序中。实证主义理论范式是自然科学的研究取向,很少有学者将其列入质性研究的理论基础中。质性研究更多的是将后实证主义的内容列入实证主义框架,以奠定质性研究的理论基础。

与实证主义的不同之处包括:在本体论上,后实证主义者认为客观实体是存在的,但是其真实性不可能被完全描述,即客观真理虽然存在,但是不可能被人们完全证实;在认识论上,后实证主义者认为我们所了解的"事实"只是客观实体的一个部分或者一种表象。研究就是通过一系列细致、严谨的手段和方法对表象进行"去伪求真",从而逐步接近客观事实;在方法论上,实证主义采取的是自然主义的做法,强调在实际生活情境中收集资料。

陈向明认为可以将后实证主义分为"唯物的后实证主义"和"唯心的后实证主义"两类。前者认为事物是客观存在,不以人的主观意识而有所改变,由于目前人的认识能力有限,因此不可能认识其真实面貌。持这种看法的人一般采取"文化客位"的路线,从自己事先设定的假设出发,通过量性或质性方法进行探索研究。后者认为客观事实客观地存在于被研究者那里,如果采取"文化主位"的方法便能够找到客观事实。他们大都采用质性方法,到实地自然情境下了解被研究者的观点和思维方式,然后在原始资料的基础上建立理论。

后实证主义范式指导下的研究,重视运用直觉判断和个人洞察力获取知识的思维方法,关注个人的主观感受,认为社会现象实际上为个人主观经验。因此,以个人的感官和良知来研究事物,探讨个人的主观经历、表现出来的意义和语言解释等。

(三) 批判主义

批判主义的代表人物是法兰克福学派、黑格尔、马克思和弗洛伊德。本体论上,批判主义(criticism)认为,现实中存在矛盾,矛盾使事物变化,形成否定之否定。实体是一种实现的过程,而不是事物的现实状态。社会现实与社会思想之间存在辩证关系:人同时是认知者和行动者,社会既是认知的对象,也是意志和行动的对象,社会现实本身就是由人的行动及其后果构成的,命运的因果不同于自然的因果。辩证思考以不自由的经验为起点,即物化现象——主体创造了客体,而客体反过来控制主体,导致主体的异化。批判主义所持的是一种"历史的现实主义",认为真实的现实是由社会、政治、文化、经济、种族和性别等价值观念塑造而成的。在认识论上,批判主义提倡交往的、主观的认识论,研究结果受到价值观念的过滤。研究的目的是唤醒人们的真实意识,去除虚假意识。在方法论上,批判主义提倡平等对话,批判反思,解脱潜意识所造成的情绪困扰。它批评科学的自我误解,反对科技专家统治,并认为理论与实践之间不是一个直接的关系,必须通过意识的启蒙。

批判主义的主要假设是认为事物的本质存在于现实的否定之中,着眼于分析现存社会的矛盾,否定现存社会世界的合理性。批判主义的主要特征包括:①批判理论高举批判的旗帜,把批判视为社会理论的宗旨,认为社会理论的主要任务就是否定,而否定的主要手段就是批判;②反对实证主义,认为知识不只是对于"外在"于那里的"世界"的被动反映,而是一种积极的建构;③通常运用将日常生活与更大的社会结构相联系起来的方法来分析社会现象与社会行为,注重理论与实践的结合。

在批判理论指导下的研究重视研究者与研究对象的对话,通过研究者与研究对象间的平等交流,逐步去除研究者的"虚假意识",达到意识上的真实,也同时试图通过对话和交流来消除研究对象对"现实"的无知和误解,唤醒他们在历史过程中被压抑的真实意识,逐步解除那些给他们带来痛苦和挣扎的偏见,提出新的问题和看问题的角度。

第二节　质性研究的类型和特点

一、质性研究中的研究选题

所有研究都是从选题开始的,一个研究能否成功取决于提出的研究问题是否有新颖性、是否有研究价值。对于一些完全未知的现象或领域,则需要采用质性研究来探索。质性研究选题主要涉及以下几方面:过程性问题;未知的主体;新的概念;实际经验/体验;情感方面的主题。质性研究确立选题可以通过以下步骤来实现。

(一)研究问题的初步界定

质性研究问题的来源与量性研究问题一样,多来源于专业实践。如某教师发现一些护理专业男生在专业学习过程中出现厌学,课堂参与不像女生那样积极,不喜欢学习一些涉及护理操作的专业课程。这一系列问题不断地浮现、吸引研究者的注意,欲进一步探究引起这些问题的背后缘由,提出了"护理专业男生专业课学习过程中的体验是什么?"的研究问题。研究者对于感兴趣的现象和问题进行界定,确定自己将要研究的领域和问题。

(二)研究选题的验证

对于初步确立的选题,可以通过交流验证(即通过研究者和被研究者之间的对话来核查研究的效度,以建立一个双方都统一的观点),使用来自各类资料提供的事实,证实选题的"可信度"。就以上研究例子的选题确定而言,在选题确定过程中,研究者和护理专业男生、任课教师、教学管理者等进行交谈,征求被研究者(局内人)对选题的看法。同时还需通过查阅已有的同类研究文献,通过其他研究者的研究结果或观点的佐证以提供多方面的效度支持,以确定选题的效度。

(三)质性研究选题的陈述

什么样的研究问题看起来像质性研究的选题,在研究问题的陈述方面跟量性研究的问题有什么样的区别?因为质性研究通常是探索性的,其目的多为产生科研假设,而不是验证科研假设,因此质性研究问题的陈述需要有足够的灵活性和自由度,可以使科研者有一定的空间对某主题进行深入的探索。质性研究问题提出范围比较宽泛,但也不是毫无限制和边界。提出研究问题的目的是让研究者对目标的个体、家庭、团体或者组织、社区重要的问题进行资料的收集。

在质性研究问题中陈述了所研究课题的领域,告诉读者研究者感兴趣的具体领域。例如,某研究者提出"妊娠合并有慢性病的妇女是如何管理妊娠及日常生活,以保证良好的妊娠结局?"这如果是量性研究的研究问题就太宽泛了,不够具体,但是若作为质性研究的研究问题却较合理。此研究问题告诉读者,课题将要研究妊娠期且有慢性合并疾病的妇女,而且主要是从妇女的角度关注妊娠和日常生活的管理,更重要的是课题研究的妇女是希望有良好的妊娠结局,即希望能生下健康的孩子。

质性研究问题的陈述方式在很大程度上也决定了质性研究的方法。如对在护理实践中一些概念也尚未被定义,概念属性尚不明确、概念之间的关系尚未被解释,或者某些护理现象或问题从未被探究时,研究者根据情况可选择扎根理论等方法进行研究。护理实践中的各种各样健康促进与疾病预防行动、护理管理中的改革或变革、护理教育中新教学方法的引进与实施等,则适合采用行动研究方法。常见质性研究设计类型适用的研究问题陈述的实例见表3-1-1。

阅读笔记

表 3-1-1　常见质性研究类型选题实例

质性研究类型	研究选题实例
现象学研究	哮喘儿童的生活体验研究:害怕病情恶化和被排斥
扎根理论研究	精神分裂症合并糖尿病患者贫穷及疾病的自我管理
人种学研究	山区产后妇女健康照顾行为研究
描述性质性研究	艾滋病感染者性伴侣告知影响因素研究
历史学研究	宗教传入与我国近代护理发展研究
行动研究	老年照护机构护理本科生实习基地建设及发展行动研究

二、质性研究与量性研究的区别

护理研究根据研究性质可分为量性研究和质性研究。由于不同的哲学观和认识事物的方法,两者有根本的区别。量性研究建立在实证主义哲学观基础上,遵循客观的原则去认识和验证事物。研究过程中,强调有严谨的科研设计,以最大程度地排除干扰因素及研究者本人对研究的影响。研究者坚持"价值中立",确保研究过程的科学性、严谨性和研究结果的客观性和准确性。质性研究则基于建构主义或批判主义的观点,认为认识事物的最佳方法是去经历和体验这一事物或者过程。质性研究强调从当事人的角度去了解当事人对某现象的看法,注意他们的心理状态和意义建构,并重视研究者对研究过程的参与和结果的影响,要求研究者对自己的行为进行不断的反思。

量性研究和质性研究各有其优势和弱点。前者比较适合在宏观层面对事物进行大规模的调查和预测,对研究变量进行控制、干预来验证已有的理论和假设,找出客观规律;而质性研究则比较适合在微观层面对个别事物进行细致、动态的描述和分析,适合对特殊现象进行探讨,以求发现问题或提出看问题的新视角。两者的基本区别见表 3-1-2。

表 3-1-2　质性研究与量性研究的区别

特点	质性研究	量性研究
理论基础	反对实证主义	主张实证主义
特性	注重主观性体验	注重客观性体验
目的	探索、描述、理解和剖析现象,发展理论	验证理论,可预测和控制研究现象
研究者的角色	研究人员作为资料收集工具,参与研究过程中	研究人员多数不会参与在被研究的活动中
研究情境	在自然状态下开展	在自然状态下或者在标准实验条件下开展
设计	采用发生性设计(emergent design),根据收集的资料灵活调整设计方案	严格按照预先确定的研究设计方案来实施
研究方法	重视信度、效度	注重解释与说服;追求真实性与可信度
抽样和样本含量	目的性抽样,样本含量一般偏小,根据信息收集情况进行样本量和抽样方法的调整	强调随机抽样,需计算样本含量
资料收集方法	结合互动、人文特点,采用多种资料收集方法。多以观察法、访谈法为主	根据设计采用一种或者多种资料收集方法,多以问卷法、测量法为主
推理方法	归纳推理	演绎推理或者归纳推理
结果报告	以丰富的文字陈述结果	用数据分析报告结果

阅读笔记

（一）量性研究

量性研究（quantitative research）是在生物医学和护理领域使用最多的研究方法。它是研究者在已有的理论和认识的基础上，根据研究目的建立研究假设，设计研究方案，通过测量指标获得数据，用科学的方法来验证理论和假设，用数据来描述和说明结果的研究方法。量性研究强调设计的严谨性，测量的客观性和准确性，统计方法的正确性及结果的准确性。其主要特点及具体研究设计类型见本书第二篇中有关量性研究的章节。

（二）质性研究

质性研究是研究人员凭借研究对象的主观资料和研究人员对研究情境的参与、观察、记录、分析，来深入解释人类社会生活的内涵和特性，并用文字叙述的形式来报告结果。质性研究在实施前多没有理论基础和假设，但最后结果可以产生理论和模式。

相对于量性研究，质性研究的特点主要体现在以下几方面：

1. 自然主义和整体主义的研究　传统质性研究是在自然情境下进行的，对研究对象的生活世界以及社会组织的日常运作进行研究。整体主义的目的是借助研究对象的整个背景去了解、解释现象，并深入地探索事物的内涵和实质，而不是截取某个片段。质性研究者认为，所收集的资料只有结合社会和历史语境才有意义，才能理解其真正含义。要探索必须把研究对象放置到丰富、复杂、动态的自然情境中进行考察。研究者作为研究工具，必须与研究对象有直接接触，面对面地与其交往、交谈，了解他们的日常生活、所处的社会文化环境以及这些环境对其思想和行为的影响。

2. 研究过程的动态发展　质性研究是一个对多重现实或同一现实的不同呈现的探究和建构过程，研究过程是动态发展的。科研设计较为灵活，研究实施不是按照一个事先设计好的、固定的研究方案进行的，而是根据实际情况以及对现象认识的不断深入而适度调整的。因为质性研究的目的是对研究现象的理解和解释，因此，研究者不必受到事先设定的"科学规范"或科研设计方案的严格约束，在建构新的研究结果的同时也在建构着新的研究方法和思路。

3. 资料的收集与分析同步进行　质性研究在实施过程中，对收集的资料会进行及时的分析，在分析资料的基础上，对后续资料的收集甚至科研设计进行调整。样本的含量在研究工作开始时是不确定的，通过收集资料、分析资料、再收集资料、再分析资料的方式，直到信息饱和（information saturation），即可停止资料的收集。

4. 重视研究对象的个别经验　质性研究重视研究对象个体经验的特殊性，因为每个研究对象都有其特殊性，研究结果无法被复制或被进一步推论到相似情境的对象。而对社会现实的了解必须以生活于其中的个人的特殊经验及感受为基础。研究的目的是对社会现象做出解释，但只有掌握了研究对象的个人解释或体验，才能真正弄清楚其中含义。研究者也参与研究情境中的社会活动，建构对社会现象的理解，但必须基于研究对象本人的经验和体会。

5. 以文字叙述的形式呈现结果　质性研究者收集到的资料包括访谈录音、观察日志、录像带、图片或影像资料，最后都要以文本的形式加以呈现。量性研究论文由简明的研究方法、数据和表格来说明，而质性研究论文则必须使用系统、全面的资料来说明研究者的观点，文章需包含足够的细节向读者说明研究过程及结果。质性研究论文的篇幅一般比较长，因为：①结果叙述以文字资料为主，还有许多引文和扩展的案例；②为了让读者更好地理解研究背景，论文需对研究场所和研究对象进行详细描述；③质性研究的资料收集方法、分析方法缺乏标准化，论文报告需要用较长的篇幅来说明研究者们做了什么及为什么这么做。

三、质性研究的主要类型

（一）现象学研究

现象学（phenomenology）既是一种哲学也是一种科研方法，旨在探索和描述人类的日常生

阅读笔记

活体验,以了解其含义。现象学是一种系统研究和剖析日常生活的方法。现象学是一种反思哲学,学者们相信人类体验均有其含义。为了探索人类生活体验,现象学家们采用分析‐解释的方法,而不像大多数哲学方法那样从抽象概括和定义开始。现象学是在个别中直接看到普遍,在现象中直接捕捉到本质,从根本上改变传统的西方哲学看待本质和现象、一般和个别关系的方式。

现象学研究(phenomenological research)是一种系统、严格地研究现象的方法,以描述、回顾和深度分析个体真实的日常生活经历。研究的目的是描述人类生活经历的固有特性和本质。研究者首先进入现场,认识和研究事物时,要抛弃自己思维中原有的各种理论框架,不要以预先设定的观点来对事情做出判断,而是以一种对现象高度的敏感性来全身心地投入到现场中,使现象不断地显现出自身之所是。

现象学研究在我国护理研究中的应用较为普遍。如牛洪艳等采用现象学研究方法探索护理学专业硕士研究生职业认同体验,为护理教育者、护理管理者有关护理学专业硕士的培养及使用提供依据。研究人员对 15 名不同年级专业硕士研究生进行面对面、半结构式访谈,并将访谈录音转成文字资料后采用 Colaizzi 的 7 步分析法进行资料分析。研究提炼得出了 3 个主题:读研究生的原因、对护理专业的认识、影响从事护理职业的因素。研究结果为护理学专业硕士研究生临床实践能力的培养以及医院如何使用毕业生提出建议。

(二) 扎根理论研究

扎根理论研究(grounded theory approach)是在一系列系统而又灵活的准则基础上,收集和分析事实资料,并扎根在事实资料中建构理论框架。这些准则包括编码、持续比较、备忘录以及开放性的视角等。此方法是由芝加哥大学的 Barney Glaser 和哥伦比亚大学的 Anselm Strauss 共同发展出来的一种质性研究方法,他们于 1967 年在专著《扎根理论之发现:质化研究的策略》中提出。"扎根"(grounded)是指研究的结果根植于所收集的事实资料基础之上;"理论"是指将一组提炼的概念、类属及其关系进行阐述,形成理论框架,用于描述、解释或者预测某一领域的现象。扎根理论研究方法关注研究对象的真实体验和世界观,它本身不是一种理论,而是在生动、丰富的原始资料基础上发展新的理论。研究者在研究开始之前一般没有理论假设,直接从实际观察入手,从原始资料中归纳出经验概括,然后上升到理论。这是一种从下往上、从个例至一般的建立实质理论的方法。扎根理论需要有经验证据的支持,但是它的主要特点不在于其经验性,而在于它从经验事实中抽象出了新的概念和思想。在哲学思想上,扎根理论方法基于后实证主义的范式,强调对目前已经建构的理论进行论证。

扎根理论研究从方法上采用一般的研究方法论,结合资料的收集和分析,使用系统性应用方法形成一个关于某领域的归纳性推论。扎根理论研究程序包括:①开放性和选择性编码;②持续比较;③理论采样;④理论饱和;⑤理论性编码;⑥备忘录和手工整理备忘录。张姮等以老年慢性病患者赋权理论(empowerment)构建为例,阐述了扎根理论在发展护理理论中的应用步骤及策略。他们强调理论衍生于详尽、真实的第一手资料,研究需要通过对原始资料的三级编码、持续比较、备忘录分析等,逐步提升概念、升华类属、展现核心类属,直至理论框架的形成。

国内有一些质性研究采用了扎根理论研究方法。如彭影将扎根理论方法应用到精神分裂症患者护理的研究中。研究访谈了 21 例处于康复期的精神分裂症患者,收集患者治疗的经历、体验、疾病应对策略及未来的计划。研究者运用开放式登录、关联式登录及选择式登录三级编码方法,结合持续性比较及分析性备忘录,对质性资料进行比较和归纳,提炼出不良情绪体验、自我概念困惑及疾病应对方式 3 个上位类属;应激所致自我转变这一核心类属研究可以解释精神分裂症康复期病人疾病体验中的事件,形成了概念架构。研究结果可为精神科护理工作者辨别不同精神分裂病人的应激心理及行为,构建有针对性、系统的护理策略提供依据。

阅读笔记

（三）人种学研究

人种学被认为是人类学的分支学科，主要对个体文化进行描述。人种学研究（ethnographic research）亦称民族志研究，就是人种学学者进入具备文化特点的研究场地（field），仔细地观察、记录、参与当地日常生活，并收集资料，进而进行理论构建和分析活动，以图探索某种亚文化下的"整体性"生活、态度和模式。一般来说，研究者要求学会当地语言，以求得和当地人一致的文化体验和直觉，正确地感受、认识。人种学研究在方法上采用的主要手段是参与式观察、非结构性访谈，对所得资料的解释也是非预设性的，即不以已有的理论来剪裁事实，而是力争从得到的材料中分析、概括出新理论，并对原有的理论进行补充和修正。

人种学研究包括文化内的研究（emic）和文化外的研究（etic），前者研究文化内涵，后者比较相似文化的异同。在健康保健领域，人种学研究法最适合于探讨不同文化环境中人们的健康信念、健康行为、照护方式等。最早在护理领域运用人种学研究的学者是 Leininger。她将文化定义为："特定人群的生活方式……指导这群人的思想、行为、情感等……是这群人解决问题的方式，表现在其语言、衣着、饮食、习俗上"。人种学研究用在护理领域不仅能提高护士对服务对象的文化敏感性，而且能够提高健康服务的质量。

现象学研究、扎根理论研究、人种学研究这 3 种常用的护理质性研究方法彼此间有一定的区别，具体见表 3-1-3。

表 3-1-3　护理研究中常用的 3 种质性研究方法的比较

	现象学研究	扎根理论研究	人种学研究
目的	理解某一特殊生活经历的含义	产生某一有关社会结构和社会过程的理论	描述一种人类文化
理论基础	哲学	社会学	人种学
最适合的研究问题	描述现象的本质	从参与者的观点中发展理论	描述和解释文化群体的模式
研究对象	有某一生活经历的人	与某一社会过程有关的所有的人	在某一文化下的过去和现在的人
资料来源	访谈、日记及对艺术、音乐和文献的回顾	访谈、参与观察、档案资料回顾	访谈、参与观察、档案资料回顾
数据分析	对资料进行反思,分析主题、类型和经历	持续比较分析法	持续比较分析法
访谈和分析的焦点	一般的实践:典型、范式案例	分期:社会结构的领域及特点	领域:术语、内容、文化术语
研究结果	对人类生活经历的丰富、全面的描述	带有分析的整合、简洁的理论	对文化场景的深入描述

（四）历史研究

历史研究（historic research）是以过去为中心的研究，它通过对已存在的资料深入研究，寻找事实，然后利用这些信息去描述、分析和理解过去的过程，同时揭示当前关注的一些问题，或者对未来进行预测。历史研究是通过收集历史资料来进行的，但得到的不是历史资料，而是通过对史料的观察和整理，运用研究者的洞察力来找出史料背后井然有序的内在结构。历史研究的常用步骤包括：①确定研究问题；②搜寻历史资料；③总结并评估历史资料；④诠释描述历史资料给出的最后结论。

尽管质性研究方法在护理研究领域运用日渐增多，但护理学者对历史研究采用较少，仅限于对护理界有影响人物的研究。对护理实践变迁的历史研究很少。护理研究者可以尝试通过收集、查阅护理操作手册、政策书、护理记录单等资料来揭示护理实践的变迁规律。

（五）行动研究

行动研究（action research）是一种由实践者自己实施的、在实践中进行的、旨在改进实践的研究方法。实践者在研究中行动，在行动中研究，研究的目的是发现问题，实施对策，提高反思能力，并改进工作和生存环境。行动研究不是单一的研究方法，之所以说行动研究不是一种方法，是因为原则上行动研究可以使用量性或质性的研究方法，只要能达到研究目的即可。评价行动研究和检验研究效果的标准是：行动者的意识和能力是否提高，研究问题是否得以解决，生存环境是否有所改善。

与主流的实证主义研究和边缘的解释主义研究相比，行动研究属于社会科学研究的第三条道路。但在具体实施中，大部分人都运用质性研究方法，因为它更适合行动研究的要求：①质性研究对不同人群（特别是弱势人群）的关注，有利于处于困难中的行动者提高自信和自尊；②质性研究对研究者个人价值观的肯定，有利于行动者发现问题和解决问题；质性研究设计灵活，可在研究过程中视情况而调整方案，符合行动的不确定性和结果无法预测的特点；③质性研究强调研究者自我反思，符合行动者在行动中反思并及时进行调整的要求；④质性研究不要求大样本，并且不用像实验性研究那样设定严格的实验条件，因此对行动者更具有亲和力，更容易上手。

行动研究还能克服传统质性研究的一些缺点，如研究者单凭个人兴趣选择研究课题、研究内容脱离社会实际等。行动研究在国外护理研究中的应用日益普遍。如 Gibbon 将行动研究的方法应用于内科病房实施脑卒中患者康复护理项目的设计中，同时对护士在促进脑卒中患者康复过程中的角色进行深入探讨。结果表明，通过提高护士的知识和态度、改革文件书写形式、应用功能评价测量工具、加强多学科合作等，可提高脑卒中患者的康复护理。在行动研究过程中，医院护理人员和院外研究人员共同协作，计划和实施该项目，并在项目实施过程中不断修正项目计划，使改革方案在不断改进的动态循环中。

Box 3-1-1

行动研究在临床护理中的应用

李红等探索行动研究法在老年期痴呆患者进食护理中的应用。课题组采用行动研究法，选取 30 例老年期痴呆伴有进食困难问题的住院患者，按照护理实践规范进行为期 2 个月的饮食干预，探讨进食护理实践规范的使用效果。研究过程中首先对患者饮食问题进行识别，明确护士在护理患者进食中存在的问题，通过两个螺旋过程，即"计划-行动-观察-反思"，改变和完善老年期痴呆患者进食护理方法，提高老年期痴呆患者自主进食和饮食量，最终改善老人营养状况。此研究还收集了 30 例患者干预前后自主进食时间、进食量以及营养状态指标等实证数据资料来显示干预效果。课题实施中，临床护士和研究小组人员一起参与到整个研究过程中，通过临床实证来修订和完善进食护理实践，提高护理效果。

来源：李红，郑剑煌，汪银洲，等. 行动研究法在老年期痴呆患者进食护理中的应用[J]. 中华护理杂志，2015，50（3）：308-312.

（六）个案研究

个案研究（case study）是以一个典型事例或人物为具体研究对象，进行全面系统的研究，以了解其发生和发展规律，从而为解决一般的问题提供经验。个案研究的基本过程包括：研究者在确定了研究问题或现象后,事先不带任何假设进入到现象发生的场景中,参与研究对象的生活,去观察现象发生的过程,或者深入访谈收集各种质性资料,以此来进行分析和归纳,揭示现象发生的原因,逐步归纳出理论命题。个案研究可以应用于各种专业,如伦理学、法律学、社会科学、心理学、教育学、医学和护理学等。

　　个案研究的对象可以是个人,也可以是个别团体或机构。如尚晓援和李振刚利用社会照料的理论,通过对山西省永济市农村老年照料模式的个案研究,从三个维度分析了农村老年照料传统模式的特点,指出了传统模式的优势和面临的挑战。此研究选择了山西省永济市的7个村作为个案,共访谈了70位老人。

　　与量性研究相比,质性研究有其特定的哲学观和理论基础,在研究方法和研究过程上均有较大的区别。质性研究有不同的设计类型,护理研究中常用的质性研究的类型包括现象学研究、扎根理论研究、人种学研究。采用何种设计类型需要根据研究目的和研究情景而定。

(王红红)

【小结】

　　质性研究是通过系统、主观的方法描述生活体验并赋予其含义的研究方法。本章概括性地介绍了质性研究的理论基础、质性研究的类型和特点以及质性研究的主要类型。

【思考题】

　　1. 质性研究和量性研究的主要区别有哪些?

　　2. 质性研究选题的陈述有什么样的特点?

　　3. 某护理人员拟研究老年期痴呆患者照顾者的体验,你认为用什么类型的质性研究比较合适? 为什么?

　　4. 行动研究的设计一定是质性研究吗? 为什么?

【参考文献】

1. 陈向明. 从"范式"的视角看质的研究之定位[J]. 教育研究,2008,5:30-35,67.

2. 陈向明. 质性研究的新发展及其对社会科学研究的意义[J]. 教育研究与实验,2008,2:14-18.

3. 方鹏骞. 医学社会科学研究方法[M]. 北京:人民卫生出版社,2010.

4. 费小冬. 扎根理论研究方法论:要素、研究程序和评判标准[J]. 公共行政评论,2008,8:23-43.

5. 洪静芳,辛琼芝,余安汇,等. 行动研究法在护理研究中的应用[J]. 护士进修杂志,2008,23:1558-1560.

6. 胡雁. 论行动研究在护理研究中的应用[J]. 中华护理杂志,2004,39:158-160.

7. 蒋逸民. 质性研究概论[M]. 北京:北京大学出版社,2010.

8. 李红,郑剑煌,汪银洲,等. 行动研究法在老年期痴呆患者进食护理中的应用[J]. 中华护理杂志,2015,50(3):308-312.

9. 李军文,马月红,黄慧,等. 扎根理论研究方法在护理研究中的应用[J]. 护士进修杂志,2008,23:1939-1941.

10. 刘明. 护理质性研究[M]. 北京:人民卫生出版社,2008.

11. 刘明,袁浩斌. 护理质性研究存在问题与误区[J]. 中国护理管理,2009,8(9):42-44.

12. 马克斯威尔. 质的研究设计:一种互动的取向[M]. 朱光明,译. 重庆:重庆大学出版社,2007.

13. 牛洪艳,倪静玉. 护理学专业硕士研究生职业认同的质性研究[J]. 中华护理杂志,2013,48(10):901-902.

14. 彭影. 扎根理论资料分析法在精神分裂症病人护理研究中的应用[J]. 护理研究,2013,27(12A):3912-3914.

15. 普拉尼·利亚姆帕特唐,道格拉斯·艾子. 质性研究方法:健康及相关专业研究指南[M]. 郑显兰,译. 重

阅读笔记

庆:重庆大学出版社,2009.

16. 曲燕.心理学研究方法的新趋向——质的研究刍议[J].四川教育学院学报,2008,24:23-25.

17. 尚晓援,李振刚.山西农村老年照料的个案研究[J].人口与发展,2009,15:95-102.

18. 宋改敏,赵建斌.质性研究选题的效度探讨.教育理论与实践[J].2010,(9):34-36.

19. 王延松.后实证主义对于音乐心理学研究范式的启示[J].黄钟:武汉音乐学院学报,2011,2:110-115.

20. 徐倩,王凌,胡慧.近 10 年我国护理质性研究的应用和发展[J].护理研究,2014,28(3A):887-889.

21. 闫杰.后现代主义思潮对心理学质化研究兴起的影响[J].南京师范大学学报(社会科学版),2008,4:103-107.

22. 叶浩生.社会建构论与质化研究[J].自然辩证法研究,2011,7:75-79.

23. 岳鹏.护理质性研究的特点和论文写作的注意事项[J].中国卫生人才,2015,(11):72-75.

24. 张姝.多元性、异质性的社会工作研究方法[J].兰州交通大学学报,2009,8:115-118.

25. 赵蒙成.人种学研究方法的认识论基础[J].湖南师范大学教育科学学报,2009,8:10-14.

26. 张姮,杜世正,金胜姬.扎根理论方法在发展护理理论中的应用[J].中华护理杂志,2015,50(6):573-577.

27. Marshall C, Rossman GB.Designing Qualitative Research［M］.4th ed.London:Sage Publications Ltd,2006.

28. Xiao LD, Kelton M, Paterson J.Critical action research applied in clinical placement development in aged care facilities［J］.Nursing Inquiry,2011,22:1-12.

第二章 质性研究资料的收集

导入案例

某研究生对乳腺癌患者的疾病后反应及适应有特别的兴趣,她想了解患者在疾病被诊断、治疗、康复等整个过程中的感受是什么,发生了哪些改变去适应这一过程。导师告诉她可以考虑用质性研究回答这些问题。通过学习她明白了质性研究与之前学过的量性研究的区别,准备接受导师的建议,但在实施时却不知道怎么能够获得患者的感受,又怎么能够知道患者采取了哪些行动去适应疾病及治疗带来的改变。所以,在实施质性研究时要解决收集什么资料,怎么收集资料的问题。

质性研究资料的收集方法主要有 3 种:访谈法、观察法、证物法。访谈法是提出问题并获得答案的过程,这些答案通常以录音的形式保存;观察法是通过文字记录、录音、录像等手段,将被研究者的日常活动记录下来作为研究的资料,通过对资料的分析得到研究者需要的答案;证物法是通过收集证物获得答案的过程。研究用的证物主要有文字性证物和物质性证物两类。日记、书信、电子信件、档案材料等被视为文字性证物,各种人工制品被视为物质性证物。本章主要讨论访谈法、观察法、文献法以及田野工作研究方法。

第一节 访 谈 法

访谈法是最常用的质性研究的资料收集方法。本节内容主要围绕访谈的定义、特点、应用及各种访谈法阐述基本概念、方法、实施。

一、概述

(一) 定义

访谈(interview)是一种有目的性的交谈对话,是访谈者直接与被访谈者进行接触,通过问答方式收集资料的方法。这种方法是按一定的研究目的,依据访谈提纲,由访谈者面对面地询

阅读笔记

问与研究目的有关的当事人,从而获得资料的过程。

(二) 特点

1. 灵活性　访谈中,访谈者与被访谈者面对面地交流,交谈的主题可以突破时间和空间的限制。对于一些新发现的问题,尤其是那些访谈者拿捏不准的问题答案,访谈法可通过迂回反复直到得到肯定的答案。当被访谈者表现出对某一问题的误解时,访谈者可以针对情况重复提问,或对某些要求做出说明。因此,访谈法相比问卷法和观察法有较大的灵活性。

2. 双向性　访谈是访谈者与被访谈者面对面进行交谈,这种交流具有双向沟通的特点。访谈中访谈双方均有明确的参与感。访谈者根据被访谈者的面部表情和心理状态进行提问;被访谈者根据访谈者的身份、语气等回答问题。当然,被访谈者也可以就不清楚的问题询问访谈者,访谈者有义务回答问题。

3. 针对性　由于访谈者直面被访谈者,能够紧紧围绕访谈主题,运用询问的方法不断地询问,因此可以全面、深入地了解事物的全过程和深层次的矛盾。同时,因为被访谈者围绕着被问的问题进行回答,所以,通过访谈所收集的资料都能针对访谈的主题。

4. 可控性　由于访谈者在访谈中与被访谈者面对面交流,能够随时观察被访谈者的态度变化,体察其心理活动,所以,可以灵活地改变访谈策略和访谈方法,以达到访谈的目的。

(三) 应用

访谈的目的不是解疑释惑,不是验证假设,而是了解被访谈者的真实经历,理解他们对其经历生成的意义。所以,访谈多被用于下列几方面。

1. 理解和重构访谈者没有参与的事件　通过访谈,访谈者可以理解和重构那些并没有亲自参与的事件,可以跨越性别、年龄、职业、种族、地理疆界,扩展知识和情感范围。例如,从事护理工作的人员(访谈者)可以通过访谈重建发生在患者(被访谈者)身上的故事。

2. 描述社会事物的过程　通过访谈,访谈者可以了解某个事物如何变化和为什么变化。例如,通过对一群乳腺癌患者的访谈,访谈者可以知道患者在患病后发生了哪些生理、心理的变化,也可以知道这些变化给患者带来的影响。

3. 深入探索个人问题　通过访谈,访谈者可以深入探索重要的个人问题。例如,通过对近期离婚夫妇的访谈去探讨婚姻对于丈夫和妻子的意义以及婚姻破裂的原因;也可通过对患者及其家属的访谈去理解患者及其家庭怎么建立和适应有病人的新的家庭生活型态。

(四) 分类

访谈法可从不同角度进行分类。

1. 以访谈人数的角度　可分为一位访谈者与一位被访谈者的访谈、多位访谈者与一位被访谈者的访谈、一位访谈者与多位被访谈者的访谈,以及多位访谈者与多位被访谈者的访谈。访谈双方人数的多少根据课题的需要而定。深入而复杂的个人问题探讨多用一对一的访谈;而探索特定人群文化特征的访谈多用一位访谈者与多位被访谈者的焦点小组访谈。

2. 以访谈的问题形式　可分结构化访谈、半结构化访谈、非结构化访谈。结构化访谈是访谈者按照统一设计的访谈表访谈被访谈者,并要求访谈者以相同的方式提问和记录;半结构化访谈是访谈者事先拟定访谈提纲并依提纲提问,但所提问题的前后顺序可以因人而异;非结构化访谈是访谈者事先只告诉被访谈者一个主题,访谈时可在主题下作自由漫谈式交谈。

3. 以访谈者与被访谈者的接触方式　可分为走出去访谈、走进来访谈及相约访谈。走出去访谈是访谈者按调查课题要求到被访谈者工作的地方进行访谈;走进来访谈是被访谈者到访谈者的工作地方进行访谈;相约方式是访谈者与被访谈者共同约定到某地进行访谈。

(五) 过程

完成一次访谈一般要经过准备、开始、进行、结束和记录这五个阶段。其中记录贯穿于整个访谈过程。

1. 准备访谈　访谈前的准备工作包括以下几方面。

(1) 熟悉与访谈主题有关的资料:如果访谈主题是类风湿关节炎患者的患病体验,那么访谈者需要学习有关类风湿关节炎的病因、发病机制、发病后对机体的影响、一般治疗方案、疾病预后等知识。有时需要了解更多的相关信息,如类风湿关节炎的发病率、性别比、治疗费用等方面的知识。

(2) 把握被访谈者的基本情况:如果被访谈者是个人,其基本情况一般包括性别、年龄、婚姻状况、教育程度、职业、性格、生活习惯等。如果被访谈者是几个人以上的群体,其基本情况包括人口数、地理位置、组织结构等。

(3) 联系被访谈者:在实施访谈前,要联系被访谈者,取得访谈者的知情同意,与访谈者约定访谈的时间和地点。

(4) 按照访谈设计准备好访谈提纲、记录的纸笔,需要时准备录音设备。

2. 介绍自己　使对方了解你并信任你。说明访谈的目的以及为什么要做这样的访谈等。

3. 接近被访谈者　设法营造友好、轻松的气氛。具体的方法有:

(1) 介绍接近:此方式是经过被访谈者的师长、同事、亲友的介绍,直接向被访谈者说明来意后,针对访谈提纲中的问题进行提问。当护理研究者把护士作为研究对象时可以采用这种方式。

(2) 专业接近:此方式是访谈者与被访谈者谈论他们所关心的、熟悉的、感兴趣的话题,在取得一些共识的基础上再说明来意,提出有关访谈提纲的问题进行访谈。

(3) 方便接近:此方式是利用开会、乘车、休闲活动等有利于接近的方便条件,与被访谈者初步交上朋友,然后再适时提出有关访谈提纲中的问题进行交谈。在社区访谈特定人群时可以采用这种方式。

(4) 友好接近:此方式是经由关心和帮助被访谈者解决有关困难,取得被访谈者的信任后,再交谈有关访谈提纲的问题。护理研究者访谈患者一般可以使用这种方式。

4. 进行访谈　在进入主题后,访谈者要把握访谈的方向及主题的焦点,并注意时间上的顺序。必须把握重点,使被访谈者提供的都是可用的资料。具体的要求是:①尽量避免题外话,集中注意力讨论重要问题;②观察被访谈者的情绪变化,不要让被访谈者的情绪左右访谈进程;③不要用太多的情感字词,以免被访谈者无从选择;④语言要简单易懂,以能达意为原则,用词以能被访谈者理解为原则;⑤了解被访谈者的知识程度与一般兴趣,帮助访谈者组织语言,进行有效提问。

5. 结束访谈　完成访谈提纲所列问题后,访谈者需要结束访谈。访谈者要与被访谈者一起回顾访谈的过程及所讨论的主题,感谢被访谈者的合作和奉献,向被访谈者承诺访谈内容会经被访谈者确认。

(六) 原则

访谈过程中,访谈者必须遵循下列原则。

1. 客观中立　访谈者在访谈过程中要尽量避免附加自己的看法,要让被访谈者独立地思考和回答问题,不可将访谈者的意见和观点强加于被访谈者。同时,要尽量避免第三者介入访谈过程。

2. 迂回进行　当不能直接就一个问题进行访谈时,可以抽出若干与此问题紧密相关的行为进行观察,然后透过这些相互关联的行为以引发某一现象的议题继续访谈。

3. 自由联想　在访谈过程中,访谈者要充分启发被访谈者的思想,使其思路开阔,充分地表述个人意见。

4. 掌握过程　访谈者要尽量控制访谈过程,观察和揣摩对方的心理活动及行为动机。在出现被访谈者不真诚合作的异常情况时,要设置某种背景,使其有所反应,以迅速掌握主动权,

阅读笔记

克服不利访谈的被动局面或僵持状态。当被访谈者答非所问时,要及时把对方引导回主题,但不要使对方受到刺激而终止谈话。

（七）注意事项

1. 访谈过程要力求自然　应用交谈式,避免审问式。谈话中出现偏离主题的情况时,要及时把问题拉回到正题,重新开始,并重复被中断的问题,帮助被访谈者迅速回忆、继续访谈。

2. 访谈方式要因人而异　要根据被访谈者的个性、年龄、性别、家庭背景、社会地位、知识水平、经历、生活习惯、兴趣、爱好等特点,采用合适的谈话方式。有时需要以虚心请教或共同讨论的方式,有时需要使对方感到谈话对他是有益的,有时需要开门见山,有时则要以婉转方式进行。

3. 访谈提纲要灵活提问　如果遇到比较尖锐、敏感的问题,或者被访谈者个性不开朗、性情孤僻,对问题不愿回答,就需要多提功能性问题。如果问题性质一般或被访谈者个性开朗,性情直爽,就可单刀直入地提出实质性问题。

4. 给予适当解释和启发　当访谈中遇到被访谈者答非所问或一时语塞答不上来时,一方面需要就所调查的问题向对方作适当解释,使对方了解和理解问题之后再回答;另一方面针对答不上来的具体情况,从不同方面和不同角度进行启发,帮助被访谈者回忆分析。

5. 运用合乎对方知识能力的字词　与普通人访谈时不含专业术语;与专家访谈时避免使用非专业术语。

6. 所提问题应简明扼要　每个问题所牵涉的范围不宜过广,要求明确,避免含糊难懂,以便对方能直截了当地回答。

7. 努力建立共同的意识范围　即做到访谈者与被访谈者对同一问题的理解大致相同。针对一些思想有顾虑、回答问题吞吞吐吐、欲言又止等情况,要做开导和说服工作。

8. 访谈的顺序

（1）先简易后艰难:先访谈那些比较开朗、热心、外向的人,然后访谈那些比较深沉、内向的人。

（2）先泛谈后具体:初访时,可先作一般介绍和闲聊,待被访谈者消除拘谨之后再谈具体的内容。

（3）先主管后下属:如果访谈内容是单位,应先从主管那里得到一般介绍,然后再找群众了解更具体的内容;如果访谈对象是个人,应先访谈主管,得到有关支持,请主管介绍被访谈者的情况,以便作全面分析和使访谈调查能顺利进行。

9. 要注意被访谈者心理上和社会上的接受程度,以便得到需要的答案。

10. 如果被访谈者对某些问题不愿或不便发表意见,而这些材料又是必要的,则应当采取追问的方法继续提问。追问的方式有正面、侧面、系统、补充重复、激励等多种,但切忌施加压力,或使对方有任何不便或不愉快之感。对少数民族或有宗教信仰的被访谈者,应当注意尊重民族习惯、传统、信仰和禁忌。

（八）评价

访谈法既有优点,又有局限性。访谈法的主要优点有:①访谈可以依照大纲提出问题,也可以依照大纲的原则,因被访谈者的知识程度或了解程度提出更深入的新问题,使研究可以作更进一层的讨论。②访谈可以使被访谈者回答更多的问题,特别是关于复杂和抽象的问题,如裙带关系或观念类的问题。③访谈可以让被访谈者自由发表意见,又可以在某种程度内控制方向。④访谈具有一定的弹性。可以重复询问,可以解释问题,对于某些特殊事件可用特殊方法说明;可以强调问题,访谈者与被访谈者均可用某种方式加强其意义;可以观察被访谈者情绪表现,调整访谈的方式。⑤访谈法有较多机会评价所得资料或答案的效度和信度。访谈者可以从被访谈者的行动、表情或言语上观察或觉察他的动机与态度,以分辨资料的真伪。

阅读笔记

⑥访谈者指导访谈灵活机动地进行。它既可以提高被访谈者答复的兴趣,达到很高的回复率,也可以限定某一特定的人回答问题,增加回复的针对性。⑦访谈能获得广泛的资料。按其方法能了解访谈提纲中的各种问题,同时能收集到访谈提纲以外的资料。它不仅可以了解当时当地正在发生的社会现象,而且可以询问过去或外地发生的现象。⑧访谈适用于各种被访谈者。按其方法不仅能适用于有一定文化程度的人,也适用于文盲、半文盲等一些文化程度较低的人。

访谈法的主要局限性有:①访谈者的能力决定了访谈的成功与否。如果访谈者的能力有限,或者对被访谈者缺乏了解,访谈的质量会受影响。②被访谈者的数量受到限制。访谈不能像抽样调查那样拥有大样本。不只是由于经费和时间,人力和精力也不容许做过多的访谈。如果要做大社区的研究,就不能选用深入访谈法收集资料,因为在那种场合,被访谈者只能回答较小的问题。③被访谈者的数量有限,难免会以偏概全,把少数人,甚至一个人的意见和行为推论到全体。这种推理很可能导致研究者的误解,从而产生不当的结论。④访谈者与被访谈者,多半社会文化背景互异,具有不同人生观念、社会价值、社会经验以及社会关系等,对周围现象的看法不同,因而许多记录下来的事件和观点难免会发生差错。⑤访谈结果的真实性被质疑。有时在提供对有些事或观念的看法时,被访谈者会把个人主观解释或臆测说成一般的倾向;有时可能记忆错误;有时是缺乏深度认识;有时是访谈者的误解。这些情形都会造成资料的误差或失真。⑥访谈资料难以量化。质性研究结果的解释范围受到限制,且无法使推论普遍化。⑦被访谈者的合作态度、回答问题能力的差异影响所提供材料的质量。⑧对隐私和敏感问题的访谈有时会因为无法得到真实的回答而影响访谈的质量。非语言特征的材料仅用访谈法也难以得到。⑨访谈法需要花费较多的人力、物力和财力,也比较费时间。

二、各类访谈法

访谈法以访谈的问题形式分为结构化访谈、半结构化访谈、非结构化访谈。研究者按照研究目标、研究对象、研究环境选择不同的访谈方式。这部分重点介绍以访谈结构分类的结构化访谈、半结构化访谈和非结构化访谈,也对焦点团体访谈作详细的介绍。

(一) 结构化访谈

1. 概念　结构化访谈(structured interview)又叫标准化访谈,或导向化访谈,或控制化访谈。结构化访谈的特点是把问题标准化,然后由被访谈者回答或选择回答。访谈者根据问卷控制访谈的节奏,将问卷当作剧本,以同样的顺序、同样的问题询问所有的被访谈者。访谈者根据事先设计好的编码方案记录答案。

2. 应用　结构化访谈常被应用于电话访谈、面对面访谈、在马路上或公园里拦截的访谈。

结构化访谈往往被用于开放式访谈的前导,或者是在开放式访谈完成后用来确认质的访谈所得出的假设能否在统计上得到证实。例如,研究者要解释人们为什么已经知道吸烟对健康有害但还明知故犯,或者想要了解吸烟对于他们有什么样的意义和重要性时,可以先用结构化访谈了解多少人吸烟,吸什么牌子的烟,估计他们吸了多少支烟等。

结构化访谈有两种方式:一种是访谈者控制问题大纲,对每个被访谈者提出差不多同样的问题;另一种是把问题与可能答案印在问卷上,由被访谈者自由选择。前者在人类学相关研究中应用较多,比如在农村收集有关分家的资料,需访谈 10 例个案,就可以用结构化访谈。因为分家问题在农村比较敏感,不适合用问卷调查,而由访谈者控制变量的面对面访谈就会比较妥当。访谈者对每个人的访谈要点应大体相同,这样访谈所得资料可以有比较的标准,而又不会引起被访谈者的怀疑或反感。后者在社会学及社会心理学相关研究中应用较多。主要的形式是把问题列印出来,让被访谈者自由作答,或做有限度的选择。这种方法也可以称为高度控制的访谈。

3. 特点

(1) 访谈所需的时间短,一般能够快速完成,常常使用大样本。

(2) 可以随机选取样本,往往选择事件参与者或在场者作为访谈对象。

(3) 访谈者严格遵循问卷或访谈计划访谈,访谈计划未涉及的内容一般不作了解。所以,访谈计划决定着能够发现的东西。

4. 封闭式问题和开放式问题　结构化访谈中使用的问题有封闭式问题和开放式问题两种。封闭式问题更具限制性。访谈者预先决定每个具体的问题,并要求被访谈者从预先确定的选项清单中选择答案,以此来限制可能出现的答案范围。选择项中往往被加入"其他"这一项,以便解释那些合适但又没有列出的答案。如果向被访谈者提供一系列的选择,这些选择可以印在提示卡片上并向被访谈者展示。可以对被访谈者的答案进行询问,或者在访谈者不能准确理解所问问题时提供帮助。应用封闭式问题的优点是研究者能够将预先编码的答案组合成块,并且在访谈中就可以将答案转换成编码的形式。Box 3-2-1 中列出的是预先编码的封闭式问题举例,其中的 3 个问题有不同的标记,有 1、2、3 等数字的各种不同的可能答案。每个问题右边的一栏中有一个编码框,被访谈者在自己选择的数字处打钩或画圈,访谈者把被选择的答案数字编入编码框。预先对访谈计划进行编码可以节省后续研究步骤所要花费的时间,因为后续步骤只是很简单地将答案输入计算机。如果研究者准备工作够充分,也可以在和被访谈者谈话的同时将答案输入编制好的数据库。

Box 3-2-1

封闭式问题
1. 你的受教育程度是:
小学
初中
高中
本科
研究生
2. 你的家庭月收入是:
1000~2000 元
2001~3000 元
3001~4000 元
4001~5000 元
3. 你现在是:
全职工作
兼职工作
失业
退休
长病假

1. 你的受教育程度是:

小学　　　　　1　　[ ]
初中　　　　　2
高中　　　　　3
本科　　　　　4
研究生　　　　5

2. 你的家庭月收入是:

1000~2000 元　1　　[ ]
2001~3000 元　2
3001~4000 元　3
4001~5000 元　4

3. 你现在是:

全职工作　　　1　　[ ]
兼职工作　　　2
失业　　　　　3
退休　　　　　4
长病假　　　　5

阅读笔记

开放式问题多应用在收集人们的经验和观念等方面的信息。例如,当被访谈者对某些问题的回答是"哦,是的,但实际不是"或"说不好,得看情况"时,就不适合用封闭式问题。因为即使在备选答案模块里有"其他"这个选项,预先设计的答案对于日常生活中的"如果"和"但是"来说还是有太多的限制。所以,开放式问题适用于侧重探究细微的差异和比较具体的人的观点的研究。Box 3-2-2 是开放式问题举例。由于开放式问题会产生大量分析非常困难又耗时的资料,所以在结构式访谈中,往往用封闭式问题替代开放式问题。

Box 3-2-2

──────── 开放式问题 ────────

1. 你的护士工作中最有趣的事是什么?

(如果需要,可以让被访谈者谈谈为什么这些事情被认为最有趣)

2. 为什么这样说?

(如果需要,让被试者解释他们这样陈述的原因)

5. 访谈原则

(1) 不要对研究进行过多的解释,只用设计者提供的标准解释。

(2) 不要偏离研究指南、打乱问题的顺序或者改变问题的措辞。

(3) 不要让别人打断访谈,不要让别人替被访谈者回答或者在被访谈者回答时发表他(或她)对问题的看法。

(4) 不要暗示同意或反对某个答案,不要给被访谈者任何关于调查问题的个人意见。

(5) 不要解释问题的含义,可以重复问题,并且给出在培训中规定的或是由设计者提供的说明和解释。

(6) 不要临场发挥,比如增加答案类别或者增加问题数目。

6. 访谈注意点

(1) 了解被访谈者的知识程度:了解被访谈者对语言的喜好和对你提问的理解程度。努力用接近被访谈者的语言与被访谈者沟通交流。

(2) 了解被访谈者的兴趣和禁忌:兴趣相近,可以增加沟通;触犯禁忌,会引起冲突,甚至导致访谈无法进行。

(3) 用字、措辞及形式越简单越好:即语句简短,用字清晰,每句的内容不能太复杂,以被访谈者能够理解为标准。

(4) 避免使用表现情感的字眼或句子:每个人的情感不同,也不稳定,有时定义也不一致。

(5) 如果是非探索性研究,最好不问"为什么":因为"为什么"不仅容易使问题混乱,而且难以统计。

(6) 尽量把问题具体化:抽象的观念往往令被访谈者难以回答。

(二) 半结构化访谈

1. 概念　半结构化访谈(semi-structured interview)介于结构化和非结构化访谈结构之间,访谈者有一个明确的、需要遵循的访谈计划,只问一些预先准备好的、在相关话题和主题范围内的问题。这种根据包含主要问题的访谈指南所进行的访谈是松散的、非完全结构化的。访谈者可自由地针对被访谈者的某些观点、某些答案进一步提问,让被访谈者进行澄清或进一步阐述,被访谈者可以根据他们认为是重要的方面进行回答。同时,访谈也有一个范围供被访谈者选择谈论哪些特定的话题以及谈论的程度。由于半结构化访谈也产生可统计的资料,因此,它与非结构化访谈更为相似。

2. 应用　半结构化访谈收集的资料都可以被设计用来获取人们的观点、看法、思想和经历等信息。用现象学、民族志、女权主义等方法进行访谈的研究者常常使用此方法收集资料。

3. 特点

(1) 相比结构化访谈,半结构化访谈所需的时间稍长;一般采用中等规模的样本。

（2）可以使用结构化或无结构的访谈,所提的问题结构化越弱,所需的访谈时间就越长。

（3）访谈者需要设计封闭式和开放式问题混合的访谈指南。访谈者可以凭自己的判断即兴提出问题。访谈所得到的资料部分是由访谈者导向的,部分是由被访谈者导向的。

4. 访谈指南　访谈指南是半结构化访谈的框架,它是建立在研究提出的主要问题之上的。设计访谈指南应该从大范围的问题开始,剔除任何对研究无用的问题,讨论和研究剩余的问题并作认真的修改。

在访谈指南中可以使用封闭式问题和开放式问题,使用开放式问题可以鼓励交流。在半结构化访谈中,访谈者要对被访谈者的回答进行引导和提示,以便进一步了解翔实的细节,澄清某些事实和具体的事例。在设计访谈指南时,除了需要发展核心问题,还要设计适当的、能激发被访谈者回答的引导词和提示词。访谈者可以按照访谈计划询问延伸出的问题以获得新的思想、意外的主题或影响。但是,与引导词相比,延伸问题不能提前询问。

访谈指南的问题应该是连贯的、按照一定顺序排列的。在访谈开始时可以提出一些缓和气氛或易于回答的问题,使被访谈者不至于太紧张。但这些问题也应该是与情景或背景细节有关。开始的几个问题问完后就进入到主要的问题,这些问题需要遵循一定的逻辑顺序。根据研究内容,按照事件发生的时间顺序提出问题。一般将复杂的、抽象的或敏感性的问题放在访谈的后半部分进行,因为此时访谈者与被访谈者之间可能已经建立起了足够的信任,他或她在透露那些十分隐私的个人信息时就不会感觉存在威胁。Box 3-2-3 是一个半结构化访谈的访谈指南示例。

Box 3-2-3

────────── 访谈指南示例 ──────────

　　下面是一份指南。访谈者可能会改变问题的语言,也可能会发现一些自动出现的话题,随着访谈的进行,可能改变这些问题的顺序。如果时间允许,请被访谈者详细解释或举例。

　　前言:让被访谈者放松——向被访谈者解释访谈的目的,研究的预期结果和被访谈者能够获得的回报,保密原则等。

　　1. 你认为"专业化"一词的含义是什么?

　　提示:举例说明。

　　2. 按照你刚才的说法,护理是专业化工作吗?

　　3. 你能否谈谈病房护士的工作? 你认为护士工作的专业化体现在哪些方面?

　　提示:了解问题 1 和问题 2 中使用的概念得到多大程度的应用。

　　4. 能否谈谈你工作的另一方面,如你在处理与病人的关系方面。你认为这当中哪些是专业性的体现?

　　提示:了解问题 1 和问题 2 中使用的概念得到了多大程度的应用。

　　5. 你能回忆最近发生的你作为专业人士参与的事件并且讲述一下吗?

　　提示:那件事中显示你作为专业人士的方面是什么?

　　(如果需要,让被访谈者解释他们这样陈述的原因。)

（三）非结构化访谈

1. 概念　非结构化访谈(non-structured interview)是一种自然的、广泛的、自传式的、深度的、叙述性的或不直接提问式的访谈。研究者在非结构化访谈中只需要笼统地决定探究的主要问题和话题范围,而探究的方法可以灵活多样。被访谈者被鼓励敞开心扉、自然地用自己的

阅读笔记

语言和观点谈论所问的问题,而不受访谈者的影响。相比半结构化访谈,访谈者在非结构化访谈中扮演一种更被动、更间接的角色。

2. 应用　非结构化访谈可以收集到大量的质性资料,可以对人们关于社会世界的认识产生深刻的富有洞察力的见解。现象学研究和扎根理论研究多采用非结构化访谈收集资料。

3. 特点

(1) 访谈者往往只提问一个或两个准备好的问题。访谈者是一个被动的角色,被访谈者决定着能够发现的东西。

(2) 因为需要几轮的访谈和复杂的资料分析,研究往往持续很长时间。访谈和资料分析的复杂性限制了样本的规模。

(3) 访谈时间长,并要求被访谈者有更多的付出,这使得寻找被访谈者更加困难,因此通常采用"滚雪球"式选样方法。

(4) 访谈者了解被访谈者的经历和观点。

(5) 分析资料难度较大,要求研究者需经过一定的培训和拥有相关经验。访谈资料需要录音并完整地转录。

4. 访谈提纲或备忘录　访谈提纲在非结构化访谈中一般只包括几个简单的、一般性的问题,切入正题后往往提 1~2 个问题。例如,你能告诉我当你想要一个孩子却没有能够怀孕时的感觉吗? 你能告诉我当你听到医生说你患了乳腺癌时的感觉吗? 之后的问题由访谈者根据被访谈者提供的资料提出,以澄清或深化对某一主题或事件的事实。所以,非结构化访谈的危险是可能导致被访谈者讲述详细的和漫无边际的故事,故事可能非常有趣,但可能与所要研究的问题毫无关系。而且,如果时间不充足,可能会错过某些对于研究来说非常重要的问题。因此,访谈者需要具备促进谈话的技术和专业知识,在访谈中将话题控制在研究范围内。

5. 访谈模式　用于现象学研究或民族志研究的非结构化访谈模式的显著特征是三轮访谈模式,即一个研究中与每个被访谈者进行三轮不相同的访谈。访谈让访谈者和被访谈者一起探索经历,并将被访谈者置于相应的背景之中。第一轮访谈,探询被访谈者获得经历的背景;第二轮访谈,让被访谈者在其背景中重构亲历过程的细节;第三轮访谈,鼓励被访谈者反思其经历对自己的意义。这里以弗德里奇(Fuderich,1995)对遭受过战争之苦的柬埔寨难民儿童的经历的研究来说明三轮访谈模式的应用。

第一轮访谈(生活史)时询问:被访谈者是怎样成为难民的? 被访谈者在来美国之前的人生历程是怎样的? 此轮访谈着眼于生活经历,访谈者围绕当前既定研究主题询问被访谈者,让被访谈者尽可能多地谈论其经历的背景信息。

第二轮访谈(目前的经历)时询问:被访谈者在美国的生活怎么样? 他(她)的教育和家庭生活怎么样? 访谈的目的是集中了解被访谈者在研究主题范围中的目前生活状态的具体细节,访谈者请被访谈者重构这些经历的细节。但不询问他们的观点。

第三轮访谈(意义的反思)时询问:被访谈者怎么看待目前在美国的生活? 他(她)在自己的人生历程背景之下怎样感受目前生活状况的意义? 访谈是让被访谈者反思他们自己经历的意义。类似的问题还可以着眼于未来的角度提问,例如,"就你在这些访谈中所回忆、再现的内容来看,你认为你的未来将是什么样的呢? "所以,明确意义或赋予意义是这轮访谈的目的所在,只有在已经通过前两轮访谈奠定良好基础的条件下,第三轮访谈才能取得成效。

遵循三轮访谈的结构相当重要。每轮访谈本身对达成整个研究目的以及促成访谈序列中其他活动的有效进行都有一定的作用。有时在第一轮访谈中,被访谈者就可能开始叙述关于其目前工作的有趣故事,这对促进被访谈者成为访谈的主角是有利的,但也能够弱化每轮访谈的中心议题和访谈者的阶段性目的。因此,在每轮访谈中,访谈者必须要不断做出多项决策,在向被访谈者提供充分讲述自己故事的空间的同时,也需要维持访谈结构有序、有效及所需的

阅读笔记

充分集中度。

访谈时间以每轮 90 分钟为宜。若一次访谈安排 2 小时则显得太长;鉴于访谈目的在于让被访谈者重构自己的经历,将自己融入各自的生活中,并体会自己经历的意义,所以少于 90 分钟的访谈似乎太短。当然,关于访谈时间并不需要固定不移或绝对不变,对于年轻的被访谈者,安排相对较短的访谈时间比较合适。访谈时间一般在访谈开始时就应该明确。

每轮访谈的时间间隔以 3~7 天为宜。这个时间间隔可以让被访谈者既有时间来反思前一轮访谈的情况,又不至于忘记两轮访谈之间的关系。但这个时间间隔也不是一成不变的。有时当被访谈者因无法预见的复杂情况而错过了访谈,就可以选在同一个下午进行第一轮和第二轮访谈,而不是在两轮访谈之间间隔几天或一周。有时被访谈者也可能在 2~3 周内无法安排访谈。某些偶然的情况下,三轮访谈也可以放在同一天完成。

6. 访谈技巧

(1) 鼓励讲述:非结构化访谈要鼓励被访谈者讲述他们的故事。鼓励讲述并不意味着谈话可以漫无边际,访谈者询问一个问题后,要引导被访谈者在研究的主题范围内详细地讲述事件的细节和感受。

(2) 选择语言:非结构化访谈的关键是被访谈者用自己的语言讲述自己的经历。访谈者应避免强加给被访谈者自己习惯使用的词汇或概念,通过语言来"控制"访谈。相反,访谈者要适应被访谈者所使用的词语和表达方式。

(3) 理解意义:在访谈过程中,访谈者和被访谈者之间要互相理解对方所讲述的内容。如果意义没有搞清楚,随后的分析就会受到访谈者和被访谈者之间无法预知的误解或错误解释的影响。确认访谈者对被访谈者所说的内容理解是否正确的方法之一,是不时地用自己的话解释或总结访谈者对被访谈者回答的理解,并听取他们的反馈意见。

(4) 批判性倾听:访谈者要学会做一个积极的听众。不仅要听取被访谈者的陈述,还要注意他们是如何陈述的,如陈述的重点和语气等。检查访谈者在访谈中有多大程度是倾听而不是讲述的方法之一,就是事后审查记录,查看自己实际讲话的频率和时间。

(5) 梳理主题:访谈中,访谈者要特别注意那些对理解被访谈者,与研究重点有关的观点和经历有帮助的关键词或信号,目的是梳理出重要的、特殊的和经常性的主题。通过仔细倾听,访谈者能够提出新的、经被访谈者说出的访谈者没有预料到的主题方面的问题。

(6) 非语言交流:访谈者对被访谈者做出的眼神接触、微笑、点头或手势等非语言信号,表明访谈者在注意被访谈者。简短的出声如"嗯""我明白了"或"对呀"等,都显示出访谈者在倾听、理解被访谈者的陈述并希望听到更多的信息。

(四) 焦点团体访谈法

1. 定义　焦点团体访谈(focus group interview)是访谈者把多名被访谈者安排在一起组成团体,同时访谈。访谈中,访谈者(研究者)积极鼓励并且注意该团体的互动。这种互动不仅是研究者与团体参与者的,也必须包括团体参与者之间的互动。焦点团体中的成员是一组被邀请对研究者的问题、前人研究的结论、政策文件、假设、关注点等能做出反应的人群。他们因为拥有一个或几个共有的特征而被邀请成为团体成员,如白领女性、男性青少年等。

焦点团体访谈有时也被称为焦点团体讨论(focus group discussions),但两者在应用中是有区别的。焦点团体访谈侧重于访谈者轮流对每一位团体参与者询问同样的问题(或是一串问题),焦点团体讨论则注重参与者之间产生的互动。

2. 类型　焦点团体访谈的类型很多。按访谈内容可分为综合性的团体访谈和专题性的团体访谈,以后者为多;按访谈目的可分为以了解情况为主的团体访谈和以研究问题为主的团体访谈,以后者为多;按访谈的形式可分为各抒己见且无需互相讨论的团体访谈、互相讨论式的团体访谈和争论式的团体访谈,以互相讨论式的团体访谈和争论式的团体访谈为多;按访谈

阅读笔记

问题可分为结构式团体访谈、半结构式团体访谈和非结构式团体访谈,以半结构式团体访谈为多。

3. 应用

(1) 探索问题:焦点团体访谈法可运用于问题的探索。研究者召集一些人共同检验一种方法论的技术、界定研究的问题,或者确认关键的信息提供者。例如,在研究计划的形成过程中,用焦点团体访谈去检验问卷的措辞、测量量表的效度或调查设计的其他要素。Box 3-2-4 展示如何应用焦点团体访谈去发展一份问卷。

Box 3-2-4

运用焦点团体访谈发展一份问卷

召集一个焦点团体访谈,目的是收集资料以设计一份自填式护士工作满意度问卷。参加焦点团体访谈的有护士长、泌尿外科病房护士、消化内科病房护士、手术室护士、重症监护病房护士、急诊室护士、中心供应室护士、门诊护士,共 8 人。8 人中有倒班的,也有固定日班的;有工作 10 年以上的,也有工作 1 年的新护士;有本科毕业的,也有中专毕业的;有结婚的,也有未婚的。焦点访谈讨论中询问的问题是:什么情况下你会觉得有满足感? 什么情况下你会觉得很不满意? 参加访谈的护士们列举了各自产生满足感和不满的情景和事例。通过对这些资料的分析,可以得到影响护士工作满意度的因素,经过对这些因素的分析,可以得到问卷所应包括的维度,而护士们所谈的情景和事例可以作为问卷中各维度下的条目形成的依据。

(2) 确定结果:焦点团体访谈可以与其他资料收集的方法同时使用,以确定或证实一个观点或一些意见。例如,问卷调查后,选取调查对象中的部分人员对问卷中的问题进行"为什么"和"怎么样"的讨论,以确定被调查者如此作答问卷中问题的原因。

(3) 描述经验:焦点团体访谈可以帮助被访谈者唤起对某些特殊事件的记忆,激发其对事件的细节描述(一场灾难或一次庆典),或由一个小组的成员共同分享经验。与用于描述特殊事件经历的一对一深度访谈法不同的是,焦点团体访谈注重对经历的比较,强调焦点团体访谈参与者共同的感受和经验。社会学家常用焦点团体访谈法进行验证或调查某些集体行为及其倾向的研究。

(4) 探讨敏感问题:焦点团体访谈常用于处理各种敏感的话题,其中包括可能的弱势群体。如运用焦点团体访谈研究女学生的性行为、对于堕胎的看法以及避孕习惯,用焦点团体访谈征询护士对严重精神病人的看法等。

(5) 鼓励参与:当被访谈者不愿意一对一面对面互动时,可以考虑用焦点团体访谈法。相对于"一对一"访谈,焦点团体访谈能够鼓励那些原本可能不愿谈论个人经验的人参与讨论。在某些情况下,运用焦点团体访谈能让研究者得以接近原本不愿详述自身观点和经验的被访谈者。

(6) 不宜用于个人叙事研究:这是因为当几个被访谈者争相细诉个人故事时可能会产生"噪声",使访谈者难以提取发言者的信息。

(7) 不宜用于态度研究:如果研究的目的是测量态度,那么焦点团体访谈也是不合适的。因为态度是一系列分析决定的最终结果,它是表现出来的,而非预先形成的。

4. 步骤与策略

(1) 访谈前准备

1) 课题的准备:充分认识本次访谈的目的和任务,理解预设问题对于访谈者和被访谈者

阅读笔记

的含义。如果访谈者也有类似经验,在一定程度上有利于对被访谈者提供的资料的理解,但也有可能会主观引导被访谈者,使其放弃自己的主见而跟随访谈者,导致访谈资料具有倾向性。如果访谈内容对于被访谈者是负面的回忆,访谈本身有可能引起被访谈者的心理反应,需要访谈者做好抚慰被访谈者的心理和技术准备。

2）方案准备:方案指的是访谈活动的路线图,是行动的指南,并不是问卷或访谈的提纲。方案包括计划访谈的起止时间、选择和培训访谈者、确定访谈地点、明确访谈内容、选择访谈方式、准备物品和材料、确定资料的分析方法、做好应对意外情况出现的准备等。

3）物品准备:焦点团体访谈也需要有物品的准备。除笔和纸之外,还应带上计算器,以便在听取数据情况时可以进行现场计算。一般情况下需要摄像。如果需要去异地访谈则需要准备住宿和交通费等。所以,备齐相应的设备物品是非常必要的。

4）选择被访谈者:被访谈者的选择是否得当,关系到资料搜集的成败。研究应以哪些人为访谈对象的问题与研究的目的和环境特质有密切的关系。例如,研究的目的是关于某地的文化重建,则被访谈者不应该是青年人,甚至也不是中年人,而应是老年人,特别是当地有影响的老年人。如果研究所关注的是"家庭关系",就应该以家庭成员为主要访谈对象。如果研究涉及儿童教养或家内事务,中老年妇女也应该被列为访谈对象。如果是研究某类病人,则应该根据研究目的选择患有或曾经患有这种疾病的人。如果研究的主题是社区发展,则被访谈者应该包括居住在社区的各类人群,特别是社区领导和有文化的、有影响的长者。

5）确定访谈地点:确定访谈地点时要考虑特定地点对被访谈者的影响。研究者经常会选择一些事件发生的实地进行焦点团体访谈,研究者可将被访谈者带入某个正式场景中并询问直接的问题,也可以将他们带入某个自然的场景,如街角、理发店等,这些地方对于那些非正式但目的明确的访谈来说是非常有利的环境。当然,如果被访谈者都是病人的话,开会的地点应该避免有让人害怕的广告或海报存在。若要进行有关酗酒问题的访谈,酒吧就是不合适的访谈地点。

6）选择访谈方式:访问的方式常常因目的而异,并非一种访问法可以适用于任何场合。如果研究的是"家庭关系",就应以家庭为主要对象,对亲子关系、夫妻关系、祖孙关系、兄弟姐妹关系以及因这些关系而产生的权利义务都应加以考虑,对因家庭而发生的社区关系也应考虑在内。访谈中一方面可观察成员间的沟通方式是否有冲突,另一方面也了解成员间如何解决争端。

在焦点团体访谈中一般采用半结构化访谈的方式,以利于把握重点。结构式访谈因为无法进行深入的提问而易使访谈流于形式,而非结构化访谈又可能因为访谈者无法关注会场中的每个人而使一部分访谈对象脱离会议的主题。

（2）进入访谈现场:怎样进入访谈现场关系到能否与被访谈者建立信任桥梁的重要方面,而建立相互信任是能否取得访谈成功非常关键的因素。如果焦点团体访谈会开得轻松、融洽、顺畅,被访谈者能够毫无顾忌地围绕中心内容踊跃发言,那么访谈会就是成功的;如果会场气氛严肃、拘谨和沉闷,被访谈者顾虑重重,吞吞吐吐不敢发言,那么访谈会则较难以获得成功。

营造一个轻松自在的环境是避免初次见面产生拘谨的好方法。初次见面时的寒暄是非常必要的。访谈者要表现出一见如故的姿态,可结合当时的情景或抓住某一特定的现象幽默地开个玩笑,如谈论当时的天气或当天是否为某个有意义的日子等。寒暄之后让座倒茶,再转入访谈意境,逐渐引入主题。

进入主题前可利用三五分钟时间唠唠家常以消除紧张情绪,也可以围绕当前热点问题议一议。如果被访谈者的文化水平不高,可以从生活琐事引起话题;如果被访谈者是文化水平较高的管理人员,则可以从国内外重大新闻引起话题。而正式开会前,访谈者还需介绍本次访谈的背景,应把访谈的目的、内容、要求和大概需要的时间告知被访谈者。主持人要表现随意、自如,一般没有必要一本正经地宣布"现在开会"。这个过程使被访谈者把思路集中在主题上,留有一个短暂的思想准备时间,同时也能减少或消除被访谈者的疑虑感,让他们了解在这个问题上无论怎么回答也不会带给他们任何麻烦和后遗症。访谈者不要给被访谈者留下"外行"的印象,也不要摆出"权威"的姿态。访谈的同时还需注意观察被访谈者是否有异常变化,以便掌握下一步行动。

(3) 进行访谈:焦点团体访谈可以有几种方式。第一种访谈是非常正式的,访谈者采取指导性和控制性立场,严格地引导讨论,不允许偏题和离题。此时,被访谈者之间是完全分开的,通过一个协调人或访谈者分享和交流意见。这种方式一般用于市场调研,常用结构化访谈并采用结构化问卷。第二种访谈是不直接提问的,访谈者根据自己的研究主题选择访谈的人群和合适的访谈地点,以观察及提问的方式进行访谈。这种方法多运用在自然的实地情境中,如街角或某个可控制的环境(比如研究实验室),也可以是被研究人群经常活动的场所。在那里,研究的目的是用现象学的方法了解群体的活动和互动情况。访谈者就某一主题确立一个大致的观察和访谈范围,然后根据观察到的情况和人们的交谈情况提出问题。

在焦点团体访谈中,访谈者扮演了访谈指导者和协调者的角色。这要求访谈者对被访谈的群体进行动态管理,访谈者必须既考虑到预先准备的问题,又随时关注群体成员之间互动状况的变化。

5. 访谈技巧 实施焦点团体访谈的技巧与个别访谈没有明显差别。访谈者必须做到灵活、客观、移情、有说服力、是一个好听众等。但是在焦点团体访谈中,访谈者需要具备一些特殊的技能,这些技能主要表现在三方面:第一,访谈者必须防止某个人或某个小团体控制访谈小组;第二,访谈者必须鼓励那些顺从性较差的被访谈者积极参与讨论;第三,访谈者必须从每个被访谈者那里得到回答,以保证收集到的信息是最全面的。

(1) 处理"冷场"的技巧:"冷场"的表现因人而异,可表现为被访谈者坐在那里一声不吭,或带有一些小动作,如吸烟、喝水等,或你看看我、我看看他,或低头想各自的心事。遇到这种情况时,访谈者可把话题转移到大家感兴趣的社会热点问题上或开开玩笑,适当活跃现场气氛,等被访谈者的情绪被调动之后重新转入正题。若还未改善,可以宣布休息或休会,在休息时间抓住机会进行沟通。在被访谈者中选择具有代表性的人物在会下沟通,征求他们的意见并动员其他被访谈者发言,也可以在休会期间活跃一下气氛,扭转呆板沉闷的局面。如果需要休会,则休会的时间不宜太长,最多 2~3 天或 3~5 天。休会期间要深刻反思,分析原因,以防止复会时再度出现"冷场"现象。

冷场的原因一般有以下四方面:一是被访谈者不好意思开口,互相观望等待别人先谈,看看其他人反应如何再决定自己怎么谈;二是有所顾虑,担心自己谈错,在面子上过不去或者会产生什么不好的影响;三是事不关己,他们心想,别人想怎么谈就怎么谈,我反正不谈;四是存在负性情绪,不愿配合。

(2) 处理"局面失控"的技巧:"局面失控"的表现是被访谈者在介绍情况时自觉或不自觉地"偏了题",甚至"离了题"或"跑了题",只谈论自己感兴趣或自己特别熟悉的情节。还有可能出现被访谈者借机发泄不满情绪,甚至出现被访谈者之间发生激烈争执的状况,使访谈难以继续。此时,访谈者要冷静地处理问题,不宜表现出惊惶失措等急躁情绪,可以随意地用话语转移话题,之后再提醒或提出事关主题的问题继续谈下去。不宜直接打断被访谈者的发言,也不要直接肯定谁的发言内容或观点,更不要批评或明确指出谁的错误观点。如果暂时无法平息失控的场面,可以提出休会。如果争执的内容是围绕会议主题的,应该容许争执的存在,访谈者只需静静地听,快速地记录即可。

(3) 询问技巧:询问问题时要仔细听,仔细记,边听边记边分析,要做到六个"不"和五个"引导"。即做到不问错,不听错,不记错,不理解错,不诱导,不偏见;做到冷场时引导,跑题时

阅读笔记

引导、非主题争执时引导、出现错误观点时引导、对会场不利时引导。当一个情节意境介绍清楚了，被访谈者还在喋喋不休地介绍这个情节时，也要引导到下一个情节去，把情节深入下去。

6. 评价 焦点团体访谈具有一些个别访谈所没有的优点，如实施起来相对经济，可获得丰富、详尽的资料，能刺激被访者的回忆，形式灵活等。焦点团体访谈可以促进被访谈者之间相互支持，起到相互理解，彼此安心的作用。但也存在一些问题，如结果不能推论，新出现的群体文化可能干扰个体的表达，访谈可能被某个人控制，结果可能是"小团体思想"等。由于访谈小组的状况是不断变化的，因此焦点团体访谈对访谈者的技巧要求也比个别访谈更高。此外，这种方法不太适合敏感性问题的研究。然而，无论是质性研究还是量性研究，焦点团体访谈都是一种可行的方法。

三、记录和转录

(一) 访谈记录

访谈记录在获得成功访谈方面具有重要意义。如果对一些重要的内容没有记录或记录有误差，会导致访谈结果发生偏移。

如果是结构化访谈，一般是对访谈问题打钩或对答案框里的数字(编码前)画圈。也可以把答案直接输入计算机。

如果是半结构化的访谈，一般可以采取笔记和录音相结合的方式记录访谈内容。笔记记录较为经济，不需要花很多钱，访谈者只要有几张纸和几支笔即可记录。但是，笔记可能比较慢，它需要访谈者的实践经验和技巧。这些技巧包括如何选择性地记录又不把重要内容漏记，速记或其他形式的特定的快速书写法。即使被访谈者同意录音，也同样需要笔记，主要是记录关键词、重要的词汇和临时的文字评论，以便必要时与被访谈者澄清记录的内容，引导被访谈者进一步叙述。访谈结束后迅速对访谈记录进行扩充，尽可能完整地记录访谈内容。

磁带录音或录音笔录音是非结构化访谈最常用的记录方法。它能使访谈者专注于被访谈者的陈述，能够获得覆盖整个谈话的逐字逐句的永久记录，还有音调、强调、停顿等。但磁带录音或录音笔录音也有缺陷，特别是将录音转换成文字，这是一个费时的工程。1小时的录音可能需要10小时甚至更长的时间。而且，对访谈进行录音可能会使访谈对象感到紧张或使得他们难以坦率交谈。使用有质量的录音设备是取得良好录音效果的根本。

录像记录多用于焦点团体访谈，因为访谈中经常会出现两个或两个以上被访谈者同时发言的情况，用录像可以分辨是谁在讲话。但录像费用贵，访谈者需要专业训练，同时，录像本身可能会对实际访谈环境产生干扰。

(二) 资料转录

资料转录是把录音资料转化为文字资料，是根据访谈整理出书面记录的结果。波兰德(Poland)曾经说过，口头交流一旦记录在纸上，马上就会丧失或削弱其在访谈情景、移情和其他情感变化等方面的价值。大多数记录只注意到了访谈的语言而忽视了背景、情景、身体语言和"感觉"等方面的信息。访谈者本人转录资料是能够避免用猜测来理解访谈陈述的办法，也能缩短访谈记录与访谈事件之间的距离。但如果是一个大型研究，需要有较多样本量的访谈，依靠访谈者本人转录资料往往是不可行的。

根据研究目的的不同，转录数据可以在不同的细节水平上进行。结构化访谈很少需要转录，需要的是对数据的理解。对于半结构化的访谈，可以根据研究目标记下总结性的要点。但对于那些扎根理论、现象学、民族志学的访谈来说，有时也有必要记下"嗯""哦"等犹豫以及估计停顿的时间。

1. 数据转录 数据转录多见于对结构化访谈资料的处理。在结构化访谈中，访谈者准备了预先编码的封闭式问题并形成表格，所以其中的数据一般在被访谈者回答问题、访谈者完成

阅读笔记

表格的过程中就能转录完毕。只进行数据转录的前提是访谈者不需要去猜测被访谈者回答的意思。不同访谈者在提问和对答案进行编码的方式上可能存在差异。数据转录中可能发生的错误是从访谈者的表格转移到计算机数据库过程中发生的不一致错误。避免的方法是由两人进行数据的录入，通常是一人录入，一人核对。

2. 录音转录　　如果访谈者是研究者且自己进行录音的转录，他能够在转录时就开始熟悉数据，想起访谈时的语气，记录符合研究的要求。而让别人转录时往往需要找出存在的错误或误解。如果研究的目的是通过访谈了解某种观点的范围，如搞清楚哪些东西对人们很重要，而不是对这些事情作深入的探究，访谈者可以保留完整的访谈，而只把关键部分的录音转录出来。完全转录是最可靠的一种资料转录方法，它能够避免很多意义性内容被记录成简洁的笔记或摘要而掩盖访谈的复杂性和微妙性。但这种方法很费时，因为 1 小时的访谈内容可能需要 7~10 小时转录。

3. 录像带转录　　如果研究者认为访谈中大量的以非语言方式表现出来的互动需要表达，则可以用录像带记录访谈过程。转录录像带就是要记录录音所遗失的信息。在录像带的转录中通常会形成两个文件，一个记录语言，另一个记录录像中显示的非语言材料。但记录非语言信息比较困难，因为记录非语言信息不是简单地描述行为，如"笔直地坐着""看着访谈者"或"做手势"，还需要对这些行为做出解释，有时需要细致地描述肢体语言，并对被访谈者的心情和态度做出某种推断。为了提高转录内容的信度、效度，往往采用两个人观看录像并记录行为的方式，对存在的分歧双方讨论直到达成一致意见。但缺点是转录的成本很高。

四、样本量

访谈的样本量是根据研究的目的和方法决定的。结构化访谈的样本量由研究设计时计算决定，一般都有较大的样本量。半结构化访谈和非结构化访谈的样本量不是在研究设计时决定的，而是研究者在访谈和资料分析的过程中逐步确定是否已经有了足够数量的被访谈者。

有两个标准可以确定是否已经有了充足的被访谈者。第一个标准是充分性。是否有充分的能反映被访谈者所在地点和人群范围情况的访谈量，以使样本以外的其他人员也有可能和被访谈者经历建立联系的机会。如果要研究护士护理精神异常病人的体验，入选的被访谈者应该既反映高年资护士的经历，又反映低年资护士的经历；能够反映女护士的经历；反映不同学历护士的经历。另一个标准是信息饱和性。饱和性是指访谈者听到了相同的重复信息，他或她不能再获得新的信息的时刻。

"足够的数量"是不同访谈过程交互反映的结果，对每项研究和每个研究者来说都各不相同。另外，在考虑充分性和饱和性的同时，也要考虑研究时间、研究经费及其他资源的因素。

焦点团体访谈每次会议控制在 10~12 人之内，以 8 人最佳。因为在资料分析阶段，研究者必须找出不同的声音，澄清并进一步探索每一观点的差异。过多的与会者会使研究者在转录会议内容、分析会议内容方面遇到很大的困难。而焦点团体访谈会的最低人数为 3~4 人，因为只有这样，才称得上焦点团体访谈。

五、伦理考虑

访谈没有像生物医学研究中给生命带来死亡的危险，但这不等于没有风险。在进行访谈的过程中，特别是非结构化的三轮访谈过程中，访谈者与被访谈者之间将形成亲密的关系。这种亲密的关系可以促使被访谈者在访谈过程中分享他们生活中产生的某些不满或一定程度上的情感困扰。当研究者写报告时，如果误用了被访谈者的话语，研究者很可能会使他们的被访谈者感到很尴尬甚至愤怒。被访谈者有权对访谈过程中的弱点进行保护，有权表明研究者在哪种程度上分享访谈成果。

阅读笔记

人类相关研究中的伦理原则同样适合以访谈为主要收集资料方法的研究。研究计划要经过伦理委员会的讨论和批准后才能实施。在进行具体的访谈前要获得被访谈者的知情同意，并签署知情同意书。

适用于访谈的知情同意书包括八个主要内容：访谈的基本情况和要求、风险、权利、可能的利益、记录的保密性、结果的发布、未成年人的特定约束条件、联系信息及该知情同意书副本。在知情同意书的第一部分，研究者必须用通俗的语言简要地向被访谈者陈述研究的目的、访谈进行的过程、访谈所需的时间以及这项研究是否有资助者。第二部分应当列举被访谈者因参与访谈而可能遇到的损伤和不适性等潜在危险。研究者应当说明访谈过程中有时会感到不适，也应说明研究者会努力使这种不适降到最小。第三部分要告知被访谈者所拥有的权利，并表明研究者所承诺遵守的义务。权利包括：①自愿参加的权利；②退出访谈的权利，包括访谈中的退出和访谈结束后访谈资料发布前的一段时间内要求退出的权利；③审核及撤回访谈资料的权利；④隐私权。第四部分要概括说明可能被视为期望的合理的研究结果对被访谈者有哪些潜在收益。研究者需要在这一部分适当说明他们希望在自己的研究中得到什么，以及获得的东西对这一领域有什么作用。第五部分要陈述研究者在记录、录音、文字转录稿及其他可能辨认出参与研究的被访谈者的材料中，对所使用的被访谈者身份的私密性进行保护。第六部分要阐明研究资料的共有权、访谈资料的使用范围、访谈资料的可能性用途以及被访谈者参与访谈提供资料的回报。第七部分主要是针对有未成年人作为被访谈者的研究，访谈者必须获得其父母或法定监护人的知情同意。第八部分要说明在访谈前、访谈中及访谈后，被访谈者如何与访谈者联系的信息，以便被访谈者对该研究有疑问或其他关心的事项时能及时与访谈者取得联系。在被访谈者和访谈者签署知情同意书后，访谈者（研究者）应把知情同意书作为研究资料进行保存，同时向被访谈者提供一个副本。

第二节　观　察　法

观察法（observation）是行为科学的研究方法之一。研究者有时借助观察法以搜集资料，了解社会现状或行为取向。如观察初产妇的亲子行为，观察新生儿的行为特征，并借以推断和估计其心理取向；观察社会群体的行为互动以了解时尚趋势等。

观察法是社会调查体系中最基本的方法。它是收集非语言行为资料的基本方法。虽然观察属于一种对世界的感知活动，人们每天都在进行，但是按观察法进行的观察，有着不同于一般观察情况的特点，也有着具体做法的分类。

一、定义

观察是人们日常生活中普遍存在的用眼睛、耳朵注意视听事物的一种自动行为，而观察法则是建立在观察基础上的一种视物方法，它是观察者有计划地运用自己的感觉器官或借助科学的观察仪器，直接了解当前发生的，处于自然状态下的社会现象的一种方法。

二、特点

1. 客观性　观察法是研究者观察研究对象的一种活动，保持观察活动的客观性，是观察法客观性特点的体现。经观察活动所收集的资料能如实反映被观察对象的真实情况，如果方法正确，能有效避免观察过程受到观察者认知、情感等主观因素影响。

要做到所收集资料的客观性，要求依照正确方法进行观察，观察者的认知明确，避免观察时只看到次要现象、未把握住主要所在等失误情况；排除观察者的情感因素影响，克服因个人好恶而掩饰或歪曲社会事实的偏执现象，保持观察的客观性。

阅读笔记

2. 直观性 观察活动是经由人的感觉及运用其他手段客观考察正在发生的社会事实,对被观察的对象不加干预,让其保持自然状态,从而获得反映对象的原始、本来、真切的资料。观察活动的直观性在于观察法所采取的观察提纲或观察卡以及观察步骤、程序等都有直观性特点。尽管观察研究可以多角度、多方面、多次数观察客观对象,从而取得比较全面的直观资料,但是一些内含的、隐蔽的、瞬变而不再重复的社会事实,是了解不到和难以把握的,说明观察研究具有直观性的特点。

3. 规划性 观察法的观察与日常生活中的观察活动是有区别的,观察者不向被观察者暴露自己想要了解什么和怎样了解,同时观察者运用观察法进行的观察,一定是按研究实施总体方案确定的目的与计划实施,也就是说,在实施观察之前对为什么观察、观察什么、怎样观察都是很明确的。

4. 条理性 条理性体现在观察时按照一定的程序和步骤,循序渐进地展开。研究者根据事物的不同情况,制订不同的观察顺序。或按事物出现的时间由先到后;或按事物出现的空间,由近及远;或按事物的本身结构,由外到内;或按事物的客观常态,由部分到整体;或按事物的性质,由主要矛盾到次要矛盾等。

5. 敏锐性 运用观察法进行科学研究的观察者必须具备敏锐的洞察力,观察时通过注视受观察者衣着、姿势、鞋子、左手食指的着色,就能得知有关这个人的背景、职业爱好等,同时要能够注意所研究对象的特征。

6. 目的性 调查研究中的观察总是围绕着某一课题,实现某一特定的目的进行的。明确了观察目的,就可以知道应该观察的情况,收集材料的种类和数量及需要解决的问题。观察者以合适的身份进入观察角色,把注意力集中到所要收集的材料上,不受其他因素的干扰,保证观察的顺利进行。

三、应用

观察法几乎适用于人类生活各方面的研究。运用观察法可以描述发生了什么,所牵涉的人或物,事发的时间和地点,怎样发生,为什么发生。观察法尤其适用于研究人类生活所体现的当时的社会文化背景,研究事件的发生过程,人们与事件的关系及组合,事件的时间连贯性和模式。特别适用于人类知之甚少的现象的研究、局内人与局外人的观点存在严重分歧的研究、在局外人看来模糊不清的现象的研究、不为公众所知的现象的研究。然而,观察法并不适用于所有的学术问题的研究,如关于大规模群体的问题、一组变量之间明确的因果关系的问题、众多可测量的事物等的研究,不适合用观察法进行研究。

观察法在上述应用中也需要具备一定的条件,只有具备了这些条件,运用观察法才可能取得最好的效果。这些运用条件包括:①所研究的问题是从局内人的角度出发,涉及人类的互动和意义;②所研究的现象在日常生活情境或场景中可以通过观察得到;③研究者能够进入合适的现场之中;④现象的规模和范围都相当有限,可以作为个案研究;⑤所研究的问题适合于个案研究;⑥所研究的问题可以用质性资料加以说明,这些资料可通过直接观察和适合该场合的其他方法去收集。

四、分类

观察法因为观察者以什么角色去观察及涉及用什么工具、方式和手段去观察而有所区别。从观察者的角色来说有完全参与、准参与、非参与观察方法;从所用工具和手段来说有结构、准结构、非结构观察方法;从观察法的方式来说有连续式、非连续式观察方法。

1. 完全参与观察 完全参与观察方法是观察者参加被观察的群体或组织并成为其中成员,而被观察者不知其真面目的观察法。完全参与观察方法常在社会学、人类学研究中运用。

阅读笔记

美国社会学家奥斯波南(T.M.Osborne)曾以"罪犯"身份进监狱,与犯人一起生活。不仅他对犯人生活有亲身体验,而且犯人把他看成自己的同伙,对他无所顾忌,从而使他真正了解犯人的心理与行为状况,在这之后他写了《在监狱内》一书。美国社会学家安德森(N.Anderson)为研究流浪者的生活,自己化装成流浪汉,完全参与流浪队伍,在流浪中观察,既亲身忍受饥饿与寒夜的痛苦和遭到收容所人员与饭店伙计的嘲骂,又在其他流浪汉把他当同伙的情况下,深入地了解到流浪汉的辛酸。

完全参与观察方法可使观察者参与被观察者的群体和组织的活动,有亲身体会,观察细致深入,同时在被观察者无所顾虑和掩饰的情况下表现自然真实,能使观察者获得不易了解的可靠有用的资料。运用完全参与观察方法进行观察研究时必须注意两方面:一是观察者要保持自己的独立性,不要因成为被观察群体的一分子而影响自己观察的灵敏度,使应观察到的社会事实变成观察不到,被忽略;二是对于犯罪团体不能完全参与,否则,会有负法律责任的后果。

2. 准参与观察 准参与观察方法是观察者参与群体或组织的活动,观察者不隐瞒自己的身份进行观察的方法。美国社会学家威廉·怀特(William Whyte)通过准参与观察方法写出了著名的《街角社会》一书。他曾参与一个低收入地区街头13人的青年团体活动,一起在咖啡馆固定餐桌上聚会,但小团体打架斗殴他不参加,小团体成员知道他是研究者,对他不参加打架之类的不良活动也不介意。他们之间保持着相互沟通和谅解的关系。三年多相处中的观察均属准参与观察方法,即观察者参与被观察者的群体或组织活动,被观察者可以容忍和接纳。然而,观察者毕竟是"他群",不是被观察者群体中的一员。所以,准参与就不如完全参与的观察那样细致深入,有些隐蔽的、内在的情况不易被了解到。不过准参与观察者的身份大家知道,观察者可以酌情不参与被观察者的有关活动,保持超然的状态,有利于持客观立场观察事情。

3. 非参与观察 非参与观察方法是观察者不参与被观察群体或组织的活动,也不组织活动,完全以旁观者角色的观察方法,如观察犯人的改造情况,定期去看一下他们的生活、劳动、学习。该方法强调,观察者尽可能地不让被观察者知道自己在观察,不向被观察者提问题,也不对任何问题表露兴趣,只是看和听,然后记录所看到和听到的情况。观察者为了隐蔽自己的观察活动,在不便靠近看和听的情况下,还可以利用望远镜、摄影机、录音机等工具进行观察。非参与观察比较客观、公允,但有时看到的可能是一些表面的、甚至偶然的社会现象。

4. 结构性观察 结构性观察方法是依照事先周详计划及统一的观察内容、要求,采用统一的观察卡等手段进行观察性调查的方法。结构性的标志在于观察上有结构性的特点。预先定下研究范围、观察项目及工具,并预测可能发生的事件及反应类型,从事有计划、有系统地进行观察,并获得标准化的结果,是观察法中最严格的一种。与实验法在许多方面类似,不仅可预测可能发生之重要行为,也可安排各种主要情况,以配合研究目的,并避免未预期因素之干扰。结构观察法的观察结果通常可用来验证假设,其优点是观察者确定范围、项目,并借用工具及设备,对被观察者行为作详细而正确的记录,其缺点在于观察者不完全能够适应实际生活情况。

结构性观察方法运用中,提高观察准确度的方法有:①核对观察记录;②利用录音机或录像机;③两个观察者单独观察同一事件,分别做记录,事后互相比较查证误差;④使用来自不同家庭背景之观察员,组队观察,避免解释上的错误;⑤进行完全的会话记录,使观察者有机会考虑各个情节,判断资料对错,寻求对行为进行解释,以保持客观态度;⑥保持灵敏度,发现盲点。

5. 准结构性观察 准结构性观察方法是依照观察研究的目的、要求以及比较详细的观察提纲进行观察调查的方法。此方法与完全结构性观察方法的不同之处在于观察提纲不是完全结构性,研究者确定需要观察的有关内容而不是全部内容,以便依此进行观察实施。观察提纲的内容一般包括:

(1)确定被观察对象:被观察对象指被观察者的某方面行为及其相关联的情况。而究竟是哪方面行为及其相联系的情况,则由被观察对象范围来确定。观察前预先确定被观察对象范围是由观察目的决定的。如观察的目的是了解某病区护士间的团结合作情况,就要观察反映团结的情况,如相互关心的行为、相互合作的行为,还有相互支持的行为、相互理解的行为等。当然在确定被观察对象范围时,不一定对所有有关团结的行为表现都观察,可以确定其中的几方面,才能使观察有目的地进行。

(2) 确定观察目的:观察目的是由调查研究课题决定的,观察目的的确定以后,就为其他方面定了明确的方向,也便于对其他方面做出规定。

(3) 确定观察步骤:观察步骤包括观察的计划安排、观察手段等工作准备;依计划如期进入现场;到现场作粗略了解之后选定被观察者并建立起良好关系;在良好关系下作正式观察调查并做出观察记录;最后将记录进行整理供研究之用。

(4) 确定观察的有关具体措施:在观察的过程中,可能会遇到与有关计划不同,或与计划相悖而需要改变计划的情况,需要有应急措施。如果预先在观察提纲中明确,就会使观察活动在遇到特别的情况时也能顺利进行。

(5) 确定观察的时间、地点、条件:由于被观察对象在不同时间、地点、条件下所表现的情况不完全一样,如果要全面了解真实情况,就必须选定适当的时间、地点、条件进行观察。

6. 非结构性观察 非结构性观察一般称为参与观察,指研究者加入所要研究的团体中实地观察,但不作有计划的控制,也不运用任何工具。田野调查法常采用非结构性观察收集资料,社会学家也常用这种方法来研究社会现象。此研究方法是依据观察调查的目的和被观察调查者的情况,实行开放性观察调查的方法。此方法既没有预先计划安排,又不像上述有观察卡、观察提纲等观察手段,观察者只凭眼、耳随看随听,然后记录下所观察的情况。此方法简单易行,只要确定了观察研究的目的和对象就可行。此方法相比结构性与半结构性观察,有要求不严格、内容不精确的缺点,因此,此方法一般用于探索性观察调查。非结构性参与观察的最大优点是能够对所研究的社会团体或情境作更深入的研究,有助于了解参与者的真正动机、态度、行为、意义及其彼此间实际关系。其弱点是运用的情景受到限制,无法运用于任何研究情境。非结构性观察对观察者的要求高,在无预定设计及控制工具下,不同观察者可能获得不同的结果,观察者与被观察者之间的关系亦会影响观察者的客观程度。

7. 连续式观察 连续式观察方法是在比较长的一段时期中,为一个共同课题和目的,对相同的被观察对象作多次观察的方法。这种观察方法既可以在较长时期中作定期观察,也可以作不定期观察。定期观察可以是每周一次,或每个月一次,甚至每年一次。不定期观察要酌情而定。连续观察方法适用于动态性事件的观察。

8. 非连续式观察 非连续式观察方法相对连续式观察方法,是较长一段时期中的多次观察调查,或是较短时间中的一次性观察调查。非连续式观察的较短时间也是相对而言,可以是一天,也可以是一周。

五、评价

观察法是社会科学研究中基本的但很重要的方法,观察法有很广的应用领域,但也有使用的限制。

1. 优点

(1) 能够记录真实的外在行为。

(2) 能搜集到一般人不能注意到的或无法用言语描写的资料。所谓不能注意到的资料是指个体把那些重要的资料视为无效的资料而放弃关注。在这种情况下,如果由旁人来观察,就会发现被视为无效的资料是多么宝贵。所以,如果采用自我报告法,一些被认为是一般的资料就有可能被放弃,但就科学的或比较的观点来看则是非常重要的资料,如不同社会的民俗传统

阅读笔记

各有其特殊意义、价值,但往往被当地人视为理所当然。所谓无法用言语描写的资料则指一些无法以言语表达之特殊研究对象资料的搜集,如小孩或动物的行为。

(3) 不需要被调查人主动的合作,因此不会遭受被调查者拒绝合作的阻碍。

(4) 可用于搜集有关情爱及感情的资料。

(5) 能有效搜集有关社会距离、测量资料、领导与服从、团体互动等方面的资料。

(6) 能搜集到较可靠的资料,因为观察到的行为其作假的可能性要比言语上的编造困难。

(7) 可以观察一些外人无法加以控制或插足其间的团体或社会情境,如婚葬仪式、家庭亲子关系等。

(8) 应用上比较自然、简便、经济;时间上也可以有伸缩性。短期内观察者可以注意到社会情境中多方面的现象。

(9) 受过良好训练的观察者,凭其敏锐视察力及优良的记忆力,能正确而精确地描述情境,使读者获得相当深入的了解。

(10) 有助于观察者本人或其他研究者提出看法,选择某些方面的现象或问题作特殊而深入的研究。

2. 局限性

(1) 无法预测所要观察的行为何时何地发生,包括一些特殊情境如重大仪式、婚丧礼及紧急危难事件等。即使是日常情境,也经常有不可预见的因素阻碍观察工作,因此观察法在时间上、观察者体力情绪上都可能不是最经济的资料搜集法。

(2) 需要长时期观察的现象,如个人生活史,观察员本身未必能有很好的依从性,所搜集的行为次数也会受到限制。

(3) 不适用于大范围地区或很多人的行为资料收集。

(4) 只能做机遇选样,无法随机选样,所以代表性差,无法用来推论一般的情况,不能作为概括论断的基础。

(5) 某些领域无法以观察法搜集资料,如他人私生活中的性行为、家庭预算或消费行为等。

(6) 在时间上,观察者无法观察过去,也不能从现在的行为资料去预测未来行为。在频率上,可以搜集到行为的次数,但不能了解每次行为的内涵。

(7) 无法有效地调查意见和态度。

(8) 观察者的时间、生理、心理、情绪感受等因素会影响或限制观察研究的资料收集的准确性和精确性。

(9) 无结构非参与观察的缺点还包括可能只看到表面的或部分的现象,不能作深入或全面的探究,如参与者的信仰、态度、价值观等。还可因为渗入观察者的主观因素或偏见,对所观察情境做不正当的解释,下错误的论断;由于没有控制的工具,很难产生完全标准化的结果。

六、实施原则

虽然以上各类观察方法及其用于观察的实施方式不尽相同,但是都要遵循如下原则。

1. 充分准备　无论按何种观察法进行观察,在实施前都要制订好观察实施的方案。其方案包括观察的地点与时间安排,对于一些大型观察调查还要将人员的分工与培训、组织与领导、财物筹集与使用,以及工作制度、成果处理等列入方案之中。除了制订观察调查方案,在实施前的准备工作中,还要按照方案确定的方法和手段,印好观察提纲或观察卡,以备观察实施记录用;要在观察实施前做好人员的培训工作;要按计划做好财物等的准备。只有准备工作做得充分,观察实施才能顺利进行。

2. 严谨搜集　为达到减少误差,全面准确地搜集资料,要注意观察现场的复杂、对象的特殊,以免使观察者难以与观察对象建立友好、信任关系,使观察难以开展;客观事物有其发展变化的过程,要注意在观察的时间内未完全暴露出观察者所需要了解的程度,结果未观察到起初的情况;观察者缺乏望远镜、录音机、照相机等必要工具或手段而造成可观察到的资料未收集到等。总之,造成观察误差的主观与客观原因很多,在观察实施中要针对不同原因做出相应的克服和解决办法,尽力减少观察实施中的误差,从而达到全面、准确地收集所需要的资料的目的。

3. 减少误差　由于观察研究是靠观察员的感知去搜集资料,因而可能会受到主观与客观因素的影响,使观察调查发生误差。其主观因素有:观察员有个人偏见或先入为主的成见,会使观察调查按个人的观点来挑选观察对象、筛选观察的事实;观察者对观察的标志、范畴、量度等未弄清,导致观察调查不符合质量,甚至是无效劳动;观察者在观察调查中的工作态度不够端正,观察不深入、不细致,得不到全面、深刻的资料;也可因为不善于思考、不勤于动手记录造成已看到听到的情况未抓住和记下,结果有用的资料没有获得。

4. 客观记录　记录是观察结果的汇集,既包含观察调查的日记、事项笔记、观察卡的记载,又有录音和录像以及照片等。在一般情况下,观察结果处理可分两种情况:一是在观察实施中当场做记录,一是在观察实施中不能当场做记录。在前一情况下的结果,只需将记录结果及时按要求整理出来即可。在后一情况下,必须防止记忆淡化、忘却,要在观察结束之后立即通过追记做好原始记录,如遇到不清楚或没把握的还需要再观察核对,以求取得起初的原始记录之后,再作进一步的资料整理工作。以上无论哪种情况下的结果,只要到了整理阶段,观察调查者不仅要将原始记录进行归纳、分类,而且要写出观察现场观察者的印象、意见。最后,要按时间顺序写出观察调查报告。

5. 遵循程序　研究者使用直接观察法搜集资料时,首先要确定观察什么的问题。假如研究者为了他的研究目的去观察某医院的工作团体,则应确定究竟应选择哪一个团体作为观察对象的问题。例如,"为什么某些病区的工作人员会有较高的士气,而且很合作地在一起工作?"这个问题会使研究者选择医院的病区工作人员团体而不是患者为观察对象。但如问的问题是"医患之间在晨间查房时是怎么互动的?"则观察对象要包括患者。

需要认真评估观察的现场。确定了观察的对象后,需要选择观察现场。现场对所要研究的问题具有限制或促进作用,同时,对于一些研究问题,现场是非常有限的,如对吸毒、少女怀孕、无家可归者等问题的研究,其观察现场是特定的。对于研究现场了解得越多,就越容易判断这个现场对调查所感兴趣的问题是否可能。

七、信度与效度

在直接观察法中,效度与信度的问题是无法避免的,社会科学者发展了一些方法来使观察法更有效、更可信赖。一位研究者在将观察的一切记录做成研究资料之前,可能需要观察一个工作团体若干星期。首先,工作者会对观察者的出现很敏感,以致他们的行为会趋于表面化。但一段时间后,工作者也许会开始松弛,较少注意观察者,甚至可能会做些违反规则的行为。当观察者已熟悉某些团体分子时,便可请问他们:当他离开后某些事是否会改变。若干星期后,如果工作者不理睬观察者,观察者就可能会有机会搜集到有效的资料。研究者必须对其搜集的资料持严格的态度。

八、代表性

观察的代表性问题须视研究目的而定,如果研究者的唯一目的只是想对他所观察的团体作一个描述性研究,就没有代表性的问题。但如果研究者欲将其结果推论到其他相似的团体,则他必须要明确受研究团体与其他团体的同质或异质性的存在,这个差别必须在结果推广时考虑。

阅读笔记

代表性问题困扰了许多直接观察的研究。严格地说,没有事件或现象曾是完全相似的,因而从单一的观察事件来推测是相当危险的。解决的共同方法,就是观察被研究的若干现象,并进行比较。例如,研究者可研究同一医院的若干不同团体,而找出它们的共同性作为推论的基础。

九、伦理考虑

参与观察者的角色会涉及方法及伦理上的问题。研究者应如何向被研究者解释研究的详细内容? 如果人们知道研究的内容,他们会故意改变行为吗? 研究者应在何时向被观察者提问? 如果研究者发表了研究的结果,被观察的对象会受到伤害吗? 如果被研究团体的其他分子知道参与观察者是一位研究者,而当他出现时,他们可能会有不同的行为,结果他所发现的事实效力便会打折扣。因为观察者无法确知他是否受到有意无意的欺骗,因而要鉴定效度是非常困难的。此外,他所观察事件的意义是经由他自己的了解,然后再从情境中取得经验而形成的。这一了解可能会与另一观察者的了解不同。如果研究者借某些辅助工具来克服这些问题,如录音带或影片,但这会引起相当显著的伦理问题。

第三节 其他收集资料的方法

在质性研究的资料收集方法中,除了访谈法和观察法,还有一些其他方法,如文献法、田野工作法、专家调查法、座谈调查法等。此处特别介绍文献法和田野工作法。

一、文献法

文献法(literature method)又称文献资料分析法(literature analysis),是一种经由"文献资料"进行研究的方法。此方法作为间接研究方法,在社会研究中被广泛运用。文献法在某些时候可以帮助我们了解过去,重建过去,解释现在,推测将来。

(一) 文献资料的分类

"文献"专指具有历史价值的图书文物资料。它的基本内涵是记录过去有历史价值的知识,属于有历史价值而保留下来的知识。文献的类型从不同角度可作如下多种分类。

1. 从记录形态的角度   文献被分为印制文献、手抄文献、录制和摄制文献、甲骨文献、金古文献、机读文献等。

2. 从历史时期的角度   文献被分为古代文献、中世纪文献、近代文献、现代文献。

3. 从空间分布的角度   文献被分为我国及其各地方的文献、外国及其各地方的文献。

4. 从制作过程的角度   文献被分为原始文献(属于作者本人直接调查研究后所撰写的不同形态的成果记录)、检索文献(属于按原始文献外表和特征将分散的原始文献加工整理成的书目、文摘、索引等)、综合文献(利用检查文献、选用原始文献内容进行综合分析比较后写出的动态综述、专题评述、学科年鉴等)。

5. 从知识形式的角度   文献被分为文字文献(包括公开出版的各种书籍、报纸、杂志、公布或未公布的国家法律条文、政策文件、会议备忘录、日志、大事记等文书档案,以及私人日记、笔记、信件、自传、供词)、数据文件(包括各种总体与分类的统计年鉴、统计汇编)、图像文献(包括绘画、雕塑、图片、电影片、电视片等);有声文献(包括唱片、录音带等)。

6. 从科学分类的角度   文献被分为哲学社会科学研究图书文献、自然科学图书文献(其中又可分为基础理论研究文献、中型理论研究文献)、应用理论研究文献、工程技术研究文献、经验研究文献等。

(二) 文献资料分析的特性

文献资料分析法系"以系统而客观的界定、评鉴并综括证明的方法,以确定过去事件的确

阅读笔记
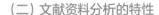

实性和结论"。其主要目的在于"了解过去、洞察现在、预测将来"。文献资料分析法的应用有下列几个特点。

1. 它所研究的事件是过去而非目前发生   文献资料分析可超越过去时空的限制。由于文献记录了过去一切社会事实,既是过去几十年、几百年以至几千年的历史事实,又是整个人类生活的各个国家、地区发生过的事实,因而文献作为历史知识的载体,既有古代、中世纪、近代各时期文献,也有国内各地与国外各地文献。这些超越过去时间与空间的文献,就决定了通过文献中介进行调查的文献调查,也具有可超越过去时空限制的特点。要研究过去某一段历史时期的事件和事物,研究者根本不可能使其感兴趣的历史情境再次复现。此时,解决问题的途径之一,便是从有关机构历年累积下来的文献资料中找寻有关的研究材料。

2. 文献资料分析可超越个人的经验与视野   由于文献是经过过去许多人在他们生活的社会中,对社会事实的存在状况和发展规律性作调查研究的成果记录,因此文献就超越了他们之中每个个人调查研究的局限性。作为通过文献中介调查的文献资料分析,对于每个文献资料分析的个人来说,不仅能广泛涉及前人在各领域的调查成果,以超越自己调查研究的局限性,而且也是对以前每个人调查研究局限的超越。它所利用的资料是过去的记录与遗迹,属于一种间接的而非直接的观察,因为研究者对过去所发生的事件无法及时亲自观察。由于人的生命和知识结构的有限性,决定了每个人的调查研究只能在某一领域内进行,也由于人生活在特定时空中的各种条件的有限性,决定了每个人的调查研究不可能在某一领域获得所有第一手资料。所以,每个人所作的调查研究总是有其局限性。

3. 文献资料分析可超越调查互动中的不良影响   社会行为科学工作者在从事研究工作时,经常会遭遇到某些特殊问题。这些问题既无法用实验来加以验证,又不能以社会调查来寻求解答。其解决的唯一方式,便是从分析既有的资料中寻找答案。所谓的直接调查方法,是调查者与被调查者互动的过程,在其互动过程中,既可能存在调查者对被调查者的偏见、成见、反感等主观不良因素的作用,也可能存在被调查者掩饰、说谎、变态行为等不良行为因素的作用,这些作用影响调查的质量。然而,按文献资料分析方法进行的调查过程就可避免这种双方不良因素作用的影响。由于文献这一具有历史价值知识的载体,既不能因现在的调查者主观不良因素如何而改变什么,也不能因过去调查的行为变化而有新的改变。通过文献中介的文献调查,可避免访谈、观察调查中的不良影响,从而有利于调查者全面、客观地了解过去的社会事实。正由于文献资料分析有上述特点,因而文献资料分析与社会调查研究有着不可取代的作用。

4. 文献资料分析可提供解决问题的有效方案   研究者若想运用其研究结果来解决社会问题,则他在撰写研究报告时,必须对该研究问题提供翔实可靠的背景资料,这些资料的最大来源就是现成的既有文献。运用文献分析法,研究者一方面可以检视其研究结果是否可以应用于现实社会中,另一方面关心该问题的社会大众也比较容易接受他的看法。

(三)文献资料的种类

1. 统计记录   一个文明社会都有有关其组成分子的统计与记录。虽然它们形成的过程是因为某一特殊目的,但在很多方面可供为社会研究之用,包括官方统计与记录,以及各社会团体的统计与记录。例如,有关年龄、性别、家庭人数、职业、教育程度等资料,可利用人口普查及人口动态统计资料。利用统计与记录的资料时,一方面需要熟悉各种资料来源,广泛运用,并能发掘他人所不易发现的资料;另一方面需要对研究问题提出多种不同的问法,对有特定目标而搜集的统计与记录,应从各种不同的、有弹性的角度去应用。

统计记录的价值在于提供完全依赖统计与记录资料做特殊研究者,及依赖统计与记录资料以验证研究问题中的某些假设者,也包括利用统计资料以判断实验资料者。利用统计与记录资料可省时、省力、省钱,并研究变迁趋势,但因受资料的局限性,无法作有弹性的研究,只能

阅读笔记

在一定范围内探究问题。这种局限性主要表现在3方面:①统计资料所使用的术语并不常与社会研究所使用的相同,这容易使资料的利用发生困难。②许多统计记录是为特殊目的而搜集的,这种目的常导致被调查人的不实报告而产生偏倚。因此研究者在利用统计文献时,除了知道包括哪些资料外,需要了解这些资料如何搜集,为何搜集,以避免偏倚。③统计记录很难符合特定的研究目的的需要。为不同的目的而搜集的资料,往往无法直接利用,所需要的资料往往也无法从此项文献完全获得。

2. 大众传播媒体   大众传播媒体是指信息控制者将某种讯息传递给多数讯息收受者所用的工具,如电影、电视、广播、报纸等。透过此文献,研究者可以了解其所要信息。大众传播资料包括传播消息、娱乐及说明目的所产生的文艺、杂志、广播、电视及电影等材料,可供研究者做各种问题的研究。大众传播资料的价值在于可使科学家比较不同时代与不同社会的情况。

利用大众传播资料,除了考虑资料搜集的目的未必与研究符合的困难外,还须考虑资料的可靠性。因为大众传媒的目的在于传达信息并说明信息接受者,在说明过程中,传播者很可能依据自己的态度、意见或价值观念,将信息内容予以增添、删改、甚至掩饰不为人知的信息。研究者在利用时必须评估它们的可靠性。

3. 专属书籍   有关研究主题的专业论著,如博士生和硕士生学位论文、研究报告、专业书籍等。

4. 私人文件   指自传、书信、日记、文章、论文等。私人文件的标准是:①书写的文件;②出于本人意愿所写的文件;③有关本人私人经验的文件。从这种资料可以搜集到被调查人内在经验资料,即从这种资料中,我们可以看出被调查人的自绘像,及对各种社会情况的心理感应。在运用私人文件时特别要注意那些描绘人类生活中稀罕且不寻常事件者的文件和处理经常事件之心理反应的日记和书信,因为它们在搜集个人的心理经验上很有价值。

运用私人文件的局限性包括:①无法做统计分析;②可靠性有疑问;③伪造的或杜撰的占多数,且很难被检测出来;④个人的记忆力具有局限性;⑤随一时心境所写的文件不能反映平时的心理状态;⑥不容易被搜集到。

(四) 文献资料分析法的功能

1. 提供背景   由于文献资料记录了前人社会调查研究的领域、内容、过程、理论贡献等,因而通过文献中介的文献资料分析,对研究准备有帮助作用。这是因为一方面通过文献调查,可以了解前人在哪些方面做了调查研究,所作调查研究到何种程度,会不会是重复劳动,再进行调查研究是否有价值等,从而有利于对所要调查研究课题的确定;另一方面可以了解前人作某课题调查研究后的成果,在理论上有何贡献和突破,在比较中还可了解其理论构架的构建;再一方面可以了解前人在其调查研究过程中采取的方式、方法、步骤、程序,以及留下的经验和教训等,也有利于对所要调查研究课题实施方案的拟定。

由于文献资料是多种过去社会调查成果的汇集,因此各社会调查研究成果的形成和特点、处理方式等,在文献资料分析中都能得到充分了解,因而对所要进行的社会调查研究来说,可以借鉴别人的经验和长处。

2. 增进效度   文献资料是一种不断积累过去知识的资料,它大量集中存放在社会的图书馆、档案馆、情报中心等地方,任何人要作调查研究,都可以去查阅、摘录,并且可以反复进行。这对于一般调查研究实施,特别是一些历史性、比较性调查研究实施来说,既方便又节省人力和财力。再则,文献资料分析可以了解某人的背景情况和某事件来龙去脉的发展状况,这将有利于访谈调查、观察调查、座谈调查等直接调查实施顺利进行,并能提高访谈、观察的效率和准确性。

3. 节约经费   由于资料是现成的,研究者不必再耗用大笔经费去收集资料。在从事社会及行为科学研究的过程中,大部分的研究经费都用在搜集资料的步骤中。例如,建立实验情境,

阅读笔记

购置测量仪器,施行社会调查等。如果有现成资料可供运用,就可以节省经费。

4. 裨益研究 由于大多数的既有资料都是长期累积的,从文献资料可以看出一件事情在时间序列上的长期发展。此种资料的收集规模之大,时间之久远,都不是一般研究机构能做到的。同样地,大众传播工具存在于某一社会中也不是一朝一夕之事。分析既有的统计资料和大众传播媒体,可以看出某一特定社会中文化变迁之趋势,这种趋势是短期收集的资料难以达到的。

5. 自主性高 运用既有资料从事研究的优点是不必求取研究对象的合作。以访谈或社会调查的方式搜集资料时,访问者常会遭遇到被访谈者不肯合作的困扰。尤其是访问的内容如涉及被访谈者之财产、收入或隐私等信息时,被访谈者更会抱有怀疑的态度,以为吐露实情可能对自己不利,而在言谈之中有所保留。以既有资料从事研究时,研究者既不必访问被调查者,也不必向他求取信息,自然不会发生此类困扰。

（五）文献资料分析的原则

在对文献资料分析实施过程中,虽然搜集、摘录、整理文献的操作方法有所差别,但是对于整个文献调查过程来说,必须遵循以下原则。

1. 有系统地进行 当文献资料分析有了方向和中心后,就要围绕课题的需要进一步有系统、有秩序地进行搜集和摘录。所谓有系统是指从整体出发,分结构、分层次地进行。所谓有秩序地进行是在时空序列上按部就班地进行。有系统地进行文献资料分析,就能保证搜集和摘录的文献资料完整、全面。有秩序地进行文献资料分析,就能使搜集和摘录的文献资料不会遗漏。

2. 有选择地进行 经由有系统、有秩序的文献资料分析,取得完整、全面的文献资料,不一定都是有用的资料。有些文献,因作者的政治立场、观点不同,对当时社会现象所持的态度不同,使之记录下来的文献有的能真实反映当时的真相,有的难免失真,甚至有的属于歪曲事实。这就需要在文献调查过程中必须有选择、有取舍地搜集和摘录。通过选取能反映事实本来面目的文献,舍弃失真和歪曲的文献,才能保证搜集的文献有真实性和准确性。

3. 有目标地进行 文献资料浩如烟海,如果漫无边际地或毫无方向地搜集和摘录,不仅会浪费大量人力和时间,而且也难以得到调研课题所需要的文献资料。因此,搜集和摘录文献资料必须从实现调研课题的目标出发,并紧紧围绕为实现课题目标的需要进行,才会使文献资料分析始终能有一个明确的方向。此外,围绕一个中心进行搜集和摘录文献资料,也可以达到用力少、收益高的效果。

（六）文献资料分析的步骤

文献资料分析实施过程与其他社会调查实施过程一样,需要按如下程序进行。

1. 确定问题 研究者应先决定合乎个人兴趣与能力的研究范围,并在此范围内广泛探讨有关文献,包括专书、专刊,他人所作的研究报告或论文,确定有意义的研究题目。

2. 拟订假设 确定有意义的研究题目。研究问题确定之后,应建立明确而可以验证的假设。再根据假设探求在史料文献、专书上的证据。

3. 前期准备 文献资料分析正式实施之前,需要做好的有关准备工作包括:控制所要搜集的摘录文献的计划、提纲,与有关文献存放单位取得联系。调查计划是整个文献资料分析的工作安排日程进度,有了计划才使文献调查有序地进行;调查提纲是对搜集的摘录文献的内容、时间、类型等范围的确定,有了提纲才使文献调查集中于课题所需要的特定方向;与文献存放单位联系是为了解所要搜集和摘录文献的现存状况以及借阅状况,了解这些以后,才能正式前往作文献调查。

4. 搜集资料 正式文献资料分析实施要分步并行,先搜集文献,后摘录文献。没有广泛的搜集,摘录也就成为无米之炊。文献资料分为原始资料（primary sources）和间接资料（secondary

阅读笔记

sources)。前者系指机关或私人的记录、文稿、档案、日记、自传及其他文件。后者系指相关的研究统计文件或出自他人的转述资料。例如,研究过去某一教育家的思想与生平,凡是该教育家个人的著述、手稿、日记、函件、照片及其他遗物等所作之有关著作属于原始资料;而他人根据该教育家遗作遗物等所作的有关著作,则为间接资料。原始资料是历史研究的基本材料,经过提炼的间接材料有时也有其用途。

5. 分析资料　在搜集文献的基础上进行文献的摘录之后,不是文献资料分析的完结,还需要将摘录的文件资料进行初步整理分类,经初步整理分类的调查资料才能供进一步研究分析使用。资料获得之后,研究者尚需加以分析或批判,借以理清并整理其内容。这种分析或批判有两种形式:外形批判(external criticism)和内在批判(internal criticism)。前者旨在考证资料产生或制作的实际时间、地点、原因,后者旨在确定资料的内容是否可信及其意义如何,因此涉及资料中所含文字的解释,以及作者之能力、立场、态度等因素的考证。通常先行外形批判,再作内在批判。但有时亦可两者同时进行,相互印证,提升资料分析的可靠性程度。

6. 归纳资料　运用归纳方式对所搜集的资料加以整理及解释,并借以提出研究者的看法。

(七) 文献资料分析的方法

文献调查的过程分为搜集、摘录、整理文献三项主要程序。由于三项程序的工作内容要求不同,而具体操作方法也不一样,因此下面对其方法分别叙述。

1. 搜集文献的方法　文献资料分析始于搜集,只有搜集到多而全的文献才能进行文献调查的其他两个程序。搜集文献的方法包括:

(1) 文献检索:搜索文献首先要解决如何查找到文献资料,查找文献资料可用检索方法,比较常用的检索方法是追溯法、工具法、分段法、倒叙法。

1) 追溯法:是按作者的论文或者后面所附参考文献进行追踪查找的方法。由于此方法是依照后附文献为索引,不是以专门检索工具为索引,并且是按照后附文献索引往前跟踪追查而使查找范围不断扩大,因而此种查找方法称之为追溯法。

2) 工具法:是指利用有关文献资料检索工具进行查找。检索工具如《图书总书目》、各期刊索引、各报刊索引、各学科分类文摘、各种百科全书、专门辞典,以及文献存放或收藏单位(如图书馆、档案馆等)建立的书刊目录卡、索引卡等。所有这些文献检索工具,可供不同需要者分别利用来查找文献资料。

3) 分段法:是将工具法与倒叙法交替使用的综合查找方法,既用检索工具查找,又按照后面所附参考文献查找,两种方法分段或分期共同使用,有利于查到需要的文献资料。

4) 倒叙法:是按照倒时间和顺时间的两个方向查找文献资料的方法。其中倒时间是由近及远的逆时间查找。倒时间查找必先接触近期文献,近期文献反映了较新的研究成果,适于一些新课题或与现实联系较紧密的课题,也比较节省时间。顺时间是由远及近地顺时间查找。远起何时要根据课题的需求而定,确定起始时间后就可按需要沿着时间顺序往后查找。此方法查找文献比较系统、全面,适于学术研究。

(2) 文献搜集:任何一种文献都是内容与形式的统一,而其内容与形式的特征可以作为搜集文献的途径。

1) 文献内容方面:有学科分类特征和主题分类特征。其中可以透过学科分类特征确定文献的学科范围,并依其学科范围搜集所需要的文献资料;再经由文献内容的主题特征做关键字词的索引,并按照主题索引搜集所需的文献资料。

2) 文献的形式特征方面:有文献的名目(书名或篇名)、作者姓名、出版或发表的时间与地点以及文献编号。其中,透过文献的书名或篇名特征查找文献名称,可按文献名称起字笔画顺序排列特征搜集所需要的文献资料;透过著者姓名特征查找文献,可按著者姓氏编的文献索

阅读笔记

引,再按其索引搜集所需文献资料;透过文献出版或发表时间、地点特征,可分别向该出版社、报社、杂志社搜集所需要的文献资料;至于透过文献编号特征,编号本身就是一种索引,依其编号自然可搜集所需要的文献资料。

(3) 文献索取:搜集文献的索取方法有征集、交换、借阅、复制、下载、购买诸多种,可根据不同需要和可能作不同的选用。例如,已知有些文献散落在个人手中,又不知哪些人收藏,就可采用征集方式。不过征集方式一般要付出高价收购,所以应尽量在书店等采购,并且只要图书馆、档案馆等地方藏有所需要的文献资料,尽量采取借阅或复印方式。

2. 摘录文献的方法 文献搜集之后,就要进一步作摘录所需的工作。由于摘录文献是在阅读的基础上进行摘录所需文献资料,因而摘录文献的方法也就分为阅读方法和抄录方法。

(1) 阅读方法:文献分表述性、感知性、理解性、评价性4种性质的阅读。

1) 表述性阅读:是在理解性阅读的基础上,反复阅读后写出有关感想、体会等感受性的意见。表述性阅读方法是边读边在文献中作标记,如表示存疑的可用"?"号,表示欣赏的可用"!",表示几个字重要可在字下面画重点号"…",表示一句或几句话重要可在句下画"__"号,表示一段重要的可在其段落旁画"( )"等。

2) 感知性阅读:不需作很深入理解和评价,只求对文献有一大概了解。因此,感知性阅读方法可泛泛地快速跳跃式浏览,整行、整段甚至整面可以浏览过,只需把握文献的脉络和要点即可。

3) 理解性阅读:需要掌握文献的实质精髓,对文献的重点部分需要做深入详细的阅读。理解性阅读方法是根据课题的需要,将所要阅读的文献进行分级处理,即把一些应用的和可用的文献资料放在后面作补充性阅读,而把有关必用的文献资料放在前面作深入的甚至反复的阅读,以达到领会文献的实质精髓的目的。

4) 评价性阅读:是在表述性阅读的基础上进一步发展,即对文献进行全面研究后做出肯定或否定的评价性意见。此阅读方法有两种,一是边读边写评语;二是全篇阅读之后,写出整篇的评语。

(2) 摘录方法:经过阅读文献将所得的资料摘录下来,以备研究之用。根据课题需要,摘录方式可采取原文录或原意录。在原文录中,又分一字不漏地全文照录与只摘录原文中的某些段落部分。全文照录有复印即可。摘录段落一般采用卡片抄录,一条资料一张卡片,每张卡片除抄录文献内容之外,还要抄写标题,记下资料取之于何书何报、其书出版时间、报刊发表时间,以及书刊编码、作者姓名等,以备以后查对和引用方便。原意录是忠实原文的基本观点,但用自己的话编写原意。

3. 整理文献的方法 整理文献是对搜集和摘录的文献做出不同的界定。方法有:

(1) 界定总体:搜集和摘录的文献无论有多少,都可以从总体上做出范围的界定。总体界定之后,就可以按抽样方法进行抽样,抽样的结果为编制一个文献的抽样类别。

(2) 界定类别:在抽样类别编制后,要进一步界定各类的内容,使各类别内容有独立性,同时相互排斥。

(3) 记录单位:按各类别内容的有关特征,按文献的主题、人物、项目、段落、句子以至单词等作为整理的记录单位。

(4) 统计数量:统计数量是使文献资料内容进一步数量化。其方法有以下几种。

1) 依照文献出现某类别内容的次数进行比较:如对某交通事故,报刊刊文中有批评与建议两种态度,按此两种态度作二元编码,统计某段时间中的各报刊刊文属何种编码,结果可为社会安全部门采用。

2) 统计在文献中某类别内容出现的频率:如某历史阶段报刊上出现"和谐社会"重要词汇的频数统计,可为研究社会中心价值所采用。

阅读笔记

3）统计反映强度的总合评量：由于反映强度的类别内容不必只分两级，而是一种由大到小或由强到弱的序列，因此可以根据不同类别内容设不同等级，每一等级给一分值，然后将各等级统计分值总和除以等级，得出对某类别内容的总合评量。

4）统计占空间数量大小：即不仅从文献中统计出现多少次数，而且统计在空间位置上所占比例大小。如定期从报刊上的文字数据、图片所占的空间比例统计，可为社会调查小组采用。

（八）文献资料分析方法的评价

1. 优点

（1）它可以超越时空条件的限制：无论访谈法还是观察法，都是在限定的时间和空间中进行的。而文献分析法打破了规定的时空条件的限制，从时间来讲，它可以了解到几千年以前的历史人物和事件；从空间来讲，它可以跨越国界，这是其他调查法所不能比拟的。

（2）它很少受外界因素的干扰：记录在案的东西都是比较固定的，不会因为外界条件的变化而增加或减少内容。因此，查阅各种文献更方便、更自由、更准确、更真实。

2. 局限性

（1）用文献分析法得到的材料往往缺乏现实性、生动性和具体性：任何文献资料都是生活在当时的人记录并保存下来，不可避免地都受到当时社会政治、经济状况的影响，受到当时人类认识水平的局限。因为它是记录在纸上的东西，往往会缺乏丰富的直观感觉。

（2）文献资料分析法使用效果较难控制：有时收集所需要的材料轻而易举，省时省力，有时费很大精力却一无所获。直接调查方法都能设置一个调查对象进行观察、访谈和实验，而文献资料分析法则不能，一种文献有就是有，没有就是没有，无法选择。

二、田野工作研究方法

（一）定义

田野研究（field study）的定义有广义和狭义之分。广义而言，所有的实地研究工作都可称为"田野研究"，包括社会调查访问、各种问卷调查的施行、考古学实地发掘、民族学调查考察等。但是狭义而言，田野工作却特指人类学研究领域中的考古发掘与民族志调查，尤其是民族志学的田野调查，因为时间极为长久，风险也最多，所以最为引人注目。

（二）应用

民族志学者为什么要花这么长时间做田野工作呢？这是因为他们相信要了解别人的文化并不是一件容易的事，若花一周时间在一个村落里参观，研究者也许以为了解了不少他们的生活状况，但是要真正深入地了解当地人是怎么思考与判断等，那就不是一周或一个月所能办到的。民族志学者要了解的不是旅游者式的了解程度，而是要学术性深入地了解民族，所以他要长期地作田野工作，并且称他工作的方法为"参与观察"，也就是参与到当地的社会里去，并且以当地人的立场与看法来说明问题。

田野工作（field work）原本是人类学研究中所特有的方法。因为在人类学中，资料多数是借助于田野工作而得。这种以人类学家所进行的"参与观察"因为有其特色及能做到深入而完整，所以近代也为其他学科的研究者加以引用。由于田野工作的方式是针对小样本的探讨，它以深度取代广度，研究者尽可能深入地收集个案各方面的资料，在调查大量资料时是无法做到非常深入的。例如，研究者与病人会谈，了解他住院后的反应，同时加上对病人长期的观察，以及与照顾他的医生护士会谈，这些资料是很难由大量对象得到的。由这种方式得到的资料及深入的分析对解决问题带来的帮助是任何其他方法所不能做到的。

（三）特性

1. 田野工作研究可对社会单元进行深入搜集并能获得较为完整的资料　由于研究目的不同，田野工作研究的范围可能包含整个生活史，也可能只选其中一个阶段；可能只集中研究

阅读笔记

几种重要因素,也可能整体性地研究所有可能得到的各种变量。

2. 与调查法比较,田野工作研究有很大的差异　调查法是对大量"单元"研究小量的变量;而田野工作研究是对小量"单元"研究大量的变量。

研究者在观察情境中时间长,容易将一些特殊事项视为当然的倾向。因此,田野工作者需要采取一些方法去克服此困难。这些方法包括:①观察员时时自我提醒;②持续写进度日记;③经常对一局外人描述和说明观察情形,听取其意见或接受其疑问,以促使自己保持客观;④经常检查观察内容项目表,以提醒是否遗漏某些项目的观察;⑤任意将感觉领域分成几部分,以使一些导致特殊现象的因素失去力量,而使观察者发现真正的因果关系;⑥取得被观察者的信心与合作,可提高核对记录资料的正确性;⑦严格地选择及训练观察者:避免偏见,保持客观性,提高灵敏度。

(四) 评价

1. 优点

(1) 对社会科学非常有用,对重要的变量、过程、互动做深入的探讨,对于新的未知的研究领域可以得到丰硕的研究成果;可以得到许多假设供进一步的研究。

(2) 田野工作研究可以提供有用的资料,协助解释大量研究的统计资料,并借以补充资料上的不足。

2. 局限性

(1) 由于样本少,结果的代表性有限,不能将其推论应用于其他群体,除非用抽样调查法对某假设再做进一步追踪研究,否则较难加以推断。

(2) 田野工作研究特别容易发生主观的偏差。个案被选择作为对象,往往是由于其具有某种特质,而非因为其具有典型的代表性。在研究过程中,对资料的取舍、价值判断,也是依据个人的主观判断。

(五) 研究步骤

田野工作方法的研究步骤可概括为:

1. 确定研究目的、研究对象、研究内容。

2. 设计研究方法,包括如何选择研究对象、如何寻找研究对象、资料搜集的方法。

3. 搜集资料。

4. 将搜集到的资料重新整理和组织。

5. 撰写报告及讨论结果。

(六) 注意事项

1. 调查时间要足够长　研究者在田野时间越长,其报告越可靠。

2. 采用参与观察法收集资料　实际参与或观察要比访问资料可靠。

3. 采用报告描述结果　报告个案要比一般陈述可靠。

4. 运用当地语言　用土语调查所得资料较经过翻译的资料可靠。

5. 训练观察员　经过训练的田野工作者比一般记述者可靠。

6. 详细报告内容　报告内容要详细并不含糊。

(夏海鸥)

【小结】

本章叙述了主要的质性研究中的资料收集方法:访谈法、观察法、文献法、田野工作法。不同的方法有着各自独特的应用范围和适用研究,有方法学上和实施中的不同侧重,当然也有各自的优势和局限性。用何种方法收集资料是研究者需要谨慎思考的。主要的依据是研究的目的和内容,同时要考虑研究的人力、物力、财力等方面,更重要的还要考虑研究者自己的各种准备。例如,非结构化访谈需要访谈者有更多的准备,特别是访谈经验的积累。而结构化访谈中访谈者的准备与问卷调查方法中的调查员具有相似的准备程度。文献法在社会科学的研究中比较多见。在护理研究中文献法也有其价值,例如要研究中国护理实践模式的变迁,使用文献法有很高的价值。观察法在近年的护理研究中也有较多的应用,其资料具有全面、客观和深入的特点,在一些描述人与人之间的互动,描述人群生活等方面有其独特的价值,但它也要求其中的观察员要有一定的培训和经验。总而言之,各种资料收集方法都有其自身的优势和局限性,研究者要根据研究特点进行很好的资料收集方法的选择。

【思考题】

1. 请描述访谈法和观察法的区别和联系。
2. 请举例说明结构化访谈、半结构化访谈、非结构化访谈的特点和适用研究范围。
3. 访谈法和文献法在资料方面有哪些区别?
4. 用你自己的研究实例解释访谈法的优势和局限性。

【参考文献】

1. 埃文·塞德曼.质性研究中的访谈:教育与社会科学研究者指南[M].第3版.周海涛,译.重庆:重庆大学出版社,2009.
2. 丹尼·乔金森.参与观察法[M].龙筱红,张小山,译.重庆:重庆大学出版社,2008.
3. 诺曼·K·邓津,伊冯娜·S·林肯.定性研究:经验资料收集与分析的方法[M].风笑天,译.重庆:重庆大学出版社,2007.
4. 希拉里·阿克塞,波德·奈特.社会科学访谈研究[M].骆四铭,王利芬,译.青岛:中国海洋大学出版社,2007.

第三章 质性研究资料的整理与分析

导入案例

2006 年，Strang 等欲探讨加拿大的老年痴呆症患者家庭照顾者在将其患有痴呆疾病的老人送入养老院前的等待期间里，其特殊的内心体验和如何应对将要来临的照顾形式的变化。作者访谈了 29 位老年痴呆症患者的照顾者，并进行了访谈资料的录音。Strang 将如何对这些访谈资料进行分析？采用什么样的分析流程或者分析方法？如何从访谈资料中最终提炼出研究结果？这种资料分析方法与以往量性研究的统计分析方法有何不同？

质性资料分析（qualitative data analysis）是一个非常复杂的过程，是研究者对其所获取的庞杂的质性资料（如访谈资料、现场记录、视频、图片或者某些文件等）进行逐步提炼和浓缩，系统地寻找其中所包含意义的过程。质性资料分析无论是对质性研究的新手，还是具有丰富经验的研究者而言，都是一个充满挑战的过程。这个过程不仅需要大量的时间投入，而且也需要研究者深深地"浸入"到资料中，反复进行阅读和理解、感知和分析、提炼和比较、归类和综合等，是一个"体力"和"脑力"相结合的艰苦工作。

由于质性研究有多种不同的研究方法，如现象学研究、扎根理论研究、民族志研究等，每种研究方法中潜在的哲学基础、固定的研究术语以及具体的研究方法均有所不同，因此不同类别的质性研究方法也对应着不同的资料分析方法。但是这些方法在存有差异的同时也具有一定的共性。因此，本章主要针对质性研究资料分析的共性之处进行讲解，而不同的质性研究方法所对应的独特的资料分析方法将在随后的章节中进行介绍。

质性研究资料的整理和分析在质性研究活动中不是截然分开的，而是同步进行的；并且质性资料的整理与分析过程是与资料收集过程反复循环进行的，这一特点与量性研究中先收集资料，再进行资料的整理与分析完全不同。但为了更清楚地介绍质性资料整理和分析中的特点与方法，本章将质性资料的整理和分析单独成节进行描述。

阅读笔记

第一节　质性研究资料的整理

质性研究的资料类型较为繁杂,可以包括访谈资料、现场记录、视频、图片、某些文档记录,甚至某些实物等,但是最常见的还是文本资料。因此,本章主要以质性资料中文本资料的整理和分析为例来进行介绍。

一、制订资料的管理方案

在将质性资料转化为文本资料之前,研究者应该对文本资料有一个预设的管理方案,以便对资料有一个系统的档案管理,方便研究者对研究过程中所收集的资料进行储存、取用及保护,避免发生文本资料的混乱。具体如何进行文本管理并没有一个统一的规定,可以考虑在设定的资料管理系统中包含清楚的索引,经由索引能进一步帮助研究者有效地区别现场记录(field notes)、文字转录稿(transcriptions)、文件档案(documents)和研究者所诠释或分析的资料,如备忘录(memo)等。研究者可以根据时间的先后序列作为资料分类管理的基准,将资料按照收集资料的日期顺序与资料来源,分别输入计算机中或者存入相应的文件夹中,方便研究者随时查阅。每一个具体日期下的文件夹又可以再包含不同名目的子文件夹。有时由于访谈录音的区域不同,可以根据区域和录音时间双重标准作为分类基准进行资料的贮存。如果是录音带或者是录像带,一定要标注好相应的编号、访谈日期和访谈时间、受访者编号、访谈者、访谈地点等,录音带或者录像带所对应的文本资料的信息标注都要和录音带或录像带上的具体信息编号相一致。一般而言,编号检索系统常常包括如下一些信息:资料的类型(如访谈、观察、实物);资料提供者的姓名、性别、职业等;收集资料的时间、地点和情境;研究者的姓名、性别和职业等;资料的排列序号(如对某人的第一访谈)等。我们还可以为每一项赋予一个标号,例如,针对被访谈者的职业,我们可以用 N 表示农民,G 表示工人,J 表示教师,X 表示学生。所有的书面资料都应该标上编号和对应的页码,以便今后分析时查找。

二、转录文本的基本原则

研究者在对质性研究资料进行分析前,先要将质性研究资料转化为文字转录稿(transcriptions)。对质性研究的资料如录音文件的内容进行一字不漏的文字转录是一个工作量大、需要较长时间的过程。质性研究中,由于资料分析和资料收集往往同时进行,因此,研究者从资料收集开始时就应在每次访谈后对收集上来的录音资料及时进行文本转录。转录过程中的基本原则是:

1. 一字不漏原则　在文本转化时,访谈者和被访谈者说的任何字眼或者话语都应该被逐字逐句地转换为文字资料,如有的被访谈者在访谈过程中连续说出了两个“嗯”,然后才开始表述自己的观点。转化资料时就应该在文本中转化出来两个“嗯”,文本转录员千万不要觉得重复而去掉一个“嗯”。这两个“嗯”表达的信息可能是被访谈者对于所要说的内容有所顾虑,不愿意轻易说出和他人分享,或者是被访谈者需要些时间思考访谈的问题,或者是被访谈者在谈到这个问题时情绪波动等。再如,某产妇在说到其急诊接受剖宫产的经历时,访谈录音中在一句话里连续出现“那是一个可怕的经历”“可怕的经历”这样的词句,资料转录员一定要如实记录下来,不能因为两个词句的重复而删除其中的一个,因为这时的重复表明了被访谈对象对于该次急诊手术的深切感受。另外,在转录文本资料过程中还应包括受访者的叹气、啜泣或者笑声以及较长的语言停顿等,此时可以在文本中用省略号表示停顿或者写明停顿的时间长短,用相应的文字如笑、哭等在括号内明确进行说明,这些记录都将有利于研究者进行更深入的资料分析。

阅读笔记

在越来越多的质性研究中,研究者会雇佣一些文字转录员进行录音资料的转录。为了减少文字转录员在转录过程中出现的错误,如发生遗漏或者丢失信息的错误,或者按照自己的意思把某些句子补充完整,研究者应该在文字转录前就对文字转录的原则有明确的要求,如一字不漏原则,不遗漏非语言信息的记录等。另外,要让转录员在转录过程中记录转录笔记,主要是记录文本转录过程中某些特殊的转录过程或者转录原则,以便后面的转录工作能与前面的转录保持一致,如哪些模糊的字句可以不被转录,或者被转录成何种形式。转录笔记也可以让研究者进一步明确每一部分的文字转录是否有特殊的情况发生,所做的转录决定是什么,为什么,在文本转录过程中有无使用一些新的方法等。

在录音资料转录为文本之后,研究者要重新确认录音资料的转录是否正确。研究者可以边听录音资料边对照文本,以确保资料的准确性。同时,研究者可以将自己在访谈过程中现场记录的内容添加到文本资料相应的地方,如被访谈者的表情、手势、身体姿态、动作、哭、笑、叹气、语言停顿等。

2. 及时转录原则　研究者获取访谈资料后一定要尽快将其转录为文本资料,避免由于时间过长而对资料中的部分信息或者现场记录的内容难以回忆或者记忆模糊。另外,由于质性资料的分析是与资料收集过程相互交叉、不断循环的,因此资料的整理和分析应该越早越好,不应拖到积累了很多资料以后才进行。此外,越早进行访谈录音的文本转换,越可以帮助研究者对已经收集的资料有一个比较系统的把握,并为下一步的资料收集提供方向和聚焦的依据,从而使资料收集更具方向性和目的性,提高整个研究的效率,避免因担心收集的资料不够而沉迷于不断收集之中。

3. 多备份原则　原始资料经过初步的整理和编号以后,要将所有这些资料复印一份,以便手工分析时用来剪贴和分类,而原件一定保持完整和原封不动,以便今后查找。目前绝大部分的文本转录工作是在计算机中完成的,为了保证转录资料能够被长期保存,不因为计算机的故障而发生转录资料的受损或者丢失,研究者一定要将转录文件进行若干备份,如以光盘形式进行备份,同时再打印出来一份文本形式进行备份。在资料分析过程中,研究者对挑选出来的资料片段进行反复分析时,往往需要查看这些片段的上下文出处。因此,在整理资料时,应该时刻保存一份按时序记录的原始资料。

第二节　质性资料的分析

质性资料分析要难于量性资料的分析,一方面是由于质性资料分析并没有像量性资料分析那样有明确的统计学分析方法和统一的分析规则,另一方面质性资料的量可能要远远多于量性资料。但是质性资料的理解要易于量性资料,因为质性资料的展示往往用我们平日所用的日常语言进行描述。

一、质性资料的分析模式

质性研究者分析资料的模式常与其所使用的质性研究方法和个人风格相关联。质性研究资料的分析模式较多,Crabtree 和 Miller 将其归为以下 4 种主要类型。

1. 类统计分析法(quasi-statistical analysis)　最常用的是内容分析法(content analysis)。它是一种对研究对象的内容进行分析,透过现象看本质的科学方法。内容分析法是一种半定量的分析方法,界于定量与定性研究之间,能够找到纯定性、纯定量方法难以达到的研究思路与效果。内容分析法最早产生于传播学领域。第二次世界大战期间的美国学者 H.D. 拉斯维尔等人组织了一项名为"战时通讯研究"的工作,以德国公开出版的报纸为分析对象,获取到很多军政机密的情报。 这项工作不仅使内容分析法显示出明显的实际效果,而且在方法上取得

阅读笔记

了一套模式。内容分析法在国外是从20世纪70年代后逐渐应用到社会科学研究领域的,国内则是从新闻传播学借鉴到图书情报领域的,目前逐渐应用到其他学科领域。

内容分析法根据一定的研究目的,将文本资料依据"字"或"句子"进行分类整理,然后运用简单的统计方式对资料进行分析。也就是说,内容分析的运用就是将文本中某些特质用数字描述的方式展现出来,是质性分析中唯一将结果发展为实证资料的分析方法。通过内容分析法,可以对质性内容(如访谈内容)的各层面做客观的、正确的、有系统的、质与量的描述。

表3-3-1中描述了某研究者在进行中国的老年痴呆患者居家照顾者的访谈中,所了解到的照顾者认为在中国的传统家庭观念下,他们是如何看待家庭应照顾好老人这个问题的。研究者先对访谈内容进行质性资料分析,编码后提炼出照顾者的主要照护观点,然后计数在照顾者人群中持有相同观点的人数,进行了数据的汇总整理。这种做法使得质性资料最终以质与量结合的形式进行了表达,既揭示了照护观点的类型,同时也体现了不同照护观点所持人数的多少和分布情况。

表3-3-1　在中国文化下家庭照顾者对于照顾居家痴呆老人的意见与想法(n=96)

观点	人数(%)
1. 家庭成员应在一起互相帮着照顾好老人,这就是家的作用	51(53.13)
2. 中国文化和传统要求家庭应该承担起照顾老人的责任,每个家庭都应该尽量做到	48(50.00)
3. 照顾好老人是回报老人养育之恩的一种方式	35(36.46)
4. 孩子照顾好年迈的父母是天经地义的,不可推脱的责任	20(20.83)
5. 照顾好年迈的双亲也是对下一代起到榜样作用	18(18.75)

2. 模板式分析法(template analysis)　主要是运用分析大纲,作为分析文本资料的模板。它往往借用已存在的理论框架,而且在资料收集之前就已确定。研究者依据模板的结构将文本内容逐字阅读、分析后放入模板相应的结果中。但是在这个过程中,也需要研究者不断来回地修正所放入模板的相对抽象的内容。如刘明博士在其"中国注册护士核心能力架构的研究"中采用的就是模板分析法。访谈的三个开放性问题是依据国际护理学会注册护士能力架构发展而成的,所以分析时使用已存在的架构作为模板进行资料的分析。如依照国际护理学会注册护士能力的要求维度有6条,那么初期分析数据时将主题放入各自的对应模板应该也是六个,包括"临床护理照顾、人际关系、领导、法律与伦理实践、个人专业发展及评判性思维"。但研究者在访谈和分析资料的过程中发现,有些主题多次出现在访谈资料中,却在其所预先设定的模板中无对应的位置。在此情况下,研究者建立了两个额外的新主题,"教育与咨询"的能力和"科研"能力。

3. 编辑式分析法(editing analysis)　此种方法强调主观诠释的分析,研究者就如编辑者的角色一样,直接进入文本,逐字逐句进行开放式阅读,对文本资料进行编辑、裁剪和重组,直到找出主题或者类属之间的关联和意义,并对资料加以诠释。此种分析法常被现象学、民族志、扎根理论等传统的质性研究者所采用。在本篇后面的相应章节中还将详细描述此种资料分析方法。

4. 融入/结晶式分析法(immersion/crystallization style)　此法对研究者的素质有较高的要求,强调研究者的直觉与反省。它要求研究者完全浸入文本之中,在不断反省之后,"出现对于资料的一种直觉式的结晶输出",并通过融入与结晶化的反复循环,达到诠释的目的。

二、质性资料分析的基本过程

质性资料的分析过程是一个对资料进行分类、描述、综合、归纳的过程。尽管质性资料分析的具体过程根据不同的质性研究方法而有所不同,但他们也拥有某些相似之处。一般而言,

阅读笔记

质性资料的分析可包括三个基本过程:浸入原始资料、设计分类纲要与编码、资料的深入分析。下面对这三个基本过程进行介绍,读者可以在本篇后续章节中再进一步体会不同质性研究方法中资料分析的具体特点。

（一）浸入原始资料

质性资料的分析过程中特别要求研究者对研究资料非常熟悉,需要研究者深深"浸入"资料中,在深入资料的过程中进行资料的提炼、归纳、分析和建立主题间的关系。从资料收集和整理开始,研究者就已经开始"浸入"到资料中,下面的方法将有助于研究者深入资料。

1. 重复阅读文本或者聆听录音文件　目的是让研究者对要分析的数据有一个全貌的了解,通常要求研究者要至少通读资料两遍,并且对资料的全部含义有一个整体的反思。研究者要不断地提问自己:信息提供者在其资料中呈现了什么内容? 其中的基调是怎样的? 读后的感觉如何? 此时研究者要随时记录下自己的思考、想法,也就是下面所说的备忘录(memo)的问题。在重复阅读资料的过程中,研究者要尽量摒弃自己对研究问题既往已有的前设和价值判断,即把自己有关的前设与价值判断暂时悬置起来,让自己完全沉浸于资料中,保持开放的心态与资料互动,在资料中寻找意义、发现意义,如与研究问题相关的反复出现的行为及其意义模式;出现事件的主次、出现时间以及他们之间的联系等。研究者要深切地体会自己对资料的反应,才有可能了解自己是如何理解资料的。总之,这种"悬置"和"开放"的态度对于研究者深入资料、探寻资料中的意义是非常必要的。

2. 使用备忘录　由于质性资料的分析是一个反复分析和逐渐深入的过程,因此某些质性研究者将资料分析的过程比喻成"剥洋葱"。在这个过程中,研究者要不断地记录自己的一些思考和灵感以及一些想法,即备忘录(memo)。备忘录的内容既可以提示研究者自己的发现、想法、所下的初步结论,甚至从资料中引发的需要在下一步的资料收集中进一步澄清的问题,又可以帮助研究者从经验层次的资料走向概念层次的思考,进而帮助研究者发展关键性的概念、主题、或类属(category),显示彼此之间的关系。备忘录的内容可以作为研究报告的草稿来源,它的内容经修改后也可以纳入到最后的研究报告中。备忘录可以在阅读资料的旁边空白处记录,但常见的是研究者将其专门记在备忘录的文件中,要标清记录的时间、代码或主题所对应的文本资料的具体信息、页码、具体的段落甚至具体到行的号码,以便需要时查找。另外,随着计算机辅助质性资料分析软件的逐渐推广和应用,越来越多的质性研究者使用软件中的memo功能进行备忘录的记录和存储,并通过计算机软件功能将与备忘录对应的文字记录或者图片、视频等链接在一起,使得研究者在回顾备忘录的过程中能较为准确、快捷地了解备忘录产生的背景情况和所对应的质性资料。由于备忘录主要是研究者写给自己用的,因此书写风格可以比较随意,不必刻意使用正规的语言,不必担心别人看后的反应。

Box 3-3-1 中列举出某个研究者在进行"关节炎患者的疼痛体验"的研究过程中,反复阅读资料的同时所记录下来的备忘录。在本篇第五章"扎根理论研究"中有对质性资料分析过程中的备忘录记录方法的详细介绍,读者还可以进一步阅读学习。

Box 3-3-1

──── 阅读文本资料时所记录下来的 memo 实例 ────

访谈文字资料:

　　"每当潮湿寒冷的天气时,关节炎引起的我手部关节的疼痛就特别厉害。早晨我起床的时候它就开始痛了,一整天都是这样。我不愿意吃止痛片,因为我知道这些药都有副作用。就这样,只有晚上的时候我躺在被窝里,身上暖暖和和的时候手的疼痛才好些。"(来自1号访谈对象的文本资料的第一页第一段)。

阅读笔记

备忘录:

　　这位妇女描述了她的"疼痛体验",即她的疼痛产生和消除过程是如何的。她的话语所反映的是她的自我经验,没有任何对疼痛的客观测量。我可以看到在她的描述中提到了她的疼痛的"强度""部位""持续时间"。我注意到"疼痛的消除或者缓解"是在晚上她感到身体暖和的时候,她很犹豫是否要吃止痛药物。她所说的"疼痛就特别厉害"可以反映她"疼痛强度"的一方面,她所提到的"疼痛的部位"就是她的"手部关节","疼痛持续时间"即她所告诉我的"一整天"。"疼痛的缓解或者消除"可能就是在她"身上暖暖和和"的时候。从她的话语中可见,她没有在"疼痛期间"使用止痛药物。她所描述的疼痛特点和减缓疼痛的方法都是她"疼痛体验"的一部分,是非常个体化的。

(二) 设计分类纲要与编码

1. 设计分类纲要

(1) 目的:质性研究者在进行资料分析前,特别是手工进行资料分析前,需要对质性资料进行确认和标引,目的是为了研究者不需要反复阅读全部的如"海洋"般的访谈资料才能找到自己所需要的部分。这个过程就是对原始的文本资料进行简化,即文本资料被转化为更小段、更容易管理和提取以及更容易阅读。设计分类纲要则是达到此目的的常用手段。

(2) 基本方法与注意事项:分类纲要的模板可以在资料收集前就已经事先发展好,也可以是研究者在收集资料开始阶段对所获取的资料进行反复阅读理解和分析后所发展的初步的分类纲要。各种质性研究方法有其各自的分析思路和分析范式,对分类纲要的制定并没有统一的要求和规定,但是高质量的分类纲要的制定一定要建立在研究者反复阅读文稿和思考的基础上。

对于那些持描述性目的的质性研究者而言,他们往往会尝试使用比较具体的分类纲要。例如,分类纲要可能会用于区分不同类型的事件或者行为,或者按照事件发生的时间顺序而进行分类。在发展分类纲要时,相关的概念经常聚组在一起,以促进编码的过程。

Box 3-3-2

分类纲要使用举例

　　Polit、London 和 Martinez 等在其关于"低收入家庭在食品安全和饥饿"的研究中就使用了较为具体化的分类纲要。如其中一个分类类别是"避免饥饿的策略",其下的子类别分别由 8 种避免饥饿的策略组成,如"获取食物""小块小块地吃""吃时间长的或者不安全的食物"等。

对于以发展理论为目的的质性研究而言,分类纲要更多的是要进入到抽象的、概念性的类别中。在产生概念类别时,研究者要将资料分解成小的"碎块",反复阅读和理解其中的含义,并将这部分含义与其他"碎块"中的发现不断进行比较,找出相似点和不同点,进而最终理解现象的本质所在(如扎根理论中的持续比较法)。在这个反复比较的过程中,一些重要的概念就会从中浮现出来,可以作为分类纲要的基础。

此外,在将文本资料根据分类纲要进行分类时,一个同样的文本段落可能会含有不同分类类别的词句,这个文本段落就要同时放入不同的分类类别中。研究者在进行文本分类时,特别要注意此种现象的出现,千万不要发生遗漏,否则下一步的深入分析资料将会受到

阅读笔记

影响。

还有,在制定分类纲要时,特别是在没有事先预设的情况下,研究者要根据初步收集的资料进行分类纲要的制定,此时的资料分析可以由两个人同时进行,将提出的分类纲要的设想进行比较并达成共识,然后再开始资料的归类和编码工作。这样做的目的是为了避免初期所制定的分类纲要过于不成熟,使得在资料分析中期研究者可能还要重新回到分类纲要的制定这一步骤,修改并对之前已经编码的资料再次进行分类和编码,产生的重复工作量将非常巨大。

2. 编码(coding)　是质性资料分析中最基本的一项工作,是一个将收集的质性资料打散,赋予概念和意义,然后再以新的方式重新组合在一起的操作化过程。编码就是在如海洋般的质性资料中寻找代码的艰苦过程。代码(codes)亦可称为译码,是质性资料分析中最基础的、有意义的单位,是将质性资料进行简化和浓缩,反映资料内涵的词语或者词句,甚至段落。代码是质性研究结果形成的关键。寻找代码的编码过程一般都是逐行逐字进行的,需要耗费大量时间与精力,特别是对于经验不足的研究者而言,编码过程更是质性研究中最为困难的一个环节,研究者会有面对堆积如山的资料,不知从何入手的困境。

(1) 编码的基本要求:编码工作要求研究者具有敏锐的判断力、洞察力和想象力,不是简单地对原始资料进行拆分和抄写,它需要研究者能够敏锐地找到资料的性质与特点,很快地在不同概念与事物之间建立起联系,从而形成资料分析的整合部分。虽然不同的质性研究方法有其特定的编码术语和过程,但是编码的目的都是一致的,即从原始资料中找出具体的词语、字句,并形成越来越抽象的词语、概念等。编码是一个反复的、从具体到抽象的过程,也是将质性研究资料进一步简化、提炼出研究结果的过程。如在扎根理论研究中,编码分为三个级别,分别是开放式编码、主轴式编码和选择式编码,其中主轴式编码和选择式编码比开放式编码更为抽象。读者可以在本篇第五章中对 3 种编码的特点进行细致的体会。

编码在将资料加以缩减的同时,也在对资料进行分析性的分类处理,借此研究者把资料排出先后顺序。哪些资料应该进行编码在很大程度上取决于研究的问题,同时也根据研究的要求决定最基础的单位是什么。例如,当研究的问题比较宏观时,我们就从段落大意开始进行编码;而当研究的重点是被研究者比较关注的概念时,我们就要从每一个词语着手进行编码。一般而言,首次对资料进行编码时,研究者应该从最基础的层面开始,对资料中的每一个词语都进行认真的思考;随着分析的不断深入,可以逐步扩大分析的范围,从词语扩大到句子、段落和话语。

在编码过程中所标注的代码都应该用相应的数字或者符号加以表示,如用 1 代表照护方法,2 代表照护效果等。也可以单独使用语言符号进行标注,如“应对方法(coping strategies)”可以用 CS 来表示。符号也可以与数字结合起来使用,如 1CS 代表第一位被访的照护者所采取的应对方法,“2CS”代表的是第二位照护者类似的情况。每位研究者可以根据自己的需要和偏好设定相应的代码标注方法,没有一个固定的模式。为了使得编码更加直观方便,编码可以直接在原始资料复印件的空白处进行。重要的词语和短语应该用笔在文中圈画起来,码号可以写在靠近所编码的资料旁边,具体做法可见表 3-3-2 中的示例。分析过的原始资料看上去应该是使用过的,而不是整洁无标识的。完成一份资料的编码后,可以将所有的代码及其所代表的意义抄到一张纸上,与原始资料装订在一起,以便今后查找。目前计算机软件也可以辅助进行这方面的工作。研究者在对开始的 2~3 例文本进行编码后,可以初步形成一个编码本,在上面写明所形成的代码名称以及它们所表达的含义,必要时附上原始的文本资料加以说明,以便研究者本人或者多个研究者在随后的编码过程中能够依据编码本进行代码的寻找。编码本的内容可以随着资料分析过程的递进而进行必要的修改和调整。

阅读笔记

表 3-3-2　编码过程与代码举例

访谈摘要	在文本中寻找有意义的词句	形成代码
研究者:你能告诉我一些你初次作为家庭访视护士去家访的体会吗? 护士:嗯,我第一次去家访还是有些害羞①的,我对自己在患者和他们家人前的样子非常小心①。这种感受和医院的感受完全不同②。我的第一次家访,对,第一次,去的是一对老年夫妇③的家里。老先生是 92 岁了,老太太是 86 岁了,老太太一点都不能动③,全部需要老先生的照顾③,而这个老先生的身体也非常不好。我看到这么大年纪的老人在家里的生活状况感到很震惊①,这与医院里一点都不一样②,医院里有护士呀。在医院里,我们可以照顾他们,但是他们出院后,他们照顾自己就太难了②③。我真的很震惊①。老太太看到我们没聊一会儿就哭了③,她说她很害怕她老头的身体,怕发生什么不好的事情,她到时候就不知道怎么办好了。家里就老两口,没有孩子③。我后来赶紧和社区委员会联系帮着找了一些家庭志愿者④,他们可以每周帮助老人 5~6 天,帮着老先生照顾老太太,还帮着给两位老人做饭④。第一次家访的时候我就发现,老太太的腿肿③得特别厉害,她看起来非常虚弱③,医生给她开过呋塞米,但是她一直也没有吃,所以我赶紧打电话给大夫④问是否还用呋塞米,按照医嘱给她服用了呋塞米④,另外也赶快把她的腿抬高④。 研究者:这一次的经历对你有什么影响吗? 护士:嗯,这次的经历使得我做出院计划有很大的不同⑤,特别是面对老年患者③的时候。我也让我的同事们尽量把他们的出院计划做得详细、细致些⑥,同时把社区的社会工作者纳入到出院计划中⑥,他们帮着老人出院并送回到家里⑥。我曾想过上面的那位病人,如果我们当时没有及时去家访的话,那个老太太肯定很快就要被送回医院⑦。我还觉得做出院计划的时候不能就只依据病人当时的状况,还要考虑得多些⑥。如问一下在家里谁会照顾他们⑥,那个照顾者能承担得了照顾的责任吗? 他们胜任吗? 有的时候照顾者就是不能胜任接下去的照顾工作③。	见文中画横线的部分	① 护士的最初反应; ② 与医院工作的比较; ③ 病人的情况 ④ 护理措施; ⑤ 家访经历后对护士的影响; ⑥ 改变护理的方式; ⑦ 护理照顾的结局

注:表中访谈内容来自调查医院内护士为社区患者进行延续性照护时的感受的研究

　　(2) 寻找"本土概念":本土概念是被研究者经常使用的、用来表达他们自己看世界的方式的概念。这个概念可以是研究者本人或研究者所属文化群体所知道的概念,不一定是只来自被研究者群体的独有概念。无论这个概念在研究者看起来是多么的平常,但是只要这个概念对被研究者而言是具有一定意义的,就可以被认为是被研究者的本土概念。例如,某研究者对乳腺癌患者术后康复过程的体验进行了访谈,被调查的乳腺癌患者在访谈过程中都会提及到和同病情的病友在一起互相支持、互相鼓励的情况。这里的"在一起"这个概念对于研究者而言是一个比较平常的概念,但是对于被调查的乳腺癌患者而言就是一个非常重要的本土概念了,它表达了乳腺癌患者之间支持的重要性。另外,本土概念也不必是在被研究者群体中所普遍使用的用语,它可以是被研究者个人经常使用的特殊语言。

　　寻找本土概念没有一定的模式可循,主要依靠研究者的直觉和经验。在分析资料过程中,

阅读笔记

如果发现被研究者经常反复使用一些概念,使用频率较高,就说明这些概念在他们的生活中占据比较重要的位置,可以考虑作为本土概念进行呈现,如上面所提到的"在一起"这个概念。此外,被研究者在使用某些概念时带有强烈的感情色彩,伴随有明显的情感表达时,则表明这些概念对研究者而言也是十分重要的。如研究者在访谈老年痴呆患者家庭照护者的照护感受时,很多被研究对象都提及到患病的老人对他们而言是一个"陌生人",并且很多照护者说到这里的时候都会表现出不同形式的激动的情绪,如哭泣、语调升高、反复重复该词语等。此时这个"陌生人"的概念就可以作为本土概念进行呈现。最后,那些在阅读时容易引起研究者注意的概念通常也是值得加以关注的,研究者要进一步体会这些概念在上下文中出现的情况、所表达的含义、体现出来的作用等。

用被研究者的语言和概念来表达本土概念是最为合适的,因为它能够比较直观、具体、靠近被研究者自己看问题的视角,比较适合最开始的编码。但是在某些时候,一些现象确实很难找到一个本土概念作为代码,研究者可以采用自己的概念作为替代。如一位受访者在被访谈的过程中反复地说"我不知道这么做对不对"这句话,研究者不知道该用受访者的什么话来直接命名这个现象,他可以选择自己熟悉的概念如"自我怀疑"来暂时替代这个概念。但是在使用研究者的概念时,一定要尽可能地和被访者所提及的含义相一致,必要时需要向被访者进行确认。

(三)资料的深入分析

资料的深入分析指的是将资料进一步浓缩,找到资料内容中的主题,在它们之间建立起必要的关系,为研究结果提供初步的结论。

主题(themes)是将资料代码中所呈现的经验和表现抽象化的一个名词或概念,它可以将某一现象或者事物与其他现象或者事物区分开来。将资料中零散的文字由代码转化为主题,是一个更高层次的抽象思考和概念化的过程。它是在将原始资料摘要出代码之后,分析和探讨代码间的关系,并将之整合为主题。如在扎根理论研究中,主题就是从主轴性编码和选择性编码的过程中逐渐形成的。主题来源于资料,通常是来自编码过程中不同代码下的资料。由于主题涵盖较大范畴的资料,有的主题可能很快展现出来,显而易见;但有些主题需要反复斟酌代码或者回到原始资料中去再次体会和理解受访者所提供的信息,然后才能构成它。如下面表 3-3-3 例子中有关"教学相长"主题的形成就是反复斟酌和体会后产生的。

表 3-3-3　主题形成举例

转录内容	分析过程
"临床带教虽然很辛苦,但是把自己拥有的知识和技术教授给学生是一件愉快的事情,也会有满足感。而且,我想我每天都能从带教的学生那里和自己为教学而努力中学到很多东西。我不断地充实自己,因为我觉得如果学生问我什么问题,而自己又回答不了的话,真是很尴尬和没面子的事情,所以我想自己拥有足够的知识和各种临床护理技术都很熟练的话,就会给自己信心并能获得学生的尊重。就像我们常说"打铁先要自己硬"嘛。在过去几年中,我带过很多届护理学生,为了带好学生,我不仅要学习护理、医学方面的知识,我也在许多方面注意加强自己,如个人脾气方面呀、沟通方面、计算机应用方面等。经过这些带教我都觉得自己与过去大不一样了,也与其他一些护士不一样。我这样说因为真的觉得自己比过去知道了很多,也比其他人知道的多一些……"	作者先反复阅读这段资料,并勾画出关键的词、句 然后作者反复比较画线部分,并进行综合和归纳,构建一个类属:"从临床带教这个过程中学到了东西,使自己有所提高" 随后作者将所构建的类属与画线部分再进行反复比较,以一个简单并具有结构意义的、比较抽象的单元表现出来,形成"教学相长"这一主题

寻求主题的过程不仅是在不同的信息提供者之间发现共性,同时也是寻求一些自然的变化。研究者要关注何种主题出现以及以何种形式或模式出现;某种主题是否仅适合某一类人

阅读笔记

群或者某一社区? 在何种情境下发生? 是否有发生的时间或者周期? 什么预测了这一主题的发生? 什么是这一主题发生的结果? 换而言之,就是质性资料分析者要对资料间的关系保持一定的敏感性。

确认主题的过程总是循环往复的,不是简洁的、线性的过程。研究者从资料中获得初步的主题,再返回到资料中去验证这个主题是否和文字资料相匹配。很多时候,较早形成的比较表面化的主题被取消,取而代之的是新的更有意义的主题。如 Strang 等在研究老年痴呆症患者照顾者的照顾感受时,在资料分析前期根据自己的既往经验和照顾者的描述,将照顾者和患者之间的互动隐喻为"共舞"(dancing),但是随着对资料的逐渐深入分析,"共舞"这个主题不能很好地说明随着疾病进展所呈现的照顾者和痴呆患者彼此之间互动的特点,"共舞"更多地代表的是互动者之间愉悦的互动经历,但是这种愉悦感在痴呆患者和照顾者之间的互动中是很有限的,因此她们将这一主题取消掉而代之以"同步"(need for synchronicity)和"互给"(reciprocity)这两个主题,用来表示长期照顾过程中已形成的彼此之间的联系。

在逐渐确认主题后,研究者可以在这些主题的基础上再进行进一步的分析。如研究者可以将主题以故事发展的形式穿在一起(见于叙事研究),或者将主题放入相应的理论模型中(见于扎根理论研究)。主题可以个案化(见个案研究)或者将其普适于各个信息提供者的情况(见现象学研究)。复杂的质性研究往往不仅限于主题的确定和描述,还常常探讨主题间复杂的关联性。

三、质性资料分析中的常用手段

在对质性资料进行分析时,研究者也需要根据具体的研究情境而灵活地使用一些有助于资料归类和分析的手段。常用的手段除了包括撰写备忘录之外、还有使用图表、运用多种思维方式进行资料的分析、与外界交流等。有关备忘录的内容在前面部分已经提及,在本篇第五章还将做具体介绍,在这里就不做赘述了。下面所介绍的这些手段也仅供读者参考,质性研究者可以根据自己的具体情况,创造性地发明更多的有利于分析资料的方式和手段。

(一) 使用图表

图表是对线性文字资料进行立体浓缩的一种方式,可以更加清楚、生动地展现出资料所蕴含的各种意义关系。质性研究中常用的图表有矩阵图、分类图、流程图、因果关系图等多种类型,研究者可以根据自己的资料特点以及研究目的选择适宜形式进行资料的归类和展示。下面以矩阵图和流程图为例,帮助读者理解图表在质性资料分析中的作用。

1. 矩阵图在质性资料分析中的使用　图 3-3-1 是一个矩阵图,是某位研究者在理解养老

		发生喊叫行为时有无面部表情		喊叫行为发生的同时是否伴有激越行为		喊叫行为发生的地点		喊叫行为是否被预测		喊叫行为发生时是对他人还是对自己	
		有	无	是	否	护士站	其他场所	是	否	对他人	对自己
喊叫行为的可能含义	不满意	×					×		×	×	
	情感	×					×		×		×
	困惑感			×		×			×		
	疼痛						×		×	×	
	有生理需求	×		×			×		×		×
	环境需要调整		×	×			×				×
	满意	×				×			×		

图 3-3-1　养老机构中老年痴呆患者喊叫行为的资料分析矩阵图

阅读笔记

机构中的老年痴呆患者发生喊叫行为的意义时所制作的矩阵图。这个矩阵图将所收集到的有关喊叫行为的资料按照两个维度进行了分类,一个维度是作者通过阅读分析资料后所推测出的可能的喊叫行为发生的原因,一个维度是喊叫行为发生时的基本特征因素。根据这两个维度,研究者对每次喊叫行为发生的具体情况在图中的相应位置进行了归类。这个矩阵图使研究者非常直观地就看到了自己收集到的有关资料,而且可以进一步理解和寻找老年痴呆患者发生的喊叫行为的特点和其可能蕴含的意义。

2. 流程图在质性资料分析中的使用 流程图方法指的是以历史和现时发展过程为标准,对质性资料所进行的描述。这种方式的最大好处是能够很好地展现事物发展变化的过程。如某研究者在研究老年痴呆患者家庭照顾者的照顾感受时,就使用流程图的方式,以既往照护和现在照护的过程为分析框架,对收集上来的定性资料进行描述,用"初临变化-适应变化-面对未来"这三个阶段来辅助分析和展示研究结果,使得研究者和读者都能更加直观地理解和体会到这些家庭照护者在动态变化的照护过程中的感受。

在画图表时,研究者可以询问自己以下的一些问题:"这个图表是否可以表现我所找到的资料内容?资料的各部分之间是一种什么关系?这一部分资料是否可以归到上一层次的类属或主题之中或者归到其他类属或主题之中?"在表述图表中所示关系时,研究者可以用一些符号来代表特定的关系,如单向箭头表示一方导致另一方,双向箭头表示双方相互作用;直线表示双方有逻辑关系,虚线表示双方有关联关系。在开始绘制图表时,可以边画边想,不求完美、准确。因为设计图表的过程其实就是一个思考的过程,帮助研究者通过图表形式更简洁、直观地再现资料的核心内容和有关关系。

(二)运用多种思维方式

由于质性研究需要依靠研究者对所观察到的现象进行意义上的合理解释,因此研究者要注意自己的思维方式和思维特点,有意识地培养和运用多种思维方式进行资料分析,从而充分发挥研究者在质性研究中作为研究工具的作用。在质性资料分析中比较重要的思维方式常见以下 3 种。

1. 寻找资料中的因果关系 是对质性资料中事件发生的时间顺序进行描述,考察某一个因素在事情发展的过程中是如何导致另外一个因素出现的,以便让读者对所研究的社会现象有更深刻的了解。它所回答的问题是"如何"而不只是"是否"。如果研究者在分析资料时发现同一顺序发生在不同的被研究者身上,或者同一顺序在不同的情形下同样发生,那么研究者便可以就此顺序建立一个初步的假设,然后对整个假设进行检验或修正。

2. 运用直觉和想象 "直觉"是一种潜意识的活动,是一种思维的感觉,是一种突如其来的感悟。因此,直觉可以用来选择编码中的重要概念,并且对资料的整体内容建立假设。"想象"是以人的大脑中的表象为基础,进行分析、综合、加工、改造而构成新形象的一个思维过程。想象是进行模拟和类比的重要手段,可以为资料分析产生假设。在想象过程中研究者自由地使用比喻、隐喻和联想,可以将相互孤立的资料片段有机地联系起来。研究者的直觉和想象在把握质性资料的原貌,以浓缩的方式"重构"其丰富、复杂的状态方面起到重要的作用。研究者可以通过下列一些做法来提升自己的直觉和想象:①长时间地聚焦在原始资料上,以保持对资料的全神贯注;②经常进行"头脑风暴",随时记录下自己脑子里闪过的灵感、图像和情绪感受;③保持思维的灵活、敏捷,设想用不同的词语、不同的概念组合和不同的思考角度呈现资料的内容,尝试使用不同的暗喻、明喻、类比来表达资料,对资料进行自由联想;④用一些不同的语句来捕捉自己已经发展出来的假设。

3. 阐释循环 指的是研究者在文本的部分和整体之间不断对比,建立联系,进行反复循环论证,以此来提高对文本的理解的确切性。质性资料的分析过程,是一个整-分-合的过程,研究者在部分和整体之间进行反复循环论证,运用自己的想象对资料进行逐步的螺旋式提升,

阅读笔记

从而使得研究者不会因为过度关注于资料的整体而忽略了细部的"深描",也不会因顾及部分细节而忘记了整体全貌。例如,在对一份访谈资料进行分析时,研究者不仅应该考虑受访者所说的每一句话,而且要考虑这句话与访谈资料中其他部分是什么关系,访谈内容与说话者的个人背景、兴趣和意图是否有关联,这位受访者究竟想说什么,说的话与受访者在其他地方所说的话和所做的事有什么关系,受访者所说的话与其他有关的人所说的话之间有什么联系。阐释循环的目的就是将最地方性的细节与最宏观的结构结合起来,使两者同时进入研究者分析的视野,帮助研究者获得更加丰富的、多层次的、高密度的研究结果和意义解释。如在前面所列举的有关 Strang 等在研究老年痴呆症患者照顾者的照顾感受时,将开始所确定的"共舞"这一主题取消掉而代之以"同步"和"互给"这两个主题,在改变过程中就使用了阐释循环的手段。

(三) 与外界交流

在研究过程中,特别是当资料分析进入"瓶颈"或"死胡同"时,研究者可以通过与自己信任的、对自己的研究比较了解的、有一定理解能力的其他研究者、同行、朋友、家人等交流思想,以获取到一些意外的灵感和启迪,帮助研究者扩展分析资料的思路、发现新的分析视角。除了与其他人交流之外,研究者与外界的交流还可以通过读书、阅读相关文献和研究报告的方式进行,以了解本领域内知名的研究者们是如何分析资料的,进而在自己的资料分析中借鉴他们的经验和教训。但是在阅读他人的文献和研究报告时,研究者要特别注意不要将自己的资料生硬地填充到前人预设的理论框架中,或者受缚于前人的研究思路。研究者要时刻考虑自己所研究资料的独特性,在接收他人分析思路的同时,尽可能保持对资料分析的开放性。

总之,质性资料的分析是一个十分艰苦、费时,甚至是枯燥的工作,需要研究者将自己的全部身心和智慧以及想象力尽可能地投入进去。Creswell 在不同的质性研究方法共性的基础上,总结了一个质性研究资料分析流程图(图 3-3-2),供研究者特别是质性研究初学者参考。在所介绍的质性资料分析的基本方法的基础上,研究者再根据自己的研究问题、所选择的具体的质性研究方法来最终选择适合自己的资料分析方法。

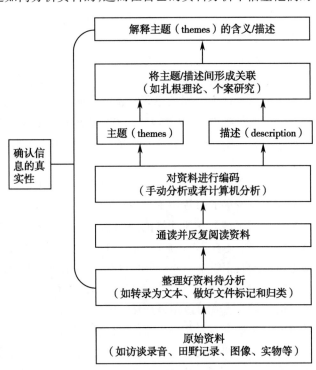

图 3-3-2　质性研究资料分析流程图

(图摘自:Creswell,J.W.Research design:qualitative,quantitative,and mixed methods approaches.3ʳᵈ.Los Angeles,CA:Sage)

第三节　计算机软件在质性资料分析中的应用

近年来,越来越多的计算机辅助用质性资料分析软件(computer assisted qualitative data analysis software,CAQDAS)得到开发,也有越来越多的研究者使用 CAQDAS 进行质性资料的分析。质性研究者对 CAQDAS 的价值说法不一,但不可否认的是,CAQDAS 的使用将随着其软件功能的逐渐完善而得到不断推广。

虽然目前的 CAQDAS 大部分均为英文版本,但是国内的研究者可以使用 Microsoft Word 协助进行文本资料的建档和管理,然后再运用质性资料软件来读取代码并且进行代码的比较和分析。对这些资料软件允许研究者将全部的文本资料输入程序中,对研究者选择的特定文本部分进行编码,同时还可以对代码之间的关系进行检验。但是,研究者要注意的是,软件不能对全部文本进行自动编码,它也不能告诉研究者如何进行质性资料的分析。即使有计算机软件的辅助,研究者仍然需要自己对研究资料进行分析和反思。

一、使用计算机软件进行质性资料分析的优缺点

(一) 优点

1. 使资料保存和提取变得更加简单 由于越来越多的质性研究所收集的资料类型越来越多样和庞杂,如访谈资料配合上视频资料,或者文字资料同时结合有图片的形式,这些资料如果按照以往人工管理和分析的方式将要耗费研究者大量的时间和精力,同时还有可能在查找和对应资料的过程中出现错误。因此,使用计算机软件进行这些资料的归类、分组以及编码等,会使资料的管理变得简单,同时还可以在需要时快速地从编码的片段查找出其所对应的全文以及其链接的录像、图片资料等。

2. 支持编码功能 越来越多的计算机软件支持对文本资料(text)进行编码(coding)的功能。很多软件还在编码功能的基础上进一步开发了分层编码功能、评论和定义功能、附注备忘录功能、聚组(grouping)功能以及构建概念网(network)等功能。

3. 寻找文字和代码(codes)功能 这一功能是所有 CAQDAS 软件都具备的功能。这种搜寻功能有两种,一种是搜寻文本,一种是搜寻代码。特别是搜寻代码功能,可以将不同代码所对应的段落进行进一步的阅读、理解和分析,进而发现代码间的关系。例如,研究者可以通过软件寻找同时存在“疾病”和“疼痛”两个代码的段落,进而发现在何种情境下人们会将“疾病”和“疼痛”进行关联。此时,使用计算机软件进行资料分析要远远比手工分析方法省时、省力、准确。

4. 支持比较性分析软件的搜索功能 非常适于质性资料的比较,特别是同一代码下多个个案间的相应文本资料的比较。

5. 便于绘制模型、网络图或者图表 目前很多软件都可以使研究者根据自己的归纳形成概念间的模型、网络图或者图表,节省了人工绘制图表的时间,并且在研究者需要时迅速地链接到每个概念所对应的文字、段落、图片或者视频等,使得研究者很容易通过这些资料反复确认自己构建的概念之间的关系是否有意义,有否对应的质性资料的支持。

6. 便于将质性资料和量性资料相结合 质性资料分析软件不仅能输入文字、图片、视频等质性资料,同时还可以保存量性资料,并在需要时将质性资料和量性资料进行对应。如某研究者欲调查学生进行网上讨论学习时,学生的讨论内容是否和学生的年龄、学习方式、入学评估分值等有一定的联系,那么软件就可以将某个学生在网上讨论的内容和他相对应的年龄、入学分、学习方式等量性数据结合起来。再如,这个研究者如果通过资料分析编码后将网上学习中的“合作”作为一个主要代码,其下又进一步分析出 5 种不同类型的合作表现,那么质性资料分析软件就可以将不同类型的合作表现在全部的信息提供者(informants)中进行统计汇总,最后可以数据的形式将这些信息进行表达。

7. 有助于团队研究 多名研究者可以很容易地共享一组质性资料;研究者间也可以很方便地将研究分析过程和研究结果与他人分享,这一点能给以小组形式开展的质性资料分析过程带来非常大的便利。

(二) 缺点

1. 代码缺少情境化 由于计算机软件进行编码时只是把相应的段落文字进行提取和储

阅读笔记

存,形成代码,而忽略了对与这段文字所属的情境进行相应的衔接,使得质性研究者在关注这些相似代码的基础上忽略了代码所产生的不同情境和资料整体。目前,很多软件在不断改良以克服这一缺陷,他们在研究者需要时可以迅速定位到提取该代码所在的段落,或者在提取译码时连同所在的段落同时提取过来。

2. 需要一定的时间学习如何使用合适的软件　由于不同的计算机软件所针对的质性研究方法不同以及可储存的资料类型不同,因此研究者首先要选择符合自己研究方法学的软件。另外,学习软件的使用也需要一定的时间和精力。

3. 影响研究者在分析资料过程中的思考和想象　由于计算机软件的应用,使得质性研究者对资料的分析从既往的纸张转变为计算机文件,这种改变可能会影响研究者的思考习惯,感觉距离所要分析的资料遥远,不能很好地"浸入"其中;很多研究者对计算机的"机器性思考"抱有质疑,并且担心质性研究的新手可能会过多地借助于计算机软件引导资料的分析,没有充分发挥研究者自身的归纳和分析能力。

如果要使用软件进行分析,研究者一定要明确自己的质性资料的类型,使用的质性研究的具体方法和分析资料的相应方法,明确自己需要计算机软件进行什么样的帮助,最后应该自学或者参加关于软件的学习培训,以便正确地使用软件,较好地发挥软件的辅助功能。

二、质性资料分析中常用的计算机软件及其特点

目前质性资料分析软件较多,计算机辅助质性资料分析软件的网络平台(www.surrey. ac.uk/sociology/research/researchcentres/caqdas/)和质性资料分析网站(http://onlineqda.hud.ac.uk/ Intro_CAQDAS/index.php)均有相应的常用软件介绍。目前常用的四大软件是 ETHNOGRAPH、Nvivo、ATLAS 和 MAXQDA。这些软件均有相应的网站进行该软件功能的详细介绍和讨论,还有免费的培训课程。在网站上常会有软件的免费试用版(trial version),部分网站还有软件设计者和软件使用者的讨论专区,全世界范围内使用该软件的人均可以进行相互交流。另外,近年来针对内容分析法还有相关软件得到了开发,如 ZyINDEX 软件(http://www.zylab.com)。表 3-3-4 中主要列举了 ETHNOGRAPH、Nvivo、ATLAS 和 MAXQDA 等软件的相应使用特点和网站地址,供读者参考。

表 3-3-4　常用质性分析软件的名称与特点

软件名称	相关网址	软件使用特点
Nvivo	www.qsrinternational.com	是一种用途很广的工具,它可以把图像和声音文件与某个项目和原始文本关联起来。它有一个内置的模拟装置,用户可以通过它用图像来模拟出自己的设想,图像的节点则与有关数据相链接
ATLAS	www.atlasti.com	是专门为扎根理论设计的工具,程序比较复杂。它可以处理绝大多数的常见文本、图像、音频和视频数据格式。多信息文本文件可能包含独特的格式、动态网页链接以及内嵌对象,诸如 Excel 表格、PowerPoint 幻灯片、音频和视频片段等。它还具备的一大特点是可以通过电子扫描把手写的文件转换为图片或文本片段,并可以做标记和编码。它还有一些扩展功能可以在构建理论时使用
ETHNOGRAPH	www.qualisresearch.com	是最早开发的质性研究软件包,使用容易,应用性广。新版本已到 6.0 版,该软件的一大特色是其搜索功能非常强大

阅读笔记

续表

软件名称	相关网址	软件使用特点
MAXQDA	www.maxqda.com	MAXQDA 是一套先进的专业文本分析工具,也是专业质化数据分析和数据管理软件,能协助研究者有效地执行质性资料分析和诠释文本,对图像、视频以及 PDF 文档等同样有强大的分析功能,它也可以对定性数据进行量化处理,因此亦可以用于混合方法研究

近年来,又有一些新的计算机辅助用质性资料分析软件面世,如用于构建概念图的 Decision Explorer 软件(http://www.banxia.com/dexplore/),用于将声音资料直接用计算机转换为文本的 Freedom of Speech 软件(www.freedomofspeech.com)等。这些软件尚需要不断使用和完善,在本书配套的数字化教材中将向大家演示部分质性分析软件的使用方法。

对于计算机软件在质性资料分析中的应用,目前质性研究学者们仍有不同的争议。那么,计算机软件到底是限制,还是解放了我们的想象力? 如果我们被淹没在一堆纸本的访问稿、观察笔记、卡式录音带或者录音笔、录像机录下来的声音档案以及大量的录像带里,我们真能够提出有想象力的分析或者理论吗?

(刘 宇)

【小结】

本章对质性研究中资料分析的共同之处进行了讲解,读者可以进一步理解质性资料分析是不同于量性资料的统计学分析的,它是质性研究中最为重要,但也是最为困难和耗费精力的阶段。质性研究者作为质性研究中的工具之一,必须遵循一定的质性资料分析原则,以保证质性研究结果的可靠性。虽然不同的质性研究方法有其各自独特的质性资料分析步骤,但是它们也存在资料分析的共性,分析过程主要包括浸入原始资料、设计分类纲要与编码、资料的深入分析三个阶段。计算机软件可以帮助研究者进行质性资料的辅助分析,但还是需要研究者自己明确所使用的是哪种质性研究方法,资料的特点和分析的目的是什么,需要自己对编码、分层及代码间的关系做出判断,而不能简单地依赖于计算机的辅助作用。

【思考题】

1. 质性研究资料的分析常用的模式有哪些? 针对你自己的研究和既往质性资料的分析经验,你考虑选择哪一种? 为什么?

2. 如何对质性资料进行整理可以有助于质性资料的分析?

3. 将录音资料转换为文本资料时,应该遵循的基本原则有哪些? 请试用你自己的例子进行说明。

4. 编码的特点是什么? 如何从资料中寻找本土概念?

5. 质性资料分析的基本过程如何? 可以使用哪些手段来促进对质性资料的分析?

【参考文献】

1. 陈向明 . 质的研究方法与社会学研究[M]. 北京:教育科学出版社,2004.

2. 风笑天 . 社会研究方法[M]. 第 4 版 . 北京:中国人民大学出版社,2013.

3. 刘明 . 护理质性研究[M]. 北京:人民卫生出版社,2008.

4. 刘明,Kunaiktikul W,Senaratana W,et al. 中国注册护士能力架构的质性研究[J]. 中华护理杂志,2006,41(8):691-694.

阅读笔记

5. Beck CT.Birth trauma:in the eye of the beholder〔J〕. Nursing Research,2004,53:28-35.

6. Burns N,Grove SK. The practice of nursing research:appraisal,synthesis,and generation of evidence〔M〕. St.Louis,Missouri:Saunders,2009.

7. Creswell JW. Research design:qualitative,quantitative,and mixed methods approaches〔M〕. 3rd ed.Los Angeles,CA:Sage,2009.

8. Corbin J,Strauss A. Basics of qualitative research〔M〕. 3rd ed.Los Angeles,CA:Sage,2008.

9. Polit DF,Londaon A,Martinez JM. Food security and hunger in poor,mother-headed families in four U.S. cities〔M〕. New York:MDRC,2000.

10. Polit DP,Beck CT. Nursing research:generating and assessing evidence for nursing practice〔M〕. 9th ed. Philadelphia:Lippincott Williams & Wilkins,2011.

11. Strang V,Koop P,Dupuis-Blanchard S,et al. Family caregivers and transition to long-term care〔J〕. Clinical Nursing Research,2006,15(1):27-45.

12. Tappen RM. Advanced nursing research:from theory to practice〔M〕. Sudbury:Jones & Bartlett Learning, 2011.

阅读笔记

第四章　现象学研究

导入案例

护理人员接触患者及家属的机会最多,因此常常自以为对他们的生理、心理、社会需求等很了解。现在不妨假设自己作为一名护理人员,完全不了解他们的想法和感受,需要重新去观察在他们身上到底发生了什么。下面我们来看看一位神经母细胞瘤患儿母亲的体验:

"我真的……我是这样抱着她,我就整个这样跪在地上,然后这样开始大哭……就觉得……不可思议呀。我就想说……我的人生怎么会有这种事情发生……癌症,这不是大人的专利吗? 怎么小孩子会得癌症? 对呀……而且又是这么小的宝宝? 怎么可能? 怎么可能? 看着她我就想说,得癌症就是要走了,我的观念就是,得癌症就是没救……"

你从这位母亲的真实的、鲜活的体验中发现了什么?

古诗说"横看成岭侧成峰,远近高低各不同。不识庐山真面目,只缘身在此山中。"这是因为人们看的角度不同,对庐山的印象也不同,说明我们面临的是一个复杂的世界,某一种方法"看到"的世界也许只是盲人摸象中的一部分。与健康有关的人类经验及患病体验是非常复杂的现象,需要有开放的、多角度的研究视角。

"我想从你的视角来探索世界,我想以你熟知的方式来了解你的所知。我想知道你经历的意义所在,穿着你的鞋走路,以你的感受来感知事物,以你的解释来诠释事物。你愿意成为我的老师并帮助我理解吗?"学者斯普拉德利(Spradley)的这段话,体现了研究者要"回到事物本身"的态度,这正是现象学研究者所致力追求的态度。

现象学(phenomenology)是哲学的一个分支,也是一种研究方法,由"phenomenon"及"logos"两词根组成,前者含义为现象以本身的面貌呈现它自己;而后者代表话语(discourse),其意义为透过话语让事物本身的现象完整地呈现。它致力于重新用一种最直接、最原始的方法去接触这个世界,以哲学的观点重新审视每件事情的意义,是一种用归纳性和描述性的方法来寻找问题本质的学问。

现象学由德国哲学家胡塞尔(Edmund Husserl)在 20 世纪初创立。现象学自产生之后

阅读笔记

就以其"回到事物本身"的态度和方法,将众多有着共同见解的哲学家,如海德格尔(Martin Heidegger)、梅洛庞蒂(Maurice Merleau-Ponty)、萨特(Sartre)等联合在一起,形成了欧洲大陆20世纪最重要的哲学思想运动之一的现象学运动。现象学看待事情的态度和方法不仅成就了现象学运动中的哲学家,而且其效应已远远跨越了哲学界,广泛影响了心理学、护理学、美学、社会哲学、教育学、自然科学和经济学等学科中研究问题的提出和研究方法。

现象学的目的在于探讨人类体验的意义,主张只有当一个人的意识里感受到某些事物时,人的存在才有意义。并且认为,由于人类是有意识的,对存在的现象是有感知的,因此人类的任何经历和体验都是有深远意义的。当研究主旨为了解个人的某些生活经历以及这些经历给他们带来的意义时,可采用此研究方法。因此,现象学可对护患互动中患者的体验做深度探究,可协助护理人员发现其体验的独特性,揭示其观点及需要,还能呈现其同理心、关怀的特质,体现出护理人员以患者为中心,倾听需求,而不是以自我认知代替患者认知的意义。

第一节 研究的特点与适用范围

现象学研究方法(phenomenological approach)是一种观察特定的现象,分析该现象中的内在成分和外在成分,把其中的要素(essence)提炼出来,并探讨各要素之间及各要素与周围情境之间关系的质性研究方法,以促进对人的理解为目标,说明行动的本质,其核心就是寻求和认识现象背后的真实含义。例如,研究初诊糖尿病患者的胰岛素抵抗心理、社区高血压患者服药依从性问题等。现象学方法多用于探讨人们的生活体验(life experience),常以"经历某种生活体验意味着什么?"的形式提出问题,如"农民工子弟学校的学生如何看待自己的学校生活?"护理学强调人的整体性、人际互动与人际关系,以及与人类密不可分的生活环境,要探讨护理现象的本质,现象学研究法不失为贴切的研究方法之一,该方法是目前国内外护理研究中最常见的质性研究方法。

一、研究的特点

现象学除了具有质性研究的一些基本特征之外,作为一种独立的研究方法,又具有自身的特点。

(一)核心概念

1. 生活世界　生活世界(lived world)是现象学的重要概念,指的是人们日常生活的世界,即未经人们反思的世界,或者说前反思的世界。与生活世界相对的是经过思考、定义、分类、概括、理论化的世界。Van Manen 把生活世界界定为直接体验(immediate experience)的世界。这一世界是已经存在于那里的,是前给予的。人就生活于生活世界中,它充满了各种各样的世界观、关系和体验。在生活世界中,人们才有生活体验。对护理来说,生活世界是护士要改进护理服务,探讨护理工作的基地。因此,护士必须关注人们的生活世界。

2. 生活体验　生活体验(lived experience)或经验是人们在一定的时间、地点下生活的当下体验。生活体验来源于生活世界。在现象学中,生活体验被当作研究的基本结构,是现象学的核心。每一种体验都是独特的,有其独特的特性(characteristics))或属性(attributes)。例如,疼痛的体验和压力的体验是不相同的,与工作相关的压力体验和家人中有人患病的压力体验也不大相同。

3. 意识　现象学旨在研究人们在意识层面上描述的其生活经历,意识(consciousness)是现象学研究的对象。Amedeo Giorgi 在《现象学方法的理论、实践和评价》一书中指出,那些在生活世界中显现自身的事物,必须是意识的组成部分。这些事物的存在受到意识的认可。如果一个事物的存在没有被人们所意识到,那么它们就不会成为人们生活世界的一个组成部分。

阅读笔记

例如,外界给予患者的社会支持程度与患者感知到的社会支持程度并不完全相同。在现象学中,探讨生活世界中的现象,就是探讨它在生活世界背景下开始呈现给意识的东西。意识的基本结构是意向性(intentionality),是意识"指向"某物的活动,是一种使体验呈现出来的活动。例如,当别人希望分享我们曾经经历过的一次车祸的意外事件,我们可以做一个有方向性的,认知性的回顾,来回溯当时所发生的情况。

4. 现象学还原 现象学还原(phenomenological reduction)是胡塞尔现象学方法的一个中心概念,是现象学研究的重要步骤,指的是把人们带回到体验世界的意义和存在的起源之处,以现象学态度完成本质的探究。用胡塞尔的话来说,就是"回到事物本身。"现象还原牵涉到存而不论(epoche)及悬置(bracketing)或置入括号为中介。"epoche"源自希腊文,其意义是判断的悬置(suspension of judgment);而置入括号为胡塞尔运用数学观念表达悬置自己信念的一种方式,通过排除并搁置个人先前假设(prejudices)、前设立场(presupposition)、前概念(preconceptions)或信念(beliefs)等,将复杂的现象还原至现象本身基本元素,以对此现象达到全面的了解。它要求研究人员尽可能地把有关某一现象的所有前认识放置在一边,将平日视为理所当然的思维方式,不论是科学的、宗教的或者是日常生活方面的对世界的看法,统统放进括号中,不做任何预设和判断,从参与者的视角出发,充分理解参与者的体验。

5. 交互主体性 交互主体性(intersubjectivity)是人们在交往活动过程中,主体之间所表现出来的相互影响、相互作用的规定性。比如,我们欣赏一幅画,就要理解这幅画,不能只是理解这个画家本身、画家本身的生活世界就足够,还要理解这幅画是在什么时代画的。如果画家生活在 20 世纪 50 年代的欧洲,我们要问,那个时代有什么时代精神? 美术界在那个时代流行什么画风? 那个时代的整个艺术思潮是什么? 事实上,主体所处的生活世界的意义是集体共享的,这个意义与他个人自主的行动息息相关。即引导主体背后的一套价值观与理念,并不是只与他本人相关,也非他本人在孤立中凭空制造出来,而是汲取于社会共享的意义世界,是属于那个时代所共通的交互主体性。

6. 本质或要素 本质(essence)是与某件事的理想或某件事的真实意义相关的元素,也就是赋予研究中的现象一般性了解的概念。根据 Natanson 的看法,本质是由不同的个人在同样的行动中或同样的个人在不同的行动中,所体现的意图含义的综合。因此,本质代表任何现象中一般性了解的基本单元。例如,在"献身护理的意义是什么? "研究中,与献身护理有关的或是献身现象的一般性了解的基本单元包括利他主义、关怀、信任、忠实、养育等。

7. 文本 文本(text)指的是人类所创造的承载着人类文化、思想、观念等的各种符号,包括一切文字的作品和非文字事物。因此,所有的护理活动和现象也都是现象学范畴的文本。

(二)描述性现象学与诠释现象学

质性研究的方法论背后须有哲学立论为基础,以避免研究方法上的模糊不清导致对研究目的、结构及结果有所混淆。当研究者指出自己的研究以现象学为其主轴时,应对现象学的哲学思想有所了解,现象学有许多不同的学派,比如描述性现象学、外观现象学、构成现象学、还原现象学和诠释现象学等。其中胡塞尔的描述性现象学和海德格尔的诠释(解释)现象学为两大主要学派。

1. 描述性现象学 描述性现象学(descriptive phenomenology)亦称为直观现象学(eidetic phenomenology),是胡塞尔(1857—1983)创立的方法,此学派的学者有 Giorgi、Colaizzi 及 Van Kaam 等。胡塞尔主张知识的来源来自事物本身,"存在"只在自我意识层面,且与意义不可分割;强调呈现人们的经验而不加以解释,目的是描绘真实世界。所牵涉的是直接探索、分析及对特定现象的叙述,尽可能不受未被检验过的假设所影响,目标为最大限度的直觉呈现。描述性现象学激发人们对日常生活经验的观察与感受,也强调这些经验的宽度以及广度和深度。

阅读笔记

2. 诠释现象学　诠释现象学(interpretive phenomenology or hermeneutics)是由胡塞尔的学生海德格尔(1889—1976)发展起来的,相关学者有 Diekelmann、Benner 及 Wrubel 等。海德格尔发展诠释现象学是希望清楚地了解存在(being)的意义及本质,他认为哲学领域对"存在"的探究应关注于"人的存在"。存在与人相互依赖,通过人的诠释才有存在,因为人类是历史和现代文明的创造者,并与外界客观存在有着千丝万缕的联系,离开了人的存在,其他一切存在都将失去本来的意义。海德格尔强调个体生活的周围环境会影响个人,诠释受环境的影响,环境是因文化、语言及历史而产生,人一出生即与家庭和世界的人、事、物互动,不知不觉中不断地接受环境的熏陶,使人与人之间具有共同的世界及意义(shared meaning)。他运用前理解(pre-understanding)或前概念(pre-conception)来指出文化意义及结构早在人们了解它之前就已先存在世上。因此,个体周围总是充斥着语言、日常习俗及一些生活技能,因而无法完全如胡塞尔所说可摒除这些先前就已存在的结构。他主张除了与研究参与者的深入访谈之外,还应分析与现象有关的文学、艺术作品以增进对现象的理解。

海德格尔认为个体与世界互动是因为关注(concern)的存在,关注包括关心(care)及牵挂(solicitude),当个人关注其周边的事物时就是关心;当个人关注的是人时就是牵挂。关注不仅是人存在于世界的一种方式(being in-the-world),也是与他人共同存在的意义(being-with)。因此,关注可决定个体重视或忽略什么、或在情境中如何反应等,如当患者需手术时,有的家人关切的是患者的安危,有的则关切金钱问题。因此,不同人展现不同的关注,说明不同的个体存在方式和存在经历不尽相同,即存在的个体差异性和经历的独特性。

受社会、历史、文化等因素的影响,人的存在又是能动性的运动变化过程。因此,海德格尔认为人的存在具有时间性,有意义的事件将会过去,未来与现在相联系,存在的意义会随着时间演进而有不同的诠释。因此要了解存在的意义,时间是一项重要的考虑因素,在时间因素中也应考虑其历史背景。例如,当讨论到压力情境时,应与时间观念联系,因为在时间的过程中,可允许个人将压力情境转化成个人所熟悉的情境,以便适应此压力情境。

Gadamer(1900—2002)认为诠释是一个整体到部分,部分到整体,如此循环往复的诠释学循环(hermeneutic circle)过程,即对部分意义的了解可以促进对整体意义更深入的理解,再根据对整体意义的了解返回去修正对部分意义的诠释,如此反复于整体与部分之间的螺旋状循环,使诠释越来越深入,最终实现现象的深层意义得以呈现,被理解。

Allen 和 Jenson 强调现代诠释现象学的是为了描述及揭示人类的现象(如健康和疾病),其目的是通过对研究现象的解释达到了解与认识。他们指出:"护理知识的价值,一部分决定于它对了解人类经验的关系的重要性。为能获得这一了解,护理学者们需要能自由探索丰富经验的研究模式。诠释现象学提供了研究丰富经验的研究模式,从而能对人类存在的关系和依存意义达到更深刻的了解"。

诠释现象学在探讨护理教育和护理实践等相关现象时,是很有价值的研究方法。近年来,护理界越来越多地运用诠释现象学进行护理研究,例如,Porter 的"鳏寡老人的独居生活"、Cohen、Ley 和 Tarzian 的"骨髓移植患者的隔离体验"、Kyung Rim Shin 的"绝经女性身体变化的诠释现象学研究"以及国内学者尹秋馨的"特大事故重伤者亲属早期照护体验的诠释现象学分析"等。

Box 3-4-1

—— 对糖尿病血糖控制困难的诠释学阐述 ——

对糖尿病患者而言,在对抗疾病的过程中,其存在方式是一个在不断地平衡规定的治疗和身心健康的过程。在这个过程中,疾病在不断地演变、进展,患者不断地汲取经验和信息,同时外部环境在更新、变化,这些因素都会影响患者伴随疾病生存的方式,因而患者的存在具有时间性,即随时间不断地变化。那么在这样的能动变化过程中,患者对健康服务的需求同样具有时间性。其次,糖尿病患者所处的社会、历史、文化背景各异,故而其存在方式和经历具备个体差异性。如患者拥有良好的社会支持系统,他们便更易于保持良好的饮食、运动习惯,从而血糖控制效果也更佳;患者的文化水平较高,对糖尿病相关知识掌握较好,则更利于血糖的控制。由此可见,存在的时间性和个体差异性决定了患者对个性化医疗服务的需求。

来源:蔡端颖.哲学解释学视角下对糖尿病血糖控制的剖析[J].医学与哲学,2015,36(4B):81-83.

(三) 现象学研究的特点

1. 现象学研究的重点是研究参与者的经验以及他们对自己生活的解释方式,努力从复杂的周围事物或情境中了解人类的经验和整体的人。

2. 现象学认为人并不是被动的存在,而是有意识的,并有根据地指导自己行为的积极的存在。

3. 现象学理论与方法的基础是主观的认识,人们靠自己的理解认识世界并完成其内涵,即内涵基于社会背景并通过人和人之间持续的相互过程而形成。

4. 通过自身的体验确认他人的真实经验,即内涵的完成是由相互主观认识而形成,是通过非客观的,深层次访谈或参与观察等方法与研究参与者在共享中获得的真实资料。

5. 现象学研究追求的是研究参与者体验的本质,是共享的经验。现象学认为尽管每一个人的经验是主观和相对的,但是通过共享研究参与者的体验,可以寻找出经验的本质。尽管现象学有许多方法,但都包含了以下四个步骤:

(1) 悬置(bracketing):这一特点要求研究者完全沉浸于研究中的现象,且借此过程使研究者开始了解参与者所描述的现象,研究者要避免所有的批判、评论或意见,只专注于研究中的现象及其所被描述的情形。

(2) 直觉(intuiting):是对研究现象的一种开放性、创造性的想象、理解和思考。

(3) 分析(analyzing):是指如何呈现所获得的资料,来确定研究现象的本质。研究者以要素或组成成分来区别此现象时,就是在探讨与现象的关系。研究者倾听研究参与者对生活经验的叙述,然后沉浸于资料中,一般的主题或本质就会开始出现。

(4) 描述(describing):描述现象的目的是通过书面文字或口头语言与现象进行沟通,也是对此现象进一步明确和评判的过程。描述是根据现象的一个分类或群组而进行的,例如,在一项肺癌患者生活质量的研究中,现象学的描述要将所有生活质量经验中常见的要素或本质分类,先分别详细地描述这些本质或要素,然后再就此环境中它们彼此间的关系进行描述。

二、研究的适用范围

现象学研究的重点是研究参与者的体验,尝试从复杂的周围事物、情境中去了解人类的体验。其作用在于澄清生活世界的本质结构,透过意识活动了解世界如何被体验化以及现象与意识之间必然的关系。现象学在护理知识的发展及护理实践上扮演了很重要的角色。护理根植于生理、心理、社会、精神等整体的信念系统,整体护理是护理方法的根本。而现象学研究要求从整体的角度分析现象,不主张把现象割裂成几部分,强调在自然状态下把社会现象放在背景中进行整体考察,找出现象间的关联,从而有利于从不同的角度认识研究对象,这与护理学

阅读笔记

的整体观念相一致。不少学者包括 Benner、Parse 及 Watson 等人,应用现象学作为其了解人类健康现象的哲学基础来解释人、环境、健康及护理之间的关系。

在护理领域中,现象学研究方法主要用于探究与健康和疾病有关的价值观、世界观等主观认识或生活体验的研究。人类对健康和疾病的体验为护理学提供了大量的现象学问题,例如与人类生活经验相关的探讨,如快乐、恐惧、压力、老化的体验、更年期女性的生活体验、亲属活体肾移植供者的心理体验等;与照顾者体验相关的探讨,如祖母照顾已经变成孤儿的艾滋病孙女的体验、新护士长的体验、实习护生的体验;与患者体验有关的探讨,如疼痛的意义、癌症患者的体验、慢性病患者的生活质量、失去身体某一部分患者的生活体验等。

现象学研究不仅包括个体的特殊性,也体现了普遍性,可以通过系统地分析相同经验的普遍性,寻找出事物的本质,并将这些知识运用在照顾患者方面。例如,当患儿住进重症监护室时,对患儿、父母及其他家庭成员都是一种压力。研究发现父母会体验到一种依附性失落感(impending loss),也就是父母一直处在担心其子女会随时有生命危险的一种体验,小到治疗药物的改变、医护人员突然呼唤患儿的名字或者家属突然接到病房打来的电话,家属都会觉得是患者可能有状况或有可能死亡,而此种体验也会出现在等候在手术室外的家属身上。

目前,现象学研究方法在我国的护理教育、临床护理、社区护理、护理管理等领域均得到了越来越多的应用,如《临床护士对优质护理体验的研究》(李春玉,护理进修杂志,2007)、《糖尿病前期个体对自身状态认识和体验的质性研究》(李菁,李峥,赵维纲,中华护理杂志,2015)、《社区老年高血压病病人服药不遵医行为的现象学研究》(张颖杰,护理研究,2010)、《住院早产儿父亲情感体验的质性研究》(陈杭健,陈京立,中华护理杂志,2015)等。

第二节 研究的基本步骤

现象学作为一种研究方法,是对某一现象的严谨、精确、系统化的探究,为研究者提供了一种特殊的观察、思考和行为方式。

一、研究者自身的准备

(一)界定研究现象

一个研究问题总是来自一定的研究现象。因此,研究者在选择具体的研究问题之前首先需要确定自己的研究现象。这里所谓的"研究现象"指的是研究者希望了解的人、事件、行为、过程、意义的总和,是研究者在研究中将要涉及的领域范围。研究现象就像是一张地图,事先为研究划定了一定的地域与边界。与研究问题相比较,研究现象更加宽泛一些,后者限定了前者的范围,前者产生于后者的领域,是从后者中提升出来的一个比较具体、集中的焦点。

与健康有关的人类经验都可以成为护理学的研究现象。研究者可以结合个人在护理实践、教育及管理等方面的某一特定领域去界定研究现象。例如,临床护理方面可以了解患者、家属、护士对某个特殊情境的体验、感受、态度等,如疾病体验、治疗感受、生活质量、照顾感受、服务需求等;护理管理方面可以是职业压力、职业倦怠、能级划分、工作制度、职业期望等;护理教育包括在校教育和临床实践、培养目标、护士心态、教育需求、教学质量、择业心态、实习感受、角色认同等方面。

研究者在充分考虑研究者自身的世界观后,从研究者所具有的直觉感(intuition)、观察(observation)、好奇(curiosity)出发,思考自己为什么要运用现象学研究法进行研究。

一旦确定了研究现象,通过对下列几个问题的思考,可帮助研究者确定现象学是否为最适

阅读笔记

合的研究方法。

1. 所选择的研究现象是否需要更深入地去澄清一些问题或者需要进一步地了解？如果关于该问题已出版或发表的文献非常少，则可能还有许多需要澄清之处。

2. 要研究现象的最佳资料来源是不是需要个案分享他或她的生活经验？现象学研究最主要的资料是由经历过某一特定现象的人所提供的，研究者必须确定此方法能提供最丰富且最具描述性的资料。

3. 如同所有其他研究一样，研究者须思考：现有的资源有哪些？个人的特点、知识、技巧、能力如何？如何完成此项研究？此研究结果将呈现给何人？

Box 3-4-2

—————————— 界定研究现象举例 ——————————

1. 选择研究终末期肾病（ESRD）患者的疾痛意义的缘由　在实习的过程中，有机会接触到了很多 ESRD 病人，深入到这一患病群体中，才发现疾病带给他们的伤痛如此深刻，却鲜为人知。一位 ESRD 患者说："也许我们的故事永远不会被人知道，我们就是这么一群人，挣扎在死亡线之上，埋没在这匆匆的医院和家庭两点一线间，艰难地在生命的长河中爬行着，自己也不知道还能爬多久。"可见，在每个 ESRD 病患的疾痛经历中，艰难成为了他们的主题词。他们尽管经历、背景、年龄、病重程度不同，但是面对疾病，他们有很多类似的感受和反思。然而，这些却常常被医护人员忽略。

2. 选择现象学研究法的原因　目前国内对 ESRD 患者的研究多采用量化的研究方法来关注其疾痛适应，然而标准化的量表难以深入解析患者的真实疾痛感受，也忽略了人类生活世界的复杂性、动态性和生活的完整性。本研究在具体方法上，使用"诠释学"来进行分析研究。诠释学是意义阐释的一种艺术，选择原因主要有：①诠释学主张关注人的经验产生的意义，适合于涉及内在经验及意义形成的研究发现疾痛意义是一个持续的过程，也是终末期肾病患者重要的生命体验；②诠释学强调分析文本时，不能忽视主体所处的背景。对疾痛意义的理解，亦不能脱离患者的生命背景与文化背景。诠释现象学的研究方法鼓励研究者深入生活世界去研究，获得对日常疾痛体验的本质或意义更为深刻的理解。

来源：侯慧.苦痛与重塑：终末期肾病患者的疾痛意义诠释[D].上海：华东理工大学,2015.

（二）确定研究问题、表述研究目的和意义

在确定了研究现象以后，需要确定研究的具体问题。例如，护士在护理临终病人中经历哪些体验？学龄期儿童的快乐体验是怎样的？急性心肌梗死患者在患病早期经历了哪些体验？研究问题应是一个不仅对护理学科有意义，而且对研究者与研究参与者来说都有意义的问题。

"有意义的问题"一是指研究者对该问题确实不了解，并对此感兴趣，希望通过此项研究对其进行认真的探讨；二是该问题所涉及的地点、时间、人物与事件在现实生活中确实存在，对研究参与者来说具有实际意义，是他们真正关心的问题，能引起他们的兴趣。比如，有关产后抑郁症影响因素的研究已经很多，如果将同一现象换个角度去思考，找出问题的所在，也许会找到真正对研究者和研究参与者都有意义，而且对增进和发展知识体系有很大贡献的研究问题。例如，为何丈夫陪同产妇时间长就会减少产后抑郁症？产妇是如何思考和看待这个特殊时期丈夫的陪伴的？

阅读笔记

提出研究问题后,研究者要说明自己从事此项研究的目的与意义。例如,一项针对养老院老人慢性疼痛的研究,提出的研究问题是:养老院老人慢性疼痛的生活体验是怎样的? 是如何应对慢性疼痛的? 研究目的是通过现象学研究方法探讨养老院老人慢性疼痛及应对的主观经验,以了解他们对慢性疼痛的信念与看法。研究意义在于期望研究结果能帮助护理工作者对养老院老人的慢性疼痛及应对有较完整的认识,并归纳出老人慢性疼痛经验的本质,进而发展出老人疼痛处理的护理指南。

(三) 自省研究者的前设与见解

现象学研究特别强调对研究者本人与研究问题有关的个人经历以及自己对该问题的了解与看法进行反思(包括研究者意识到的理论框架、研究者本身的价值观、生活经验及信念等),避免先入为主,在研究中做到"存而不论"。存而不论是一个研究者使自己消除或至少使自己意识到自己对所研究的现象持有偏见、观点或假设的过程。存而不论有助于研究者对现象进行调查时能采用一种崭新的、开放的观点,不带入先前判断或过快地把意义强加在资料上。研究者要尽量避免个人的价值观影响对现象的理解和推理。因此,研究者在研究之前应思考下列问题以澄清个人的前设:"我对这个研究的现象有哪些假设,有哪些现象我认为是理所当然,而可能不去注意? 我过去的经验背景使我对这个研究现象具有哪些偏见、了解和解释? "

对研究现象进行界定时,要特别注意不要把自己一些没有经过检验的"前设"穿插到对研究现象的表述之中。例如,将一项研究现象命名为"乳腺癌切除妇女与配偶之间的矛盾冲突"的研究,这其中就隐含了一个前设,即"乳腺癌切除"必然会导致妇女与其配偶的矛盾。如果我们不带这个前设对该现象进行研究,情况就可能不同。如将研究题目换成"乳腺癌切除妇女与配偶的生活体验",在这种无前设的情况下,可能会有很多有意义的发现,如夫妻双方如何调适、相互支持等。因此,在对研究现象进行表述时,要注意避免自己或社会上某些想当然的前设。又如,"乙型肝炎患者受社会歧视的感受",这样的议题描述,本身就已经有前设"乙型肝炎患者会受社会的歧视"。

在进行研究设计时,研究者应自省:我自己在这个方面有哪些个人生活经历与观点? 这些经历与观点会对研究产生什么影响? 我应该如何处理这些影响? 如有研究者准备做"癌症患者求助民间疗法的体验"的研究,研究者在开始研究前进行了如下的自省:"我对癌症患者求助民间疗法是如何认识的? 我怎样看待民间疗法治疗癌症的效果? 我对研究参与者了解的程度如何? 是否会影响研究? "再如,一项探讨癌症病房护士工作体验的研究,研究者为了解研究团队成员的前设,在组员正式访谈护士前,研究者先访谈了成员以往在癌症病房的工作经验,之后将访谈过程录音并誊写文本,如此便可了解研究团队成员存在哪些前设。

二、收集资料

现象学研究中常用的收集资料的方法包括访谈法,如深度访谈法、焦点小组等访谈法;日记等对特殊经历的书面描述;观察法。此外,还可以收集现象学文献(前人的研究文献)和相关的文学艺术作品等资料。资料收集一直持续到研究者相信研究获取的信息已达到饱和状态(saturation),也就是从参与者那里再没有新的主题产生。

(一) 选择研究参与者

现象学研究中最常用的抽样方法是由研究者进入现场立意取样(或目的性抽样,purposive sampling)。此方法所选择的参与者,是基于其对某一现象具有特别的经历,以便分享这些经历。这种取样方法最大的优点是能够直接接近那些拥有丰富体验的参与者,样本量通常是 5~15 个,但也不尽然,样本量大小取决于资料饱和的进程,而不是统计学的概率代表性。

（二）伦理考虑

抽样完成后，首先应该做的就是取得参与者的知情同意。在取得知情同意以前，研究者不可以以任何形式收集参与者的任何资料。这里的"知情"除了研究者需要向研究参与者澄清研究目的和意义、基本步骤、隐私权等以外，还应该特别强调能否利用辅助工具，如利用录音或录像等获取资料。

（三）文献回顾

文献回顾可帮助研究者将研究结果与这一领域已知的知识相结合进行解释。现象学研究要求在整个研究阶段持续进行文献的查阅，只不过各个研究阶段的文献查阅侧重点有所不同。资料收集前应了解研究问题的国内外进展，研究者对以往的研究设计、研究方法及研究发现有了一定了解后，才能更好地理清在本次研究中所要寻求及预期获得的新知识；在收集资料最初阶段为了避免"先入为主"，一般不进行深入细致的文献回顾，随着收集资料的进行和资料分析开始，要在相关研究领域中进行深入、全面、细致的文献回顾，并将自己的研究和文献进行联系和比较。在这一阶段文献查阅有助于研究者：①自省/反思（reflection），即研究者能在自身及资料之间不断反省，以领悟出新的思考，呈现更合适而完整的主题；②比较（comparison），即将分析的结果与现存理论或他人经验进行比较；③创造（creativity），即秉持创造性想法，放弃原有框框，重新对个案的经验有更深一层的体会。

（四）访谈前准备

现象学研究要求研究者有严谨的训练，由于现象学研究是以研究者本人为研究工具，在资料收集期间不断地分析、比较资料，通过内省、沉淀、再分析、再比较来提取被研究者的经验本质或所处情况的真相，呈现出样本的原始、真实经验中的感受与经历。因此，研究者自身的训练极为关键，在研究报告中应报告研究者具备了哪些能成为研究工具的资质。

对大多数研究者来说，在进行访谈之前，最好能得到有经验的现象学研究者的指导，形成一份完整的访谈大纲，借此提高研究者的访谈技巧是非常重要的。此外，其他用物准备也不容忽视，如访谈需要录音或录像时，应事先准备好仪器设备并调节好性能。

（五）进行访谈

现象学研究者通过访谈了解受访者的所思所想，包括他们的价值观念、情感感受和行为规范；了解受访者过去的生活经验以及他们耳闻目睹的有关事件，并且了解他们对于这些事件意义的解释；对研究的现象获得一个比较宽广、整体性的视野，从多重角度对事件的过程进行比较深入、细致的描述。

要进行一次有效的访谈，访谈者必须将敏感性及灵活性有机结合到资料收集情境之中。开放式的访谈使研究者能跟随参与者的思路，使参与者更好地表达他们的生活经验和叙述他们的体验。在访谈中，研究者可通过适当地提问来协助参与者做详细描述或进一步说明。随着研究的深入，可逐步转向半开放式访谈，就之前开放式访谈所得知的重要问题及有疑问的部分进行追问。如在上面所述的"养老院老人慢性疼痛及应对经验"的研究中，研究者的访问是以有重点的谈话形式进行的，并以"请您告诉我关于您疼痛或不舒服的情形"开始。过程中没有特定的结构式问题，只运用了试探和引导的方法更深入地发掘出被访者经历慢性疼痛的感受、关心和担忧，如"可否多告诉我一点有关这方面的事情？""当您觉得疼痛时，您会告诉谁？为什么？""面对这些疼痛，您是怎么做的？为什么会选这个方式？效果如何？如果处理没有效果，您还会怎么做呢？"等问题。

对初次进行现象学研究的研究者，不能忽略了研究者作为"研究工具"的自我训练，包括沟通、观察、内省、访谈技巧、访谈资料分析等关键环节的训练，在开始进行深度的访谈前，先进行数例个案的访谈以练习沟通及观察技能，这将对日后研究的进行有所帮助，而且可以确保资

阅读笔记

料收集与分析的严谨性,不至于影响研究结果的客观性。

三、资料分析

当资料收集开始时,资料分析也已经开始。资料分析结果决定是否需要继续收集资料。资料分析的目的是保留每位参与者生活经验的独特性,而又能了解研究现象。

(一) 资料分析过程

资料分析以明确主题和主题间的关系为目标,通过编码、分类、解释现象的实质和意义、提炼主题(theme)和要素或本质来完成。即首先倾听参与者的口头叙述,接着反复逐字阅读转录稿及现场笔记,然后将这些陈述转写到索引卡或记录于一个资料管理档案,理解或抓住这些陈述间的主要关系,最后形成对现象的完整叙述。准备计算机和文字处理软件等,使资料储存与提取更简便有效。

(二) 常用的资料分析方法

现象学研究有多种资料分析方法,Spigelberg、Van Kaam、Colaizzi、Girogi、Van Manen 等学者发展了各自的资料分析方法,本节主要介绍在护理研究中常用的 5 种资料分析方法。

1. Colaizzi 的资料分析方法   Colaizzi 是描述现象学学派学者,他的资料分析方法注重融入研究参与者的感受,添加了研究参与者确认和评价研究者分析结论的步骤,主要分为 7 个阶段:①详细记录并仔细阅读所有的访谈资料;②摘录出与所研究现象相吻合的、有意义的陈述(significant statement);③从有意义的陈述中归纳和提炼意义(meaning);④寻找意义的共同概念或特性,形成主题(themes)、主题群(themes clusters)、范畴(categories);⑤将主题联系到研究现象进行完整的叙述;⑥陈述构成该现象的本质性结构;⑦将所得结果返回被访者,求证内容的真实性(图 3-4-1、表 3-4-1、表 3-4-2、表 3-4-3),这么做可以通过研究参与者提高本质性结构的效度。在核实过程中,如果有新资料出现,把它们整合到详尽的描述中。

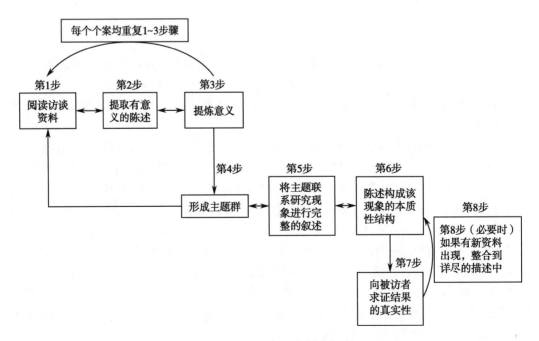

图 3-4-1　Colaizzi 的资料分析步骤

阅读笔记

表 3-4-1　晚期癌症患者照顾者体验的分析范例

有意义的陈述	提炼出的意义	主题	主题群	范畴
一天 24 小时都要有人陪护我妈	24 小时陪护患者,觉得吃力	照顾任务繁重,身体疲惫	负担感	负性应对
她比较胖,搬都搬不动,我们都吃不消了				
她有时候晚上睡不着觉,比较烦躁,我们也没法好好休息,这是最麻烦的	长期照顾患者,身体疲乏			
照顾患者真的很累呀				
家里只有我一个人在照顾他,万一我妈病情更加重的话,我一个人不知道该怎么办	因家里有患者,感到有心理负担	心理负担重		
一家人都要围着患者转				
药费贵啊,10 天就花了 3 万多。还要请护工……	癌症患者花费高,感到经济上负担重	家庭经济负担沉重		

表 3-4-2　向被访者核实意义的范例

访谈内容	先前研究者提炼出的意义	向受访者核实后修正的意义
受访者:那时因为我不喜欢把这种事情讲出来,不想与人家说我妹妹发生了什么事,我不想让人家知道	不愿意与外人诉说	不主动对外人诉说 受访者:我又没有说我不愿意跟别人说呀,人家没有问,我干嘛说?只是不会主动说呀

表 3-4-3　将主题联系到研究现象进行完整叙述的范例

主题 1:积极接纳	母亲们表达了在经历与孩子分离后真正面对孩子时所体验到的与孩子相见的喜悦,从孩子的表情变化感受到的幸福,以及对孩子出院的安心等正性心理体验
1.1 喜悦	本研究中,绝大部分的母亲都是在孩子出院当天才真正看到自己的孩子,11 名受访母亲表达了对孩子出院及见到孩子时的喜悦之情。母亲 B:"生后一眼都没见到,出院那天是第一次看到宝贝,特别高兴。"母亲 E:"宝宝出院那天特别兴奋,很高兴,终于可以见到她了。"
1.2 幸福	3 名母亲表示,在照顾孩子的过程中,从孩子的表情变化及成长中体验到做母亲的幸福。母亲 B:"虽然很辛苦,但他有时会无意识地笑,觉得好可爱,现在再也不舍得和他分开了。"母亲 K:"每天看着宝宝就会觉得很幸福,可以感受到他一点点地在变化,有时间就会拿手机帮他拍照,希望能记录下来。"母亲 N:"看他吃完奶后睡得香香的时候感觉好幸福,自己的苦、累在那时就全都没了。"

来源:周明芳,晏玲,刘蕾,等.NICU 出院早产儿母亲角色适应的心理体验[J].护士进修杂志,2011,46(11):1057-1060

2. Giorgi 资料分析方法　Giorgi 属于描述现象学学派,资料分析方法由四个步骤组成,具体包括:①反复阅读会谈书面资料,从直觉上、整体上"把握"体验描述文本,获取整体感觉。②从心理学(专业)角度提炼意义单元(meaning units),重点把握所研究的现象。③把研究现象的日常语言转换成心理学(专业)语言。这一步骤中,主要对每一个自然意义单元(natural meaning unit)的本质意义进行考察,并以心理学(专业)的语言进行表述。④把经过语言转换后的意义单元综合成一份意义连贯的陈述,要点是把隐含在转换后的意义单元中的观点,综合成为一份意义连贯的关于该现象的描述。在这一步中首要对个案的思想、感受、反应进行反思,形成每个个案的情境性结构描述(situated structural),以反映研究现象以及现象各要素之间的关系;最后,综合所有参与者的体验,形成一般性的结构描述(general structural)和对现象的诠释(表 3-4-4)。

阅读笔记

表 3-4-4　情境性结构描述与一般性结构描述范例

癌症患者家属的体验	
情景性结构描述 受访者:丈夫	该丈夫是一位公务员,妻子掌管家务事,夫妻俩过着平凡的生活。这次妻子突然得癌症住院,丈夫感到家中缺少陪护患者的人手,后悔当初没多生几个孩子。妻子当年不愿意多生孩子,丈夫顺从了妻子的意愿。丈夫在夫妻生活中处于被动地位。虽然照顾患者不容易,但是,该丈夫认为自己从事了 20 多年脑力劳动的工作,有能力和信心照顾好妻子。面对 54 岁生命就要结束的妻子,丈夫感到惋惜、怜悯,所以认为自己应该在物质上、精神上全力以赴照顾好妻子
受访者:女儿	略
一般性结构描述 (全体受访者: 丈夫、女儿、儿媳)	癌症患者家属主要照顾者的丈夫、女儿、大儿媳妇都不约而同地感受到了核心家庭的困难和艰辛。在以往的大家庭里,子女们可以分担些责任和负担,但是现在家里一般只有一两名子女兼顾照顾患者和家庭管理,家属们觉得自身负担很重。因为家里有癌症患者,家庭结构与角色分担都发生了变化。丈夫作为配偶,感到有照顾妻子的责任,而大儿媳妇受到传统儒家思想的影响,责任感与负担感并存。女儿代替家中母亲的角色,担负起凝聚家庭成员的责任。相反,儿子与儿媳妇出现了家庭不和、家庭破碎的危机。在负担感方面,家属们感到有身体、心理及经济方面的负担。对癌症患者死亡的认识方面,有的丈夫意识到将会失去妻子,但也有的丈夫还没有想到过这个问题。 综上所述,丈夫方面显示出责任感、同情、怜悯等情绪化的表现。女儿方面显示出内疚、感恩、重要性、角色分担、团结家庭成员等正性的体验。儿媳妇方面表现倦怠、责任加重、经济负担、家庭不和、抵触等负性的情绪反应

3. Van Manen 的资料分析方法　Van Manen 认同胡塞尔着重于意识层面的研究,认为意识层面是了解人及其世界的唯一途径,他也认同社会文化及历史传统赋予人的意义,因而解释可撷取整个生活的经验,认为现象学的描述就是一种解释,他将描述及诠释现象学分析方法进行了整合。Van Manen 的资料分析方法分为 3 个阶段:①集中经验的实质:包括对现象、研究者的理解和假定的说明;②实存现象的调查:包括语源的追迹、惯用语句追迹、艺术作品的经验性描述、研究者自身的经验描述、研究参与者个别体验描述(Van Manen 指出文学、诗歌或艺术作品等可提高现象学的实际观察力,特别是美术作品能传达可视的、可理解的含义);③诠释现象学的反思:反思能体现该现象本质特征的主题,进行实质性的主题分析。

尽管上述的 3 种现象学资料分析技术略有不同(表 3-4-5),但是从参与者的描述转化为研究者对被访者描述的综合还是有共性之处的,即下列分析资料的步骤:①认真、反复阅读被访者描述的全部文本;②识别被访者思想的变化,将文本按照思想的片段分割;③在每个思想的片段,用被访者的语句详述重要的表达;④用研究者的语言提炼重要的表达,以表达思想片段的中心意思;⑤将有相似意思的思想片段汇总;⑥针对研究现象本质初步综合汇总思想片段;⑦最终对本质的综合。

表 3-4-5　三种现象学研究资料分析方法比较

	Colaizzi 方法	Giorgi 方法	Van Manen 方法
特点	侧重于说明所有研究参与者体验的共同本质	需要先分析每个个案的体验本质,然后再综合所有个案的情景性结构描述,形成一个整体的结构描述	围绕现象,所有能用的资料都可以用于分析;首先从语源的追迹、惯用语句追迹开始分析资料
资料来源	观察、访谈资料	访谈资料	访谈资料、照片、日记、诗歌、散文、文学和艺术作品等

续表

	Colaizzi 方法	Giorgi 方法	Van Manen 方法
优点	侧重于分析所有参与者的共同属性,有利护理理论的开发	每个个案的体验本质都要分析,因此适合于研究参与者之间差异比较时;初次进行现象学研究者适合于采用此方法进行资料分析	比较适合于有照片、日记、文学和艺术作品等实存现象较多时,强调研究者必须充分自省自身对研究现象的前设与见解
缺点	初次进行现象学研究者运用起来比较困难	需要对每个个案的体验本质分别进行结构描述,由于相似的内容有可能反复地出现,读者在阅读研究报告时容易感到枯燥	由于用于分析的资料比较庞大,研究者很难做到完全悬置

4. Diekelmann、Allen 和 Tanner 的诠释现象学资料分析法　Diekelmann 等于 1989 年提出了诠释现象学的 7 步分析法,他们强调应分享研究团队集体分析的智慧,具体方法如下:①详细阅读所有访谈内容的文字稿,以获得整体性理解;②写出每次访谈后的诠释性总结;③研究团队共同参与分析转录的访谈文字稿;④在诠释过程中遇到分歧时重新去研读访谈文字稿;⑤比较文本内容,识别出其中的共同含义;⑥呈现主题之间的相互关系;⑦将提炼出的主题及相应典型事例发给研究小组进行讨论并加以修正,形成最终分析稿。

5. Benner 的诠释现象学分析方法　Benner 于 1994 年提出了另一种诠释现象学资料分析方法,她的分析步骤分为三步,即:①寻找典型个案(the search for paradigm cases);②主题分析(thematic analysis);③范例分析(analysis of exemplars)。

典型个案是指极具丰富资料、能清晰显现"存在于世"方式的例证,资料分析时首先寻找典型个案是为了对现象的意义获得更好的理解;主题分析是为了比较和对比类似的个案;范例是指可以用来解释典型个案和主题分析内容的范本。在最后的研究报告应呈现典型个案和范例以供读者审视。

Box 3-4-3

——— 诠释现象学分析法 ———

近年来,在一些健康领域的研究中采用诠释现象学分析法(interpretative phenomenological analysis,IPA)进行了资料分析。IPA 是 Smith 等于 2009 年提出,以现象学、诠释学、个案研究为理论基础的方法,通常样本不超过 10 名受访者。当人们试图探索个体如何感知其面对的特殊情境,如何诠释其个人世界及社会,特别是关注个体认知、语言、情感和生理状态等的复杂历程时,适合应用 IPA 法。要求研究者在研究过程中不断地反思自我的生活经验并与受访者访谈内容进行比较反省。IPA 主要包括 6 个步骤:反复阅读转录文本、初步注释与评析、产生主题、寻找主题间关联、着手下一个案分析、寻找个案间主题模式。

四、结果报告与文本写作

现象学研究最终的报告为描述性的,常引用研究参与者的原话描述其经历,来支持主题的内容。研究报告强调对研究的现象进行整体的、情境化的、动态的"深描";同时,研究者要注意自己的态度和语言,不要将描述型语言即研究者对研究现象的描述与分析型语言即研究者对研究现象的分析相混淆。

写作在现象学研究中具有重要作用。现象学写作的目的在于传递和描述现象的意义,它

阅读笔记

的最终目标是发现现象的本质。一篇成功的现象学描述应该让读者频频点头,即所谓的"现象学点头(phenomenological nod)",读者可以发现研究所描述的体验是自己曾经拥有或可能会拥有的并且能够认同的(例如对于特殊群体特殊现象的研究、艾滋病患者的体验研究、早产儿母亲维持泌乳经验的研究)。总括一些现象学研究者的看法,现象学写作大致有下列值得关注的几点:

1. 研究者在对现象进行描述写作的过程中,要区分和描述现象的各种属性,也要重视研究对象所具有的每一个感觉。主题中的各个要素要确保不会重复。

2. 描述应先从"悬置"开始,然后回到事物本身。这一过程中,研究者需要采用开放、自由、有利于清晰地"看"、反复地"看"的态度,以获得研究现象深层次的意义。

3. 研究者要努力描述出生活体验丰富的、多层面、多角度的一面。世界是复杂的,对现象的描述也应是多样的。现象学的文本就要让读者能够"看到"现象。这样的效果除了有赖于研究者深刻的洞察和分析外,更主要的是研究者所提供的实例的揭示性力量。

4. 描述要使体验变得"鲜活"。现象学致力于体验的描述;描述要尽可能地保持事物原有的性质,阐明它的内涵,重点理清它隐含的意义,语言一定要"鲜活"。

体验描述是现象学写作的重要方面。这是因为个人体验描述是现象学研究的起点和依赖。现象学认为,了解个人生活体验将有助于研究者了解现象的结构。而且人们对自己生活体验的认识,相比任何其他人更加清楚深刻。在具体写作中,比如在描述个人生活体验时,要尽可能地用体验的语言进行描述,特别要关注于一些特殊的情景或事件的体验。不要随意对体验进行解释或概括。

下面我们看看两位母亲对与孩子"握手"的描述:

A 母亲:我的小儿子很难控制。如果我不捉住他的手,他就会跑掉,就像他爸爸一样。他爸爸一年前跑了,从没回来过。不过,走了也好。我爱我的儿子,所以当我们在拥挤的购物中心或繁华的地方时,我总是急切地抓住他的手。有时他会对此发脾气。你知道,我不是一个很随便的妈妈。有时,我见到一些父母,他们让孩子随意乱跑,也不约束。也许是他们忽视孩子或对孩子不负责任,所以我们经常听到有人说事故是如何发生的,或孩子是怎么丢失的等。

B 母亲:几天前,我带着我 23 岁的儿子在附近一家购物中心购物。正当我们边走边说话的时候,他抓住我的手,似乎很突然。顷刻间,一个记忆涌上心头,一个很具体的记忆。他握着我的手似乎就像他过去常常这么做一样。那时他还是一个小孩。也许直到现在我才意识到,当孩子握着我的手的时候,此刻是如此特别!就在这一瞬间,我重新体验了当儿子还很小的时候握着他的感觉。手中握着这样可爱的小手的感觉是很奇妙的。(现在)我不知道如何去描述这样的体验:我的手被呵护着、牵连着、信任着,在一起……因此不孤单!这种感觉与丈夫手拉着手走的感觉是不一样的。尽管那种感觉也很美好,但这是不一样的感觉。无论如何,我感到很惊奇,我成年的儿子如此自然地当众和他的妈妈手拉着手走路。他似乎没有感到任何不安。其实,说实话,当我们手拉着手走的时候,我自己都感到有点尴尬。但我没有告诉他。

同样是"握手"这一主题,A 母亲表达了太多的意见,并不断地解释和说明,它没有展示具体的体验,没有把我们带入情境当中去。B 母亲描述了具体的体验,让我们在阅读中理解了当事者的切身感受,具有情境感和现场感。

五、现象学研究评价

任何研究都应通过严格的评价,对现象学研究的评价可以参考 Struebert(1999)提出的质性研究评价指南(表 3-4-6)。

阅读笔记

表 3-4-6　现象学研究评价指南

评价项目	评价指南
研究现象的阐述	• 是否清晰阐述了研究现象？ • 是否阐述了该研究为何适合于采用质性研究的方法？ • 研究者是否阐述了研究的哲学背景？
研究目的	• 是否清晰阐述了研究目的？ • 是否阐述了该研究对护理学的意义？ • 研究设计与研究目的是否匹配？
方法	• 资料收集的方法是否符合研究目的？ • 选择研究方法能否揭示研究现象？
抽样	• 是否描述了研究对象的抽样方法与过程？ • 所选的研究对象能否提供丰富的资料？
资料收集	• 资料收集是否聚焦于人们的经验？ • 是否描述了收集资料的具体方法（如：访谈、观察、现场记录等） • 研究是否考虑了伦理方面？ • 对资料达到饱和是否有描述？ • 是否描述了资料收集的具体步骤？
资料分析	• 是否描述了资料分析的方法？ • 研究者是否能沉浸于资料中？ • 资料分析过程的描述是否清晰？是否描述了资料的可信性（credibility）、可审核性（auditability）和适合性（fittingness）？ • 资料分析的方法是否符合研究目的？
结果	• 研究结果是否与研究背景一致？ • 读者能否通过研究结果解读出经验的本质意义？ • 研究者提炼出的主题是否与资料相匹配？
结论、意义、建议	• 是否在研究的结果中，提供了实际的建议和推荐？ • 研究者是否提出了未来的研究方向？ • 结论是否反映研究结果？ • 是否阐述该研究对护理学的意义？

　　现象学研究作为质性研究方法之一，可以对事物或现象进行整体且深入的研究，通过揭示事物内涵来认识事物，这一过程可帮助指导护理学实践，并有助于构建护理学知识。要发挥护理学的作用，有赖于护士的专业知识与对护理服务对象的真正了解，并以开放、同理、关怀及敏锐的觉察性去接触护理服务对象真正的经验世界，以开创良好的护理服务。而现象学方法中强调的开放性，对现象的追根究底，探索生活意义与经验本质，聆听生活世界的内在声音及追求科学性的知识，都为护理研究带来了启示。

第三节　研究实例分析

　　现象学为研究者提供了一种特殊的观察、思考和行为方式，它使护理工作者试着从复杂的周围事物和情境中去了解人类的经历和体验。为了便于大家理解和运用现象学研究方法，本节介绍几个研究实例。

阅读笔记

一、Colaizzi 方法的研究实例与分析

【例1】 周明芳,晏玲,刘蕾等的有关 NICU 出院早产儿母亲在新生儿出院早期的心理体验的研究,发表于中华护理杂志,2011,46(11):1057-1060。

1. 研究题目　NICU 出院早产儿母亲角色适应的心理体验。

2. 研究目的　了解母亲在面对 NICU 出院早产儿时的心理体验,探讨母婴分离后早产儿母亲的角色适应问题,以期为制订有效的 NICU 护理提供依据。

3. 研究方法　采用目的抽样法,选取国内两所医院 NICU 出院早产儿母亲为访谈对象,样本量按信息饱和原则确定。对 18 例 NICU 早产儿母亲在早产儿出院后 1 周内进行了深度访谈,访谈内容根据 Colaizzi 的现象学分析法进行整理分析。

4. 研究伦理问题　有关本研究的伦理问题经日本圣隶克里斯托弗大学(Seirei Christopher University)伦理审查委员会审查通过,并获得中国国内研究协作医院护理管理部门、儿科负责人的许可及研究对象的同意。遵循知情同意的原则,在访谈前对早产儿母亲说明研究目的、方法,告知其在访谈中有权随时终止或退出访谈,不参加、终止或退出访谈不会对其本人和孩子有任何不利。承诺对所得资料进行匿名编码并慎重管理,保证资料仅为研究所用,录音信息或文本资料在资料分析结束后及时销毁。

5. 收集资料　资料收集采用访谈法进行。对于符合纳入标准的早产儿及其母亲,由 NICU 护士长在早产儿出院时将研究者介绍给其家长(父亲或母亲),向家长说明研究目的并征得同意后,于早产儿出院后 1 周内以家庭访问方式进行面谈收集资料,访谈根据事先制订好的半结构性访谈提纲进行,时间 20~30 分钟。访谈内容主要有:第一次见到孩子是在什么时候、孩子出院时的心情、看到出院回家的孩子时的感受等。访谈内容经早产儿母亲同意后,采取现场录音或笔记方式进行记录。

6. 资料整理与分析　访谈录音资料经逐行逐字转录后,根据 Colaizzi 的现象学分析法进行分析。为保证分析结果的信度、效度与严谨性,资料的分析整理始终在对质性研究具有丰富经验的教授的指导下进行,并随机选择 3 名母亲对分析结果进行了求证。

7. 结果与讨论　母亲在早产儿出院早期表现出“积极接纳”与“消极否定”的互相矛盾的复杂心境。“积极接纳”主要表现为喜悦、幸福、安心,“消极否定”主要表现为恐惧与震惊、怀疑、陌生、无奈以及担忧。

封闭式 NICU 管理模式所致的母婴分离影响母亲的角色适应,应关注母婴分离早产儿母亲的心理感受,促进母亲角色的正常转换。

对例1的分析:该研究在充分考虑了伦理问题的基础上,采用 Colaizzi 的现象学分析法对 NICU 出院早产儿母亲角色转换现象进行了严谨、精确、系统化的探究,揭示了母亲在面对 NICU 出院早产儿时心理体验的本质,发现母婴分离早产儿母亲面临着角色转换的困惑,这种困惑可能导致母婴感情建立延迟,影响母亲的育儿行为,研究者根据研究结果提出了对早产儿母亲积极 NICU 护理介入的具体对策,对日后的护理实践具有指导意义,并可以使读者在此质性研究基础上得到对未来量性研究方向的启示。

二、Giorgi 方法的研究实例与分析

【例2】 李峥、张睿的有关脑卒中患者内心希望体验的现象学研究,发表于护理学杂志,2011,26(7):21-23。

1. 研究题目　脑卒中患者内心希望体验的质性研究。

2. 研究目的　了解脑卒中患者内心希望体验的历程,在此基础上提出护士对维持和提升希望水平的作用,以期改善脑卒中患者的生命质量。

阅读笔记

3. 研究方法　应用质性研究中现象学研究的方法,采用半结构式访谈提纲对 12 例脑卒中患者进行访谈。采用 Giorgi 的现象学资料分析方法分析资料。

4. 研究参与者　采用目的抽样法,脑卒中患者 12 例,其中男性 3 例、女性 9 例,年龄 57~77 岁。病程 1 年内 6 例,1~2 年 6 例。文化程度为大专 2 例,高中 5 例,初中 5 例。

5. 研究伦理问题　研究参与者在知情同意的前提下接受访谈。

6. 收集资料　以半结构式的访谈提纲收集资料。在社区卫生保健工作者的帮助下接触所选研究对象,研究者逐步熟悉患者并与其建立信任关系。在知情同意的前提下预约访谈时间,访谈地点选在社区卫生服务中心的会议室,保证环境安静、无他人打扰。访谈时间 30 分钟左右。主要访谈内容包括:①您对希望是怎样理解的;②您现在有些什么希望;③什么让您觉得有希望;④您认为希望对您疾病的结果起到什么作用。在访谈过程中应用提问、倾听和回应技巧,密切观察并如实记录访谈内容和在此过程中研究对象的各种反应。

7. 研究结果　提炼出希望的 6 个主题为:社会支持;接受现实并寻求改变;克服无望;关注目标——期待回到患病前的生活;依靠内在力量;坚持。

8. 讨论　本次研究发现,脑卒中患者的希望呈现个体化、多样化的特点,如大多数患者依靠和接受卫生保健工作者和家庭成员的支持与鼓励,并通过积极依从、配合治疗来回报他人的关心,认可自身的价值,对他们来说,他人的支持即是动力和希望。也有的患者认为自身才是其希望的源泉,抱有信念并依靠自己的付出来应对所处的困境。本次研究发现,作为一种特殊的心理感受,希望水平在脑卒中患者整个病程中表现出动态变化的特征。在疾病确诊初期,研究对象普遍表现出痛苦、悲观和困惑,无法接受从正常人到残障的巨大生理改变,表现出不知所措,不知道今后如何生活,处于无望的状态。随着时间的推移,大多数患者逐步接受了患病的事实,克服了无望的情绪,在康复治疗的过程中采取了比较积极的应对方式,如乐观态度、寻求支持、依靠自我等,期望功能有所改善,能够回归正常的生活。

对例 2 的分析:该研究的参与者在病程、文化程度方面的差异比较大,因此适合采用 Giorgi 的现象学资料分析法分析资料,研究结果显示,脑卒中患者的希望体验呈现个体化、多样化的特征。研究者最后综合个案的经验本质形成了一般性结构描述,发现希望水平在脑卒中患者整个病程中表现出动态变化的特征,提出维持和提升脑卒中患者希望水平应成为护理的重要内容。该研究结果有助于构建护理学知识及指导护理学实践。

三、Van Manen 方法的研究实例与分析

【例 3】　Kyung Rim Shin 围绕着更年期女性身体变化进行了现象学研究,发表于 International Journal of Qualitative Methods,2002,1(2):39-50。

1. 研究题目　用现象学去发现中年女性身体变化的意义。

2. 研究背景　尽管更年期身体变化对女性来说是一个人生的过程,但在专业或非专业性的媒体和书籍中常将"绝经"与"抑郁""痛苦"等概念联系在一起,让人联想到体内激素水平发生变化的女性身体,是个无用的衰退的存在,被认为是"阿朱妈(azhumma,韩语含义为大妈、大婶,在一些语境中含有贬低女性的意味)"。因此,绝经对女性的作用是消极的。更年期女性对医务人员讲述自己的身体变化时,医生往往认为这些是自然的现象;当有些绝经期女性因孤独、悲伤的心理变化而来院就诊时,医生往往根据 CES-D 抑郁量表测定出来的抑郁程度,采用药物治疗。然而用美国开发的 CES-D 量表能否测出韩国更年期女性抑郁的主要因素,是值得探讨的。

研究者对女性的身体变化的关心是从其在美国做护士的时候开始的。研究者虽然在美国做了 16 年的护士,但在工作中总是觉得不能很好地理解来自世界各地的患者,实施护理时感觉像盲人摸象一样。后来回到韩国后,给学生讲课时又产生了新的矛盾,如在讲授心肌梗死的疼痛时,书上描述为有类似"马蹄压胸"的感觉,但实际来院就诊的女性主诉心肌梗死时的疼痛

阅读笔记

类似为"用手拌辣椒面做辣白菜时的那种火辣辣的疼痛"。可见,缺乏对护理对象的社会文化、生活哲学等方面的理解,护士就不能以护理对象为中心提供护理。

3. 研究目的　了解绝经期女性身体变化的体验;探讨其本质意义。

4. 研究方法　本研究为现象学研究设计,采用 Van Manen 的方法收集和分析资料。

5. 研究参与者　样本量按信息饱和原则确定,选择 6 名居住在韩国首尔的 40~60 岁的绝经期女性。

6. 研究伦理问题　访谈前以书面形式向每位受访者说明此次研究的目的、方法,在研究过程中可以随时退出,并告之对访谈获得的资料进行严格管理,不作本研究之外的任何其他之用,同时签署知情同意书。访谈前,与被访者建立信任与分享的关系。

7. 查阅文献和艺术作品　研究者首先选择了"中年期、绝经、身体"进行了语源追迹(因篇幅所限,在这里不做详述),之后又查阅了有关描述中年女性的诗歌、散文、文学和艺术作品。

(1) 东方人对身体的观念:在东方,身体不仅意味着有形的形体,也意味着有生命的器皿,具有呼吸大气、消化饮食、反射、思考等无形的功能,是由有形的形态与无形的功能相协调的生命体。"身"意味着不同于其他生物,是具有文化、哲学、信仰、原则、艺术等的整体的存在。"身"由神、气、血、精 4 部分构成。人的身体随着自然规律周期性地活动,如女性的月经期。人的身体是随时变化的生命体,意味着时时刻刻在变化。在东方的阴阳理论中,中年时期意味着金,万物成熟,收获之意,中年又意味着秋,太阳落山,即金是经济与财产的表现,中年又称黄金时期。

(2) 艺术作品中的绝经期韩国女性的日常生活:在表现韩国中年女性的美术作品中可以发现:①丈夫希望与之结婚 20 年的已经绝经了的妻子,能一直保持当年结婚时的清新、美丽,年轻女性的形象;②这个时期的女性比较在意别人的目光,外出时穿戴整齐,但还要记得家里的事情,下面的两幅图形象地显示出女性的心中所想。图 3-4-2 中表现为妇女用水壶代替项链,用汤勺替代耳环;图 3-4-3 则显示妻子理应以丈夫为中心,从头到脚照顾好丈夫的一切。

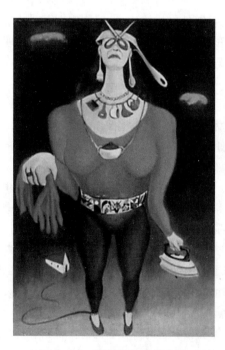 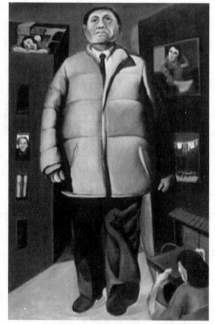

图 3-4-2　外出中的中年女性　　　图 3-4-3　作为妻子的中年女性

(来源:Kyung Rim Shin.Using hermeneutic phenomenology to elicit a sense of body at mid-life[J].International Journal of Qualitative Methods,2002,2:39-50.)

阅读笔记

8. 访谈资料的收集 每位受访者接受了 2 次访谈。在征得受访者同意后,对交谈的内容进行了同步录音,并记录了被访者的非语言行为及相关资料,访谈从开放性问题"请您谈谈绝经对您的影响?"开始逐渐深入。第一次访谈每位受访者的访谈时间在 1~3 小时。访谈结束后当天,研究者和助手仔细听了访谈录音,当发现有模糊不清需要澄清的内容时,又进行了第二次访谈。所有访谈录音都逐字、逐句笔录成文字。

9. 资料整理与分析 主题分析阶段包括受访者生活体验的主题分析、语源的追迹和文学艺术作品中的主题分析。

10. 研究结果 研究参与者体验到的身体变化的含义如下:

(1) 岁月的痕迹明显,褪色的银戒指:经历过绝经的研究参与者发现身体的变化如处于黄昏的落日,新婚初闪闪发亮的银戒指随着岁月流逝变得暗淡无光。

(2) 气在弱化:研究参与者逐渐觉得气在弱化、衰退。本可以当天完成的事也喜欢向后拖延,缺乏自信感。如果说年轻时追求的是理想,那么现在更在乎现实。

(3) 能预测阴天的身体:研究参与者认为自己的身体像大宇宙中的小宇宙,起床时身体就能感受到自然界的现象,如气候变化。

(4) 爱惜只留表壳的身体:研究参与者觉得绝经前的自己是在家中围绕子女的学业和丈夫事业的,起类似蛋壳的作用。绝经使她们开始注意身体,简单的身体变化也会惊动她们,感到应将自己在家的人生价值放在类似蛋黄的位置。

(5) 珍惜过去的人生:医生们说只要服用称为现代医学不老草的女性激素类药就可寻回青春,但是研究参与者认为尽管随着绝经身体是在衰老,但过去的人生意义是现在任何东西都不能替代的。现在明白了老人们脸上的一道道皱纹反映的是其丰富的人生。

(6) 舒适比魅力更好:过去追求的是在别人眼中的魅力,性感的身体,而随着绝经、体形的变化,现在比起魅力更追求舒适。

(7) 迫切希望回到过去:参与者们一方面承认身体变化和绝经是人的自然发展规律,另一方面希望自己能永葆青春时代的美丽。

(8) 挑战新的生活:迎接第二人生,努力实现年轻时未能如愿以偿的事情。

(9) 加深同性间的友情:愿意花更多的时间与高中、大学同学或朋友相聚,特别是与中学和大学同学间交往可以相互理解老化和孤独。

11. 讨论 本研究中经历绝经的女性,随着每个月必到的月经的停止,身体每况愈下,心里常常感到空虚、悲伤。望着白头发和皱纹,面对与丈夫、孩子一起生活到独自过活的形象,将自己形容为再也不像以前一样发亮,而是褪色的、发旧的银戒指。对每个月定期到来的月经的停止有着矛盾心理,一方面感到自由,另一方面又觉得有些难以割舍,感到无望。重视传宗接代的韩国女性认为月经是传宗接代的希望,女人的生命,因此,月经的消失可成为回顾作为女人的过去人生的转折点,特别是经历绝经的女性在子女的成长中寻求自己的变化,自己是在子女和丈夫事业成功的过程中尽了妻子、母亲的角色,全身心地为家庭而生活的绝经女性们重新回顾自己的过去,开始寻找属于自己的人生。此外,在感受身体衰弱的同时,珍惜生活经验的女性们感到自己是个有价值的存在,其价值无法用年轻来兑换,是只属于自己的,将绝经比喻为收获之秋,人生的黄金时代,认为过去在子女与丈夫的生活中的自己好像晚霞,现在终于迎来了爽快的早晨,可看到自由的,能理解一切事物的女性形象。特别是参加面谈的参与者们随着绝经的到来,开始重新认识老人,认真听长辈的话,从人们的语言和形象中创造自己未来的形象。在韩国文化中,更年期女性更愿意与同学或同性朋友交往,与朋友相处时间比年轻时增多。感觉到身体正逐渐向自然回归,让她们领悟到了"天人合一"的真谛。

对例 3 的分析:近年来,国内外广泛开展了以绝经为主题的病理生理、激素治疗和健康促进方面的研究,但是,缺乏对绝经期女性经历的身体变化体验方面的深入研究。该研究的作者

阅读笔记

在研究背景部分详细阐述了该研究采用质性研究方法的原因,研究者遵循 Van Manen 的现象学分析法,查阅了大量与中年女性有关的文学、诗歌、艺术作品,并进行了语言的追踪,研究者提炼出的主题与收集的资料相匹配,通过该研究可以使读者发现文学、诗歌或艺术作品等可提高现象学的实际观察力,特别是美术作品能传达可视的、可理解的含义,研究所描述的体验是读者曾经拥有或可能会拥有的或能够认同的。

四、诠释现象学研究实例与分析

【例4】 台湾成功大学梁惠茹围绕着癌症末期病人的生命意义进行了诠释现象学研究。

1. 研究题目　探讨癌症末期病人的生命意义。

2. 研究方法　以诠释现象学为研究方法论,采用目的抽样法,选取2例癌症末期病人,以深度访谈、书写现场笔记方式进行资料收集。研究者与两位研究参与者的互动与追踪均持续到病人去世为止。在研究过程中与每位研究参与者进行了3次正式访谈(录音时长总计为3小时30分钟)以及多次非正式访谈。

3. 研究工具　本研究的研究工具是研究者本人,研究者必须对自己的诠释负责,为了能深入了解癌症末期病人,增加研究主题的熟悉度,提升研究者自身的准备度,研究者已修满10学分的安宁疗护专业人员标准课程及相关训练课程,目前在从事安宁病房的临床工作。研究者是一位质性研究初学者,为了加强、弥补研究能力的不足,目前已修满护理研究3学分和质性研究3学分,并多次参加质性研究训练课程与相关研讨会(34学时)。

4. 资料分析　在资料收集的同时进行资料分析,当所有资料收集完毕时,研究者进行了更有系统的分析,资料分析的过程融合了诠释现象学中的前设以及诠释现象学循环的原则。在主题分析中,研究者利用由下往上归纳的逻辑过程进行资料分析,将研究参与者的资料放在整体的"脉络-人-背景"中进行诠释,逐渐归纳为较抽象的主题。

5. 研究结果　研究结果发现癌症末期病人的生命意义为:"牺牲奉献,只为能守护家,传宗接代有好子孙""盼理解、求存活,忍屈受辱,被倾听,惦记责任,忘却病痛""渐无能,恐拖累,接纳需依赖他人,学习被爱,真情关爱暖在心"等。

(1) 研究参与者F阿婆的生命背景脉络:研究者一开始接触F阿婆时,从病历上的基本资料得知这位年近70岁的阿婆小学毕业,现在无工作,过去做过各种小生意养家糊口,后来在一家自助餐厅帮忙炒菜,丈夫已经去世多年,F阿婆从被诊断(腺癌,原发处不明)到现在,从未进行过治疗,也没有再到医院就诊,这次是因为在家腹部胀痛厉害不得已才来住院。在照顾F阿婆中才慢慢了解到阿婆初次就诊时,经历了非常负面的病情告知(×× 医院的医生解释病情时说"没办法",F阿婆听到后非常生气与失望),当时才会不愿意到医院接受治疗。F阿婆诉说自己的生命故事时,用了一个充满智慧,富有寓意的"过河"来比喻自己的人生。阿婆说,自己的一生就像是在过一条河,刚开始河水是冰冷的,水势很湍急,再怎么辛苦也咬着牙撑过来了,慢慢地……水开始变温暖了,大水变小水了,河水不再像过去般湍急了,没想到自己却倒下了,但就是要忍,做人要认命……

(2) 下面以主题1为例展示诠释学循环过程(部分节选)。

主题1:为牺牲奉献,只为守护家、传宗接代有好子孙

次主题包括:为能孝顺,甘心受委屈;为亲人设想,把苦放心底;为了守护家,任劳任怨;因为爱,苦命无怨恨;孩子是吃苦的动力;乖顺的儿女是父母最大的成就;为延续香火不辞辛劳。

前设:意义治疗学家认为一个人可以透过创造与经验的途径发现生命的意义,例如行动中的牺牲奉献、利他服务以及关系中的爱等。爱使人愿意为了体现生命意义而奋斗,激发人们面对超越生命的困惑。

阅读笔记

次主题1　为能孝顺,甘心受委屈

前设:生命意义在于通过行动中的道德实践,成就道德价值,使言行举止符合道德。

F阿婆:……我婆婆很现实,我小叔他们又看不起我们啦,不过我很孝顺,不是我自己讲,我若有吃的东西,看到我婆婆时,我马上会叫她或者夹到她的碗里。啊我婆婆喜欢吃好的,也都没有考虑到我们才刚盖了房子还没有钱,我那时候还为了让她的孩子能开工厂,还卖了牛拿了不少钱补贴,我婆婆若是一餐吃不好就会一直叫,有东西都会让她先吃都不会自己先吃,把她当作娘家妈一样对待……

诠释:无论长辈的言行态度如何,始终坚持敬重与孝顺长辈的原则。

次主题2　为亲人着想,把苦埋在心底

F阿婆:从来,无论多么辛苦,我都没有叫过半句,我们叫别人也无法替代我们啦,反而是让别人痛苦……我苦是苦,但都放在心里,我是没说出口的。

诠释:自己的苦必须自己承受,他人无法代替自己,只能默然无声独自咀嚼。

次主题3　为了守护家庭,任劳任怨

P伯伯的女儿:家是我爸20多年前,按照他自己的梦想建的,虽然不是他一砖一瓦盖的,但他每天盯着工人一砖一瓦的建造,就害怕工人偷工减料,就是为了给我们安全又舒适的家。

次主题4　因为爱,苦命无幽怨

前设:生命意义是一个具有深度的概念,具有四个层次,层次三为重视利他与付出。一个人可以透过创造中牺牲与奉献的行动,以及经验/关系中的爱与被爱,发现生命的意义。

F阿婆:啊我老妈那么辛苦在工作,我读书有什么意义呢? 我从很小的时候就很会替人家想了。

研究者:阿婆那谁是这一生中对您影响最深的人?

F阿婆:印象最深的是我老妈,我老妈给我的印象最深,她很辛苦,很不简单养我们这几个小孩,我们今天要是家庭好,我也不用13岁就不能读书,我爷爷奶奶他们不喜欢她,还打她,我老妈也都没有半句怨言,我妈妈生小弟时我奶奶说她是生猪仔,虽然我当时才4岁,小孩虽然是小孩,不过我都知道……

研究者:阿婆您说您妈妈给您的印象是最深,那您觉得她对您的人生有什么影响?

F阿婆:我们姊妹里面我老妈最关心的就是我,我对我老妈最孝顺,我说的不是假话,我觉得我妈妈也是很辛苦,因为我们家若是有钱人就不会有这样的感觉。

F阿婆:嗯嗯……对啊,让我印象最深的是我老妈,辛辛苦苦就对了(阿婆在说辛辛苦苦这4个字时,是以一字一字清晰且放慢速度的方式说出,似在强调……也像是在为自己母亲的生命经历下注解),辛苦啊……都是为了这个家。

诠释:对母亲的辛苦感同身受,舍不得母亲独自承担养家活口的责任,而能设身处地为对方着想,以实际行动为对方分忧解困,为其分担艰辛无怨无悔。

对例4的分析:研究者在资料分析过程中同时也是诠释者,诠释的文本是癌症末期病人的生命故事,从中发现其所蕴含的生命意义。研究者在资料分析的过程融合了诠释现象学中的反省前设以及诠释现象学循环的原则,在诠释文本的过程中,对自身的前设进行了持续反省与批判,确保了研究的严谨度。

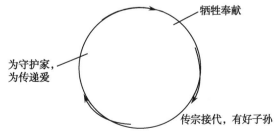

图3-4-4　主题1的诠释现象学循环图示

(金胜姬)

【小结】

　　本章对现象学的研究特点、适用范围以及基本步骤进行了详细的介绍。现象学是哲学的一个分支,也是一种研究方法,适用于了解生活体验本质的问题研究,其目的是明确现象的本质和含义。在护理领域中,现象学研究方法主要用于探究与健康和疾病有关的价值观、世界观等主观认识方面或生活体验的研究。尽管现象学有描述现象学、诠释现象学等多种方法,但都包含了:①分隔;②直觉;③分析;④描述四个基本步骤。Giorgi、Colaizzi 和 Van Manen 的资料分析方法为护理研究中最常用的现象学研究分析资料方法,现象学研究法最终的报告为描述性的,常引用研究对象的原话描述其经历,支持主题的内容。现象学研究作为质性研究方法之一,可以对事物或现象进行整体且深入的研究,通过揭示事物内涵来认识事物,这一过程可帮助指导护理学实践,并有助于构建护理学知识。

【思考题】

　　1. 现象学为何要研究鲜活的生活体验?
　　2. 某护士准备做有关阿尔茨海默病患者家庭照顾者的体验的研究,请你帮助她:
　　(1) 选择合适的研究类型。
　　(2) 陈述选择该研究类型的理由。
　　(3) 写出具体的研究方法(包括研究问题、研究对象的选择,资料收集及分析的方法)。

【参考文献】

1. 陈向明. 质的研究方法与社会科学研究[M]. 北京:教育科学出版社,2000.
2. 刘明. 护理质性研究[M]. 北京:人民卫生出版社,2008.
3. 徐辉富. 现象学研究方法与步骤[M]. 上海:学林出版社,2008.
4. Beck C T. The arm:There is no escaping the reality for mothers of children with obstetric brachial plexus injuries [J]. Nursing Research,2009,58(4):237-245.
5. Giorgi A. Phenomenology and psychological research [M]. Pittsburgh:Duquesne University Press,1985.
6. Kim,Yeong-Cheon.Qualitative research methodology Ⅱ[M]. Seoul:Academy Press,2013.
7. Polit DF,Beck CT. Nursing research:generating and assessing evidence for nursing practice [M]. 9th ed.Philadelphia:Lippincott Williams & Wilkins,2012.
8. Van Manen M.Researching lived experience:human science for an acting sensitive pedagogy [M]. London,Ontario:Althouse,1990.

第五章　扎根理论研究

导入案例

慢性病患者将携带疾病度过几年甚至几十年的人生历程,我们感兴趣的是这些慢性病患者是如何对疾病进行自我监控管理的? 患病经验如何影响他们的生活? 他们是如何向他人说出自己的病情? 在什么时候以及为什么会对他们的病情保持沉默等……通过研究解答这些疑问,可以帮助护士科学地对慢性病病人进行符合其实际情况的相应指导和健康教育以及心理护理。若要解答这些疑问,我们可以使用扎根理论的研究方法进行研究。

扎根理论(grounded theory)是一种社会学研究方法,是探究人际相互作用中呈现的社会过程,其研究内容的重点是理论的发现。扎根理论研究方法的目的是使质性研究方法超越描述性研究,进入解释性的理论性框架领域,由此对研究现象进行抽象性和概念性理解。

1967 年,社会学家美国芝加哥大学的 Barney Glaser 和哥伦比亚大学的 Anselm Strauss 提出了扎根理论,在专著《扎根理论的发现》中详细地阐述其研究方法。扎根理论起源于社会学,但被广泛应用于多个学科领域,如护理学、心理学、教育学、管理学等。使用扎根理论方法进行研究的宗旨不仅局限于对事物的描述,还要说明类属间的关系,构建模式或理论。扎根理论的特点是问题提出、资料收集与分析、样本选取等同时进行;研究者在开始研究之前一般没有理论假设,直接从原始资料中发现代码、类属和核心类属,进行假设命题,然后上升至理论,强调在其经验资料的基础之上建立理论。

扎根理论的形成受芝加哥学派的社会学符号互动论以及美国实用主义哲学思想影响,其代表人物有 Dewey、Mead、Peirce、Herbert 和 George 等。实用主义哲学认为,知识是通过行为和互动建立起来的,事实和价值是相互关联的。主张行动的重要性,注重处理有问题的情境,在解决问题中产生方法;社会学中的符号互动论认为,社会、现实和自我都是由人们的行动和互动构建的,需要从行动者的角度理解他们的世界。主张使用实地观察和深度访谈的方法收集资料,强调从研究对象的角度理解社会互动、社会过程和社会变化。这两个学派都认为变化是社会生活中一个持久不变的特征,需要对变化的具体方向以及社会互动和社会过程进行研究。

阅读笔记

第一节   研究的特点与适用范围

扎根理论属于质性研究方法,因此符合质性研究的共性特征。除此之外,扎根理论突出强调的是从资料中产生理论、使用持续比较法分析资料、研究者要具有理论敏感性、研究对象选取使用理论抽样、应在收集和分析资料开始后进行文献查询。扎根理论研究方法适用于过程类研究,探求新类型的结构、时间特征、原因、发生情景、范围、结果与其他类别的关系,以此进行现象或事件的描述,构建理论和模式。

一、扎根理论的特征

(一)从资料中产生理论

Glaser 和 Strauss 认为只有从资料中产生的理论才具有生命力,强调自下而上地分析资料,在归纳中发现,即从深度访谈和观察所获取的原始资料中寻找概念并进行代码,将代码归类形成类属和下位核心类属,解释两个或两个以上类属间关系,说明到底发生了什么,建立模式或理论。也正因为此特点,许多学者认为在诸多创建理论的研究方法中,扎根理论是创造理论最有力的研究方法,是填平理论与实践脱节鸿沟的有效方法。质性研究者认为理论的主要来源不是推理,而是来自实际的资料,理论与资料的吻合使理论具有了实际用途,可以被用来指导人们具体的生活实践。另外,使用扎根理论研究方法大多数构建的是"中域理论",但也不否认在构建几个"中域理论"的基础上,可形成"宏观理论"。在某领域研究"中域理论"有助于形成和完善"宏观理论"。例如,我们发展一个中年人饮食文化调整与糖尿病饮食习惯重建的理论,这是一个"中域理论",也可以将它扩展到肾病病人饮食、高尿酸血症病人饮食、心脑血管病病人饮食、高脂血症病人饮食等;另外不仅从疾病视角去研究,还扩大到医疗保险、社会制度等,从而形成慢性病病人饮食习惯重建的"宏观理论"。

中域理论(middle-range theory)是指对具体社会现象的抽象描述,现象根植于资料,理论聚焦于小范围体验,现象的概念、领域和其对象范围有所限定。护理领域常常使用扎根理论这一研究方法探究其某一方面的中域理论或模式。例如,Madeleine Leininger 的跨文化护理理论、Betty Neuman 的健康系统模式、Hildegeard Peplau 的人际关系理论、Orlando 的护理程序理论等都属于中域理论。宏观理论(grand theory)是在一个原则下解释不同领域中的现象。宏观理论的研究范围较广,因此缺少操作性定义的概念,也不适合实验性测量,多数理论是通过演绎推理得出,并完全不依赖于系统地分析资料。例如 Sister Callista Roy 的适应模式、Dorothea Orem 的自护理论等都是宏观理论。

(二)持续性比较法

使用扎根理论研究方法分析资料的主要思路是持续比较。持续比较是比较不同资料的相似点和差异性的分析过程。扎根理论中的持续性比较法(constant comparative method)是在资料和资料之间、理论和理论之间不断地对比,这种比较贯穿于研究的整个过程,包括研究的所有阶段、层面和部分。按其比较的对象,常见的持续比较方法有 4 种,依次是:①代码(现象)与代码的比较:可以在开放式编码即分析资料找出代码时进行。比较的目的是使形成的代码质量高且有依据。例如,将资料中的一个代码与其他代码进行比较,将一些代码相似的现象或事件放在同一个群里,给这个群命名,即为类属。②类属与多个代码的比较:可以在选择式编码或轴心式编码及找关系时进行。为了使类属成熟,站得住脚,要将已经形成的类属与资料中呈现的代码进行比较,使这个正在形成中的类属达到饱和。例如,通过这种比较将"监管"这一类属下涵盖的所有代码找出来,使之再进行访谈,这一类属下也不再出现新的代码了。③类属与类属的比较:经常在轴心式编码或选择式编码时看到,通过类属与类属的比较,进行意义上

阅读笔记

的归类,可形成核心类属,同时也说明类属和类属之间、类属与核心类属之间的关系,进而形成完整的模式或理论。④外部比较(轶事比较):回想自己在其他地方看到或听说的类似情况,将这些情况与本研究生成的代码、类属或初步理论进行比较,以此丰富模式或理论的内涵。此时应注意的是要注明出处,将其与本研究收集的资料明确地区分开。

按其比较的方式,常见的持续比较方法有3种:①与最初分析的几例资料中产生的代码或类属进行的比较:先分析几份资料,找出其代码、类属和其关系解释等,然后将后续资料的特性与先前资料确定的特性进行比较,判断其异同点。②与最初几份资料产生的假说进行比较:在没有假设的情况下,通过观察或深度访谈收集资料,分析最初的几份资料,呈现类属和类属间关系,设定暂定假说。在后续收集资料过程中,不断地分析并与暂定假说进行比较,验证或修订假说,也可能再呈现新的假说,这是扎根理论的另一个特点。③与相关研究的理论和相似类属间的比较:将原始资料产生的类属、核心类属和相关假设与相关研究的理论、相似类属进行比较,生成新的理论。

持续比较是由初级到高级的过程,在代码的特性和原始资料上的思考是描述层次的研究,是初级持续比较,以此为基础发展至在类属的属性和维度上的思考是高层次的持续比较,也常称为构建理论的比较。

(三)理论敏感性

1. 理论敏感性的内涵与意义　理论敏感性(theoretical sensitivity)是指研究者在研究的整个过程中都要对资料保持理论的警觉,注意捕捉新的建构理论的线索,即能够抓住资料中相关议题、事件以及意外情况,对资料中的概念(代码)和类属更加敏感和有洞察力,而且能够看到类属间的关联。扎根理论强调研究者在研究设计、收集资料、分析资料等各阶段,都应对资料保持理论敏感,将资料与代码和类属等联系起来思考,注意构建新的理论。理论敏感性中的"理论"指的是三方面,即研究者自己固有的理论、前人的理论(他人已经研究得出的理论)和本研究资料中呈现的理论。"敏感性"是指研究者具有的洞察力、分析资料解释意义的能力、理解能力和判断正误的能力。Corbin指出"敏感性能够让研究者抓住意义,从知识和(感情上)对资料描述的内容做出反应,从而能够发现扎根于资料的代码、类属和核心类属"。保持理论敏感性的目的是,帮助研究者按一定的焦点和方向收集资料,特别是当资料内容本身比较松散时,应在分析资料时注意寻找那些可以比较集中、浓缩地表达资料内容的代码或类属。

2. 提高理论敏感性的相关因素　研究者理论敏感性的强度与其自身掌握相关研究文献的程度、专业经验和个人经历有直接的关系。另外,分析资料的过程也可提高研究者的理论敏感性,因此理论敏感性的程度还与研究者自身的研究经历有关。从资料中生成的理论实际上是资料与研究者个人解释之间不断互动和整合的结果。研究者资料分析解释的深度与文献掌握程度、专业经验和个人经历有密切关系,而这一点也可能会影响研究者正确地阅读收集的资料。因此,在进行资料解释时切记,将资料与专业经验或个人经历进行对比的同时,决不能忽视资料本身;再者要经常从代码或类属的特性与维度的角度进行思考,以使研究者既专注现象和事件的异同之处,也要关注研究对象所说和所做的,而不是研究者对事件的看法。

Box 3-5-1

研究者的理论敏感性与专业经验和个人经验

研究者专业经验促成理论敏感性的例子:有位非常有经验的护士,做一项"关于住院患者情感体验过程的研究"。她依据多年的工作经验积累,知道患者在初次住院时会出现各种情感问题。因此她在访谈(观察)以及分析资料时,对患者的情感和认知具有敏感性。

阅读笔记

　　研究者个人经验促成理论敏感性的例子：有位助产士有过生第一胎的经历，因此她本人依据其自己的生产经验，在分析资料时，提供了"由于信息提供不足所致的情感问题"方面的洞察力。

　　3. 理论敏感性与创造性的关系　扎根理论研究是赋予创造性的研究，因为它的最终目的是创建理论，而理论敏感性又直接影响创造性的产出。也就是理论敏感性越强的研究者，其研究结果的创造性也就越大。下面介绍3种提高研究者创造性的技巧。

　　(1) 定期进行回顾性反思：研究者要经常向自己提出问题，进行反思。如"现在这里发生了什么？""我所认为的假说与资料中呈现的是否一致？"

　　(2) 保持怀疑的态度：在研究的初期阶段，无论是从资料中得出的理论解释、类属或核心类属以及提出的问题，研究者都应视作暂定假说，需要不断地核对和审核这些理论解释或类属及核心类属。在此需十分注意的是，禁忌将目前研究的原始资料镶嵌到已经发表的研究结果的主题中。例如，一项"关于慢性病妇女妊娠期管理过程的研究"，在研究前，研究者认为（研究者固有的理论）"风险管理策略应随着风险的程度而发生变化"，于是研究者在研究前提出了"风险越大，越容易采取控制策略"的假说。可是这个假说与本次研究的原始资料中产生的假说不同，那么此时不是结束，而是要探究是什么原因导致自己认为的假说与实际资料的假说不符。经过回顾性反思发现，研究者认为的风险与那位妊娠妇女认为的风险不同，那位孕妇并没有对医务工作者认为的风险采取策略行动，她是依据自己判断的妊娠状况来采取规避风险的策略。

　　(3) 严格遵循收集和分析资料的程序：为了能真正从资料中产生理论，收集资料与量性研究的管理相同，也一定按其标准程序进行。在此应当注意的是，不要忽略程序的某一阶段或简化其程序，要将同一课题研究的不同资料用相同的分析方法进行分析。

　　(四) 理论抽样方法

　　在质性研究中，研究者对样本能否代表其群体并不感兴趣，更多关心的是寻找什么典型样本收集资料能产生类属和其维度，最终能形成理论。理论抽样（theoretical sampling）实质是一个发展理论的收集资料过程，指研究者在分析资料、寻找代码和形成类属以及说明相关关系形成理论的同时收集资料，随着研究的进展，选择相应的研究对象。理论抽样在研究开始前是无法设计在整个研究中会抽取哪些类型的研究对象，具体抽取的样本是随研究过程而演变发展。在研究刚刚开始，进行深入访谈或观察的研究对象是目的抽样获得的。随着分析，对出现的代码和类属进行不断的提问，研究者如果认为需要丰富已出现的或新出现的类属，可随时选择相应的研究对象，此时的抽样是理论抽样。研究者为了保证核心类属（重要主题）有代表性，基于分析资料的进展而逐渐明确的问题（事项、现象）或者依据呈现的代码、类属、理论的重要程度确定相应的研究对象。

　　理论抽样是从第一次访谈获得资料分析的代码开始，贯穿于整个研究过程之中，其抽样过程是沿着分析的轨迹变更访谈（观察）对象，以此丰富类属和核心类属，当研究者认为类属间关系已经澄清，此时为资料的饱和，可停止抽样，这时即可确定理论抽样的例数。衡量资料饱和的标准，不仅是没有新的类属和核心类属出现，还应当包括在一定程度上探究了类属和核心类属，找出了不同条件下其各种类属的属性和维度，才能说该研究已经达到饱和。

　　理论抽样方法的例子：一项"双胞胎母亲产后一年期间育婴的研究"采用了理论抽样的方法。研究者选择了16位双胞胎的母亲，在其家中进行了访谈。研究者首先访视了有1岁左右双胞胎的母亲，这是根据研究项目按目的抽样选取的研究对象。研究者认为这些母亲会很好地回忆出一年内育婴的情况，能收集到本研究的相关资料。当访谈时，听到母亲说"在照顾双胞胎的最初两个月中，感到很茫然"。研究者请母亲详细地谈谈"很茫然"的具体内容，可母亲

阅读笔记

回答这期间就是很茫然,而做不出详细解释。因此,为了深入地挖掘和了解"茫然",研究者改变了收集资料的研究对象,选择了双胞胎出生 3 个月左右的母亲作为访谈对象,也就是选择了最初 3 个月正处于"茫然状态"的母亲作为研究对象,此时的抽样为理论抽样,由此获得了丰富和详细的该阶段双胞胎母亲是如何养育婴儿的资料,从而丰富了概念。

(五) 文献的使用

创建扎根理论的学者认为扎根理论研究方法的宗旨是创造理论,即从现场收集的原始资料中找出重要的主题(类属或变量),并说明主题间的关系,所以没有必要考虑现存理论的适用性。因此,不主张在研究前或研究刚刚开始时就进行文献探讨,强调在研究中期进行文献探讨。其理由是,如果研究者在研究开始前详细地进行了文献探讨,将相关研究已经明确的主题列出一览表进行研究,会妨碍类属和核心类属的生成以及其关系的构建。因此 Glaser 主张在列文献一览表之前,研究者先到现场收集,整理和分析资料,当研究到需要进行理论解释的阶段时,研究者可利用文献将本研究呈现的理论与前人研究的理论联系起来进行讨论。

但是也有部分扎根理论学者并不反对在研究开始前或开始时进行文献查询,他们的理由是如果不进行文献查询,则很难掌握目前相关研究的现状,也无法确认是否是未开发的领域;另外,扎根理论研究方法的特点是在研究过程中同时进行问题提出、收集资料、分析资料和抽取样本,是通过随时和不断地持续比较呈现类属和核心类属,并进行关系的说明。然而不断比较,激发提问,提高其理论敏感性,这些都与阅读文献和掌握专业知识的深度有关。Glaser 认为"同一份资料,如果没有文献提供思路而产生丰富的描述,单纯依靠自己的智慧是很难将资料描述丰富的",这是唤起研究者注意文献的重要性。

为解决这一矛盾,有的学者采用早期与后期文献回顾相结合,各期文献查阅侧重点有所不同的方式进行问询回顾。收集资料前进行文献回顾,其侧重点在于帮助研究者更好地理清相关研究的现状,聚焦研究领域;在收集整理和分析资料时查阅文献,有助于研究者:①自省:即研究者在自身及资料之间不断反省和领悟新的思考,呈现更合适而完整的主题。②比较:即将分析结果与现存理论或他人经验进行比较。③创造:即秉持创造性想法,放弃原有框梏,重新对个案的经验有更深一层的体会。

研究者早期阅读文献需要注意以下几点,其一是将早期文献回顾产生的先入观念(前置观念)放在一边,从资料中得到结果,也就是常说的尽量"悬置"个人"偏见"和研究界的"定见"。其二是在分析资料中切忌将资料套入已有的框架或理论中进行分析,另外扎根理论也不主张对研究者事先设定的假说进行演绎推理。切忌有意无意地将别人的理论往自己的资料上套,或者换一句话说,把自己的资料往别人的理论里套。例如,在一项"关于低收入家庭食粮不足和饥饿"的研究中,将收集的资料套入事先设定好的四方面(食粮支援以及应用、饥饿的体验、避免饥饿的策略、特殊问题)进行资料分析,这是扎根理论最忌讳并禁止的分析资料的方式。

二、扎根理论的两种观点

(一) 产生两种观点的背景

20 世纪 60 年代初期,美国的 Barney Glaser 和 Anselm Strauss 两位学者开始合作进行"卫生医务工作者和临终患者相互作用"的研究,获得了一系列的研究成果。两位科学家的研究成果出版了 4 部系列著作,其中除 Quint 于 1967 年著的《护士和临终患者》(*The Nurse and the Dying Patient*, 1967)之外,其余 3 本书都是 Glaser 和 Strauss 合作的,即《临终护理与理论》(*Hospice Care and Theory*, 1965)、《走向死亡时》(*Time for Dying*, 1968)和《状态的推移》(*Status Passage*, 1971)。由于当时的美国疾病告知尚未公开,Glaser 和 Strauss 的研究成果在当时美国社会的反响很大,大家非常希望详细地了解这种研究方法,于是,创建了扎根理论的研究方法,出现了 Glaser 和 Strauss 于 1967 年合作的《扎根理论的发现》(*The Discovery of Grounded*

阅读笔记

Theory,1967)。这本书详细地介绍了扎根理论方法的应用,在此之后,又相继出版了四本扎根理论著作,即《实地研究:自然社会学的策略》(*Field Research:Strategies for Natural Sociology*,*Schatzman & Strauss*,1973)、《理论敏感性》(*Theoretical Sensitivity*,Glaser,1978)、《为社会学者提供的质性分析》(*Qualitative Analysis for Social Scientists*,Strauss,1987)、《质性研究的基础》(*Basics of Qualitative Research*,Strauss & Corbin,1990)。

为了使初学者更容易使用扎根理论研究方法,并为构建中域理论提供更加清晰和易于操作的研究方法,1990 年,Strauss 和 Juliet Corbin 合作出版《质性研究的基础》,但是遭到 Glaser 的质疑。Glaser 在 1992 年出版的《扎根理论分析的基础:崛起与压制》(*Emergence Versus Forcing:Basis of Grounded Theory Analysis*)中予以反驳,他认为这种方法只是"完整的概念描述",并非是理论的构建。尽管如此,两种方法都在被使用,尤其是医务界,常用 Strauss 和 Corbin 开发的扎根理论方法。

（二）两种观点的差异

目前,这两种方法护理研究者都在使用,最初的"Glaser 和 Strauss 共同开发的扎根理论研究方法"和"Strauss 和 Corbin 开发的扎根理论方法"的不同之处归纳为以下几点(表 3-5-1)。本书介绍的扎根理论步骤是遵循 Strauss 和 Corbin(1990)的扎根理论方法。

表 3-5-1　Glaser 方法与 Strauss/Corbin 方法的比较

	Glaser	Strauss 和 Corbin
初期分析资料	通过现象与现象比较来明确其模式	先彻底地分析 1 份资料或 1 项观察或 1 个现象,然后与后续资料比较
编码方式	实质性编码(开放式编码、选择式编码)和理论编码	开放式编码、轴心式编码和选择式编码
编码特点	编码不太严格,以开放式提问发展类属,对事件持续比较。注意不过度概念化,确认关键点	严格按编码技术操作,谨慎的制作代码,比较的性质随编码技术而变化。编码源于资料代码的微观分析
主题或类属间关系的分析模式(分析范式)	18 方面:6 个 C(原因、文脉、偶发性、结局、矩阵、条件)、过程、程度、维度、类型、策略、相互作用、自我认同、切入点、方法与目标、文化、同意、主流、理论、秩序与严谨性、单位、见解、模式	4 个线索:条件、文脉、行为与相互行为的策略、结局

1. 发现问题的认识差异　Glaser 强调从资料中发现问题,理论真正地根植于资料而获得,资料分析策略为 18 方面;而 Strauss 和 Corbin 认为理论不仅来源于资料,还可以从文献、研究者个人的专业经验以及个人经历中予以启迪和产生线索,问题潜在于四个线索,即条件、文脉、行为 / 相互行为的策略和结局,使资料分析进入预设的类属。

2. 初期分析资料方法的差异　Glaser 强调类属和类属之间的比较,从中找出核心类属(主题);Strauss 和 Corbin 强调彻底地分析每一份资料、观察出现的事件,将形成的代码和类属等于后续资料比较。

3. 编码种类的差异　Glaser 强调实质性编码和理论代码,而 Strauss 和 Corbin 强调开放式编码、轴心式编码和选择式编码。

三、扎根理论研究的适用范围

由于扎根理论研究的宗旨是对未知现象(目前尚未形成假说的现象)进行探索,明确该现象中的主要概念和各概念间的关系,以此产生命题或理论。因此,扎根理论研究的适用范围是探索过程类问题,研究人的行为、相互作用和过程,可探求新类型的结构、时间特征、原因、发生情景、范围、结果与其他类别的关系。扎根理论经常探究的内容有病人护理、种族关系、职业教育、不良行为、组织研究、耻辱、非正常行为、形式组织(组织结构)、社会化、身份一致、权威与权力、报酬系统以及社会迁移等。下面主要从研究应用领域、研究现象、现象特征三个方面理解扎根理论研究的适用范围。

(一)研究应用领域

适合使用扎根理论研究方法进行研究的领域为服务业或者医疗卫生行业,常见的有护理、健康咨询、教育、商业服务或促销服务等领域。扎根理论适合研究这些领域中的中域理论的生成。

(二)研究现象

扎根理论生成的多数是中域理论,其研究内容多数是服务提供者的行动以及服务利用者的反映,这种直接的、面对面的相互作用也称为社会相互作用。但并不是只分析护士和患者相互作用之类的内容,有时也以社会相互作用为前提,分析患者疾病认识的变化过程。扎根理论研究方法适用于个人、人与人之间的互动关系、个人与社会交往中的互动关系方面的研究。

(三)研究现象具有的特征

1. 扎根理论在护理领域主要研究护理实践中未知的现象或变量,其目的是将建立的中域理论直接应用于实践。

2. 扎根理论不仅研究服务对象双方相互作用的过程,还包括社会构建过程。因为双方的相互作用是构建在大的社会环境中的。例如,在一项"住院患者疼痛"的研究中:①相互作用方面的课题是"护士如何看待和处理患者疼痛"(现象:患者主诉疼痛,护士不信);②组织机构方面的课题是"医院是如何执行止痛药规章制度的";③个人生活史方面的课题是"长期慢性疼痛患者对止痛治疗有何不同反应"。下面再以 Knobf 2002 年的研究为例,来描述和理解社会环境中出现的社会心理学过程和社会构造过程。研究者为了说明"接受乳腺癌化疗导致提前闭经的女性的反应",使用扎根理论方法开发了中域理论。通过研究明确这类患者的社会问题是"易受伤害",而"顽强"是说明"易受伤害"时如何反应的基本社会过程。

3. 研究中相互作用过程的双重性,即护理援助是在应对服务对象的身心变化和生活需求中进行的,因此研究者不仅研究服务对象如何利用服务,还研究服务自身的内在特点,这是一种双重研究过程。

(四)使用扎根理论研究方法常见的研究课题

目前,使用扎根理论方法进行的护理领域的质性研究在美国非常多,在我国还很少。研究课题有"残疾年轻人身份丧失及身份重建""心脏移植病人的家庭重新调试""精神分裂症患者恢复的过程""纤维肌痛症妇女的生活""老年早期痴呆的护理者(家属)的护理过程""年轻糖尿病患者的认识""不同医院环境中的死亡过程""母乳喂养母亲的断奶过程""通过对年轻的拉丁系美国女子的会话过程,探究与其性观念有关的体验和意义""文化健康信念如何影响墨西哥女子做出是否参加体检(乳腺癌筛查)决策""医务工作者与濒死期患者相互作用"等。

第二节 研究的基本步骤

扎根理论研究虽然遵循一般研究步骤,包括选题、文献探讨、撰写研究计划书、收集整理和分析资料、撰写论文,但是也有其独自的特点。①选题:适合于扎根理论研究的问题是过程类问题,即研究人的行为、相互作用和过程的问题(详见本章第一节)。②文献探讨:扎根理论研究的文献探讨的特点是强调原则上研究前或研究初期不进行文献探讨,当研究到出现理论解

阅读笔记

释的阶段时再进行文献探讨。也允许在研究初期进行文献探讨,但强调在分析资料时一定将研究界的观点"搁置在一边",从资料中发现概念、关系并形成理论(详见本章第一节)。③研究计划:扎根理论研究开始前虽然也有研究计划,但研究并不是自始至终都需要严格按其计划执行,特点是计划可随着研究问题的出现而进行修改,如访谈或观察的问题,入选研究对象的标准等不是一成不变的,可随着研究的进展、出现新的主题、焦点问题而变化(详见本章第一节),即需要进行理论抽样。④收集、整理和分析资料:扎根理论研究主要是通过观察和深度访谈的方式收集资料,其方法与其他质性研究相同,其不同点是扎根理论研究的收集、整理和分析资料同时进行,使用持续性比较法分析资料是扎根理论的特点,本节重点介绍扎根理论分析资料的方法。⑤撰写论文:详见第三篇第十章。

Strauss 和 Corbin 的扎根理论分析资料的方法可分为 3 个阶段,即开放式编码、轴心式编码和选择式编码。编码(coding)是资料分析中最基本的一项工作,是一个将收集的资料打散,赋予概念和意义,然后再以新的方式重新组合在一起的操作化过程。在此值得注意的有两点,其一是 3 种编码从理论上人为地将其分成 3 个阶段,其实 3 种编码并不是严格按其步骤分阶段进行分析的,尤其是前两种往往是同时进行,即在分析第一份资料时,不仅找代码和类属、分析类属的特性和维度,还可能进行类属间关系的解释;其二是在资料分析的全过程中,都要注意随时写备忘录。备忘录展现的是分析资料的思考过程,是与资料说话的真实写照。通过这样的记录可使代码、类属、类属间关系、核心类属的形成越来越清晰,也可避免庞大的资料无从下手分析的弊端。

一、开放式编码

开放式编码(open coding),也有的学者将其译成开放式登录,是从资料中找出代码或类属的过程。是将资料分解、验证、比较、概念化,寻找代码和类属的过程。即从资料中寻找有意义的现象,形成代码以及提炼类属的过程。研究者在分析资料时,经常对资料提出的问题是,访谈或观察收集到的资料是关于什么的研究? 这个现象或事件所指出的是一个什么类属? 指出的是正在形成的理论中哪一部分的哪一个类属或特征? 资料中真实发生了什么?

(一) 开放式编码的具体步骤

1. 寻找资料中的代码　代码(code)是从资料中提取容易引起研究者注意的、重复出现的或带有强烈情感反应的某种现象的概念,为其命名,贴上标签,编上号码,此时形成的即为代码。例如"协商""监督""信息传递"等标签,给这些标签编上号码,这些标签就成了代码。初学者往往不善于命名,如将"协商"写成"她在那里和管理员说话"等。代码是分析资料最初形成的最基本的意义单位,常用调查对象叙述的语言或用研究者使用的一个抽象层次较高的单词或词组来概括某一方面的现象。目前在我国,关于从原始资料最初形成的最基本的意义单位,其名称并不统一,也有学者称它为"低层次概念""概念化""标签"或"码号"等。

2. 从代码中提炼类属　将意义相同或近似的代码归为同一类别,起名为类属(category),我国对"category"也有不同的称呼,多数学者称之为"类属",也有部分学者称之为"范畴""较抽象概念""高层次概念"等。有的类属还可以进一步划分为下位类属。例如,"管理者的工作类型""优秀餐饮管理者的条件"等可归类为"餐饮管理者",这个"餐饮管理者"就是类属。将代码"协商""监督""注视"归类为评估和维持工作流程而进行的"工作类型",这个"工作类型"就是一个下位类属,它是由多个意义相近的代码组成的。

3. 发展类属　此阶段可以继续找出类属,但在找类属的同时,更重要的是要发展类属。发展类属是指挖掘类属的特性和维度。类属的特性(properties)是指与某一类属(概念或现象)相关的属性或特质,也有学者将特性称之为属性;类属的维度(dimensions)是指连续体上的特质(属性)的程度,例如特性"注视频度"的维度是"由高到低"。发展类属也可在下位类属或是构成下位类属的代码中寻找其特性和维度。如图 3-5-1 所示,在代码中寻找特性和维度,下位类属"管理者的工作类型"是由"协商""监督""注视"等代码组成的,其中的代码"监督"的特性有"监视的频度""监视的范围"和"监视的程度"。代码"监督"的维度是其特性的程度,即监视频度"由高到低"、监视范围"由宽到窄"、监视程度"由强到弱"。再如图 3-5-2 所示,是在下位类属中寻找特性和维度。

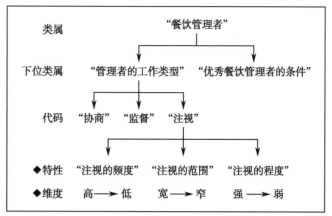

图 3-5-1　在代码中寻找特性和维度

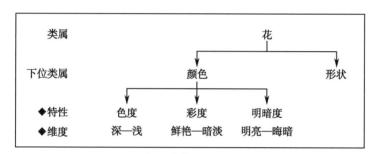

图 3-5-2　在下位类属中寻找特性和维度

(二) 实施编码的方式

编码是与收集资料同时进行的,即将访谈或观察收集的资料随时进行记录分析。进行编码常用的方式有 3 种,可根据研究者的习惯和研究课题而选定具体的编码方式。

1. 以词或句子为单位找代码　按句号为一句,逐词逐句分析资料,找出代码。这样可避免漏掉资料中的代码,因为它们是产生理论的基础。此时要注意的是避免研究者受固有知识的主观影响,应在资料整体环境中分析其代码的含义。对代码的特性进行全方位的提问时,有可能脱离了资料,但此时是依据研究者理论敏感性、个人经验或对专业知识理解的深度。

2. 以 1 份资料或段落为单位找代码　首先向访谈转录、现场观察记录等文字资料提出问题,如"主要的发现是什么?"将其命名,贴上标签,编上码号,形成代码。然后回到资料中,详细地分析和寻找代码。

3. 整体考察　对访谈或观察等收集的多种资料的原始记录进行整体考察,提出问题,如"在这里(资料中)看到了发生过事情吗?""这些记录与至今已获得的类属一致吗?",然后返回资料,详细地寻找和分析其异同点。

(三) 开放式编码的具体操作

当研究者拿到第一份资料时,要从头到尾地阅读一遍,然后进行分析。分析资料时,研究者要走进受访者的生活中,不是分析资料表面描述了什么,简单地找资料表面呈现的概念进行代码,将代码归类成类属。研究者要侧重阅读和思考资料背后的理念和含义,感受研究对象经历的事情,从资料中倾听受访者告诉了我们什么,通过向资料提出各种问题,不断地思考发现敏感现象,给敏感现象界定概念进行代码,此时注意起名的代码不是表面含义,也有可能是抽象度较高的概念,而不是资料中呈现的语言。

阅读笔记

在分析第一份资料形成代码和类属的过程中,要及时地撰写备忘录。每个备忘录都以1个焦点为主题撰写。通过从资料中寻找敏感现象或事件,对其进行提问和比较,确定代码或类属,将这个分析过程写在备忘录上。备忘录主要记录分析发现的敏感现象,解释其含义,分析类属的特性和维度等。除此之外,还可以将敏感现象与个人经历、专业知识等进行比较,提出资料以外的类属,这个类属需要寻找相应的对象进行访谈等,对收集的新资料进行分析,这也是扎根理论强调的理论抽样。另外,研究者要反复阅读资料。

(四) 开放式编码应注意的事项

1. 思考并寻找能作为代码或类属的"名字" 给代码命名时,研究者经常使用调查对象用的(原始资料中呈现的)本土化单词或句子,或者研究者的单词或句子。此时需要注意的是,这些代码或类属应当是与研究课题相关的、有分析意义或内涵较深的、逻辑上最能够描述现象本质的代码或类属。在对类属命名时,研究者有时借用相关研究概念(照顾者疲劳、地位丧失等)或公认概念(偏见、自我形象紊乱等),这些概念可能成为研究者继续扩展某一专业领域的重要概念。但此时应注意的是易出现一些不利的因素,如读者很容易将此研究结果使用的概念理解成一般公认概念的内涵,就连研究者自身也容易出现这种倾向,从而导致对资料的解释出现偏差。因此,研究者如果使用公认概念,应当保证其概念必须是从资料中产生的,而且要严格地界定本研究中呈现的概念与其公认概念内涵的相似、相异和延伸的意义。

2. 命名类属时,要经常向资料、代码、行动、意义、事件等提出问题。常用的方法是向资料提问,"这是什么?""这个现象和什么有关?""应当归属于哪个类属中?"等。例如,向代码"抓""隐蔽""逃避""忽视"等提出以上问题,就形成了下位类属"避免玩具共享的对策"。经常向资料提出的问题有"谁""何时""在哪儿""做什么""程度如何""为什么这么做"等。

3. 关注类属与类属之间的关系 在开放式编码时,不仅要关注哪些代码在同一个类属之中,而且要注意它们所代表的不同现象(类属)之间存在何种关系。例如,在一项中国青年择友观念的调查中,陈向明将代码"聪明""能干""温柔""善解人意"归类于[强女人]的类属中;将"聪明""能干""强悍""刚愎"归类到[女强人]的类属中。然后分析和比较了这两个类属的异同点,进行关系解释。这两个类属之间有意义的联系是,两者都很聪明、能干,但前者主要体现的是"女人"的特点,而后者则主要体现了"强人"的特点。

4. 重视细致编码,达到资料饱和应当详细编码,注意不要漏掉任何可能出现的类属,如果出现新的类属,可以在以后收集资料的过程中进一步提出新的问题或选择相应的研究对象,继续探究新出现的代码和类属,当资料出现饱和时,结束收集和分析资料。这也是我们前面提到的理论抽样和资料饱和。资料的饱和是指当出现下列情况时,可终止收集资料:①尽管使用多种方法收集资料,也没有新的类属出现;②类属的特性、变化和过程已经全都被描述了;③类属间关系清晰、明确和稳定。

二、轴心式编码

轴心式编码(axial coding),也有学者译成轴心式登录,是从四个线索的视点建立类属和类属间相互关系,从而整合资料的过程。也就是分析如何将类属(下位类属)间相互联系起来,形成一个有意义的理论。

(一) 轴心式编码的四个线索

Strauss 和 Corbin 的扎根理论分析范式(分析策略)是以四个线索为主线,提出问题,分析资料中呈现的类属之间的关系。四个线索为"条件""文脉""行为/相互行为的策略"以及"结局"。关于轴心式编码开始的时间,从理论上讲是人为地将其划分在开放式编码后进行,而实际上在分析资料时,开放式编码和轴心式编码是同时进行的,往往很难分阶段区别进行。

1. 条件(causal conditions) 是指成为类属的原因或形成现象结构的环境或情境,从这些

阅读笔记

角度去探寻或发展更多的类属。分析类属时,研究者经常向该类属提出的问题是"为什么、哪里、如何以及发生了什么",进行自问并从资料中寻找答案或进一步收集资料寻找答案。例如,研究者在分析资料时形成了"疼痛"这个类属,为了更好地理解疼痛体验,研究者要深入探究形成疼痛体验的条件因素,可提出这样的问题,在什么条件下会出现疼痛? 又是什么样的环境背景导致了这些条件的产生? 研究者从访谈和资料中寻找成为"疼痛"这一类属的原因是什么,如果资料中已经呈现了"关节炎"这个类属,那么就可以将这两个类属关联起来考虑,即"关节炎"引起的"疼痛"。如果资料中没有呈现有关"疼痛"原因的条件,研究者可进一步访谈收集相关资料,来寻找产生疼痛的原因,有可能是"骨癌"或是"骨折"或是"神经性头痛"等,这个原因要从实际资料中获得。如果是关节炎或骨折引起的疼痛,还要说明在什么条件和环境中易导致疼痛,即"关节炎"易在寒冷和潮湿的环境中发生,"手腕骨骨折"易在结冰的道路、有水的瓷砖地面或者骨质疏松患者身上发生。

2. 文脉(context) 是将与类属(现象)相关的特性和维度串联起来,用文字进行描述,写出故事线的过程。类属、特性和维度相连接的例子,例如手腕骨骨折出现疼痛这一现象中,"手腕骨骨折"这个类属的特性包括何时发生的(3小时以前)、怎样发生的(走在有水的瓷砖地面不小心滑倒)、骨折数量(几处骨折)、骨折类型(复杂性或单纯性骨折)等;"疼痛"这个类属的特性包括疼痛的强度(剧烈地)、疼痛持续时间(开始的2小时)、疼痛部位(局限于上肢)等,其"( )"中的描述即为维度。将上述特性和维度连接起来,用故事线的形式描述出来,形成的文脉是,"手腕骨骨折"是引起"疼痛"的原因,是走在有水的瓷砖地面不小心滑倒发生的,发生在右手腕的单纯性骨折,这种疼痛是渐进性的,刚开始的2小时疼痛是很剧烈的,然后逐渐减弱,疼痛局限于上肢等。资料中的文脉是按照互动、行为、情感反应的顺序呈现的,随着环境、事件或现象而变化。对资料进行理论性分析或描述性分析的质量,取决于资料的内容以及研究者的解释,因此这种分析十分必要。

3. 行为/相互行为的策略(action/interaction) 是应对或处理类属的方法、原则和策略。如疼痛管理的策略为:当场就地休息、手腕用硬板固定、运送医院等。与此同时也找出应对不当的原因,如没有固定骨折部位、直接回家后发现肿胀才去医院等。

4. 结局(consequences) 是指应对后的结果,例如疼痛缓解。

(二) 轴心式编码的方法

扎根理论重视的是各个类属或下位类属间的差异和特征,不是将找出的类属数量化,计算出现的频率。因此轴心式编码阶段的主要工作是详细地推敲类属,确保每个类属都是认真和精心制作而产生的,关键是探寻形成这些代码的访谈或观察对象的意图和动机,将这些代码放到资料中,即将其放在访谈当时的语言情景或观察情景以及代码所处的文化背景中,考虑其生成的类属是否适合,是否有意义。以下是轴心式编码的具体方法。

1. 建立类属以及类属间关系 例如,研究者分析资料建立的解释是:"关节炎"患者的"关节疼痛",是通过"自我管理"而使疼痛减轻的。这段描述是将几个类属"关节炎、关节疼痛、自我管理"用一段文字联结起来描述的,也称为故事线。寻找类属间关系的技巧,即使用"类属和其特性和维度"以及"四个线索"的分析范式(分析策略)寻找类属间关系。①从类属的特性和维度的角度寻找关系和规律。例如,关注资料中"短暂和轻微疼痛的人与长期重度疼痛的人,在应对疼痛的方法上有所不同"的规律。这里类属"疼痛"的特性和维度为"疼痛持续时间(短暂的疼痛、长期的疼痛),疼痛的程度(轻微的疼痛、重度的疼痛)"。通过特性和维度比较,发展类属,探索类属间关系。②以四个线索即"条件""文脉""行为/相互行为的策略"和"结局"为线索寻找类属间关系和规律。例如,"疼痛是由关节炎引起的,阴天下雨时,疼痛加重,强烈的长时间持续疼痛时,止痛对策不奏效,于是进行了保暖、注意休息、疼痛时听舒缓音乐等,经过一段时间之后,疼痛症状开始缓解,此时或许能感到奏效。"分析这个例子,以"疼痛"为轴心,将类属的特性和其维度相联结,"关节炎"和"气候"是疼痛的条件,"止痛"为行为/相互行为的策略,"不奏效"为结局,"保暖,注意休息和疼痛时听舒缓音乐"是止痛策略的改变,"疼痛症状缓解"为结局。

2. 在资料中验证类属间关系　例如,将上述类属间关系的描述拿到所有的访谈资料和记录中,验证其解释和故事线是否符合逻辑,是否正确。验证时的提问是,"疼痛是由什么引起的?""在什么情况下疼痛会加重?""主诉疼痛的人为了止痛,都做了些什么?""其中最有效的方法是什么?""其结果如何"等。如果资料中呈现的是一些资料以外的情况,比如出现了至此尚未出现过的代码或类属时,如"什么也没做,等一段时间,自己就缓解了"或者是"等了很长时间,疼痛也没缓解",这说明资料没有达到饱和,研究者尚需继续思考其不同之处会给研究带来什么启迪,应探究这里到底发生了什么。

3. 一个类属可分成几个下位类属　也有学者称之为亚类属,在轴心式编码的资料分析过程中,有时可以将一个类属分成几个下位类属。例如,分析者也许将"照顾者疲劳"这个类属分解成几个下位类属"精神疲劳""身体疲劳""照顾疲劳"。同样,也有可能将开始时两个分离的类属识别为相互关联的类属。如将开始时两个分离的类属"花时间"和"我和伴侣在一起"识别为相互关联的类属"花时间与我的伴侣在一起",合并目的是突出新类属的重要性。

三、选择式编码

选择式编码(selective coding),也有学者译为选择式登录,是整合和凝练分析结果,找出核心类属的过程,是对从原始资料中找出的可成为核心的类属进行编码,确认核心类属与各类属连接组成体系的关联性是否合理的过程,即形成模式和理论的过程。通俗地讲,就是将所有的研究线索(类属)进行整合,构建一个关于核心类属(如疼痛体验)合理的解释框架。核心类属(core category)是指统合所有类属,成为中核的类属。在我国有多种称呼,也有的学者称之为"中核概念""主题"或"中心范畴"等。核心类属应当与研究过程中不断出现的类属及其特性保持一致,资料分析中得出的所有类属都应涵盖在核心类属之中,核心类属能对类属、特性和类属间关系进行合理的解释,形成模式或理论。此阶段与轴心式编码阶段的最大区别是从更加抽象的角度进行分析和统合。

(一) 选择式编码的具体步骤

核心类属往往在研究的后期呈现出来,但也可能在研究的中期就已经呈现,在研究后期得以确认。以下的五个步骤在实际操作中没有明显的阶段区分,即这些步骤不存在先后顺序,往往是交叉进行的。

1. 形成核心类属　将研究的主要现象用一个故事线描述出来,串起轴心式编码中找出的所有类属,依照一定的顺序(如时间顺序等),整合类属隐含的所有情节,将其描述出来,概念化成核心类属。具体方法是:①写故事线:坐下来思考,写2~3行,将"资料中留下最深刻印象的""考虑的主要研究问题"写下来,然后围绕这个主题写故事线,描述主要现象的整体概要。②将形成的类属全部列出来,看看是否有适合的核心类属,如果没有,就考虑起一个什么名字(抽象的概念),这个名字必须将这些类属均涵盖进去。例如,Corbin在越南战争体验的研究中,从"变化的自我""战争印象的转变""战争文化""回家""战争经历"这些类属都包括在内的角度,给核心类属起的名字是"协调不同的现实"。设定的假设为"生存"必须与"如何协调不同现实——战争之前、战争期间和战争之后"有关。

2. 从特性和维度的角度建立核心类属与各类属间关系　例如,在"患有慢性病孕妇的风险管理"的研究中,核心类属是"保护性管理",其中的两个主要特性是"风险认知"和"妊娠与疾病的过程",其维度分别是"低-高"和"良好-不良"。好的故事线都要有这样的描述。

3. 建立核心类属与类属的关联　主要通过"四个线索"(条件、文脉、行为/相互行为的策

阅读笔记

略和结局)的策略,建立其相互的关联。其方法是 A(条件)导出 B(现象),B 导出 C(文脉),C 导出 D(行为 / 相互行为策略),以上的结果得出 E(结局)。

4. 返回资料核对和检查其相关关系的妥当性 与资料核对,探讨其相关关系的妥当性。将核心类属与类属一览表比较,检查一览表,确认核心类属是否涵盖了一览表中所有的类属。

5. 补充需要进一步精选和发展的类属。

(二) 几点说明

1. 核心类属的表述方式和确认方法 核心类属的表述方式有 3 种,其一是用名词表述,如"轨迹""工作""死亡"等。其二是用修饰词加名词表述,如"病房的守门人""保护性管理"等。其三是由动词加名词或用词组表述,如"成为母亲""与高血压共存"等。

2. 一个理论只能有一个核心类属 如果一个理论中呈现了两个重要的核心类属,其处理方法是选其中的一个视为核心类属,另一个为与之相关的类属,说明它们之间的关系,作为一个理论来描述。如果是两个完全独立的核心类属,不能分出主次,也可考虑放下一个,作为今后的研究课题。

3. 核心类属的特征 ①核心类属必须与类属有关联,并能说明其行为变化;②核心类属往往可以返回资料,可作为能找出"条件""文脉""行为 / 相互行为的策略"和"结局"而发展的类属;③核心类属应是研究者能较易地把它与类属间关系予以说明的类属;④核心类属往往在研究进入尾声时产生和发现。此时说明编码过程中理论已经全面、丰富地得到发展。

4. 建立核心类属与类属关联时的注意事项 ①精选类属间关系,将其体系化,形成固定规律或模式。例如,关于"患有慢性病孕妇的风险管理"的研究中,明确的文脉是,"经过良好的低风险文脉;经过良好的高风险文脉;经过不良的未出现风险文脉;经过不良的出现风险文脉"。②进行分类:沿着发现的规律、特性上的维度,通过提问和比较进行分类。③寻找理论依据:评估从资料中形成的理论是否可靠。例如,对"保护性管理"这一核心类属形成的理论进行评估,评估"促成经过良好低风险文脉的因素是保护性管理"这一理论是否从资料中形成的,是否有充分依据支持这个理论,使其站得住脚。具体做法是从各种描述文脉(备忘录)中理清逻辑关系,判断其产生的理论是否合理。一个质量高的模式或理论应满足以下几点:模式或理论来源于资料,非常契合资料;实用,可用于指导实践;核心类属具有深度;能够经受时间考验;可以调整并具有解释力度。

四、研究中的备忘录、观察记录和图表

备忘录(notes)是为呈现清晰的理论而进行分析的记录,因此也称之为分析笔记,它记录着原始资料的分析和解释过程,同时也是思考研究者自己的发现、想法和初步结论的一种方式,还可让研究者运用创造力和想象力,激发出新的洞见。备忘录在前面已经多次提到,写备忘录非常重要,因为它记的内容是代码、类属和核心类属的编码和分析过程,而不是数据的记录。备忘录记录了分析的思路,使得分析代码和类属能够根据演化的框架进行分类、排序、重新整理和检索。备忘录是联结收集资料到论文写作之间的关键步骤,是研究者借助纸、笔和计算机来思考,追寻研究过程,在分析资料过程中写的记录。从寻找代码一直到形成核心类属的分析资料全过程都要写备忘录,即在分析资料进行 3 种编码(开放式编码、轴心式编码、选择式编码)的每个阶段,都要写 3 种备忘录,另外要经常写总结备忘录。除此之外,要记观察记录(笔记和流水记录),并与备忘录分开,主要是记录访谈和观察期间研究对象的印象以及研究者的反应。

(一) 3 种备忘录

常见的备忘录有 3 种,即编码备忘录、理论备忘录和操作备忘录。在此,值得注意的是在研究过程中,从第一份资料起就要撰写备忘录,而且理论上讲,研究的各个阶段都要有 3 种备忘录。但也不要过分拘泥于形式,重要的是真正去写备忘录,养成写备忘录的习惯。写备忘

阅读笔记

录的框架为:①开启资料研究;②寻找和发展代码、类属以及其特性和维度;③作比较和提问;④详细说明分析资料的切入点,即 4 个线索(条件、文脉、行为 / 相互行为策略、结局),形成故事线。下面以 Strauss 和 Corbin《质性研究的基础——扎根理论的技巧与步骤》中的例子,主要介绍开放式编码时,如何写 3 种备忘录。

1. 编码备忘录(code notes)　也称编码笔记,是早期撰写的备忘录,主要用于探究和充填代码,分析类属、特征和维度、现象或事件的条件和文脉。以此引导和聚焦进一步收集资料。

【例 1】　以疼痛及其特性和维度为例撰写编码备忘录

疼痛的一般特性可能的维度

◆持续的时间:长、短。

◆疼痛的强度:剧烈、缓和。

◆疼痛的变化:增强、减弱。

◆持续的程度:持续的、间歇的、偶发的。

◆身体的部位:头部、手指。

关节炎(条件)是成为疼痛的原因

◆寒冷和潮湿的环境中(条件),疼痛增强。

◆温暖的环境中(条件),疼痛缓解。

◆早晨(条件)疼痛开始;夜间(条件)疼痛缓解。

潜在的类属:缓解疼痛。

【例 2】　以分析原始访谈记录为例撰写的备忘录

访谈记录:"在湿冷的天气时,我手指关节炎疼痛很糟糕。早晨,我疼醒了,而且持续一整天。我讨厌吃药,担心它会出现副作用,因此只有晚上当我躺在温暖的床上,盖着被子的时候感觉似乎好一些。"

分析这段访谈内容写成的编码备忘录:这位妇女在描述她的"疼痛经历",即她如何体验疼痛以及疼痛的减轻。描述是从她的视角,反映了她的疼痛经历,而不是对疼痛程度的测量。在这段描述中,我们得知她表达了自己"疼痛"的特性,即"疼痛的强度、位置及持续时间"。我们注意到她的"疼痛减轻"源于温暖和夜晚,而且她不愿意服药。当她提到"疼痛很糟糕"时,给了我们"疼痛强度"特性的一个维度。她告诉我们疼痛的"位置"在手上,而且疼痛有很长的持续时间,"持续一整天"。在"温暖的条件下""疼痛减轻"是可能的。至少这一点在她的"疼痛轨迹"中,可以不使用药物治疗。疼痛的所有这些特性包括控制和减轻都是她"疼痛经历"的一部分,这当然是非常个性化的。上述的编码备忘录中,研究者将原始访谈记录的现象中呈现的类属起名为"疼痛","疼痛"的特性有疼痛强度、疼痛持续时间、疼痛位置等。特性上的维度是疼痛程度为很疼到缓解、疼痛时间为很长、疼痛位置为手指关节。还呈现了另一个类属即减轻疼痛的策略,研究者起名为"保暖"。从原始描述中还可看到一个核心类属"疼痛经历"。构成"疼痛经历"的类属如果是初学者或外行,很有可能找到的是原始访谈资料或观察记录外表上的代码,而不是更抽象一级的概念,如"湿冷天气""关节疼痛""温暖被窝""疼痛减轻""药物副作用担忧"等。如果有经验的研究者,同一份资料的分析,得出的结果却截然不同。研究者将"疼痛经历"的类属确定为"感知""处理"和"缓解"。

Chamaz 提出以下问题对写编码备忘录有所帮助:"在研究现场或访谈记录中发现了什么?你能将它变为准确的代码或类属吗?人们在做什么?这个人在说什么?从研究对象的行为和语言看,他们认为哪些东西是理所当然的?条件是怎样支持、保持、阻止或改变他们的言行的?你进行了怎样的关联?你需要对哪些内容检验?"写过程类问题的编码备忘录,常提的问题是,这里有争议的是一个什么样的过程?这个过程在什么条件下会进一步发展?参与该过程时,研究对象是怎样思考、感受和行动的?这个过程在何时、为什么以及怎样变化的?这个过程的结果是什么？

2. 理论备忘录（theoretical notes） 也称理论笔记，是记录理论敏感性的笔记。主要组成部分包括：某个潜在重要类属、类属的特性和维度、类属间关系、变化、过程、条件、矩阵等，对这些内容进行归纳性或演绎性思考的记录称为理论备忘录。理论备忘录一般在编码备忘录结束后写出。例如，编码备忘录中已经记录了关节炎所致的疼痛，然后在理论备忘录中，研究者自问关于疼痛还有什么其他特性和维度，然后列出暂定一览表，但一定要通过收集资料验证其妥当性。Chamaz 提出以下问题对写理论备忘录有所帮助："用你的提问对资料进行跟踪和分类、描述你的类属是怎样出现和变化的、发现哪些信息和假设支持你的类属、说一说从不同的角度看待这个问题的感觉如何？并进行讨论和比较。"

Box 3-5-2

> **10/7/89 理论备忘录［关于疼痛的其他特性和维度］**
>
> 　　关节炎的确不是疼痛的唯一原因。疼痛可由损伤产生，也可由肌肉疲劳或轻度烫伤而产生。如果从经历的生活经验考虑，关于疼痛还有其他什么需要深入挖掘的原因吗？肌肉疲劳或轻度烫伤可归类于损伤，由此而产生疼痛的本质是暂时性的疼痛。疼痛的强度随着时间的变化而发生变化吗？这些维度呈现的特性可以用"疼痛状态"表述吧？如何描述各种类型的疼痛？由肌肉疲劳产生的疼痛哪个部位最常见？通常作为身体的一部分参与活动时受到影响，疼痛加重。这种疼痛方式与关节炎引起的疼痛相似。这里出现了加重疼痛的其他条件即"活动"。在"活动"这一条件下，无论是肌肉疲劳或是关节炎引起的疼痛都是活动后加剧，而轻度烫伤引起的疼痛则不同。烫伤性疼痛的本质是剧烈性疼痛，这表明了疼痛的另一个特性"疼痛的类型"。疼痛可分为"剧烈的""波动的""急性的"等多种类型。另外，疼痛的其他特性还可有"疼痛的过程""疼痛的轨迹"等。轻度烫伤的疼痛，在疼痛产生条件下呈现的是剧烈疼痛，在疼痛时间过程条件下是减轻性疼痛。

另外，以"疼痛"为例，介绍理论备忘录中提问题的方法。除关节炎外，还有哪些产生疼痛的原因？疼痛的原因有多种，如癌症、损伤、手术、龋齿、分娩等。关于这些原因引起的疼痛有着何种体验？是否能够预想到？预测到的疼痛体验方式有何不同？如果是可预测的疼痛，可采取什么样的预防或缓解疼痛的措施？如果有，如何做？做什么？如果是不可预测的疼痛，那是为什么？为什么没有采取预防和缓解疼痛的措施？其理由是什么？和其他类型的疼痛相比，疼痛剧烈吗？疼痛的强度是否随着时间的变化而变化？例如，分娩和癌症这两种疼痛过程，在疼痛开始和后期，其剧烈程度相同吗？为什么？对此有何种对策？如何应对疼痛？疼痛者如何让他人理解自己的疼痛？文化、年龄、疼痛持续时间和疼痛强度等因素对疼痛体验和疼痛应对有何影响？

3. 操作备忘录（operational notes） 也称操作笔记，研究者及其研究成员在抽样、疑问、可能性比较等方面做指示时的相关记录。理论备忘录中常常会引出抽样方向，即下个访谈或观察应探究的方向，此时应写操作备忘录。下面是关于疼痛抽样的操作备忘录：在相同日期记录的理论备忘录中可看出，关于疼痛收集的资料可包含很多领域，从不同领域的疼痛可以引出其他疼痛的特性和维度，以及沿着特性维度发生变化的条件等许多信息。分娩所伴有的疼痛就是一个很好的例子，另外也可访谈癌症患者的疼痛。用访谈或观察中已经弄清楚的疼痛特性和维度，来探究尚未明确的其他性质疼痛的特性和维度。例如，你也许会从以下几方面分析其疼痛，即疼痛的状态、类型、强度、轨迹、持续时间、程度等。另外，你也许会将"与不同维度相对

阅读笔记

应的特性引出的条件"记录下来,即人在何种条件下能感知剧烈性疼痛? 感知不到疼痛的条件是什么? 或者是何种原因使疼痛类型发生了变化? 引起这些疼痛的根源只有一个吗? 不同的人其疼痛体验会不同吗? 为什么会出现持续性疼痛和间歇性疼痛?

(二) 撰写备忘录的方法

下面介绍 Corbin 写备忘录的具体方法。

1. 给备忘录标记日期 收集资料的日期、页码、检索资料时可能利用的查找方法、访谈或观察的代码、文档等。

2. 为每个备忘录创建一个标题 例如,"备忘录 4 - 更多心理上的生存策略","备忘录 5 - 放下情感警惕"等。

3. 将一小段原始资料或描述放到备忘录中 出现令人兴奋的观点赶紧写下来,不是只关注事件或现象本身,要将源于这些事件或现象的概念化思考写在备忘录中。

4. 时常更新备忘录 随着分析的进展,新资料引起的更多洞见要添加到备忘录中,使之更加深刻和厚实。

5. 列出类属和其所属代码的清单可以随时参考,以免重复和忽视资料。

6. 检查不同代码备忘录是否有相似之处,重新比较各备忘录的代码/类属的异同点,相同的可以合并,差异的进行标记。

7. 备忘录要备份,要将资料和备忘录在计算机里备份,以免万一资料丧失造成无法弥补的损失。

(三) 观察记录

观察记录也称之为笔记或流水记录。观察记录是在研究现场随时随地的记录,或研究中随时想到的内容的随时记录。因此也可以将观察记录看作是资料,可能有一些概念化的和分析性的语言,也可能包括背景描述和某些非正式访谈的描述。观察记录与备忘录的区别是记录的场所和记录的内容不同,观察记录是在现场,或回来后马上对现场资料的回顾性整理,主要是资料和背景的描述以及随时想到的概念化的分析性语言。而备忘录则是在现场回来后,对资料进行详细分析时撰写的,其内容是在观察记录和访谈(观察)资料的基础上进行的提炼。例如,在一项医患矛盾的研究中,深入到医院进行访谈和观察,在现场研究者将观察到的所说所做的每一件事情尽可能地记录下来,还记录对背景的描述。研究者在观察结束后,对当天的观察记录进行回顾,在重温每个现象或事件的同时也获得了患者和医务工作者对其行为/互动的解释,并将其作为一种非正式的访谈记录和检验过程。在第二天,研究者会与同仁或导师一起讨论和分析每个现象或事件,在讨论之后撰写备忘录。在讨论和分析期间产生的解释和印象写在备忘录上。因此备忘录是在观察记录基础上写出来的。

(四) 绘图和整合

使用图表绘图的目的是描述分析概念之间的关系,起到整合资料和整合观念的作用,可以系统地、有组织地向他人说明其研究的发现。绘制的图表是将资料概念化进行直观展示,是以概念框架的形式显示其研究结果。有的研究者比较嗜好通过图

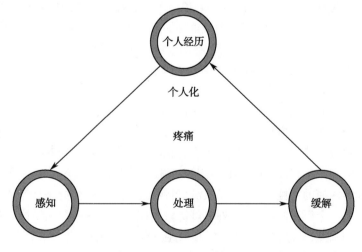

图 3-5-3 疼痛经历的早期

阅读笔记

表来进行理论整合,由于图表既是抽象的,又是资料的视觉直接呈现,可促使研究者在类属层面理解概念,而不是在众多备忘录中寻找细节描述,因此图表更适合理论整合。如果研究者善于使用图表,且在整个备忘录中都使用了图表,在理论整合的选择式编码阶段,可继续使用图表进行整合。图表要求包含研究中呈现的主要类属和其所属下的代码,但应注意图表要逻辑清晰、流畅,不需要过多解释,不要过分复杂,以便于理解和直观解释。绘制图表举例,见图3-5-3,图 3-5-4 以及图 3-5-5。

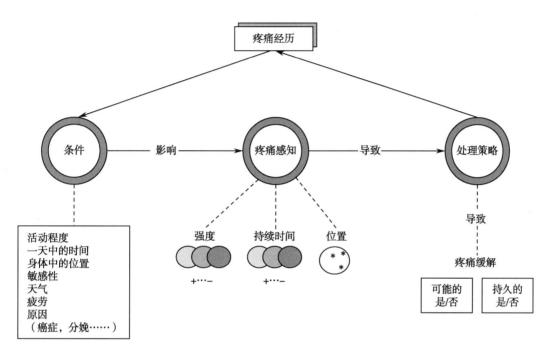

图 3-5-4　疼痛经历的未来发展

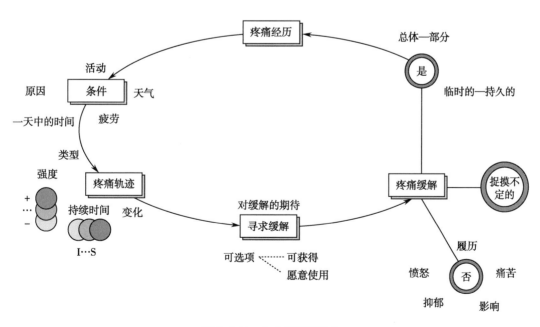

图 3-5-5　疼痛经历的整合

阅读笔记

五、扎根理论研究的评价

人们很难对质性研究成果进行评价,因为质量是难以捉摸的,很难具体说明。但是我们相信质性研究是一种科学的探索,也是一种创造性和艺术性的努力,因此质性研究需要进行质量评价。Corbin 指出,高质量的质性研究应当是:研究者与读者和访谈对象的生活经验产生共鸣;研究结果有趣、清晰、富有逻辑,启发读者思考并想进一步阅读;研究结果不只是相同陈旧资料的重复或某些在文献中常常出现的内容,应当是内涵深刻,赋有洞察力,显示敏感性;将概念和详细描述的细节融合在一起,让读者自己从资料中得出结论,判断研究者资料分析的可靠性。

(一) 高质量质性研究具备的条件

那么如何做到高质量的质性研究呢? Corbin 提出高质量的质性研究应当具备以下的条件:①一致的方法论贯穿研究始终:避免将不同的方法论混在一起使用,或者使用某些程序中的一部分,不使用另一部分。②研究目的清晰:研究者应当定位自己的研究目的是描述,还是理论构建。③研究者对自身的偏见和假设保持清醒的认识。④研究者需要经过训练:从资料中提取类属和核心类属,并将其关联形成理论是一件非常难的事。研究前需要进行相应的训练,研究过程中,需要有老师或有研究经验的同行的指导。⑤研究者对资料中的现象或事件以及访谈对象有"感情"和"敏感性"。⑥研究者愿意努力工作,并为实践和教学而研究。⑦研究者愿意触及自我,即研究者愿意做头脑风暴、换角度看待事物、做理论比较、用新的方式思考。

(二) 扎根理论研究的评价标准

1. Strauss 和 Corbin 的扎根理论研究的评价标准 ①有代表性的样本选出过程和选择依据;②对产生的主要类属的描述;③有代表其主要类属的事件、现象和行为;④理论抽样的类属依据,即范式如何引导收集的资料? 理论抽样后类属代表性的明确程度;⑤表明类属间关系的假说的呈现、产生假说的依据、假说验证的程度;⑥有无不支持假说的个案、分歧的说明、对假说的影响;⑦选择核心类属的理由、经过及依据,获得的难易度,是逐渐获得的还是偶然获得的。

2. Corbin 的扎根理论研究的评价标准 ①符合性:研究成果(解释)无论是专业读者或是访谈对象都认为"真实",符合实际,产生共鸣。②实用性:研究成果有新的解释和洞见,可用于发展政策、改变实践或增加专业基础知识。③概念性:研究成果围绕类属和核心类属组织,从特性和维度的角度发展类属和核心类属,让其有特性和维度的变化。成果内涵深刻,解释清晰,能使读者辨认其赋予的意义。④类属的条件化:没有条件,读者不能理解事件或现象是如何发生的,为什么赋予它这样的意义等。⑤逻辑:有一个符合逻辑的思维线,逻辑上未出现断裂或联结环节通畅。⑥深度:描述的细节增加研究的丰富性和变化形式,使结果从普通领域提升出来,使研究具有深度。⑦特殊性(变化形式):研究结果中呈现了不符合模式或不同维度和特性的案例,从而捕捉其生活的复杂性。⑧创造性:成果中有新的东西呈现,或者以新的方式将旧的思想结合在一起。⑨敏感性:研究者谨慎地将偏见放到一边,是从资料中推断出的假设,而不是将资料套入固有假设。⑩备忘录证据:研究报告中含有备忘录的证据或讨论。

第三节 实 例 分 析

阅读笔记

【例1】 三种编码方式过程的理解

开放式编码阶段,以陈向明《在美国的中国留学生的跨文化人际交往活动的研究》为例,分析其编码过程。首先在开放式编码中,陈向明找出的代码有"兴趣、愿望、有来有往、有准备、经常、深入、关心别人、照顾别人、留面子、丢面子、含蓄、体谅、容忍、公事公办、情感交流、热情、温暖、铁哥们、亲密、回报、游离在外、圈子、不安定、不知所措、大孩子、低人一等、民族自尊、不舒服"等。这些代码多数是来自资料中调查对象的语言，或是从研究者自身经验中产生的语言，具有很浓的"本土化"色彩。研究者分析资料和分析这些代码，形成了 7 个类属，即"交往、人情、情感交流、交友、局外人、自尊、变化"，将代码归类到相应的类属。例如，"人情"这一类属下，包含了相互关联的代码"关心和照顾别人""体谅和容忍""留面子和含蓄"等;在"局外人"这一类属下，包含了相互关联的代码"游离在外""圈子""不知所措""不安定""不安全""孤独""想家""自由自在"等。

轴心式编码阶段，对 7 个类属间的关系以及类属具有的特性及其维度进行分析，建立类属与类属间的关系。其实这些在开放式编码的后期就已进行，两种编码的分析往往是交叉进行的，不能明确地划分阶段。

选择式编码阶段，进一步提炼类属间的关系，找出核心类属，即"文化对自我和人我关系的构建"。建立了两个本研究的扎根理论，即"文化对个体的自我和人我概念以及交往行为具有定向作用""跨文化人际交往对个体的自我文化身份具有重新构建的功能"。

【例 2】 分析资料和提出问题等技巧的实例分析

Strauss 的《为社会学者提供的质性分析》中的例子。这是一个 Strauss 和 Corbin 通过医院现场观察和访谈进行的研究，研究的焦点是"医院使用的各种仪器设备是否影响以及如何影响医务人员与患者之间的互动"。研究者在病房看到病人身上连接着许多仪器，于是形成一个初期类属"仪器与身体连接"来表示这个现象。根据观察结果，既有通过患者的鼻腔、口腔、肛门、尿道连接到病人体内的仪器，也有通过皮肤连接到病人体外的仪器，研究者将这个类属分为两个下位类属，"体内连接"和"体外连接"。

1. 深入分析类属提问题的技巧　①为明确其类属的特性而提出的问题，如向"体内连接"提出问题，这个下位类属有哪些特性和维度？ 通过"这个连接(如导管)是否给患者带来痛苦？""对患者是否安全？""患者插着导管是否舒服？""患者对插的导管是否感到恐惧？"等。通过这些提问来收集资料，明确其特性，每个特性又有其由强到弱的维度。②为明确现象导致结果而提出的问题，如"连接患者体内的仪器能带来生命危险吗？"③追寻导致这些后果的条件而提出的问题，如"如果因患者不小心而移动或翻身牵拉，导致导管脱出体外，造成感染，患者的生命会受到威胁吗？"④寻找医护人员采取何种策略而提出的问题，如"为什么他们将导管这样插入、这样固定，而不那样做？"⑤寻找患者使用策略而提出的问题，如"患者是否与医护人员协商使用另一种方法？"⑥对护患双方互动提出的问题，如"当插入导管时，患者和护士间发生了什么？""护士在插管前是否向患者做了说明和解释？""是否告知患者一些注意事项？""是否在患者不知情的情况下做了插管？""对其结果患者是否感到恐惧？"这些发问可以引发找出双方互动的结果。

2. 依据暂定假说进一步找出行为或相互行为的结果　依据暂定假说(初期假说)有目的地收集资料，进一步发现新现象，针对新现象进一步访谈或观察，通过提问题，找出行为或相互行为的结果。例如，设定暂定假说为"连接患者体内的仪器有给患者带来生命危险的可能"，研究者去医院现场观察，发现"连接呼吸机的气管插管虽然不舒服，但很安全"。针对出现的新现象可以继续进行访谈，探究现象的条件、策略、原因等。如向"导致不安全的条件"继续提问，"在什么时候，呼吸机对患者不安全？"也可以通过观察继续收集资料搞清楚这个问题，如"我们注意观察，出现什么条件连接人工呼吸机会变得不安全？"这样可指引我们有目的地观察，也可能得出以下结局，"连接突然中断或者连接的方式出问题时，会给患者生命带来危险"。

3. 依据"四个线索"形成更多的初期假设　依据条件、文脉、行为／相互行为的策略和

阅读笔记

结局来分析类属,提出条件和行为对策问题,形成更多的初期假说。例如,比较容易脱落的机器连接的提问:①向条件和文脉提问题:"它们是如何脱落的?""是因为事故、疏忽还是故意的?"通过实地观察,可得出"患者感到烦躁、不舒服或害怕时自己将插管拔出"这一假说。②向策略提出问题:"护士使用了什么策略和技巧来避免患者自己拔出插管",依据专业知识和个人的护理体会,联想到的可能出现的策略包括"给病人特级护理""告知病人不要乱动""告知患者目前的安全取决于他是否将插管拔出,无论如何痛或不舒服请他都不要去拔管""向患者保证插管是暂时的,只连接几小时(这是通过合作的方式)""定期地移走仪器,使病人放松一些"等。这只是研究者凭借专业知识或自身的经验想象的,并不一定从现场收集的资料中全部得到证实,因此我们要进一步收集资料核实,找到"是""不是""可能"和"为什么"等。③不仅问患者本人,还要问多方面的相关人员,如患者家属、护士、其他医务工作者等。同时要考虑其环境,如病房的功能、对某些机器部位的重新设计等,以便有新的发现,形成更多的初期假说。

4. 在形成理论和假说时使用比较不同类属的方法进行比较性提问　理论抽样,即为初步呈现理论而进一步收集关于研究对象、实践和行为的资料,补充证据。为进一步验证假说和形成理论,刚接触扎根理论的研究者往往使用比较不同类属的方法进行比较性提问。例如,可以通过访谈询问或实地观察收集两个相反类属资料,对其进行比较。如"患者感到舒适和感到不舒适的仪器?""一个危险的脱落发生时的情境与一个无危险的脱落发生时的情境有何不同";还可以设问,"医院突然停电了,我们可以观察呼吸机停电时会发生什么情况"。结果发现了各个病房的情况很不一样,在一个没有做停电准备的大楼里,护士们整整用两小时为病人做人工呼吸。

5. 与本研究领域外的同类现象比较而为本研究提供理论敏感性　例如,将机器与人的"体外连接"这一类属,与本领域外的现象进行比较,如与"X线设备、飞机、烤面包机、锄草机、打碎水泥路面的机器在手中震动等对人身体的影响"进行比较。这些比较未必全部来自观察或访谈的资料,有些是通过文献或自己的相关经历得到的资料。

【例3】　扎根理论研究方法在护理实践中的应用

以刘明《护理质性研究》中的例子,说明如何在护理实践中使用扎根理论研究方法。Valdez(2001)在护理实践中进行了一项典型的扎根理论研究,其论文发表于《西方护理研究杂志》[*Western Journal of Nursing Research*,2001,23(5):517-535]。

1. 题目　隐喻墨西哥HIV阳性妇女(A metaphor for HIV-positive Mexican and Puerto Rican women)。

2. 研究问题　①墨西哥HIV阳性妇女在日常生活中具体表现出什么样的健康寻求行为?②墨西哥HIV阳性妇女如何将传统实践与他们的民间照护活动结合在一起?

3. 研究目的　探讨文化如何引导墨西哥HIV阳性妇女的健康行为,并解释她们的健康寻求行为及民间照护活动。

4. 研究设计　采用Glaser和Strauss(1967)提出的扎根理论方法。资料收集方法是以社会学家Meal(1934)和Lumer(1969)提出的象征性互动(symbolic interactionism)为指导,构建访谈问题。资料收集工具包括:研究者、半结构式访谈提纲和人口统计学问卷。

5. 参与者　最初始用目的性抽样方法抽取来美国德州社区卫生中心就诊的墨西哥裔HIV阳性的妇女。最终理论性抽样22位参与者,但是13位流失,9位参与全程研究。年龄在19~41岁,平均31岁。

6. 资料分析　资料编码与代码均由既精通英语又精通西班牙语的研究者完成,再由熟悉墨西哥文化的两名研究助理进行核对。资料收集及编码几乎同时进行,而且同时也作了许多备忘录。根据类属对代码进行分类,并与参与者不断进行核实。

7. 结果　确定5个类属及一些下位类属(表3-5-2)。

阅读笔记

表 3-5-2 类属及下位类属

类属	下位类属
a. 意味着死亡（revelation of death）	无
b. 生活（living）	b_1 处理（dealing）
	b_2 生存（surviving）
c. 暴露（revealing）	c_1 保护（protecting）
	c_2 提倡（advocating）
d. 双重性（duality）	d_1 强化（intensifying）
	d_2 实现（actualizing）
e. 提供（ofrecer=offering）	无

8. 讨论　根据上述这些结果,研究者从对墨西哥人的文化的理解,对每一个发现进行阐释并建立了初步的墨西哥裔 HIV 阳性妇女健康行为及民间照顾活动的理论(图 3-5-6)。

【例 4】 扎根理论研究方法在护理实践中的应用

以刘均娥、王慕兰使用扎根理论研究方法,探究乳腺癌患者失眠形成过程和相关因素,从中构建心理认知行为模型的博士学位论文为例,介绍和分析扎根理论研究方法在护理实践中的应用。

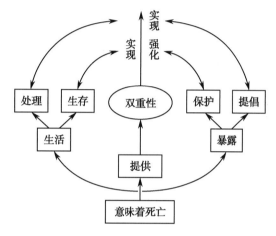

图 3-5-6　墨西哥裔 HIV 阳性妇女健康行为及民间照顾活动的理论

一、研究目的

探索乳腺癌患者失眠发生的心理过程,以期引起医护人员对乳腺癌患者失眠的关注,加深对乳腺癌患者失眠的理解,并为失眠发生和发展过程的心理认知行为理论的形成提供一定参考依据。

二、研究方法

在 XXXX 年 X 月—XXXX 年 XX 月期间,于某医科大学附属医院乳腺科,采用目的抽样与理论性抽样相结合的方法,对 31 名乳腺癌慢性失眠患者进行了深入访谈。采用质性研究的扎根理论研究方法,使用不断比较、三级编码和撰写备忘录等,从乳腺癌失眠患者的经历和感受出发,对失眠发生的心理过程进行了深入分析。

三、研究问题

在研究过程中,始终围绕一个中心问题:"失眠的发生和发展的心理过程",其子问题包括:失眠是怎样发生的? 经历了何种心理过程? 什么因素导致失眠的发生? 如何应对失眠的? 其结果如何等。

四、研究对象选取

采用目的抽样和理论性抽样相结合的方式进行研究对象的选择。研究最初,采用目的抽样选择研究对象,其纳入标准是:①经病理确诊为乳腺癌;②自诉乳腺癌诊断前无失眠或睡眠

阅读笔记

问题,乳腺癌诊断后出现入睡困难,或维持睡眠困难,或睡眠质量差;③匹兹堡睡眠质量指数量表得分 >7 分;④失眠持续至少 6 个月。

排除标准为:有严重的认知障碍或既往精神病史者;语言沟通障碍;复发或转移患者;合并有其他严重慢性病。通过以下 3 种方式筛选研究对象:其一,通过住院病人筛选研究对象:研究者以临床一线护理人员的身份参与临床护理工作,通过日常护理工作,与病人的接触,了解病房病人的基本情况。参照纳入、排除标准与理论性抽样原则,选择合适的研究对象。其二,通过门诊与康复机构筛选研究对象:通过医护人员在某医院门诊和某康复机构中筛选适合的患者,并留下联系方式。与对方取得联系,征得同意纳入本研究。其三,通过被访谈者推荐筛选研究对象:请上述患者介绍熟识的符合入组条件的乳腺癌失眠患者,通过电话联系,了解对方基本疾病情况与睡眠情况,向其解释本研究的目的及拟访谈的话题,征得同意后可纳入研究。

理论抽样:通过对上一个患者资料的分析,决定下一个访谈对象抽取的方向。访谈对象的例数以资料饱和为准,当资料饱和时,质性研究抽样过程即中止。

五、研究意义

理论意义:本研究试图动态描述乳腺癌患者失眠的发生发展变化过程,深入挖掘失眠的心理历程、失眠的影响因素、失眠的对策以及处理后的结局,从而形成乳腺癌患者失眠的心理认知行为模式或理论,以期引起乳腺癌研究者对慢性失眠的关注,并为将来同类患者的干预提供一定参考依据。

实践意义:对失眠心理过程的分析,有助于读者理解乳腺癌患者在应对失眠时的心理、认知和行为等方面的感受与选择,并主张根据患者失眠发生的不同心理阶段,适时、有效地进行指导和帮助,以便达到更好的睡眠改善效果。这同时也能为提高乳腺癌患者的心理护理提供一定帮助。

六、访谈提纲

访谈前研究者拟订了一个初步的访谈提纲,主要问题包括:①您现在的睡眠情况如何?和以前的睡眠状况有什么区别?②什么时候发生的这些变化?那时候发生了什么事?您有何反应?如何应对的?③请谈谈您失眠的经历和感受。④您觉得自己的睡眠与哪些因素有关?这些因素是如何影响您的睡眠的?⑤当失眠发生时,您一般会做些什么?想些什么?⑥您觉得失眠给您带来了哪些影响?您做过哪些事情来改善自己的睡眠?效果如何?除了上述问题外,研究者在访谈与资料分析的过程中,随着理论的尝试性想法逐渐形成和对患者失眠问题的了解逐渐深入,访谈问题也在不断变动中。研究者经过资料分析,定期将资料分析结果和自己的想法与研究组人员共同讨论,并确定下一步访谈的重点。在研究实施过程中,又逐渐加入了另一些问题,如"您的睡眠是一直这样吗?若中间有短暂好转,能做下描述吗?发生了什么事情?之后的睡眠状况如何变化?发生了什么事情?您自己认为发生这种变化的原因是什么?"

七、研究结果与资料分析过程

(一) 研究结果总体介绍

刘均娥、王慕兰通过对 31 例患者深入访谈,使用 Strauss 和 Corbin(1990)的分析资料方法分析访谈资料。通过三级编码,共找出 85 个代码(概念),将代码归类(概念范畴化)提炼出 27 个下位类属,形成 6 个类属。然后经过对代码、类属和核心类属与原始资料的反复分析、核对、编码,最终总结出乳腺癌患者的失眠是一个慢性过程,其慢性失眠的过程是"以睡眠认知为基础,在睡眠行为影响下的冲突内化过程",并形成了乳腺癌患者慢性失眠的心理认知行为模型。

阅读笔记

（二）三种编码方式的具体分析

1. 开放式编码的形成过程 首先将转录的访谈资料转化为书面文字（原始资料），找出原始资料中有意义的现象，画线。然后将画线部分的现象进行解释，如"只顾学习疾病相关知识而无暇顾及睡眠"等，反复推敲解释内容，看看能呈现什么概念，起名并编上码号即形成代码，如"无暇顾及睡眠"等，然后对多次出现的或意义相近的代码归类命名生成类属，即"睡眠忽视""睡眠条件"等。编号的规定是用"S"代表访谈者，即 S1 代表第一位访谈者、S2 代表第二位访谈者，以此类推至最终访谈者 S31；用"-1、-2、-3"等表示不同代码出现的顺序。例如"S1-1"代表的是第一位访谈者呈现的第 1 个代码，"S2-3"代表第二位访谈者呈现的第 3 个代码等。"S1-1、S2-1、S9-1"代表在三个访谈者中都呈现了同一个或意义非常相近的代码，将其命名为"睡眠忽视"，使之成为类属（表 3-5-3）。

表 3-5-3 开放式编码阶段，代码和类属从原始资料中形成的过程

原始资料	开放式编码		
	现象解释	形成代码	形成下位类属
那时候哪有心情管（睡觉）这事。每天没事干的时候，就看书，看电视，还有咱们医院的学习材料，学习该怎么调理，该吃什么，大部分都是中医那一套（S1）	只顾学习疾病相关知识而无暇顾及睡眠	无暇顾及睡眠（S1-1）疾病知识（S1-2）	睡眠忽视（S1-1、S2-1、S9-1）
那化疗多难受啊，那吐的，昏天暗地的，人就没实在过。……不过掉头发我从来不担心，反正本来就没多少头发。主要还是吐、心慌、腿疼，难受得根本没法睡。但你要说那时候着急睡觉这事，还真没有，那时候没有工夫想这个，也从来没有这方面的想法（S2）	化疗并发症所致难以入睡困难没工夫关注睡眠	化疗并发症（S2-3）无暇顾及睡眠（S2-1）	睡眠条件（S1-2、S2-3、S9-4、S13-6、S13）
知道自己有睡眠问题，但搁当时，这能和瘤子比吗。我心心念念都是拿这瘤子怎么办，根本没时间去想睡觉的事（S9）	睡眠问题无法与肿瘤相比没时间考虑睡眠	肿瘤（S9-4）无暇顾及睡眠（S9-1）	
我知道自己睡不好，但是那时没太当回事。你想啊，人知道自己得肿瘤了，接着又要手术，又要化疗，事情又多，人也难受，谁还管睡得好不好啊（S13）	知道但没重视肿瘤、手术、化疗难受等掩盖了睡眠问题	轻视失眠后果（S13-5）手术（S13-6）化疗并发症（S13-3）	

2. 轴心式编码的形成过程 在开放式编码过程中，乳腺癌患者慢性失眠形成过程呈现 5 个阶段，即睡眠忽视期、睡眠检视期、睡眠焦虑期、睡眠负担期和学习共处期，将 5 个阶段定为下位类属。起名，将代表这 5 个阶段都包含在内的名字定为"乳腺癌患者慢性失眠的心路历程"，将"慢性失眠心路历程"定为类属，以此为轴心，以其类属的特性和维度、四个线索（"条件""文脉""行为/相互行为的策略"和"结局"）为索引，寻找其他类属。其结果呈现 5 个与"慢性失眠心路历程"相关联的类属，其含义分别是：①"睡眠认知"：是睡眠发展的基础背景，患者的心理变化、采取的睡眠行为都是在相应睡眠认知的指导下进行的。包括 6 个下位类属，即失眠原因、睡眠作用、睡眠促进行为认知、睡眠期望、睡眠预测和失眠处理能力；②"睡眠行为"：是在睡眠认知影响下采取的睡眠策略，分别与患者失眠心路历程各阶段一一对应。包括 5 个类下位类属，即慰藉、保护、思维控制、转移和调整。另外，在失眠心路历程这一发展线上，资料中

阅读笔记

还呈现了以下 3 个类属;③"失眠促成因子":是以睡眠认知为基础,在睡眠行为的影响下,患者出现的各种睡眠相关心理冲突,包括 3 个下位类属,即冲突、威胁和挫败;④"失眠反复因子":是促使患者经历短暂睡眠改善后又重新陷入失眠之中的因素,包括 4 个下位类属,即挫折、倦怠、躯体不适和负性共鸣;⑤"保护性因子":是促进睡眠的因素,可缓和失眠促进因子和失眠反复因子所产生的负向效果,可把它们理解为一个连续的两端,其中的自省是关键环节。包括 4 个下位类属,即满足、希望、正性共鸣和自省(表 3-5-4)。

表 3-5-4　轴心式编码阶段,类属、下位类属和代码形成一览表

类属(6)	下位类属(27)	代码(85)
慢性失眠心路历程	睡眠忽视期	睡眠忽视、睡眠觉察、负向感受伴随、失眠
	睡眠检视期	睡眠检视、失眠后果担忧
	睡眠焦虑期	睡眠焦虑、思维激发、注意偏向、睡眠失控感
	睡眠负担期	思维活动减少、睡眠无助感
	学习共处期	自我察觉、学习共处、积极心态
睡眠认知	失眠原因	应激、心理因素、过度重视、性格、环境、年龄、生理因素
	睡眠作用	影响机体功能、影响免疫力、癌症相关后果、情绪影响、间接日常生活影响
	失眠处理能力	无能为力、调整、掌控
	睡眠促进行为认知	专业帮助认知、睡眠保护行为认知
	睡眠期望	睡眠总时间、睡眠时段、睡眠质量、非功能性睡眠睡眠信心、失眠预期
	睡眠预测	自我安慰、无作为、睡眠补偿
	慰藉	饮食调整、行为调整、改善睡眠环境、睡眠时间调整药物帮助
睡眠行为	保护	思维控制、避免讨论、思维转移
	思维控制	注意转移、行为转移
	转移	放松、调节、转移重心
	调整	
失眠促进因子	冲突	警醒、矛盾
	威胁	着急、迫切、掌控、威胁感
	挫败	挫败感、敏感
失眠反复因子	挫折	波折、失去信心
	倦怠	疲惫、厌倦、迷茫
	负性共鸣	负性共鸣、负性刺激
	躯体不适	疼痛、其余不适感
保护性因子	自省	顿悟、舒畅、学习放下、活在当下、反省
	满足	满足、高兴、实现、成就感
	希望	希望、期待
	正性共鸣	正性共鸣、能量、沟通

选择式编码的形成过程同样适用轴心式编码建立类属间关系的分析范式,即四个线索和类属的特性和维度等,构建核心类属,产生模式,即说明类属与核心类属间以及下位类属之间的关系。上述的 6 个类属(慢性失眠心路历程、睡眠认知、睡眠行为、失眠促进因子、失眠反复因子、保护性因子)包含一个含义,即"慢性失眠:冲突内化过程",这就是该研究的核心类属。到此,形成了乳腺癌患者慢性失眠心理过程的认知行为模式,即乳腺癌患者失眠慢性化的心路

阅读笔记

历程是患者各种冲突逐渐内化的过程。睡眠认知是心路历程的背景,睡眠行为是患者心路历程进展的基本动力。失眠促进因子是心路历程进展的辅助与引导,与失眠反复因子共同作用,相互影响,共同促进患者失眠心路历程的进展(图3-5-7,图3-5-8,图3-5-9)。

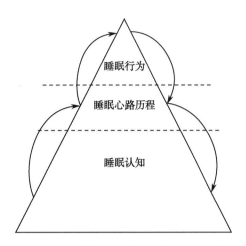

图 3-5-7 睡眠认知、睡眠心路历程与睡眠行为关系

扎根理论是一种研究方法,它与所有质性研究方法一样,适用于目前尚未形成假说的未知现象的探索,与其他质性研究方法不同的是它不仅描述现象,还要解释现象,从资料中分析现象的主要概念和各概念间的关系,以此产生命题或理论。扎根理论研究方法适用于护理、教育、管理等领域,探索过程类问题,研究人的行为、相互作用和过程,可探求新类型的结构、时间特征、原因、发生情景、范围、结果与其他类别的关系。1990年,Strauss和Corbin开发的扎根理论方法的分析资料过程为3种编码:①开放式编码是从资料中找出代码或类属的过程,其步骤是给资料代码、将代码归类及形成类属、发展类属。②轴心式编码是继开放式编码后,从四个线索,即“条件”“文脉”“行为/相互行为的策略”以及“结局”分析类属间的关系,从而整合资料的过程。其步骤是建立类属以及类属间关系、在资料中验证类属间关系、寻找相互关系和规律。③选择式编码是整合和凝练分析结果,找出核心类属的过程。其步骤是从类属特性和维度的角度以及使用4个线索建立核心类属与各类属间关系,返回资料中核对和检查其相关关系的妥当性。值得注意的是,在分析资料的实际运作过程中,3种编码并不是严格按其步骤分阶段进行,而是经常交互进行的。

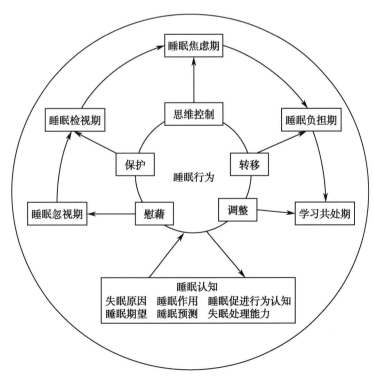

图 3-5-8 乳腺癌患者慢性失眠的认知行为模型俯视图

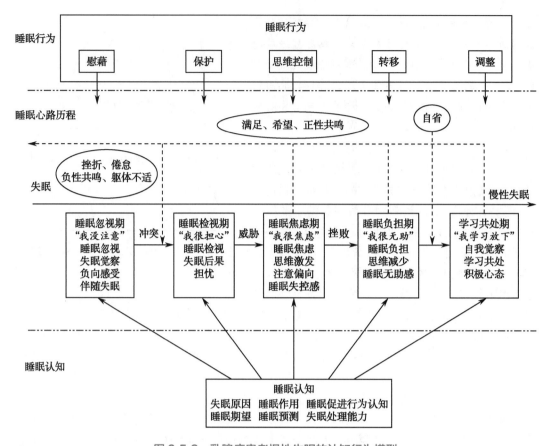

图 3-5-9　乳腺癌患者慢性失眠的认知行为模型

（赵秋利）

【小结】

扎根理论是探究人际相互作用中呈现的社会过程,目的是超越描述性研究,进入解释性的理论性框架领域,从而对研究现象进行抽象性和概念性理解。第一节扎根理论的研究特点与适用范围中阐述了该研究方法的特征、观点以及适用范围;第二节阐述了该研究方法的步骤:开放式编码、轴心式编码、选择式编码、备忘录以及理论评价;第三节实例分析则用四个例子具体阐述了这种方法的应用。

【思考题】

1. 找出下面适合扎根理论研究的课题,并说明为什么。

(1)《乳腺癌化疗提前闭经女性的反应》,女性的基本社会问题是"易受伤害",解释女性易受伤害这一反应的基本社会过程是"坚强生活"。

(2)《脑梗死患者照顾者生活质量调查的质性研究》,得出 3 个主题:脆弱、失眠、丧失或责任。

(3)《脑梗死患者照顾者的照护精神》,得出照护精神的 8 个主题:护理作为子女应尽的义务、自我反省、哲学的内在动力、孝道、现在的生是为了将来的希望、目的、被照顾者认可而获得的动力、基督教的信念。

2. 举例说明扎根理论方法的"资料饱和"。

阅读笔记

3. 找出一篇扎根理论的研究论文阅读,结合本章评价的相关知识,评价其论文的质量,并说明为什么。

　　4. 自设一个扎根理论的课题,进行 2 例研究对象的访谈,试使用 Strauss 和 Corbin 的分析资料方法分析资料,初步得出代码、类属,说明相关关系。

　　5. 寻找一篇利用扎根理论研究方法的论文,总结其研究设计和主要发现。

【参考文献】

1. 陈向明 . 质的研究方法与社会科学研究[M]. 北京:教育科学出版社,2004.

2. 刘明 . 护理质性研究[M]. 北京:人民卫生出版社,2008.

3. 艾尔·巴比 . 社会研究方法[M]. 邱泽奇,译 . 北京:华夏出版社,2009.

4. 舟島なをみ . 質的研究への挑戦[M]. 第 2 版 . 東京:医学書院,2007.

5. Brink PJ,Wood MJ.Basic Steps in Planning Nursing Research From Question to Proposal［M］. Tokyo:Japanese Nursing Association Publishing Company Ltd,1999.

6. Corbin J.M,Strauss A.L. Basics of Qualitative Research:Techniques and Procedures for Developing Grounded Theory［M］. Los Angeles:SAGE Publications,2007.

7. Holloway I,Wheeler S. Qualitative Research for Nurses［M］. Tokyo:Igaku-Shoin Ltd,2000.

8. Leininger MM. Qualitative Research Methods in Nursing［M］. Tokyo:JGAKU-SHOIN Ltd,1997.

9. Polit DF,Beck CT.Nursing Research:Principles and Methods,Seventh edition［M］. Tokyo:Igaku-Shoin Ltd,2010.

10. Strauss A,Corbin J. Basics of Qualitative Research:Ground Theory Procedures and Techniques［M］. Newbury Park,CA:Sage.1990.

阅读笔记

导入案例

　　1915 年,一位白人从澳大利亚来到西太平洋中的一片岛屿,这里住着以农渔业为生的特洛布里安德人。这位白人在岛上待了 3 年,学会了用方言与当地人交谈,与他们"亲密接触"。他根据特洛布里安德人的生活状况陆续写了 7 本书,成为特洛布里安德人民族志的奠基之作。这就是著名人类学家马林洛夫斯基的库拉圈研究,即从当地手工制品——库拉的交换来反映人们相互联系的社会经济体系。

　　来源:文军,蒋逸民.质性研究概论[M].北京:北京大学出版社,2010.

第一节　研究的特点与适用范围

　　民族志研究是最基本的质性研究方法,是质性研究最传统和最常用的方法之一。通过这种研究方法,护理人员可以更深刻地了解与健康和护理有关的各种文化现象。

一、研究的特点

Box 3-6-1

—— 民族志研究发展的三个时代 ——

　　第一个时代的民族志研究是自发性、随意性和业余的。这些民族志并非由专业人士写成,大多建立在猜想和想象的阶段,主要是一些有文字而又重文献的民族具有其文化特色的民族志。

　　第二个时代由经过训练的人类学者通过科学方法获得翔实的资料来构建民族志,是有学科规范支撑的专业化时代,是科学人类学的民族志,即现代民族志。

　　第三个时代从反思以"科学"自我期许的人类学家的知识生产过程开始。这个

阅读笔记

阶段强调知识创新的批判精神,强调反思。研究者要反省自身在研究过程中的角色和作用。又称为实验民族志,探索人类学应该描述什么、如何描述和为什么描述等问题。

　　来源:高丙中.民族志发展的三个时代[J].广西民族学院学报,2006(3):58-63.

(一) 起源

　　民族志学(ethnography)起源于文化人类学和社会学,是人类学的一个分支。人类学(anthropology)是社会学的特殊一类,目的在于发现文化知识。早期的社会学家发现传统的科学不适用于发现居住在一起并有着类似经历的人群的细微差别,促使了民族志学成为用于研究一群人的生活方式的方法。其中,Ethno 是指一个民族、一群人或一个文化群体,graphy 是指描述。"Ethnography"即描绘人类学,也被称为人种志学、民族志学,是对人以及人的文化进行详细、动态、情境化描绘的一种方法。

　　19 世纪 70 年代,民族志学开始用于护理文化研究,是用人类学的方法去研究一些不适于演绎或量化的护理文化现象,研究不同社会文化背景下人们的健康信念、态度、行为模式等。

(二) 概念和分类

　　民族志学用于描述文化或文化场景(scene)。文化是指在探寻某一群体日常生活的模式时,研究者归纳出来的该群体的某种品质特征,并被当作这一群体的标志。文化场景即民族志学中所特指的所要研究的文化单位。民族志包括宏观民族志和微观民族志。宏观民族志(macroethnography)描述的是广义的文化,是将一个文化整体(部落、城镇、社会机构、种族)作为研究的对象,对其中那些对于理解该文化十分重要的部分(社会结构、经济、家庭、宗教行为和信仰、政治关系、象征仪式、社会化过程、礼仪行为)进行重点考察。案件目的是找到共同的文化模式,例如——某群岛各个村落文化的研究。而微观民族志(microethnography)描述的是狭义的文化,即对一组或一个文化中的小单位进行详尽细致的研究,如流浪者避难所的文化,或对组织机构单位中的特殊活动行为进行研究,如急诊室护士如何与患儿交流。任何人都属于某一种文化,它指引了人们的世界观,以及构建经历的方式。

　　民族志研究的本质是决定观察到的行为和事件,或者一个仪式对某人群的特殊意义,通过描述和解释文化形式来刻画某个文化群体的肖像(portrait)。文化肖像是汇集了所了解的一切资料,通过展现其复杂性而形成的某个群体的整体的文化景观。民族志研究通过描述、记录、分析和阐释某种文化条件下的文化共同群体(shared culture)的行为、风俗、人工制品、生活方式、语言以及成员的互动,试图辨别普遍性的模式,从而揭示文化主题,建立文化规范(culture rules),以探索社会互动的意义,总结人类社会生活。民族志通常以著作的形式表达,是一种研究过程,也是一种研究结果。

　　民族志研究包括主位和客位的观点。主位的观点(emic view)是指当事人、被研究者的角度和观点,自然的本土(native)的观点,反映了特定文化人群的语言、信仰和经历。研究者通过收集特定文化群体的杂志、录音或其他文化制品来接触自然的观点。客位的观点(etic view)是指外来人的观点,是经过解释的外部观点。研究者对文化的解释必须由强烈地理解其他个体的生活愿望来指引,研究者必须成为特殊文化场景的一部分,不仅是要研究人群,还要从人群中学习。研究者要对特定群体进行参与式观察,花费大量时间进行访谈和观察,才能解释文化。

(三) 特点

　　1. 研究者是研究的工具　研究文化要求亲近研究对象,要求研究者长期与研究对象生活在一起,通过切身体验获得对文化的理解。民族志学提供了这样的机会,使研究者成为了研究

阅读笔记

的工具,显示了研究者在确定、解释和分析文化中的重要角色。研究者首先通过观察和记录文化资料成为工具,还经常成为一个文化场景的参与者,成为文化的一部分以感受人们在某种情况下的感觉,即参与式观察。参与式观察不仅是一种研究技巧,还是一种研究者融入实地的特征方式。研究者必须明确他们在发现文化知识中的角色是一种工具。工具的角色要求研究者参与到文化,观察研究对象,记录观察内容。研究者成为文化场景的一部分还不足以完全拥有内部人员的观点。观察不仅是看,还要听、问,研究者还要通过收集特定文化群体的杂志、录音或其他文化制品,访谈文化群体的成员来接触自然的观点。同时还要作为参与式观察者分析、解释文化,提供外来人的观点。在一定的时间内,研究者的投入可能或多或少,要明确什么时候参与,什么时候进行观察。

2. 实地工作　是指经过专门训练的研究者亲自进入某一社区,通过参与式观察与居住体验等方式获取第一手资料的工作。民族志研究的地点是在实地(field)。研究者要去到感兴趣的社区,沉浸于当地文化之中。由于语言、生计活动、季节与社区周期等因素,成功的实地工作通常需要一年甚至更长时间,以便深入和完整地了解当地社会。

3. 资料收集和分析的循环　在民族志研究中,人类在不同文化中的不同经历导致研究者去研究这些不同。然而,人类经历的异同并没有明确界限。因此,研究者收集的有关文化异同的资料会引发其他关于文化的疑问。要回答这些疑问又必须收集其他资料,因此形成了资料收集和资料分析的不断循环。通常情况下,研究的终止不是因为已经回答了所有的研究问题或者已经全面地描述了文化,而往往是由于时间和资源的限制。

二、适用范围

护士可以选择民族志学的研究方法探索文化。民族志学的目的之一就是明确文化的内涵,也就是要理解人们做什么和说什么,怎样与其他人联系在一起,风俗习惯和信仰是什么,如何从经历中推论出意义。因此,护士可以运用民族志学的方法探索整体的、自然的社会,探索护理或与护理有关的文化或亚文化,提出与护理实践有关的问题。自然的场所提供了护士看待真实世界的机会,研究对象所在的没有经过外部解释的自然场所是探索很多护理实践问题的丰富的资料来源。病房、ICU、养老院、学校都可以是研究的场所,糖尿病患者、经历过肿瘤手术的患者、遭受家庭暴力的妇女、吸烟的少年、HIV感染者都可以是研究的文化群体。护士开展民族志研究时要接受研究设计的反省性(reflexivity),即研究者作为参与者和调查者的双重身份。也就是说,在研究过程中研究者与研究对象是持续地互相影响的,研究者既是研究调查者,又是参与者,要从不同的角度去理解研究现象,以得到更深层次、更充分的认识。要用护理世界观探索文化,要重视人类的感性和主观性,同时要清楚地认识到自己带入研究的个人偏见、价值观和经验。反省性可以对生动的、特定的研究现象和文化中所发现的关系有更充分的理解。

研究前应先思考为什么运用民族志学的方法进行研究?当研究者准备进行民族志研究时,通常首先要决定希望了解或解释的文化知识是存在的。另外,要考虑是否有足够的时间进行实地研究?是否有足够的资源?收集的资料是否能对护理专业带来新的观点?具体来说,民族志学的研究方法适用于:

1. 记录现存的有关事实　用研究人群的语言去描述这些事实。民族志学的研究方法可以用于描述现存的某个社会或某个特定文化群体的某些社会现象、行为、文化事件等,以增加对这些文化的了解。

2. 发现扎根理论　民族志学的研究方法通过对某些文化现象和文化中的关系的分析,可以建立和发展扎根理论。

3. 更好地理解复杂的社会　对于某些复杂的社会现象和社会文化关系,可以通过民族志

阅读笔记

学的研究方法进一步深入探讨和分析,以得到更清晰的认识和理解。

4. 理解某一人类行为　民族志学的研究方法可以深入探讨某一文化群体的行为方式和动机。

第二节　研究的基本步骤

民族志学的研究可以遵循一定的研究步骤,分为实地工作前、实地工作和实地工作后几个环节,但和所有质性研究方法一样,各个步骤之间不是机械死板的,可以在研究过程中灵活、机动地进行调整。

一、实地工作前

(一) 选择研究场所,确定研究问题

首先要确定研究领域和对象。研究者根据研究的焦点来决定研究范围。如果是小的研究,研究范围可以是单一的文化场所、几个文化场所、单一社区,大的研究可以是涉及多个社区的研究或复杂的社会的研究。

在提出问题之前,可以运用理论来帮助研究问题的确定。研究者将某种文化理论作为研究的指导思想或工具引入到研究中。这种文化理论被称为文化透镜(cultural lens)。文化透镜界定了初期的观察实地和研究问题。它在研究过程中还可以不断地进行调整和变化。例如,观念理论(ideational theories)将社会变革视为精神活动和观念的一种结果;唯物主义理论(materialistic theories)则认为物质条件,如资源、货币、生产方式,是社会变革的第一推动者。

研究的问题可以是:①某个特定的已知存在的人群,但没有人种学民族志学的记录;②某个特定的文化议题,还未在某特定人群中描述,例如研究儿童健康观念的习得;③需要研究的特殊的理论问题,例如研究健康信念和行为的文化冲突;④需要确定可能的解决方法的实践问题,例如研究某人群妇女中避孕方法的低使用率的问题;⑤以往研究过的社会问题,需要进一步再研究,以了解过渡时期发生的变化。

研究者综合考虑以上理由,结合个人兴趣、能力以及实际情况来决定研究问题。确定研究问题之后,要对研究问题进行陈述,要说明为什么要对某一文化进行描述和阐释。

(二) 回顾文献

通过回顾有关知识获得有关研究对象和研究问题的信息。这些知识可以是学术性的,也可以是非专业的,可以来源于不同类型的资料,如地方的、历史的、民族志学的、地理的资料,或者新闻期刊。这些准备工作有助于研究者了解要研究的文化背景,也有助于形成研究计划。

(三) 形成研究的系统计划

要计划如何进入研究现场,如何与研究人群建立关系,什么时候开始描述文化;同时对如何进行资料收集,尤其是对如何才能集中在特殊的要研究的问题上进行计划;对分析和解释资料的各个环节也要进行计划,例如要如何重新回到研究场所进行资料的再次核对。

(四) 准备

要考虑到实际工作中可能遇到的问题,如语言、经费、政策的阻碍等。可以提前进驻研究现场做好准备工作。

阅读笔记

二、实地工作

Box 3-6-2

民族志研究实地工作的要求

－ 强调整体论;
－ 时间上要求一年以上的周期;
－ 空间上限制在一个小的范围;
－ 技巧上要求参与观察和深度访谈;
－ 理论概括上要求由具体经验事实上升为一般性的理论。

在这一阶段,研究者进入研究现场,选择研究对象,深入文化,收集资料。研究者可以通过"守门人"(gatekeeper)获得进入现场的方法路径,获得关键知情者(key informants)的信任以获取信息。民族志研究主要运用目的抽样的方法来选择研究对象。资料收集的对象可以是某个文化群体中的成员或代表性人物。通常运用参与式观察与访谈的方法来收集资料。具体步骤如下。

(一) 获得接触

研究场所确定之后,研究者要取得研究场所和研究人群的信任和接受,才能获得与文化的接触。研究者必须获得与文化的接触,才能对人们的活动和生活的场所进行研究。这也许是此类研究最困难的环节之一。由于研究者通常不是文化群体的成员,要研究的文化中的个体可能会不愿意提供接触。在研究中,某些文化场所可以不经过允许而进行研究。例如,研究去当地药店买药的个体的文化就不需要场所的允许。但如果要研究某诊所卫生人员的文化,就需要得到允许。通过清楚地表达研究目的,保护研究对象的秘密等策略,可以增加获得接触的可能性。另外,某种程度的参与也可以有助于研究者进入到文化场所中,例如去诊所做志愿者。

(二) 驻扎,确定角色

研究者要确定自己在研究场所的角色,这个角色必须是在现场的一个稳定的角色,能熟悉文化群体的日常生活规律,可以最大限度地揭示整体的文化以及特定的文化主题。

(三) 画出体现文化特征的地图

在适应研究场所的过程中就要开始获取信息,开始记录当地日常活动的内容,或者了解社区的人口学资料或组织结构,画出体现文化特征的地图,以帮助下一步的资料收集。

(四) 观察与记录

参与式观察是民族志研究最常采用的资料收集方法。真正的实地工作始于研究者就所要研究的文化进行提问。通常会从一些广泛的问题开始,例如谁在诊所工作? 然后就要开始观察。描述性观察(descriptive observation)开始于研究者进入文化场所时:开始描述文化场所,获得概况,并决定如何继续下一步工作。然后进行更有目的的描述性观察,即焦点观察(focused observation)。焦点观察来源于开始的描述阶段所提出的问题,它需要观察某些特殊的活动。基于此,可以进行更有选择性的观察(selected observation)。这些观察和访谈不一定完全按照以上顺序进行,在任何观察过程中,如进一步的焦点观察或选择性观察中也可以产生广泛性的问题,从而引导下一个轮回的观察和访谈。

1. 描述性观察　每次当研究者置身于文化场所时,都要进行描述性观察。描述性观察不是根据某个特定的问题,而是根据普遍性的问题来指引。基本的观察对象包括文化场所的9个基本要素:地点、人物、活动、物体(文化制品)、个体的单独行动、时间、事件、期望目标以及感受。这些要素可用来指引观察和提问,同时,要将这些要素相互联系起来进行观察,分析文化

阅读笔记

的一般特征。

2. 焦点观察　根据描述性观察的结果,可以进行新的观察,以收集更多的资料。也就是研究者确定需要发展的领域和分类,再次回到研究场所,进行焦点观察。这个阶段研究者继续参与式观察,主要与特定的、少数的信息提供者一起工作,与他们建立长期的、紧密的社会关系。这些信息提供者可以提供或澄清某些文化信息,可以提供进一步的信息,可以帮助研究者确认解释资料的方式是否合适,因此有助于研究者探究所观察到现象的深层次文化含义,以及了解某些既往存在或突然改变了的生活方式。

在这个过程中要确定主要的领域和分类,重点获取所选择问题的相关信息。可以运用目的抽样的策略来确定研究地点和人物,寻找典型性样本。例如遍地撒网法(bit net approach)、通过自己的判断来选择、机会抽样、标准抽样(确立标准来选择对象)等方法。为进一步的资料收集,还可选择其他技术,如人口调查、地图、文件分析、家族图、事件分析、生活史、访谈等。

3. 选择性观察　收集到的资料需要通过选择性的观察进一步确认分类。选择性的观察是确定类别之间的异同,即"相反的维度"(dimensions of contrast)。有几类问题可以帮助我们辨别"相反的维度"。①分类的不同:A 与 B 有何不同?这两件事在什么地方不同,方式有什么不同?②3 个分类如何相互联系:ABC 中,A 与 B 更接近或 A 与 C 更相似?③卡分类:多种分类中,哪一些类别更相似?研究者将类别写在卡片上,根据相似程度分组,更加容易对比。研究者通过继续进行参与式观察,对现有资料核实这些问题,并且指引研究者回到研究场所探求进一步的问题,进行选择性观察。在这个不断重复的过程中对资料进行核对:新的资料是否能支持和确认前期所提出的要素;资料是否具有代表性,是否能广泛、全面地反映整个文化群体?

4. 进行民族志学记录　完成每次的观察都必须记录。这些观察的记录称为实地笔记或现场备忘录(field notes)。要注意在研究的过程中,尤其是开始阶段,不要太快地聚焦,或者认为一些评论、文化制品、互动是偶然发生的而忽略了记录。任何经历都应该记录,以形成对文化丰富的描述。除了记录细节,还应该记录个人的看法、感受和解释。广阔的视角可以提供细节,还可以提供内涵,理解文化场所到底发生了什么,要关注文化场所的所有方面才能进行丰富的描述。研究者首先要确定记录所使用的语言,记录时要逐字逐句地记录,用谈话者所说的文字记录,要具体地、不经过解释地记录所看到和听到的一切。可以手工记录,分类按时间保存,或运用计算机程序储存和分类、管理资料。

（五）分析

在民族志研究中,资料的收集和分析是紧密联系在一起的,在进行观察的同时进行资料分析。例如,研究者根据描述性观察的结果进行领域分析,再根据领域分析的结果确定焦点观察的对象。民族志研究的整个过程中都需要不断地分析资料。在实地工作中同时进行资料分析,有助于今后与社会群体的进一步接触。要理解文化的意义,研究者必须分析所观察到的文化情景(social situation),也就是研究对象在特定场所的行为活动的方式。民族志学的资料分析就是分析这些文化情景,寻求形式典范(pattern),这些形式构成了文化。

1. 领域分析　分析的第一步是领域分析(domain analysis)。首先确定在特定的场所,要分析的人种的类别,再确定文化场景中不同概念的语义(semantic)以及语义之间的关系,有助于下一步的分析。也可以将概念进行再次分类。无论用什么方法,目的都在于发现人、地点、文化制品和活动的文化意义。在这个环节利用尽量广阔的分类清单有助于资料的分析。为保证分类清单的详尽,可参考前文所述的文化场所的 9 个基本要素:地点、人物、活动、物体(文化制品)、个体的单独行动、时间、事件、期望目标、感受来进行分类整理。领域分析引导了下一步的问题和观察,也就是说,要去探索文化群体成员的角色和关系。

2. 分类分析(taxonomic analysis)　是比领域分析更深层次的分析,它探求领域所包含的更

阅读笔记

详尽全面的分类。分析要寻求各分类之间的关系,以及各分类与整体的关系。这个过程需要进行进一步的观察和提问。可以用焦点观察和访谈来确定分类是否准确。

3. 成分分析(componential analysis) 是系统地寻求与文化类别有关的属性特质(attribute)。每个领域都需要核实检查其中的成分,这些成分也就是文化的属性特质。同样也需要询问对比性问题(contrast question)来确定这些成分。同时研究者还要寻找遗漏的资料,根据遗漏的资料,再进行选择性观察。根据对比,将资料再次进行分类,再根据相似和不同进行分组,从而确定不同领域的不同成分。这个过程可以提供很多有关文化的重要信息。

要完成成分分析,研究者必须有序地来进行:

(1) 选择要分析的领域(domain)。

(2) 详细列出以前发现的对比(contrast)。

(3) 把具有不同特征的对比进行分类。

(4) 把具有相似特征的对比合并。

(5) 对遗漏的特征进行对比性提问。

(6) 进行选择性观察和会谈以发现遗漏的资料,来确认或发现假说。

(7) 形成一个完整的范式(paradigm),构建分类系统,体现概念间的关系。通过人类学的图表(chart),可用清晰、简洁的方式提供大量的信息,体现重要的文化特质。

例如,在某个诊所文化的研究中,首先决定要分析哪些在诊所工作的人员——领域分析,分析他们的类型,根据9个要素分析人员的角色和关系;下一步,对人员中的主要类别——护士进行分类分析,分析护士的不同类型、她们的教育背景、她们的工作职责,在这个过程中进一步提出问题:为什么她们要做这些工作呢? 这些工作有什么不同? 这些工作与诊所的上级机构有什么关系? 等。根据这些问题进行的访谈和观察,不断对比,提出诊所文化中"注册""监督""直接提供服务"等成分,然后根据这些成分进行具体描述,就可以得到诊所不同护士提供不同服务的文化场景。在这个过程中,分析和观察、提问等环节是重复和循环进行的。

三、实地工作后

(一) 完成资料分析和阐释,形成要素和推论

虽然在实地工作时研究者就已经开始分析资料,由于资料分析贯穿于资料收集的全过程,因此在实地工作结束后,研究者还需要进一步对资料进行整理和分析,提出对文化的阐释。

资料分析过程也是一种分类整理(sorting)的过程。可以首先创建一些文件夹,系统地整理资料信息,再通读全部资料,作备忘录,以逐步形成对资料的初步感受,然后开始理解资料,对资料进行描述和分析。

可通过分类法(taxonomies)来形成语义表,或进行模式化分析。还可以将研究的文化群体与其他群体进行比较;以某种标准来评价文化群体;在文化群体与重要的理论框架之间建立联系;或对研究过程进行反思,并提出新的研究设计。在这个分析过程中,目的在于发现文化要素(cultural themes)。要完成对这些要素的分析,研究者必须沉浸在资料中,要有足够的时间专注于资料。六类经常使用的要素包括:①社会冲突:在社会场景中人们之间会发生哪些冲突? ②文化矛盾:从文化群体中得到的信息有矛盾之处吗? ③社会控制的非正式行为:是否有不正式的行为方式导致了文化控制? ④管理人际关系:人们如何进行人际沟通? 人际关系是怎么样的? ⑤如何获得和保持现有的状况? ⑥如何解决问题等要素。

结合上述的资料分析方法,研究者通过强调在描述阶段提到过的特定的素材以及通过图、表和数字来展示研究结果。资料呈现的次序要反映出分析的思路和步骤。可以按编年史或其他顺序来呈现资料,展示的重点是对日常生活进行描述,还包括一些重要的关键时间点,一些完整的有时间、地点、人物的故事,某个难以理解的事物,互动中的群体等。也可以按某个分析

阅读笔记

的框架来描述并根据众多知情者的观点来展示不同的视角。最后,通过写一个关于文化场景的总结,确定文化群体的经常性的规律方式,从而阐释这一文化群体。这些方式无论是明显的还是隐晦的,都构成了文化。在阐释过程中要注意从资料中得出推论,并发展理论,使阐释具有结构性。人们接触文化知识的途径是通过文化推论(cultural inferences),也就是研究者根据在研究另一种文化时所看到或听到的做出的结论。做推论是学习群体文化模式或价值观的方式。通常,文化行为(人们做什么)、文化制品(人们制作和使用的东西)、谈话信息(人们说什么)这三类信息可以用于产生文化推论。还有一类文化并不真正以实体的形式存在,即无言的知识(tacit knowledge),是人们知道但不谈论或直接表达的,但也是必须描述的知识。

分析和阐释资料时需要注意,不同的研究者其描述文化的方式是不同的。因为研究的文化问题不同,研究时期不同,研究者得到的信息也不同。但如果在研究过程中采用合适的、严谨的方法来收集和分析资料,这些发现就可以提供对文化的重要的、深入的看法,同样可以反映出事实的一方面。同时,由于文化也是变化的和动态的,资料的分析和阐释不能脱离文化背景,文化的发现也要运用于文化背景中。

(二)撰写民族志

首先列出文化清单(inventory),这是写民族志的第一步。清单提供了整理、组织资料的机会。清单包括:列出文化领域,列出分析的类别,收集有关地点或活动的草图,列出文化要素,完成个案清单,确定类别,完成资料的索引或表格,完成各方面资料的清单,建议今后研究的领域。完成文化清单后,就可以准备撰写民族志了。

撰写民族志的目的在于与研究人群分享,试图唤醒人们自身文化方式的意识。研究者首先要问:我为谁写作? 在这个问题的指引下,作品会非常不同。为学术界写作,细节非常重要。为公众写作,深入的例子就很有用。如果为某个组织写正式的报告,就要反映与其需求相关联的关注点。然后,研究者要决定资料如何展示? 如何组织? 可以用自然的历史、编年史或空间的(spacial)顺序来组织,或根据重要的要素来组织信息。写作的方式可以是写实性故事;可以是自白式故事,其重点在于研究者的实地调查经验;而批判式故事则强调在研究过程中发现问题及反省;或者印象派式故事,即以戏剧性的形式进行描述。无论采取何种方式,都要注意在报告中体现民族志写作的三要素,即描述、分析和阐释。

传统的民族志的报告方式为:

1. 导论　说明研究领域和研究问题,对研究地点和人群进行简单回顾,对研究问题进行回顾。

2. 研究程序　报告实地研究程序,讨论实地工作,说明为什么采用民族志的方法,说明资料收集、分析的过程和研究结果。

3. 描述文化　描述特定的文化,回答"这里正在发生什么"。

4. 对文化主题的分析　用丰富的、细节的、顺序的资料(佐证材料)来说明整体文化以及特定的文化主题。要注意反映文化整体,而不是过度描述某一个个体的细节,要反映文化特征而不是个人特点。在展示研究结果时要重点突出,根据确定的模式或主题来展现资料,要与已知案例比较并对资料进行评价。

5. 阐释、启示、提出问题　在阐释过程中要进行分析和解释;要探索其他的阐释方法;要在研究者的经验情境中以及结合与这一论题有关的更为广泛的文献来阐释结果。同时,还要进一步提出启示或下一步研究的设想。

第三节　实 例 分 析

在护理领域,研究者也应用民族志的研究方法开展了研究。

阅读笔记

【例1】　谈论、看待患者——在重症护理中的民族志研究（McLean C,Coombs M,Gobbi M. Talking about persons-Thinking about patients:An ethnographic study in critical care. International Journal of Nursing Studies,2016,54:122-131.）

首先,作者介绍了研究背景:通常护理都被认为是对整体人的照护,没有人情味的看待或谈论患者被认为是不专业的。研究却希望从另一个角度挑战这种定势:在重症护理中,某些场合通常意义上的没有人情味的谈话也起着重要的作用。

研究目的:确定监护室护士看待和谈论患者的不同方式及其特点;描述护士看待或谈论患者方式有关的护理实践行为的类型。

研究采用了民族志的方法,在英国的某一个重症监护室进行了8个月的参与式观察和访谈。方法部分先简单介绍了研究场所,研究者是如何找到、确定样本的,并解释了为什么样本的选择主要根据经验(有经验的和没有经验的护士),然后介绍了样本的异质性:样本具有不同的经验、不同的年龄、不同的护理背景。通过参与辅助护理工作收集资料,对7位护士进行了92小时的参与式观察,13人次的访谈,每次访谈持续时间45~70分钟。资料的分析采用语言民族志的方法,包括资料管理、编码、质性的描述、确定类型、建立分类系统、检查相反案例等一系列步骤。

研究提取了7种不同的谈论和看待患者的方式,例如把患者当作常规的工作,当作一个躯体、看成固定的或一个医疗的个案等。虽然护士也意识到这些方式通常来说是"没有人情味的",但是这些护理实践方式确实和提供安全有效的护理相关。如果一定要求杜绝这些方式,可能会造成护士的心理压力、情感耗竭、疲溃等。因此,在重症护理实践工作中,护士会采取许多不同的方式去谈论或看待患者,但某些情况下也可以用这些所谓的"没有人情味的"方式去工作。

【例2】　香港学龄前儿童的肥胖:护士在哪里？（Chan C,Deave T,Greenhalgh T. Obesity in Hong Kong Chinese Preschool Children:Where are all the nurses? Journal of Pediatric Nursing,2010, 25:264-273.）

作者首先介绍了香港的文化经济背景,提出研究的目的在于探讨社会文化对香港儿童体重的影响。通过对少数个案进行深入的民族志研究,探索这些不同因素之间复杂的互动关系,解释这些因素如何对儿童肥胖发生作用,希望能改革有关的政策和实践。

研究采用深入的民族志个案研究方法,选择了6例肥胖儿童和4例正常体重儿童,通过其主要照顾者进行生活历史事件描述,并对儿童、父母、其他照顾者以及老师等进行访谈,在家庭、学校及其他场所开展了民族志研究。

研究详细阐述了这些样本的代表性:通过在不同幼儿园选择不同年龄、不同性别、不同体重、不同经济社会状况以及不同种族文化背景的儿童来体现样本的最大差异性和代表性。

资料收集的方法多样,资料的来源丰富,包括:对主要照顾者的叙事性访谈,对儿童、父母、其他照顾者以及老师等的次结构式访谈,对儿童的家访观察、饮食日记,与主要照顾者对饮食安排的讨论以及身体意象的问卷等。

研究者详细描述了资料分析和整合的方法与过程,主要运用了个案描述的构建和跨个案的解释性比较的方法。在这个过程中,考虑了国家和当地的有关政策背景,考虑了与儿童发展有关的教育、生态环境系统等。

研究发现香港学龄前儿童的肥胖问题,是由多方面因素共同作用所致,包括照顾者、学校老师、课程安排、卫生服务等。但是这个过程中,缺乏专业人士的协调和投入,尤其是护士的投入。研究结果强调了在这样的文化背景下,护士角色的重要性,强调了护士在社区、临床、教育、政策方面的角色功能。

阅读笔记

【例3】　住院老年痴呆病人喊叫行为背后意义的民族志研究（陈妮,程云,胡三莲.住院老年痴呆病人喊叫行为背后意义的民族志研究．护理研究，2013，27（11B）：3610-3614．）

研究者首先介绍了老年痴呆患者激越行为的研究背景，提出对激越行为进行质性研究的意义，选择民族志研究的方法来挖掘隐藏在研究对象激越行为背后的深层意义。其次，文章详细介绍了研究对象的选择、抽样过程、喊叫行为的操作性定义。

研究采用了焦点民族志研究方法，将老年痴呆患者住院病房作为特定的文化单元，对每位失智老人进行为期 1 个月的参与式观察，深入到这 6 位失智老人的日常生活护理和治疗及相关检查中，并与病人及其照顾者和家属之间互动。每位被观察对象的参与式观察次数平均 10 次，每次参与式观察的时间为 3~4 小时。以上参与式观察的内容均在现场记录，记录内容包括当时的情景因素、被观察者和受访者的用字遣词和语调以及行为表现等，并于观察结束后 24 小时内完成田野笔记。在参与式观察期间，研究者深度访谈这 6 例患者的主要照顾者，访谈内容主要是针对每位失智老人出现的喊叫行为，请其照顾者进行解释。因大多数照顾者拒绝进行录音，故尊重参与者的意愿，研究者对每一位受访者的谈话内容在访谈现场立即进行记录，并于访谈结束后数小时内书写田野笔记。每位访谈对象的平均访谈次数为 3~5 次，每次访谈时间为 20~50 分钟。

资料的分析采用了 Spradley 的民族志分析方法：①范畴分析：研究者首先把田野笔记整理为文字资料，将每位失智老人视为一个案例，反复阅读文字资料，选取体现老年痴呆病人喊叫行为的分析单元，包括字、词组和段落，寻找这些分析单元里有关喊叫行为背后意义的文化术语和这些术语之间的关系；②分类分析：通过对术语之间的组织和归类来阐明喊叫行为背后意义的内部组织和喊叫行为背后意义的亚分类之间的关系；③成分分析：比较体现在喊叫行为背后意义里的术语之间的相似性和差异性，检查这些术语之间的多种关联以及范畴与各个类目之间从属关系的正确性；④主题分析：将整理出的类目归纳出文化主题。为保证资料的真实性，在资料分析过程中将分析内容与一名护理学教授进行讨论，最后比较分析结果的一致性。

研究将住院情境中的失智老人喊叫行为的背后意义提炼为 3 个主题：智能和体能的受限性，向外界表达和进行沟通的一种方式，具有多重性、阶段性和情景性，这三个主题挖掘出了失智老人喊叫行为背后代表的意义。研究者提出医护人员和照顾者应该正确认识和理解这些喊叫行为，及时找出这些喊叫行为背后代表的意义，根据喊叫行为具体情境下的特殊意义，有效应对这些喊叫行为。

（刘　可）

【小结】

民族志学方法为希望了解文化，希望用自然的方式汇报资料的研究者提供了一个很好的研究途径。无论是小至一个病区，或者是大到一个国家，只要存在未知的健康实践问题的领域，都有探索的空间。实际上，我们每天工作的场所都存在不同的文化或亚文化，都可以是一个开展民族志研究的起点。民族志研究可以帮助我们理解不同的文化，可以帮助我们从不同的观点来看问题，可以帮助我们更好地理解质性研究的内涵和精髓。

【思考题】

1. 选择一个文化群体，确定这个文化群体的研究对象、研究问题，这个研究问题的理论基础是什么？如何进入场所？如何获得信息？

2. 选择一篇民族志研究的学术论文进行分析：这篇论文是否符合民族志研究方法的特征？研究过程如何？研究者是如何进行反省的？

【参考文献】

1. 安·格雷 . 文化研究:民族志方法与生活文化［M］. 许梦云,译 . 重庆:重庆大学出版社,2009.

2. 陈向明 . 质性研究:反思与评论［M］. 重庆:重庆大学出版社,2010.

3. 范明林,吴军 . 质性研究［M］. 上海:上海人民出版社,2009.

4. 李晓凤,余双好 . 质性研究方法［M］. 武汉:武汉大学出版社,2006.

5. 普拉尼·利亚姆帕特唐,道格拉斯·艾子 . 质性研究方法:健康及相关专业研究指南［M］. 郑显兰,译 . 重庆:重庆大学出版社,2009.

6. 文军,蒋逸民 . 质性研究概论［M］. 北京:北京大学出版社,2010.

7. 约翰·W·克里斯韦尔 . 质的研究及其设计:方法与选择［M］. 余东升,译 . 青岛:中国海洋大学出版社,2008.

8. Hammersley M,Atkinson P. Ethnography:Principles in Practice ［M］. 2nd ed. New York:Routledge,1995.

9. Streubert HJ,Carpenter DR. Qualitative research in nursing:Advancing the humanistic imperative ［M］. Philadelphia:J. B. Lippincott Company,1995.

阅读笔记

第七章 个案研究

导入案例

Liebow 在 20 世纪 60 年代中期通过参与式观察进行了一项对城市贫民区失业者的个案研究:Tally's Corner。他通过对华盛顿哥伦比亚特区一个黑人聚居区的黑人的工作经历和家庭生活的深入调查,探讨了低技术黑人在职业市场的障碍问题以及他们作为父亲职责缺失的问题。

来源:陈向明.质性研究:反思与评论[M].重庆:重庆大学出版社,2010

第一节 研究的特点与适用范围

个案研究(case study)起源于一种个案所得的资料变成教材的教学方法。最初用于医学和教学领域,用来研究患者案例,后逐渐扩大到心理学、社会学、人类学、经济政治学、护理学等领域。

一、研究的特点

(一) 概念

个案是一个完整的系统,是一个有界限的系统(abounded system),系统中存在某种行为形态,研究者可以借此行为形态或活动性质来了解系统的复杂性和过程特征。个案可以是一个人,一个群体,可以是一个事件,一个行为,一个过程,也可以是一个机构或一个社区,一个国家,一个社会或社会生活的任何一个单位。

个案研究就是对这个有界限的系统,对一个或一系列实体(entity)做全貌式的描述和分析,进行深入研究。个案是研究的中心,对这个特定的有清晰界限的个案需要限定其时间、地点、范围,要掌握有关的情境背景,要收集与个案有关的大量多样化的资料来深度描画。个案研究关注的是个案本身或者通过个案所要说明的某个问题。个案研究是自然主义的、描述性的质性研究。根据研究问题和目的,研究对象可以是单一个案(single case)或多重个案

阅读笔记

(multiple case)。

通过了解个案发生发展的规律,可以为解决类似问题提供经验,还可以重视和关注以往被忽略的相关关系;可以澄清概念;还也可以产生假说,便于今后研究的进一步验证;也可以发展一般性理论,以概括说明社会结构与过程。个案研究使研究者对研究个案有深入、直接的了解,但由于研究者过于熟悉个案,也可能导致结果的主观偏差。个案研究有别于实验性研究,但同样具有科学性。

(二) 个案研究的类型

1. 以个案数量划分

(1) 单一个案研究:研究主要针对一个个体、家庭、团体或社区,进行资料收集,目的是对其个案进行深入了解。单一的个案又可以分为以下 3 种类型,关键性个案(critical case),即符合研究目的,满足所有条件,能够支持理论前提假设的个案;独特性个案(unique case),即具有独自特点,可以让研究者详细、完整地了解个案的本质内容;启发性个案(revelatory case),它可以提供许多有启发意义的信息,这些信息可供研究者进行进一步的深入观察和分析。

(2) 多重个案研究:研究同时针对几个个体、家庭、团体或社区,进行资料收集,目的着重于个案之间的比较。多重个案研究需要耗费更多的时间和精力来收集更广泛的资料。多重个案研究的结论更有说服力,但占用资源和时间较多,对研究者的能力要求也更高。多重个案研究遵循的是复制法则,通过逐项复制(literal replication)或差别复制(theoretical replication)来选择个案。多重个案研究中的每一个单独个案,都可能是整体性个案或者嵌入性个案。整体性个案就是对整个个案的整体研究,嵌入性个案是对个案的某个特殊方面进行研究。

2. 以研究目的划分

(1) 本质型个案研究(intrinsic case study):研究目的不在于发现理论或概念,而是深入了解个案的本质,是对特定的社会现象或特殊事件进行深入和全面的了解。本质型个案研究不适合于对一般社会现象的探讨。

(2) 工具型个案研究(instrumental case study):研究者通过对特定个案的研究,深入了解问题或现象本身的意义,将个案作为工具说明问题。个案本身不是研究兴趣所在,其常常扮演支持性的角色,在研究过程中促使研究者进一步了解现象,所以个案选择的标准在于其必须有助于研究者进一步深入了解现象本质。

(3) 集合型个案研究(collective case study):强调运用多重个案研究,通过对多重个案的比较分析过程,深入了解研究对象本身的异同,从而还原研究对象的本质。

3. 以目的和数量来划分 Robert 首先将个案研究分为以下 3 种类型:

(1) 探索型:目的是强调对问题的界定,或用于决定研究设计或步骤的可行性。往往作为预研究。

(2) 描述型:目的是对研究对象或行为的脉络进行详细、完整、全面的探讨。

(3) 解释型:目的是强调对研究资料进行因果关系的确认、分析和解释。

以上 3 种类型的个案研究又可以进一步分为探索型单一个案研究、探索型多重个案研究、描述型单一个案研究、描述型多重个案研究等。

(三) 特点

个案研究的目的在于探讨个案在特定情境下的活动特性,去分析和理解对个体或个体问题的历史、发展或照护来说非常重要的现象,去理解为什么个体以某种特殊方式进行思考、采取行动和发展行为,而不是关注个体的行为是什么,从而了解个体的独特性和复杂性。研究的兴趣在于了解过程,了解脉络。个案研究主要运用目的抽样的方法,选择可以从不同的视角来

阅读笔记

展示所要描述问题的个案,或者选择普通的容易进入的个案或者不同寻常的个案。个案资料的收集不仅包括当时的状态,还包括过去的经历、情景和环境的相关因素等。运用多元的资料来源,深入探讨个案在真实生活情境中的各种现象、行为和事件。个案研究需要提出假设,分析证据与假设的一致性,寻求竞争性解释。个案研究通过分析归纳得出理论,而不是通过统计进行归纳。具体而言,有以下特点:

1. 在自然情境下探讨问题　在没有试验设计和控制的情况下,个案研究者进入研究对象的生活环境,在不干涉研究对象的自然情境下进行有关研究现象或行为的观察,并通过收集丰富资料,对研究现象进行概念建构。

2. 深入式的研究个案　研究通过全方位的研究策略,针对某一研究对象,通过多种方法收集资料,来了解研究现象以及行为的意义。因此在研究过程中,研究者不仅要深入探究研究对象的生活复杂面,同时也要进一步了解其内在信念与行动的互动关系。

3. 整体性　个案研究的目的是对研究对象进行全面、深入的了解,希望在一个完整的情境脉络下对某一特定个案的发展历程和生活模式进行长时期的审视并充分掌握研究个案,深入了解和观察个案与政治、经济、社会文化等的关联,对个案进行多方位、多维度、多层面的研究。

4. 独特性　个案研究着重于一个特殊的情境、事件、方案和现象。其目的不是扩展或推广个案研究的发现去了解其他情境或对象,不是由个体推论总体,而是要深入、细致地描述一个具体事物的全貌和具体的社会过程,强调的是“这个个案”,表现的是个案的独特性,重视每个个案独有的特质。

5. 丰富描述　个案研究的兴趣在于探讨现象的过程,对其意义进行诠释和理解,因此要对研究的个案做全面和丰富的文字描述。所以个案研究更多的是描述性的,较少判断。

6. 启发性　个案研究虽然不能对总体进行推论,但通过研究结果可以定性地认识更多的个案,可以将研究者个人的经验融入个案发现中而产生一种新的理解,从而可以对个案原有的认识进行修正,探索未知的关系和内容,甚至可以发展出新的理念并成为构建理论的基础。个案研究对读者同样具有启发意义,可以向读者提供新的发现,对已知的事物或事件发现新的意义,同时还有助于读者对研究对象的再认识。

二、适用范围

Robert Yin 认为,选择研究方法要考虑:①研究需要解决的问题类型:判断研究问题属于探索性,还是解释性或描述性的;②研究者对研究对象的控制能力;③关注的重心是过去的事情还是当前正在发生的事件。

当需要回答“怎么样”“如何”“为什么”的问题时,这类问题更富有解释性,需要追溯相关事件,找出联系;当研究者几乎无法控制研究对象时,或关注的焦点是当前现实生活中的实际问题时,适合运用个案研究的方法。也就是说,个案研究偏重对当前事件的研究,对目前正在发生的事件或行为进行研究,个案研究者不能对研究对象和行为有任何的操控性。具体来说,个案研究适用于:①对一个广为接受的理论进行验证、批驳或扩展;判断某个理论是否正确,或是否存在比这个理论更恰当的理论;②对某一极端个案或独特个案、不常见个案进行分析;③研究有代表性的典型个案,了解典型个案出现的环境和条件,以加深对同类事件的理解;④研究启示性个案,对之前极少进行过深入的观察和研究的现象进行研究;⑤研究纵向个案(longitudinal case),对两个或多个不同时间点上的同一个案进行研究,反映其在不同阶段的变化情况。

第二节 研究的基本步骤

个案研究的研究步骤可分为确定研究问题、形成理论假设、进行资料收集和分析,以及撰写个案报告等几个环节。

一、确定研究问题

首先,要明确研究何种类型的问题,个案研究者试图回答的是怎么样、如何、为什么的问题。要确定该个案研究的性质,是推测、解释,还是讨论。要将研究主题逐步发展成明确、具体、可行的研究问题。从研究主题到研究问题的发展过程是一个聚焦的过程。可以通过相关研究报告和文献的阅读,理清研究的焦点,也可以通过接触研究对象的方式,进一步帮助研究者对研究主题产生比较清晰的轮廓。还可以通过和相关领域的人士交流,进一步理清研究问题的重点。

然后是陈述研究问题,说明研究个案的理由。可以用一幅画面初步描绘个案,帮助我们发现个案中未被探究过的细节。

二、理论假设

个案研究可以在收集资料前构建理论假设,也就是研究假设,这一点与其他质性研究方法不同。在收集资料前要对研究的有关理论进行了解,提出需要验证的理论假设,然后收集资料进行分析性归纳。如果研究结果支持理论,不支持竞争性理论(rival theory),研究结论就具有可重复性和说服力。理论假设可以引导研究者关注研究问题,不会把精力导向与研究无关的东西。只有明确提出具体的假设后,研究才会有正确的方向。假设可以反映出理论基础,也可以指导下一步对相关资料和数据的收集。在研究中由于不可能把研究对象的所有资料纳入研究范围,因此假设越具体,研究的范围就越小,也越具有可行性。理论假设多用于解释型个案研究,探索型的研究不需要假设。也有学者认为个案研究关注个案的独特性和复杂性,提出假设反而会减少对个案的了解和认知。

Box 3-7-1

——————— 个案研究的优点及局限性 ———————

优点:
- 个案研究来自人们的生活经验和实践,通过充分的描述过程来形象地展示个案,因此有很强的真实性和说服力。
- 运用多种方法收集资料,可以得到比较完整的资料,从而可以了解个案问题的原因及其相关因素。
- 在收集资料和观察时,可以根据情况改变个案研究的重点,制定新的研究问题,或者重新决定研究程序或方法。
- 通过对个案深度、详尽、连贯地描述,可充分掌握个案的个别差异。
- 个案研究者与个案进行互动,会促使个案反思,进而更了解事物背后隐含的意义,让研究者更加了解社会生活的复杂性。

局限性:
- 要取得个案的信任和配合,研究者必须具备一定的知识水平、人际交往能力和良好的心理素质。

阅读笔记

- 从众多的资料中确定与个案有关的因素有一定的困难性。
- 要避免研究者先入为主的观念影响对资料的解释。
- 个案研究探讨的是个案的特殊性,因此结果的普遍性和推广性较差。
- 伦理问题:研究过程中可能对个案有某种程度上的伤害。

三、资料收集

提出研究问题之后就可以开始进行资料收集,以避免在研究过程中过度失焦。研究者可以运用已掌握的知识来规划研究设计和资料收集工作。在研究过程中,应以开放的态度面对研究现象和各种可能发生的状况。资料收集过程是一个不断循环的过程,不同的资料不断地被整合,并引发其他方法去进一步收集资料。

(一) 收集资料前的准备工作

收集资料前的准备工作包括:研究者要具备理想的技能技巧;参加有关特定个案研究的培训;制订个案研究方案(protocol);筛选研究个案;实施预实验。

1. 资料收集的技巧

(1) 提出问题:个案研究者要求提出好的问题,同时也要求对这些问题做适当的回应。在整个收集资料的过程中都要保持探究精神,发现并提出好的问题,并尝试回答问题,这样可以引发更多的问题,从而引出重要的发现。例如,要问一些"发生了什么?""做了什么?""你是怎么做的?""经历了什么?""有什么不同"等问题。

(2) 倾听:好的研究者在倾听过程中不会将自己的意念或价值观强加给受访者。个案研究者要在不带个人好恶的前提下获得大量信息,同时仔细观察,从研究对象的用词、语气、表情变化等去理解倾听到的信息。

(3) 灵活性与适应性:在研究过程中,个案研究者可以及时调整、修改研究方案,但又不偏离研究目的。研究者要具有高度的环境适应力,要以开放的态度与研究对象或研究情境互动,将新的情境或刺激视为机会,而不是潜在的威胁。

(4) 议题掌握:在收集资料过程中,个案研究者要对研究问题保持高度的敏感性。要能随时掌握研究主题,抓住研究问题的本质,将收集到的资料与研究问题相联系,剔除无关信息,把握研究范围。

(5) 减少偏见:个案研究者应尽量避免因个人偏见而影响资料的收集或对研究结果的诠释。

2. 培训　通过专题研讨会,让研究人员对研究目的、需要收集的证据、方案、文献等进行讨论。然后制订方案,发现研究设计中存在的问题:例如不同研究者的理念是否一致? 研究问题的界定是否清楚? 样本量是否合适等。

3. 确定研究方案　方案包括工作内容(研究目的、问题、假设、理论框架等的介绍)、工作程序(收集资料的地点、对象、计划、准备工作、具体要回答的问题等)、个案报告的大纲(资料证据的呈现形式)等。尤其在进行多个案研究时,制订方案更加重要。

4. 筛选个案　在收集资料前要确定合适的个案。可以向熟悉备选个案的人请教,或者收集这些个案的初步资料,用一些可操作的标准来区分哪些是合格的个案。

个案选择的基本标准是选择最能服务于研究目的的个案,选择检验理论力度大的个案。可以选择资料丰富的个案,选择极端的个案,选择对人类或历史具有重要内在意义的个案,或者选择现有理论难以解释的个案。在多个案研究中要注意研究设计遵循的是复制法则,而不是抽样法则。挑选的个案要么能产生相同的结果(即逐项复制),要么能由于可预知的原因而

阅读笔记

产生与前一研究不同的结果(即差别复制)。在多个案研究中要注意合理安排这两类个案。如果个案结果有矛盾之处,就要修改最初的理论假设,再运用另外的个案,对修改的理论假设进行再次检验。

5. 预实验　预实验能够在资料收集的程序和内容方面发现问题,提供经验,以修正研究方案。可选择方便的、易接近的或能够提供大量资料信息的个案进行预实验,或者选择复杂个案以期在试验过程中暴露可能的所有问题。

(二) 资料的收集

个案研究的对象是一个"限定系统",因此首先要确定资料收集的地点和人物,要限定研究的时间、事件、过程。要决定收集的是单个案还是多个案的资料。同样的,在收集资料前可以通过守门员获得入口路径,获得参与者的信任,主要运用目的抽样的策略来寻找典型个案、极端个案或非典型个案,并通过各种广泛的形式来收集资料。在资料收集过程中要注意进行记录,包括现场记录、访谈与观察记录等,可以用现场备忘录、手工记录、计算机文件来储存资料,可以用图表来呈现用不同方法所获取的资料。

个案资料的来源可以是:

1. 文献　包括文件、报告、记录、文章、录像资料等。在个案研究中,文献可以确认和增强其他来源的证据或证伪其他来源的资料。要注意核实文献的真实性、片面性和准确性。

2. 档案记录　如病例档案、居民档案等,是比文献更精确和量化的计算机资料。

3. 访谈　可以是开放式访谈,让受访者提供事实和观点,也可以是焦点访谈(focused interview),根据一组特定的问题来提问,或者是结构式的可获得量性资料的访谈。

4. 直接观察　可以是正式的直接观察或在访谈的同时进行的观察。

5. 参与式观察　个案研究者可以实际参与研究事件,在研究场景中承担一定的角色。例如,在社区中做一些社区服务工作,成为医院病区中的一员等。通过参与,可以深入场景内部,从局内人的角度进行观察。

6. 实物证据　是指实体的或文化的人工制品、技术装置、仪器设备、艺术品等。

(三) 资料收集的原则

在收集资料时要注意以下原则:

1. 使用多种证据来源　个案研究则要灵活使用多种方法,收集各种资料,并且这些资料要能相互印证。

2. 建立个案研究数据库　数据库可以让其他研究者直接使用,而不局限于只使用研究报告。数据库包括研究记录、文献、图表、研究者在研究过程中所做的各种描述等。

3. 组成一系列证据链　各种证据要能相互联系,各种证据要有引证材料,要有具体的时间地点,要用某些方式来组织这些材料,要能体现时间线索或主题线索,要能有助于从研究问题到结论的双向推导。

4. 资料要具有完整性、连续性、可比性、有效性,要根据目的来选择研究对象,并做好各种准备工作,如准备好记录、储存资料的工具等。记录资料要准确、客观、简明、清晰、易于参考分析,要使用多种方法来收集记录资料。

四、资料分析

个案研究的资料分析同样可以遵循质性研究资料分析的基本步骤,即创建文件夹,系统整理信息,通读全部信息,作备忘录,以逐步形成对资料的初步感受,然后开始理解资料、描述和分析资料,用资料呈现的次序来反映出分析的步骤。

个案研究的资料分析要在分析过程中体现描述、主题、结论。首先,对个案及环境进行详细描述;按时间顺序呈现资料,对各种来源的资料进行解析,为确定个案演变过程中的每一个

阅读笔记

步骤或每一个阶段提供材料证据。其次,要体现出主题与资料的关系。根据研究主题,从研究对象的行为和事件中获取与主题相关的线索和资料,从而描述或解释主题与资料之间的内在联系。要通过检查、归类、列表、检验,或将定性与定量资料结合起来证明最初的理论假设。最后,得出结论以及对个案意义进行阐释,得到启示。分析过程中要记住在个案的背景下进行分析,不能脱离背景。而在多个案研究的分析中,不仅要有个案内部分析(within case analysis),即对每一个个案及其主题进行详细的描述,在单个个案的内部确认主题,还要有跨个案分析(cross case analysis),即综合若干个案,找出所有个案的共同主题,对跨个案的主题进行分析。同时,要注意避免忽略了对每个个案进行整体和深入地分析。

（一）分析单位

资料分析前,首先要确定研究内容在什么层面进行分析,即界定所要分析的资料的单位是什么。分析单位的界定与研究问题类型相关联,对分析单位的不同界定会导致采用不同的分析方法或不同的资料收集方法。要对研究问题进行更精确的分析,就要选择合适的分析单位。如果研究问题太模糊或数量太多,就很难选择到合适的分析单位。分析单位要与研究的个案联系起来,首先应界定所要研究的个案,再对分析单位进行更细致、更明确的界定。如果研究对象是个体,则个体就是分析的基本单位。分析单位也可以是事件或实体。如果分析单位是某个群体,那么群体内的人和群体外的人(背景)就要进行明确的区分,要有时间范围或地理区域范围的明确界定。随着资料收集过程中出现新问题和新发现,分析单位应该进行不断的修改和完善。

分析单位有主分析单位和嵌入性分析单位。整体分析(holistic analysis)是针对整个个案进行分析,仅包括单一的分析单位,目的在于揭示个案的整体属性。一个个案研究可能包含一个以上的分析单位,这些次级分析单位可通过抽样或整群技术抽取出来进行嵌入性分析(embedded analysis),即对个案中的某一特殊方面进行分析。次级分析单位可以拓展研究范围,对个案进行更深入的分析,但要注意对次级分析单位研究后,重点要回到主分析单位上来。

（二）基本策略

在分析过程中,可以采取以下策略帮助建立分析思路:

1. 依据理论支持观点,以理论假设为基础,指导资料的收集,寻求证据,提出可能的解释并对之进行验证,或者产生新的假设和理论。

2. 在竞争性解释的基础上建立框架,在分析资料时考虑竞争性解释,并一一验证、排除。

3. 通过建立个案描述的框架,组织并衔接对个案的分析。

（三）分析技术

以上 3 种策略可以灵活地应用于下列 5 种分析技术:

1. 模式匹配(pattern matching) 将建立在实证基础上的模式与建立在预测(或几种可能的预测)基础上的模式相匹配,看这些模式相互之间是否能达成一致。还可以将其他可能的结果或竞争性解释作为模式进行对比,分析这些因素均不能解释预测模式,从而证实预测模式是有效的。

2. 建构性解释(explanation building) 建构性解释也是一种特殊的复杂的模式匹配,目的在于通过构建一种关于个案的解释来分析资料。主要用于解释性个案研究。解释一个现象,就是提出一套有关该现象的假定存在的因果关系。建构性解释不是精确的因果关系的评定,而是通过解释反映出一些具有理论意义的观点或建议。首先提出一个原创性的理论观点,再将个案的结果与之进行比较,修正该观点,然后将个案的其他细节与修正后的观点比较,再修正,再与其他个案比较,不断地重复这个过程,每一次重复都可以从新的角度来分析资料。值得注意的是不要偏离原来的研究目的。

阅读笔记

3. 时间序列分析（time-series analysis） 时间序列用来分析时间跨度中的变化轨迹，而不是静态评估。可以编制大事年表，不仅仅是用来描述一段时间内所发生的事件，还需反映与时间之间的因果联系，反映原因的发生、事件的发展和影响在时间上的联系。要注意不仅仅是观察时间趋势，而是要回答"怎么样""为什么"等问题。

4. 使用逻辑模型 逻辑模型可以反映一定时期，多个事件之间复杂而精确的联系，分析某一事件是否是下一阶段的另一事件的原因，从而建立一个因果循环的事件序列，体现"原因 - 结果 - 原因 - 结果"的重复和循环。在收集资料前应选定模型，再通过分析资料验证是否支持这个模型，包括竞争性解释资料，来进行模型检验。

5. 跨个案分析 跨个案分析用于多个案研究分析。对一系列个案的结果进行综合，可以建立文档表格，构建总体框架来呈现每个个案的资料。在逐个分析每个个案的基础上列举出整体特征，探讨不同个案之间的共同点。

在分析的过程中，要注意尽可能获得所有可能得到的资料，分析所有的资料；分析主要的竞争性解释；重点分析最重要的问题，说明个案研究中最有意义的方面，主次分明。

（四）资料阐释

在进行个案资料的阐释过程中，研究者可以先对研究对象的特点进行描述性说明，再运用以上分析资料的方法，将收集到的资料有效地整合起来，根据匹配、比较、对比的结果对研究资料进行阐释。要尽量找出足够资料，作为佐证材料。

Stake 提出了资料分析和阐释的四种方式：

1. 翔实描述（categorical aggregation） 研究者从资料中寻找某一类型的全部事例，希望相关问题的意义能从中浮现出来。

2. 直接阐释（direct interpretation） 针对单个事例，从中提取意义，而不需要研究多种事例。是将资料分离，然后又以一种更富有意义的方式将它们重新聚集在一起的过程。

3. 建立模型 建立模型，探寻两个或两个以上变量之间的对应关系（correspondence）。

4. 自然主义的概括（natural generalization） 从材料的分析中逐步形成自然主义的概括。从特定个案中获得的概括，既是为了对个案的理解，也是为了将其运用于有关个案中的某些人群。

五、撰写个案研究报告

个案研究报告是把研究的结论和新观点呈现出来的最终结果。报告的准备工作可以提前进行，例如可以在资料收集和分析过程中就着手撰写文献综述和方法设计部分。也可以在收集资料之后，分析资料之前，就开始起草描述性的资料，包括个案的量性和质性资料，然后在后续的资料收集过程中不断加入和更新有关的所有细节证据。资料收集过程中写备忘录、列提纲，建立写作的时间表等都有助于报告的撰写。个案报告要生动地展现个案，要使用简明、清晰的语言对个案进行描述，使读者能充分地了解个案。

（一）界定读者对象

首先要确定个案报告的读者是学者、政策制定者或其他非专业人士，还是论文评审委员会。不同的读者感兴趣的内容不同，就可能需要不同版本的研究报告。对学者来说，个案之间的联系、研究的新发现是最重要的。对非专业人士来说，重要的是对真实情景的描述。而对评审委员会来说，看重的是对研究方法和理论的掌握，以及对研究过程的投入。要以读者的需求为导向，考虑读者在重点、细节、行文形式、文章长度等方面的需要，而不要以自我为中心进行写作。

（二）报告的书面格式

阅读笔记

1. 经典的单个个案报告用单人称叙述。

2. 经典的多个案报告分别用独立的章节描述每一个个案,再用专门的章节作综合分析,得出结论。

3. 问答格式不用传统的陈述,而是提出一系列问题,给出答案,答案包括所有相关证据,包括图表、引文等。

4. 对多个案研究的跨个案分析 每个章节讨论的是某一个跨个案分析问题,每个个案的信息分散在各章节中。

(三) 写作的结构

1. 线性分析式 适用于解释性、描述性和探索性个案研究。按照问题、综述、研究方法、结果、结论和意义的顺序进行写作。

2. 比较式 适用于解释性、描述性和探索性的个案研究。重复对个案的叙述,对相同个案从不同角度、不同方法所做的陈述或解释进行比较。再联系不同的理论,证明哪种模式最适合。

3. 时间顺序式 适用于解释性、描述性和探索性的个案研究。对包含时间跨度的事件,按时间顺序进行陈述。

4. 理论构建式 适用于解释性、描述性和探索性的个案研究。按照理论构建的逻辑来安排写作,来解释因果论证的几个方面,或探索可能的假设或命题。

5. 悬念式 适用于解释性和探索性的个案研究。先写答案或结果,然后再解释结果的形成。

6. 无序(混合)式 适用于描述性的个案研究。改变章节的顺序不会改变叙述的价值,如对机构的描述性个案,用独立的、无序的章节描述不同的部分。但要注意描述的完整性。

(四) 传统的报告方式

1. 引言 开头可以用一个小插曲来引入,介绍个案的时间地点,使读者能立即反省不同的经验,了解研究所在的地点和时间。

2. 导论 介绍研究问题、研究目的和方法,告知读者研究的概要、研究者的背景,有助于了解该个案的研究问题。

3. 全面描述个案和背景 以故事描述的方式进一步界定个案和情景脉络:借此呈现描述一些一致或冲突的资料,让读者产生兴趣。

4. 论题的陈述 在研究过程中,研究者会继续发展一些关键的论题,提出一些需要进一步深入研究的要素或特征,以便了解个案的复杂特性。研究者也可以将其他的研究或对其他个案的了解在此进行描述。

5. 探究论题,详细描述选定的观点 详述细节、文件、引文,借助各种方法寻找一些资料来确认观点。同时也要提供一些反证的资料,进一步探究论题。

6. 作者对个案的理解、概括和结论 重申研究重点,对结果的阐释,以及获得的启示,以供读者重新思考由此个案所获得的知识,修正原来的已知。

7. 结束语 研究者做最后的说明,分析研究的经验心得。

Box 3-7-2

———————— 如何提高个案研究的质量 ————————

- 用理论指导
- 形成研究方案
- 资料的合众

阅读笔记

- 资料提供者对报告进行核实
- 模式匹配
- 分析竞争性解释
- 形成证据链
- 形成数据库

—— Robert Kin

第三节　实例分析

本节介绍 3 例不同地区的护理个案研究。

【例1】　肿瘤科护士协作经历的个案研究（Moore J,Prentice D. Oncology nurses' experience of collaboration：A case study. European Journal of Oncology Nursing,2015,19:509-515.）

作者首先介绍了协作在护理工作中的重要性,尤其是在肿瘤专科的重要性;强调了不同专业之间协调合作的重要性,以及当前护士之间协作研究的缺乏。因此作者采用质性个案研究的方法来探索和描述肿瘤护士各种角色之间的协作经历,以理解肿瘤科护士如何协作,并确定影响协作的因素。研究采用了 Corser 的医护合作模型作为理论模式来指导研究。

研究采用嵌入式、单一个案的设计来发现护士协作这一日常场景的全面性、复杂性和动态性,同时考虑组织、专业、个人以及人际的相关因素,回答"护士在工作中是如何协作的""哪些因素会影响护士间的协作"等研究问题。

研究的个案以及分析的单位是肿瘤科护士,次级分析单位(嵌入式分析)是护士角色。收集资料的方法包括开放式、次结构式电话访谈以及文件回顾,采用了目的抽样的方法选择具有最大差异性的样本。

研究者对访谈和文件资料进行了主题分析,最终提取了两个主题:共舞的艺术(art of dancing together)和障碍点(the stumbling point)来整合协作的促进因素以及阻碍因素。研究发现护士之间的协作需要组织层面和护士个体层面的关键因素的相互作用:个人要有协作的意愿,提升人际关系技巧;领导者要提供机会,以支持和促进协作关系的建立。

【例2】　支持新护士的转变过渡:一家英国医院的个案研究（Whitehead B,Owen P,Henshaw L,et al. Supporting newly qualified nurse transition:A case study in a UK hospital. Nurse Education Today,2016,36:58-63.）

"导师制"是支持新入职护士更好地转变过渡为注册护士的方法,可以帮助新护士更好地过渡,可以缓解压力,减少护士离职和短缺。研究以英国某医院正在进行的导师制项目和项目的参与者为个案,采用了真实自然的调查方法,用多阶段的方法来收集资料,包括对关键人员的次结构式访谈、医院相关文件的分析以及对导师和新护士的焦点小组访谈:包括对 2 名医院导师制管理者的咨询,对通过"滚雪球"方法得到的 40 名新护士、护士长、教学管理者的焦点小组访谈,对 10 名导师和资深临床管理者的访谈。

研究目的:解释与某医院导师制有关的社会现象。

资料经过转录后进行了两个阶段的分析,以进行研究者之间的交叉检查和合众:第一阶段,将焦点小组和不同研究小组的访谈资料分开,用自然主义的研究方法进行检查分析,并根据各组所决定的标题进行整理;第二阶段,将之前的结果在各组之间进行交叉分析。

结果产生了 9 个主题,对这些结果的解释又产生了新的主题,例如对导师的培训、对导师的要求、经验、文化、同伴的作用等,这些主题对如何成为好的导师、如何尽快过渡为好的新护

阅读笔记

士提出了很好的建议。

【例3】 美国晚期老年痴呆症患者放弃维持生命治疗的病例分析(彭美慈,Ladislav Volicer,梁颖琴.美国晚期老年痴呆症患者放弃维持生命治疗病例分析.中华老年医学杂志,2005,24(4):300-304.)

研究者采用个案研究法,对美国某老年痴呆症专科护理中心的10个病例作了纵向性个案研究,目的在于分析北美文化及医疗照护文化对放弃维持生命治疗决策的影响。

研究人员定期到病房进行实地观察,记录患者的情况变化、医疗决定及有关的治疗及护理。为了探讨家属及医护人员对维持生命治疗的经验及其所起作用,研究人员分别与他们进行面谈,并作录音,内容逐字译写以作分析。

观察记录及面谈内容作3层分析:①事件分析:个案的维持生命治疗决策,特别是管饲、输液、及抗生素治疗;②分析译写的面谈记录:了解被访者对不同治疗决策的价值、信念及考虑;③跨个案分析:探讨个人因素、人际关系及文化背景的相互影响在决策过程中所起的作用。

研究以老年痴呆症患者晚期病程发展的模型为理论基础,提取出放弃维持生命治疗决策的2种模式:①尊重患者意愿,预立遗嘱放弃维持生命治疗;②考虑患者的生存质量,预立遗嘱放弃维持生命治疗。放弃管饲及放弃抗生素治疗的考虑不同,前者基于共识的信念,后者是对生存质量的考虑。这2种照护模式显示了传统医护价值观的转变:一是当老年痴呆症到了晚期,接受患者已步入死亡的事实;二是将传统医护焦点从拯救生命转变至重视生存质量;三是专注临终关怀,并竭尽所能,让患者在生命最后的一段日子得到最好的照顾。

(刘 可)

【小结】

个案研究是社会学等学科常用的研究方法,在护理研究领域的运用尚不普遍。个案研究不能简单地认为是一个个案的故事,而是要在充分了解个案研究这一科学研究方法的基础上,达到通过对具体的个案理解来阐释和发展理论,扩展知识的目的。通过个案分析可以帮助研究者深入地了解个人和组织等,与此同时,也要注意避免对个案产生伦理伤害。

【思考题】

1. 选择一个个案进行个案研究,确定这个个案的研究问题具体是什么,是否适合运用个案研究的方法? 这个个案属于哪种类型的个案? 如何对这个个案进行限定? 可以从哪些角度、哪些方面收集资料? 资料分析的单位是什么?

2. 选择一篇个案研究的学术论文进行分析:这篇论文是否符合个案研究方法的特征? 研究过程如何? 运用了哪些资料收集的方法以及资料分析的单位是什么? 研究过程中研究者采用了哪些方法来提高研究的质量?

【参考文献】

1. 陈向明.质性研究:反思与评论[M].重庆:重庆大学出版社,2010.
2. 范明林,吴军.质性研究[M].上海:上海人民出版社,2009.
3. 李晓凤,佘双好.质性研究方法[M].武汉:武汉大学出版社,2006.
4. 文军,蒋逸民.质性研究概论[M].北京:北京大学出版社,2010.
5. 约翰·W·克里斯韦尔.质的研究及其设计:方法与选择[M].余东升,译.青岛:中国海洋大学出版社,2008.
6. 麦瑞尔姆.质化方法在教育研究中的应用:个案研究的扩展[M].于泽元,译.重庆:重庆大学出版社,

阅读笔记

2008.

7. 罗伯特·K·殷 . 案例研究:设计与方法[M]. 第 3 版 . 周海涛,李永贤,章衡,译 . 重庆:重庆大学出版社,
2004.

8. Polit DF,Beck CT. Nursing Research［M］. Philadelphia:Lippincott Williams & Wilkins,2011.

9. Stake R. The art of case study research［M］. Thousand Oaks,CA:Sage,1995.

阅读笔记

第八章 行动研究

导入案例

在一项针对某农村地区中学生性生殖健康知识的调查研究中,研究者发现:学校教师担心有些性生殖相关内容在课堂上讲授会引起尴尬;学生家长认为这些知识等学生长大后就会自然明白;而学生中的调查结果显示相关知识正确知晓率很低。为此,研究者希望能通过发展适宜的健康教育项目以解决现存的问题、促进青少年性生殖健康。哪些教育内容是学生最需要的? 何种教育方式是学生最易于接受的? 作为护理研究者,面对这样一个敏感的公共卫生问题,如何才能与学校、家长、学生一起合作,以达到最佳的护理结局?

第一节 研究的特点与适用范围

一直以来,护士面临着提供证据以证明他们所采取的护理措施如何真正地改变了服务对象健康状况的挑战。尽管护理实践应该让护理对象积极地参与,然而,实际情况并非总是如此。传统的研究方法注重实证主义(empirical paradigm)所倡导的"客观性"价值,因此,很多护理研究侧重于护理措施结果的测量,而不是和护理对象一起合作去创造最佳的护理结果。行动研究法为护理研究者提供了机会,让他们和护理对象一起工作以探索最佳的护理结果。20 世纪90 年代以来,行动研究法在国外以及我国台湾、香港地区的护理研究中已受到关注。目前,国内大陆地区将此方法运用于护理领域的研究报道也逐渐增加。本章将较系统地介绍了行动研究法的概念、特征、类型,并结合实例分析行动研究法在护理研究中的运用。

一、研究的特点

(一)行动研究概述

行动研究(action research)是"行动"(action)和"研究"(research)两个词的组合。"行动"是指实际工作者的实践活动,如教师的教学、学生的学习等;"研究"则主要是指受过专门训练的研究人员对人的社会活动和科学的探索。西方学者将这两个概念结合起来,指一种参与式

阅读笔记

的研究方法。

1. 行动研究的概念　关于行动研究的概念，至今尚无统一的定义。行动研究有不同的名称，包括合作性探究（cooperative inquiry）、行动性探究（action inquiry）、基于社区的行动研究（community-based action research）、协作性研究（collaborative research）和参与式探究（participative inquiry）等；也有学者认为"行动研究"和"参与式行动研究（participatory action research）"可以互相替换。被称为"行动研究之父"的 Kurt Lewin 提出行动研究是将研究者与实践者的智慧与能力结合起来以解决某一问题的一种方法。Kemmis 等认为行动研究是在社会情境中，实践者自我反思探究的一种形式，旨在提升他们自身社会或教育实践的合理性及正义性，以及帮助研究者理解实践工作和情境。Hart 则认为尽管对行动研究有着不尽相同的定义，但被较为普遍接受的是"行动研究是以问题为中心的，参与式的，包含行动干预措施，是基于研究、行动、反思和评价之间连续的相互作用过程"。Webb 认为行动研究是将研究与解决工作中的实际问题密切结合的一种研究方法，是对现实世界活动的一种小规模的介入，并对这种介入产生的影响进行仔细考察。Elliot 对行动研究的定义比较明确，他认为行动研究是对社会情境的研究，是从改善社会情境中行动质量的角度来进行研究的一种研究趋势。行动研究最先被教育学领域采纳，在《国际教育百科全书》中，行动研究被定义为由社会情境（教育情境）的参与者为提高所从事的社会或教育实践的理性认识，为加深对实践活动及其情境的理解而进行的反思研究。

在行动研究中，研究对象被称为"实践者"，从某种意义上来说，他们不再是被研究者，而是以合作参与者的身份成为了研究者。通过对过去行动的反思研究和新的"行动"的实施，所有的参与者将研究的发现和收获直接运用于实践中。对于行动研究可以从以下几方面进行理解：第一，行动研究的人员组成是实践者（practioner）和科研人员（researcher）的结合；第二，所研究的问题是社会情境中的实际问题，在通常情况下是对特定问题的分析和研究，或者将理论应用于实际，或者是对于已诊断的问题加以补救，以改进实际工作；第三，行动研究是在社会情境中进行的一种自我反思的研究方式，其目的是解决实际问题和提高实践者的素质。由于行动研究综合了自然科学和人文科学的研究方法，将理论的关注点与解决实际问题直接结合起来，因而被称为理论、研究、实践之间的桥梁。

2. 行动研究的根源　行动研究作为一种社会科学研究方法，可以追溯到 19 世纪末 20 世纪初美国著名教育家 John Dewey 在批判传统的科研方法不适合于当时的教育研究领域之时。Dewey 认为，教育研究过程直接涉及教育实践过程，教育研究不能与自然科学研究如出一辙。他指出，在教育研究中，教育研究者、教育实践工作者及教育活动涉及的其他工作人员应该共同合作，探索和搜集有关数据信息，以共同解决教育中存在的问题。

然而，行动研究作为一个明确的术语和概念有两个来源。一是在 1933—1945 年，John Collier 等在致力于美国印第安人居住区域内的教育重建与生活改善时提出来的。他们认为，研究的结果应该为实践者服务，研究者应该鼓励实践者参与研究，在行动中解决自身问题。二是在 20 世纪 40 年代，由美国社会心理学家 Kurt Lewin 提出来的。Kurt Lewin 及美国其他著名社会工作者在多方面的研究工作中发现：一方面，仅凭个人兴趣而从事的研究工作是不能满足社会需求的；另一方面，如果实践者空凭一腔热情工作，而不去研究自己面临的问题及身处的环境，同时又得不到研究人员的帮助，那么他们就只能无序蛮干，无法做到高效率地工作。为了改变这种状况，Lewin 及其学生在对不同人种之间的人际关系进行研究时，提出了"行动研究"这一方法。他们当时与犹太人和黑人合作进行研究，让这些实践者以研究者的身份参与到研究中，积极对自己的境遇和面临的问题进行反思，并力图去改变现状。据此，Kurt Lewin 于1946 年正式提出了"行动研究"这一研究方法。Lewin 使用此方法建立了一系列有关社会系统的理论。他将行动研究描述成一个螺旋状逐步行进的过程，其中包括计划、行动、观察、实施、评价等步骤。

阅读笔记

Box 3-8-1

John Collier,Kurt Lewin 与"行动研究"

第二次世界大战期间,John Collier 担任美国联邦政府印第安人事务部主管。为了保护印第安土著文化,支持印第安人区域自治,他成立了一个"种族事务研究所",并提出了"行动导向的研究"(action-oriented research)方法,让研究人员和社会人士根据自身需要,共同作为研究主体进行合作研究。他称这种方法为行动研究,被认为是最早正式提出"行动研究"概念的学者。

第二次世界大战结束时,美国社会心理学家 Kurt Lewin 将行动研究策略引入社会科学研究领域,在 1946 年发表了《行动研究与少数民族问题》一文,提出了"没有无行动的研究,也没有无研究的行动"的观点,强调行动与研究之间的密切关系;并阐述了行动研究的特征,包括研究人员与实践人员的共同参与、研究过程的循环往复等。Kurt Lewin 也因此被称为"行动研究之父"。

20 世纪 50 年代,行动研究被引进美国的教育科学研究领域。然而,到 60 年代中期,因实证主义在社会科学中十分盛行,技术性的"研究 - 开发 - 推广"模式逐渐占据统治地位,行动研究曾沉寂一时。70 年代,经英国学者 Elliot 等的努力,行动研究在西方社会再度崛起,特别是在教育研究领域。

进入 90 年代以来,由于人们越来越意识到实证研究已经不能解决社会问题,理论与实践的分离已经成为社会科学领域的一个重大危机,而行动研究可以提供一些可行的变革社会的途径,因此这种主张和方法日益受到人们的重视。目前行动研究已经逐渐应用到组织管理学、心理学和护理学等重要研究领域。

(二) 行动研究方法的基本特点

行动研究作为一种研究方法,具备一些共同特征,主要表现为:"为行动而研究,对行动的研究,在行动中研究"。行动研究的具体特征包括研究推论的限制性、合作性、研究过程对研究对象生活的影响、行动或变革是研究过程的关注点、行动或变革的决定权取决于所有利益相关者等五方面。

1. 以情境为基础,研究推论有限制性 行动研究的目的是把解决实践中存在的问题放在首位,而不是为了去推广研究结果。因此,研究者必须以情境为基础,并鼓励参与者共同确定实际存在的问题,进而寻求解决问题的办法。行动研究以实践者的实践情境为依据,情境范围局限,因而其研究结果不宜作情境推论。

2. 合作性 行动研究要求从事两种不同性质活动的主体——实践者与研究者进行合作,实现行动过程与研究过程的结合。它要求实践者积极反思,参与研究;要求研究者深入实际,参与实际工作;要求两者相互协作,共同研究,研究者的参与使他们从"局外人"变为"参与者"。研究者和实践者共同参与研究,参与从计划到行动,从反思到评价的全过程。因此,行动研究是理论与实践的结合,是行动与研究的结合,是研究者与实践者的合作。

3. 行动或变革是研究过程的关注点 行动研究过程中重要的一环就是行动或者变革。行动研究的最终目的是通过行动或变革解决存在的问题并提高行动质量。传统的研究是研究者在研究计划之前提出研究假设,根据研究计划进行推论,进而发表研究成果。而行动研究的目的不在于研究成果的推广,而是将研究成果应用于实践中,通过实践不断对研究过程和结果进行反思,及时修改存在的问题,并将修正后的执行状况持续进行评估,不断进行变革。

4. 注意研究过程对研究对象生活的影响 行动研究产生的变革或行动会对实践者的生活产生影响,使他们的现状发生变化。但是研究者必须要认识到这种影响在行动研究中是必

阅读笔记

然的,研究者要协助实践者认识存在的问题,而不是以先入为主的态度和方式去改变参与者,引导他们自发改变观念和自我反省,主动实施变革。

5. 行动或变革的决定权取决于所有参与者 行动和变革的决定权取决于所有参与者,包括研究者和实践者。行动研究强调决策过程是由所有参与研究人员共同决定,而不是由研究者或实践者决定,决策是由研究相关人员的集体思想构成的。

（三）选择行动研究作为研究方法

行动研究既是一种研究方法,又是一种解决问题的具体途径,在研究过程中,研究者要根据具体情况(如研究的问题、所需要的信息及情境)选择行动研究的类型。不同学者对行动研究的类型划分有相似之处。Mckernan 提出的 3 种类型为:科学 - 技术型行动研究,实践 - 商议型行动研究,批判 - 解放型行动研究。Holter 等提出行动研究的 3 种类型为:技术合作型、相互合作型、提高解放型。此种分类方法被护理研究广泛引用,以下将重点分析。

1. 技术合作型 技术合作型(technical collaborative approach)中研究者的目的是测试某项行动干预措施的有效性。这种干预是基于预先设定的理论框架之上的,提出的问题是检验此干预措施能否被运用于实际的情境。研究者与实践者的合作性质为技术和辅助型。研究者带着设定的问题和干预措施到特定的情境;研究者与实践者发生相互联系的目的是引起实践者对研究的兴趣与认同,研究者协助实施行动干预措施。此类型的优点在于能产生有效的即刻的实践变革;不足之处为当组织成员的热情逐渐消退,原先的组织结构和实践形式又会重新出现,因而使得行动缺乏长期效果。

2. 相互合作型 相互合作型(mutual-collaborative approach)的行动研究中,研究者与实践者一起发现潜在的问题、可能的原因和可行的干预措施。其结果是研究者与实践者达成对问题和原因的新的共识,以及对变革过程进行计划。此类型的优点在于能产生相对较长时间的变革,而不仅仅是变革本身带来的瞬时热情。不足之处为当参与的实践者离开或大量新的组织成员进入此情境时,变革将难以维持。

3. 提高解放型 提高解放型(enhancement approach)行动研究也称为参与式行动研究(participatory action research)。在此类研究中,研究者帮助实践者对自己的社会和历史进行批判性反思,了解那些深藏在自己文化中的价值观念,从而根据价值辨析所处情境中的问题。在此过程中,解放被传统观点所束缚的思想,提高实践者解决问题的能力。因此,较前两种类型而言,这种变革具有一定的可持续性。

二、研究的适用范围

行动研究目前已经逐渐应用在护理工作中,研究领域主要覆盖了护理实践、护理教育以及护理管理。广义上说,只要从特定情境出发,研究者和实践者一起合作、共同行动,采用科学的研究方法解决某个实际问题,都可采取实际行动研究方法。具体而言,在临床护理实践中,患者究竟希望护理人员提供哪些层面的专业性支持? 为什么单向信息传递的健康教育方式收效甚微? 慢性病患者该如何进行自我管理? 这些问题的解决都要求护士作为研究者和实践者,能够与患者一起共同讨论、分析所存在的问题及患者的需求,找出解决问题的最佳策略,并在行动干预中注意观察反思,这些实例都是行动研究的关注领域。在护理教育方面,研究者需要充分考虑到:各种不同的护理岗位需要什么样的护理人员? 何种课程体系能够弥合理论与实践的差异? 作为教育研究的主体——学生,他们更愿意接受何种教育教学方法? 对于护理管理而言,何种管理理论能够运用于特定的情境中? 什么样的管理方式能够调动被管理者的积极性而取得较好的预期效果? 凡此种种问题,都可以通过行动研究方法进行探讨。

以下列举了行动研究在不同护理领域的应用情况,给研究者一些初步的认识。在实际工作中,研究者可根据特定的情境适当进行选择。

阅读笔记

（一）护理实践

临床护理实践一直是护理研究者关注的重要领域。目前,临床实践领域中的行动研究主要体现在弱势群体健康照顾的研究、慢性病的自我管理以及临床护理干预中。

1. 弱势群体的健康照顾 近年来,弱势群体健康照顾的不平等性日趋明显。行动研究因其特征,可作为满足弱势群体健康照顾需要的有效研究方式。作为研究者,如果能够以实践者的角度去理解健康问题,分享信息、资源,共同创造行动或者变革,则可能会成为提供有效管理当地健康问题的关键。Nyamathi 等进行了一项印度农村地区的行动研究项目,主要是针对印度农村女性艾滋病患者,通过研究者与实践者之间的相互合作,给予女性艾滋病患者情感支持、交通帮助和抗病毒治疗的指导,获得了较好的预期成果。

2. 慢性病的自我管理 自我管理是指通过病人的行为来保持和增进自身健康,监控自身疾病的症状和征兆,减少疾病对自身社会功能、情感和人际关系的影响,并持之以恒地管理自身疾病的一种健康行为。慢性病患者长期受到疾病的折磨,如何有效管理慢性病成为慢性病治疗和康复的关键。在"行动研究法在老年期痴呆患者进食护理中的应用"的研究中,李红等分享了如何使用行动研究方法去改善老年期痴呆患者进食的护理实践,从而显著改善了患者的进食困难问题,增加了自主进食行为和食物摄入量,改善了患者的营养状况。

3. 临床护理干预 行动研究目前在临床护理干预中应用相对较多。Breimaier 等运用行动研究的方法,评价多方面和针对性实施预防跌倒指南的策略在急症护理实践场所的有效性,结果显示护理人员参与预防跌倒意识提高;预防跌倒知识、态度、指南的使用策略明显改善。在国内,尹慧珍等将行动研究应用到制订提高深静脉血栓高危患者早期活动依从性的方案中,通过每日床旁观察和询问,了解患者早期活动状况和影响早期活动的原因,制订解决问题的方法,边实践边改进解决问题的方案。3 轮行动研究循环后的研究结果显示,行动研究指导可以提高静脉血栓高危患者的早期依从性,从而降低深静脉血栓的发生率,促进患者的髋关节功能恢复。

（二）护理教育

行动研究最先被教育学领域采纳,目前国内外行动研究在护理教育中的应用主要体现在学校教育和临床护理教育中,具体主要表现在护生能力培养、护理课程改革、教学方法的改进、护理教育评价体系以及护理师资培训等。

1. 护生能力培养 行动研究目前已经成为护生能力培养的重要方法。护生是护理教育的参与者,行动研究中宽泛的研究范畴可以提供护生成为研究者的机会。王婷等认为护生在参与式、合作式、反思式的研究与学习中,创新能力、学习兴趣、批判性思维、观察与分析问题的能力、科研能力、自主学习能力等得到培养与提高。

2. 护理课程改革 行动研究也被广泛运用于护理课程改革。以往的护理教育课程设置存在理论与实践脱节、人文素质教育薄弱、缺乏护理特色等不足的情况。行动研究则可以弥合理论与实践的差距,实践者参与变革的思路在一定程度上保证了护理课程设置的实用性。李芳芳等采用行动研究的方法,构建上海市 3 所大学护理学硕士研究生专业课程资源共享体系,通过研究者与相关实践者的合作,包括研究生教育主管和教学管理人员、课程主讲教师、研究者本人及使用该课程体系学习的研究生。通过两轮行动研究后构建了专业课程资源共享体系。研究结果提示相关实践者均可获益。

3. 教学方法的改进 反思性教学是近 20 年来国际护理教育兴起的教学实践活动,行动研究正是实现反思性教学的重要方法。在行动研究中,研究者和实践者不断对实践进行反思、批判,不断提出问题并进行实践的变革,进而提高行动的质量。我国香港的 Chien 等将行动研究运用于本科护生临床实习阶段的教学,结果发现学生的自主性与积极性都明显提高。李娟等进行了基于角色扮演和 PBL 的护理本科生问诊教学行动研究,研究显示行动研究有效提高了

阅读笔记

学生的问诊技能。

4. 护理教育评价体系　行动研究也逐渐成为护理教育评价体系的新策略。传统的教育评价体系常采用形成性评价与总结性评价相结合的方式，"评""教"分离。行动研究使学生、专家、教师成为评估者，在民主平等的协作氛围中从多方面即时收集资料，使评估的每一具体步骤与整个评估方案得到即时、连续、彻底、全面的考察与评价，并能有机结合诊断性评价、形成性评价、总结性评价。行动研究为建立多维、公正、开放、民主并具实际指导意义的护理教育评价体系提供了新思路。

5. 护理师资培训　面对护理师资数量及质量存在严重不足的现状，护理师资培训仍然是当前护理教育需要解决的一大难题。行动研究使护理教师在"行动研究化、反思化，研究行动化"的教学实践中结合教育学理论、对教学各环节进行审慎思考，可在潜移默化中提高教育学理论水平与教师专业素养、提高教育科研能力。Arieli 等的研究提示行动研究可以帮助建立一个和谐的护理学术团队。国内沈宁等也认为"教师成为研究者"是我国护理师资培训的有效路径。赵书敏等将参与性行动研究应用于临床护士分层级继续教育培训中，取得了较好的培训效果。

（三）护理管理

目前，国内外研究者不断将行动研究引入护理管理中。Brynat 等在研究中描述了他们如何使用行动研究创建了一个评价高级护理实践者的框架。国内邵芳等进行了基于行动研究的护士职业倦怠干预实践，依据 Lewin 提出的行动研究框架探讨护士职业倦怠的有效干预途径及评估成效，在研究中强调研究者与被研究者共同参与讨论设计整个过程。研究结果显示，干预实践一年后，被干预护士群体的职业倦怠及压力源感知均有显著性改善。

行动研究是社会研究中的一种重要方法，因其变革性、实践性、参与性、协作性而被护理研究领域广泛应用，并对发展护理学科有着积极的意义。但在国内，护理研究人员对该方法的理性认识尚不够，总体上行动研究范例较为缺乏。作为一种有效地将理论和实践结合的研究方法，护理研究人员需要增加对行动研究的关注，不断将行动研究应用到护理实践、护理教育和护理管理中，丰富护理领域中的研究方法，促进学科发展。

第二节　行动研究的基本步骤

行动研究过程因受不同的理论模式指导而表现在具体实施步骤上存在一些差异，但基本步骤有着共同之处，均应体现一些基本要素。另外，行动研究中也应遵循一些基本工作原则。

一、行动研究方法的要素及诠释

很多学者从不同的角度对行动研究做出相应的阐述，并提出其操作模式。常见比较有影响的有：勒温（Lewin）的螺旋循环模式、埃伯特（Ebbutt）行动研究模式、麦柯南（McKernan）行动研究模式、埃利奥特（Elliott）行动研究模式、德金（Deakin）行动研究模式。操作模式的不同使得在实施行动研究的具体步骤上存在一些差异，但操作过程方面所体现的基本思想是相通的。首先，行动研究的起点应该是对问题的界定与分析；其次，行动研究的过程是螺旋式加深的发展过程。以 Lewin 提出的行动研究螺旋循环模式为例，他认为行动研究是一个发展过程，是一个螺旋循环圈（图 3-8-1），每一个螺旋循

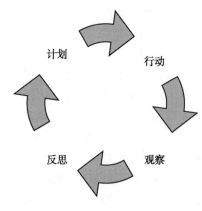

图 3-8-1　行动研究的螺旋循环模式图

阅读笔记

环圈又都包括计划、行动、观察、反思四个相互联系、相互依赖的基本环节;同时,行动研究的终点应该包含对计划及其实施情况与结果的评价,并在这种评价的基础上加以改进。如果反思后又做了修正,则把反思后重新修正的计划作为另一循环的开始,如图3-8-2所示,成为行动研究的基本框架。行动研究基本包括以下几个要素:确立研究问题、计划、资料收集与分析、行动、观察与反思、评价。

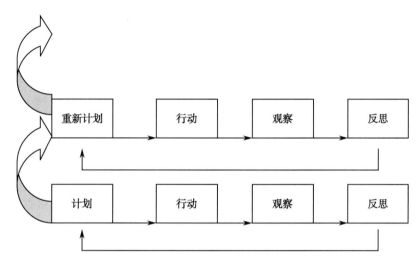

图 3-8-2　行动研究的基本框架图

注:上一箭头表示为开放性的,指如问题没有解决,可再重新进入下一轮循环

(一) 确立研究问题

发现与确立研究问题是行动研究的起点。行动研究作为一种以问题为中心的研究方式,它与改进实践者本身的工作效果有直接联系,因此是从实际工作情境中存在的问题入手,确立研究问题。

在护理工作中,研究问题通常是指与护士本身或护理工作有关的问题,如护理管理、临床护理、护理教育等方面。护理实践者或护理研究者发现了某一问题之后,若要采取措施来解决这些问题,首先需要对相关问题进行明确和分析,即对问题进行澄清和界定,尽可能地明确这个问题的种类、范围、性质、形成过程及可能的影响因素,以便对问题的本质有较为清晰的认识。

行动研究问题的提出和确立过程与其他质性研究有着明显的不同之处。行动研究要求应首先识别"实践者"和"研究者"以及两者在研究问题确立中的角色。"实践者"是在研究特定情境或场所中的"内部"人员,因此对面临的问题有着自己独特的理解与认知。作为在理论和研究方面有专长的"外部"人员的"研究者",则是带着某种目的来到这样一个情境当中,但由于自身并不属于特定的情境或场所,因此并不能有效地将这种情境与问题内化。此外,实践者还将是研究过程的实施者及研究结果的直接应用者。由于双方上述背景的差异可能会导致对同一个问题的观点并不一致,但就是这样的不一致才可以使得双方对问题的理解会更加全面和客观。因此,为了多角度、多层面地把握问题的本质,确定最终的研究问题,双方之间的讨论则显得极为重要。

在研究问题确立之后,接下来要考虑的问题则是如何解决这一问题,即制订研究计划。

(二) 计划

列宁曾经说过:"任何计划都是尺度、准则、灯塔、路标。"计划的根本目的在于保证行动目标的实现,在管理活动中具有特殊的重要地位和作用。在行动研究中,"计划"是指以大量

阅读笔记

事实和调查研究为前提,形成研究者对问题的认识,然后综合有关理论和方法,制订出研究计划。

在制订研究计划之前,它要求研究者从文献综述、现状调研、问题诊断入手,弄清楚以下方面:第一,现状如何? 产生的原因? 第二,存在哪些问题? 第三,关键问题是什么? 它的解决受哪些因素的制约? 第四,众多的制约因素中哪些虽然重要,但一时改变不了? 哪些虽然可以改变,但不重要? 哪些是重要的而且可以创造条件改变的? 第五,创造怎样的条件,采取哪些方式才能有所改进? 第六,什么样的计划是切实可行的?

一般而言,研究计划应该包含以下内容:①预期目标:这是计划实施后可能达到的目标状态,包括"总体目标"和"每一步具体行动目标"。在陈述预期目标时要尽可能做到具体、客观,使之具有可操作性和可监测性,防止模棱两可的现象出现。②拟改变的因素:即行动者为了解决问题而采取的一些方式方法,如准备采用新的护理管理方法,准备改变健康教育内容的呈现方式等。当然,这种改变绝不能是随意的改变,它必须是在全面了解问题的现状,深入分析问题的基础之上,再结合行动者的理论知识和经验而提出来的。并且,应注意一次拟改变的因素不宜太多。③行动步骤与行动时间安排:即研究中具体行动措施实施的先后顺序及每一步骤所需时间。如先做什么,需多长时间,再做什么,需多长时间。行动步骤与时间安排是行动研究中十分重要的一个环节。由于行动研究中经常会出现一些始料未及的影响研究结果的因素,因此要求行动者对行动步骤与时间的安排要表现出开放性和灵活性的特点,从这一意义上讲,计划是暂时的,允许修改的。④研究人员及任务分配:研究人员的纳入应能够代表研究情境中的所有人员。此外,为了使研究顺利进行,计划中对任务的分配尤其重要。⑤研究地点的安排:可以相对比较灵活,以满足"实践者"的需求为原则。⑥收集资料与分析资料的方法:准备用哪些方式和方法来收集资料,初步制定分析资料的方法。

行动者在计划环节应注意:①任何行动必须是行动者能够做到的;②行动研究不能干扰正常的护理活动;③所采取的行动研究,必须在一段时间内能测量出结果;④应考虑到伦理问题;⑤保证研究相关内容的效度。

(三) 资料收集与分析

1. 资料收集 资料收集是非常重要的步骤,它贯穿于行动研究的全过程。如在制订行动研究计划之初,研究者可以通过对以往相关研究资料如文献或实践经验进行全面收集、归纳、分析,制订初步的研究计划。但是,"解决实际问题"作为行动研究的基本特点之一,它要求行动研究应满足情境适应性,要求参与者参与到研究中,避免忽略每个组织的特殊文化和影响因素,因此,研究者不仅需要将以往的相关研究资料或经验作为制订研究计划的依据,还需要对处于研究情境中的参与者本身以及情境问题等进行资料的收集,根据具体情境产生的资料与分析结果来修订先前的"计划",为行动提供"行动指南",从而有助于保证研究内容的真实性以及研究方法的针对性、可行性、有效性。此外,行动研究要求对行动的过程和结果做出及时的反思、评价,其前提依据则是行动过程中通过各种资料收集方式获得的原始资料。

资料收集的方法依据分类不同,方式各异。由于行动研究是建立在传统量性、质性研究方法的基础上承继两者优势的一种研究方法,因此在行动研究中多数采用观察法,个人访谈法,焦点小组访谈法,量性调查如问卷、测验等相结合的方式收集资料。其次,其他的资料收集方法,则可能包括详细的行动记录和实务工作者互动时产生的主观印象,以及会议的田野笔记。研究人员也可以利用和分析相关的文件,例如医疗记录、时间表或是医疗护理计划等收集资料。资料的记录方式有录音、录像、书面记录或照片等。例如,"基于行动研究的护士职业倦怠干预实践"研究中,研究团体为了在行动研究实施干预之前能够制订出针对医院护士职业倦怠感的干预方法,首先成立了由医院内研究者与外来研究者组成的研究小组,讨论开展本项目的可行性并明确分工。在资料收集阶段,则由医院内研究者通过问卷调查、半结构式访谈等方

阅读笔记

法来评估干预前被干预群体的倦怠水平、影响因素及了解对干预内容的需求。外来研究者则负责文献查阅并提供相关的理论指导。

为保证资料的真实性与可靠性,现提倡多种资料收集方法并用,通过相互对照和比较去纠正、补充偏差或欠缺的内容,可以有效避免单一资料收集方法导致的两极化的看法和见解。

2. 资料分析　在研究过程中,将会不断地产生一些数据资料,包括研究事实、对事实的解释或阐述、对某些现象的因果解释以及中肯的评价。由于这些获得的研究资料是产生于实际环境之中的,因此具有一定的信度和精确度。在此基础之上,若实践者与研究人员共同合作分析研究资料,则对资料的解释和由此建构的概念或理论模式更为精确。

资料产生后,应根据各种资料收集方法相对应的资料性质进行分析。若为量性资料则可以利用传统的统计学方法来分析,而质性资料需用质性研究资料分析方法进行分析,具体参见第九章。资料的分析工作应该由整个研究团队共同进行,特别是最后对资料的阐述及解释工作。实践者的参与可以使研究所得的解释更准确地表达真实情况。在资料分析过程中,所有的参与者应不断地讨论,找出存在的问题,并寻求解释。

(四) 行动(action)

和其他质性研究不同的是,行动研究并不是以问题的发现及资料分析结果的整理为研究终点,而是寻求建立在资料分析基础之上的行动或变革,如在行动中促进工作的改进、认知的改进、情境的改进等。因此,行动研究中的"行动"并不是为了检验某一计划,而是解决实际问题。行动研究过程是不断调整的,由于实际情况可能发生改变,且随着对行动及背景认知的逐步深化以及各方面参与者的建议,研究者应适时对行动做出合理的修改与调整。

(五) 观察与反思(observation and reflection)

行动者在行动过程中应注重对行动的观察,才能够不断发现问题及获得反馈意见,从而做出合理的修改与调整。观察主要是指对行动过程、结果、背景及行动者特点的考察,其实质是搜集研究的资料、监察行动的全过程。行动者在观察时应注意:①观察的内容要全面,如行动背景因素及其制约方式、行动过程各要素、行动结果等;②收集的资料要全面,包括背景资料、过程资料、结果资料;③观察的方式要灵活、有效,一般说来,可根据具体情况选用以下3种方式之一种或几种合用。如行动者可邀请同事或相关领域的专业研究人员来帮助观察和记录,也可委托一个或几个研究对象对情况进行观察和记录,或者采取现代化的记录观察手段,如录音、录像等。

行动研究的核心在于通过实践而学习,因此反思是关键。观察可为反思提供基础性材料。反思(reflection)是行动研究基本环节中一个螺旋圈的结束,又是过渡到另一个螺旋圈的中介,是对行动过程及行动结果的思考,以调整下一步行动计划和工作构想。反思的进行可以利用日志、小组会议和面谈等方式进行。

(六) 评价

评价(evaluation)是对行动的监控和对结果的评鉴,它贯穿于行动研究的始终。评价的方法、时间、标准等均应在计划阶段拟好。在评价过程中,研究者们有责任和义务负责指导评价过程,而其他所有的参与者均应当清楚、认同及参与评价,因为他们的参与能够保证评价的正确性和准确性,为修订、调整研究计划提供依据。

二、行动研究方法中的基本工作原则

行动研究中应注意遵循下述基本工作原则。

(一) 关系(relationship)

良好的工作关系可以促进参与研究的各方之间的信任,激发从事研究活动的动机。要建立良好的工作关系,研究各方应该做到:①平等对待每位研究参与者;②坚持人性化的原则;③无

阅读笔记

论何时均要最大限度地避免矛盾的发生;④一旦矛盾出现,应采取公开化的对话形式去解决;⑤接受对方的本色,而不是你头脑中所想象的他应该的样子;⑥鼓励建立一种合作型的研究关系,而非没有人情味的、充满竞争性的、矛盾的或者是凸显权威性的人际关系;⑦时刻关注任何参与者的外显行为。

（二）交流（communication）

研究中各方交流的质量、次数、连续性以及合理性等将会对他们从事研究活动时的互动性产生非常关键的影响。如果人们以一种藐视的态度与对方进行交流,或者不能够有效地向对方呈现自己的活动,或者故意曲解、有选择性地交流信息,那么这种研究活动将会是短暂的、无效的。相反,若所有的参与者能够做到以下几点,那么他们之间的沟通效果将会是非常有效的:①积极、认真地倾听对方的谈话;②接受并且对所听到的话语有所反馈;③能够理解听到的话语;④表现真诚与信任;⑤表现出与文化和社交相适应的交流方式。

（三）参与（participation）

如果人们能够积极、认真、能动地参与到研究工作中,不仅可以充分体现他们自身的价值,而且可能使研究效果超出预期的时间和效益的规划。要提高人们的参与水平,应该:①强调积极参与的重要性;②允许人们去从事相对来说较为重要的任务;③向参与者提供关于行动研究的相关内容;④鼓励人们从事他们力所能及的一些计划和活动;⑤与所有参与者,而非一些代表性的人物互动。

行动研究偏重于对实际问题的解决,注重情境性,因此其研究过程并没有统一的、明确的和固定的步骤,应视具体情境而有所不同,但都应注意遵循其基本工作原则。

Box 3-8-2

行动研究的优点和缺点

1. 优点主要表现为:

（1）适应性和灵活性:适合于各种护理情境;具体实施时允许适时地调整方案。

（2）评价的持续性和反馈的及时性:各种评价方式如诊断性、形成性、总结性评价可综合运用,并贯穿于整个研究过程;同时,各种评价结果可及时反馈到行动中,表现为一种动态的评价与反馈。

（3）实践性与参与性:研究与实践紧密结合,注重解决实践中存在的问题。研究人员不仅包括专业研究人员,还包括直接应用研究结果的相关人员。

（4）可综合运用多种研究方法:行动研究不拘泥于某种研究方法,相反,可根据研究需要综合使用定性和定量的方法。

2. 缺点主要体现在:

（1）情境的特定性及推广的限制性:由于行动研究注重于某个特定情境中问题的解决,因而研究结果很难推广。

（2）缺乏对研究条件的控制性:因缺乏传统科学研究中对实验条件的严格控制,因此,其研究效度一直为人所诟病。

第三节　实例分析

阅读笔记

本章第一节概述了行动研究的3种类型,本节选择相应的研究实例帮助大家理解和分析3种类型行动研究的特点。

一、研究实例

所选择的三种类型行动研究的区别,一方面表现为实践者参与的程度不同,而另一方面则在于研究所需达到的目的不同。技术合作型(technical collaborative approach)的行动研究旨在讨论技术性地解决社会情境中的实际问题。由外来研究人员提出某个理论基础上的操作技术并取得实践者的理解和配合,评估该技术的有效性、实用性和推广性。相互合作型(mutual-collaborative approach)的行动研究旨在发展参与者的实践推理能力,从而改善实践。研究者和实践者在有效沟通和对话的基础上,注重研究者的专业理论知识的指导和实践者的反思,发展实践者推理、理解、判断和实践的能力。提高解放型(enhancement approach)的行动研究旨在创造一个批判性分析问题的环境,让参与者在完全授权的情况下,超越主观认识,对实践进行批判与反思,寻求揭示具有压迫性和支配性的事物,并且要把批判性的意识付诸行动,进而创造一种可能的改变与进步。行动者需要在促进和解放的过程中产生积极的作用,要主动地促进社会的转化。三种类型的行动研究特征如表 3-8-1 所示。

表 3-8-1 三种行动研究类型的特征

行动研究的类型	哲学基础	问题	合作的焦点	理论	产生的知识类型
技术合作型	自然科学	提前界定	技术性	确认、提炼、演绎	预测性的
相互合作型	历史-诠释性	情境中界定	相互理解	新理论、归纳	描述性的
提高解放型	批判性科学	在价值观澄清的基础上,在情境中界定	相互解放	确认、提炼、新理论、归纳、演绎	预测性的、描述性的

【例1】 技术合作型行动研究的研究实例

1. 研究题目 发展以理论为基础的促进中国早期青少年性生殖健康与艾滋病预防项目(Development of a theory-based sexual and reproductive health promotion and HIV prevention program for Chinese early adolescents)。

2. 研究目的 ①设计适用于中国早期青少年的促进性生殖健康(SRH)和预防艾滋病的项目;②实施该项目;③评价该项目的应用效果。

3. 研究背景 在中国,大多艾滋病和性病患者都是在青春期被感染的。青春期是一个脆弱敏感期,也是形成责任感和健康观念的重要预备时期。然而在中国,是否进行性教育是一个长期存在的矛盾,目前的性教育远远落后于青少年的需求和他们的性行为现状。

4. 研究设计 选择技术合作型行动研究法,研究者深入研究场所与实践者合作,取得参与者对该研究的兴趣以及对研究设计的知情同意,了解参与者的需求,发展一个基于理论框架上的干预项目,共同推进项目的实施,从而改善实践活动,达到研究目的。

5. 研究参与者 102 名早期青少年(10~14 岁),15 名教师,12 名入选的早期青少年的家长。

6. 研究步骤 研究持续时间为 2008 年 2 月至 2009 年 4 月,分 8 个步骤:

(1)接触疾病预防和控制中心、教育局、学校管理人员,进入研究地点。

(2)建立核心工作小组:小组成员包括招募的 2 名学校教师、2 名助理研究者和 10 名青少年培训者。

(3)招募参与者:包括 15 名教师、12 名学生家长和 102 名早期青少年。

(4)实施需求评估:通过教师组、家长组分别进行的焦点小组、早期青少年组的参与式活动法以及 102 名早期青少年填写调查问卷进行需求评估。

(5)分析解释数据:包括质性研究数据和量性研究数据。

阅读笔记

（6）设计项目内容和活动:研究者在信息 - 动机 - 行为技能的理论模式和需求评估的基础上,与核心工作小组成员合作,发展项目提纲,该提纲由咨询专家提出草案,学生、教师、家长给予建议并修改最终确定。

（7）项目应用:对青少年培训者进行计划实施培训之后,使用参与式学习法实施该项目,每次培训之后青少年培训者进行小组反思,改善后续的项目实施策略,提高干预效果。

（8）评价该项目:使用调查问卷测试干预后的 102 名早期青少年信息、动机、行为技能;同时,进行焦点小组活动反馈,了解他们的全部感受、对培训内容、形式和培训者的意见;并通过召开所有实践者参与的会议获得对该项目的建议。

7. 资料收集与分析　培训各个阶段均举行小组会议,研究者作为咨询者和促进者,不断为青少年培训者提供支持和鼓励,学校和老师也为学生提供各种资源如场地、多媒体教室、实践等。采取质性与量性两种方式评价和分析应用结果。量性研究的资料收集通过相关问题自测工具获得,该问卷由研究者发展,测量六个方面:SRH 促进的相关信息、HIV 预防的相关信息、个人态度、感知的社会支持、行为动机、行动相关的自我效能感。使用描述性分析法分析相关数据。通过参与式活动、焦点小组法和反思日记获得质性研究数据,使用内容分析法进行分析。

8. 研究结果　包括三部分:促进性生殖健康和预防艾滋病项目的三个关键要素;项目实施过程;项目应用的结果。

结果显示,项目的三个关键要素包括:信息、动机和行为技能。项目实施过程包括四个方面:提高青少年培训者的培训能力;使用参与式学习方法;学校支持保障项目的实施;青少年培训者在各个阶段反思项目内容、应用过程的感受和经历。项目应用的结果包括两大方面,即青少年对该项目相关的信息、动机和行为技能的改变;参与者对项目的意见。统计分析显示,项目实施后的一周,信息、动机和行为技能较项目实施前有显著提高。参与者对培训项目的质性资料反馈显示:该项目内容全面且有益;培训者态度友好且知识丰富;寓教于乐的参与式学习方式让他们印象深刻。此外,早期青少年表示他们会将培训的知识和技巧应用到日常生活中,帮助自己、家人和朋友。

9. 结论　技术合作型的行动研究方法对于评估实践者的自身需求、在理论基础上设计合适的内容和活动、获得参与者对实施项目的支持、达到研究目标方面都很实用。通过项目实施,青少年增长了知识,培养了积极的态度,并掌握了基本行为技能;此外,还证实了知识 - 动机 - 行为技能模式适用于非西方的文化环境中。

【例 2】　相互合作型行动研究的研究实例

1. 研究题目　乳腺癌个案管理护理实践模式的建构与实施:一项行动研究。（A nurses-led case management model for women with breast cancer:an action research project）。

2. 研究目的　通过探索乳腺专科护理中存在的问题,构建乳腺癌个案管理实践模式,实施并评价所构建的模式对患者结局及专科护理实践的影响。

3. 研究背景　乳腺癌患者在接受治疗和康复的过程中存在相应的生理和心理问题,现有的乳腺专科护理难以持续满足乳腺癌患者健康教育、信息支持、康复指导和心理疏导等方面的照护需求,如何实现持续的、个体化的、以患者为中心的优质护理服务已成为乳腺癌康复领域亟待解决的问题。国外及我国台湾地区个案管理模式的应用结果显示可促进乳腺癌患者的整体康复,但大陆地区尚无在乳腺癌康复护理领域应用个案管理模式的研究报道。因此,该项研究拟通过行动研究深入探索乳腺专科护理实践的新模式,发掘并解决相应的问题以提升乳腺专科护理质量。

4. 研究设计　选择以复旦大学附属肿瘤医院乳腺外科为研究场所。遵循行动研究方法的基本环节,研究者与实践者从现有的乳腺癌护理实践中发现问题,并探索解决问题的方法,依据 Brown 高级护理实践模式为理论框架,构建乳腺癌个案管理实践模式,并通过实践评价反思该模式对于患者结局和专科护理实践的影响。

5. 研究参与者　由 2 名有行动研究背景的研究者、2 名护理管理者、1 名外科医生管理者、1 名康复顾问、2 名护士长及 4 名护士共计 12 人组成行动小组。研究对象包括在乳腺外科接受治疗的乳腺癌患者及提供服务的医护人员。

6. 研究方法　使用行动研究法进行小组活动监管,研究者与实践者是一种合作关系,同时研究者具有双重角色:既是计划实践者又是观察记录者;该论文的作者是整个行动研究的监管者。结合质性研究方法包括个人深入访谈、焦点组访谈、知情人访谈、参与式观察及量性研究包括类实验性研究方法收集资料。

7. 研究步骤　具体将研究分为诊断、计划、实施、评价、反思 5 个阶段。

(1) 第一阶段:诊断。通过多角度访谈与参与式观察乳腺癌护理实践现状,明确存在的问题。通过诊断发现,乳腺癌患者在治疗、信息与心理方面存在较多需求;医疗护理工作的整体实力、人员配备、工作模式、患者教育及出院随访与康复方面存在缺陷,导致患者缺乏个体化、持续性的整体服务。

(2) 第二阶段:计划。通过理论研究、小组讨论建构乳腺癌个案管理护理实践初步模式,并在此阶段明确了乳腺癌护理实践的变革方向和理论基础。

(3) 第三阶段:实施与修正。研究者在行动开始后进入研究现场参与性观察该模式的实践过程,在模式实施后第 3 个月分别召开了患者及行动小组座谈会、访谈与动态讨论,就实践者、实践环境、实践内容与实践工具几方面进行了实践方案的修改。

(4) 第四阶段:实施与评价。通过为期 6 个月的类实验性研究,评价个案管理护理实践对乳腺癌患者结局的影响。

(5) 第五阶段:反思性评价。通过相关实践者的访谈,对行动方案的总体效果进行反思性评价。

8. 研究结果　对服务对象而言,乳腺癌个案管理护理实践促进了乳腺癌患者的肢体康复,降低了患者的疾病不确定感,提高了患者的健康相关生命质量;对临床护士而言,该模式提高了实践者的能力、专业价值感与工作自主性;对护理学科而言,个案管理护理实践拓展了护理专业的实践内涵,是护理向专业化发展的实践形式。

9. 结论　该项行动研究表明,研究者与实践者共同参与构建的个案管理护理实践模式是较为有效的医疗卫生服务形式,促进了乳腺癌患者整体康复。行动研究可以有效评价理论的实用性,还可以为未来的研究和实践提供借鉴。但如何使该实践模式整合融入目前的常规护理工作内容,尚需相关政策、制度、资源等多方面的支持。

【例 3】　提高解放型行动研究的研究实例

1. 研究题目　拓展伊朗护士在患者健康教育中角色作用的护士主导行动研究项目:过程、结构和结局(Nurse-led action research project for expanding nurses' role in patient education in Iran:Process,structure,and outcomes)。

2. 研究目的　通过阐述护士主导行动研究项目的实际过程、结构和结局,拓展护士在患者教育中的角色作用以满足病人健康教育需求。

3. 研究背景　患者教育是所有临床护理实践活动中的一个重要组成部分,但它仍然是患者最没有得到满足的需求。多项研究显示护士所提供的患者教育服务存在缺陷。组织机构存在的障碍(如医院提供教育服务的护理人力资源有限)和护士专业责任相关因素(如护士尚未充分意识到患者教育的重要性)可能是导致这一问题的主要原因。通过行动研究可以同时探索这些原因并解决相应的问题,从而有利于护士教育能力的构建并提升服务质量。

4. 研究设计　采用参与式行动研究方法,该项目以"通过计划与合作来动员行动

阅读笔记

(Mobilizing for Action through Planning and Partnership,MAPP)"和"20 项促进转变的领导力技能(Leadership for Change,LFC)"为概念框架,同时沿用 MAPP 的 7 项原则:①系统思考 - 检查社区的健康问题和社区的组织结构;②交换意见 - 征求各利益相关者的意见;③分享愿景 - 保证过程实施成功的概率;④基本资料 - 基于数据的决策;⑤合作 - 促进资源的评估,明确每个成员职责;⑥策略的思考 - 积极主动思考存在的问题;⑦庆祝成功 - 促进每个成员热情的保持。在实施过程中计划、实施、评价和反思,反复循环。

5. 研究参与者　遵循参与式行动研究原则,该项目参与人员包括研究者和实践者,通过目的取样组成了 3 个小组:①核心研究支持团队:由 3 名学术顾问、1 名护理管理者和 1 名现场负责人组成。②2 个合作指导委员会:由 36 名含护理及其他专业专家、官方组织机构成员和专家组成。③社区成员反馈小组:由患者及临床专业护理人员等组成。800 名注册护士参与了该研究项目,其中有 70 名管理人员,包括 25 名督导人员,41 名护士长,4 名主管护士或护理专家。

6. 研究步骤　具体过程为:①准备阶段:确立首要问题、识别相关实践者、描述研究者和机构组织的共同目标、争取相关支持;②成立组织,建立合作关系:建立 MAPP 的组织机构,包括核心研究支持团队及合作指导委员会,保证 MAPP 成功启动;③提出愿景:社区成员反馈小组根据现有健康状况提出理想的健康愿景;④基本数据的评估,为计划提供基础:核心研究支持团队评估患者教育的优势与劣势、当地患者健康教育系统和服务、护士在患者教育过程中的角色及影响当地健康照护系统改变的因素;⑤提出策略:合作指导委员会根据 MAPP 评估结果明确存在的健康教育问题,制定目标和策略;⑥行动实施:社区成员反馈小组根据明确的议题制订相应的实施计划或措施;⑦行动循环,提升质量:对行动研究的四个环节(计划、实施、评价、反馈)提出质量提升计划。

该项目实施自 2012 年 1 月至 2014 年 2 月,各团队成员之间每天进行常规沟通和参与每个月例会。在前 6 个月内通过 6 次量性评估数据和质性研究(探讨护士角色扩展的组织结构和过程)完成项目数据收集,并将具体的结果于每个月例会中进行专家成员讨论和参与式决策,以促进整个行动研究的实施与循环。在进行每一个步骤前,针对患者现存的健康教育问题进行集中反馈和处理,再根据反馈的问题形成最终版本的行动计划。

7. 研究结果　在以护士为主导的行动研究项目中,形成了 2 年短期和 5 年长期的行动研究规划和含 32 个具体护士教育角色能力构建的行动计划,促进了护士教育角色的扩展。

8. 结论　以护士为主导的学术 - 临床合作的组织结构以及策略管理过程是一种可行的实践模式。研究建议高层管理人员和卫生系统政策制定者可将该行动研究结果扩展应用于更广泛的实践中。

二、讨论与分析

【例 1】　分析:在实例 1 "发展以理论为基础的促进中国早期青少年性生殖健康与艾滋病预防项目"的研究中,研究者预先设立了问题、行动措施计划和期望达到的变革。在行动过程中,强调在获得参与者的理解、认可、合作的基础上,依据实践者的需求调整并修订行动计划,实施易于接受和采纳的干预措施。参与者的认可与合作是该研究项目能够实践的前提。

【例 2】　分析:在实例 2 "乳腺癌个案管理护理实践模式的建构与实施:一项行动研究"的研究中,研究者作为监管引导者和观察记录者,深入实践场所与实践者共同分析寻找存在的问题,以 Brown 高级护理实践为理论框架,讨论并结合特定情境的医疗卫生服务现状,构建了适宜于乳腺癌患者的个案管理护理实践模式,提升了实践者的实践决策能力,促进了实践者熟练运用理论指导实践的判断、理解、分析和行动。同时所构建的模式在行动研究中也得到了实践

阅读笔记

和发展。

【例3】 分析：在实例3"拓展伊朗护士在患者健康教育中角色作用的护士主导行动研究项目：过程、结构和结局"的研究中，研究者帮助与特定情境相关的实践者认识了护士在患者教育过程中存在的问题，让实践者发现问题，明确实践者角色扩展的实际过程、结构和结局，反思项目的实施效果和需要改善之处，提升护士健康教育服务能力，促进临床护理资源的合理配置。相对而言，即使研究者离开研究现场，实践者应该也可以保障项目的可持续性。

行动研究作为一种研究方法，它不仅将理论、研究与实践有机地联系起来，而且通过实践者的参与，促发实践中有效的变革而改善护理对象的生活。上述实例显示，行动研究法可以有效地运用于护理研究以及公共卫生服务研究中。如果发展护理知识的最终目的是改善护理实践，那么通过在实践运用中经过证实和修订的知识，对护理学科而言则更为重要。对于发展包含实践性和人文性的护理学科而言，行动研究有着积极的意义，值得护理研究者的广泛关注。

Box 3-8-3

行动研究的评价指南

计划

1. 研究者是否说明为什么采用行动研究？

2. 研究是否从分析情境开始？还是开始于实施行动？

3. 谁发起的研究，是实践者还是研究者？

4. 研究团队是否表现出对一个共同设定目标的承诺，实现资源共享和行动？

5. 情境分析

(1) 是否描述了足够的研究场所细节？

(2) 什么样的资料收集方法用来形容实践的情况？质性和量性研究方法是否运用适当？

(3) 是否描述样本的选择方法？是否是恰当的研究对象？

(4) 在研究的分析阶段，研究者和参与者之间的协作程度如何？

(5) 研究对象的保护是否有记录？

(6) 是否描述了资料分析方法？应用是否得当？

(7) 参与者是否参与了资料的诠释？

(8) 资料的诠释是否反映了对情境的理解？

6. 行动计划

(1) 是否详细描述了预期的改变？

(2) 是否详细描述了实施策略？

(3) 是否描述了评价的方法？

(4) 参与者是否参与了行动计划？

实施

1. 预期发生的改变是否在问题发生的场所实施了？

2. 是否制订了实施时间？

反思

1. 是否制订了协助反思的方法？

阅读笔记

2. 是否描述了反思的结果?

评价

1. 是否描述了评价改变的策略?

2. 是否评价了实施的过程及结局?

3. 数据评估方法是否适合于评估的事实? 质性和量性方法是否运用恰当?

4. 参与者是否参与了评价?

5. 使用分析评估数据的方法是否适当?

6. 研究是否关注了量性研究结果的信度与效度、质性研究结果的可信度?

结论、应用和建议

1. 结论是否反映了研究结果?

2. 从研究结果中是否可以形成特定情境的理论?

3. 是否详细描述了应用性?

4. 研究者是否讨论了研究的伦理和道德应用?

5. 有无对研究 / 实践的建议?

6. 研究者是否描述了参与者从研究中获得的益处?

Streubert Speziale HJ, Carpenter DR. Qualitative research in nursing: Advancing the humanistic imperative [M].4th ed.Philadelphia: Lippincott Williams & Wilkins, 2007.

(洪静芳)

【小结】

本章主要介绍了行动研究的特点、适用范围以及步骤,说明了行动研究的情境特点,强调了"实践者"与"研究者"合作的重要性;通过解析行动研究在护理实践、护理教育和护理管理中的广泛运用,体现出行动研究作为一种研究方法在护理领域研究中的契合性;并结合三个行动研究的实例具体阐述了行动研究的操作过程。

【思考题】

1. 行动研究属于量性研究还是质性研究?

2. 行动研究中,理论、实践、研究三者之间的关系如何?

3. 在实际研究中,能否将行动研究与临床随机对照试验研究有效地结合起来?

【参考文献】

1. 李芳芳,姜安丽,胡雁,等 . 应用行动研究法构建护理学硕士研究生专业课程资源共享体系[J]. 中华护理杂志,2013,48(6):527-529.

2. 李红,郑剑煌,汪银洲,等 . 行动研究法在老年期痴呆患者进食护理中的应用[J]. 中华护理杂志,2015,50(3):308-312.

3. 李娟,胡琛,张晓云,等 . 基于角色扮演和 PBL 的护理本科生问诊教学行动研究[J]. 中华护理教育,2011,8(5):205-207.

4. 刘明 . 护理质性研究[M]. 北京:人民卫生出版社,2008.

5. 邵芳,骆宏,徐鑫芬,等 . 基于行动研究的护士职业倦怠干预实践[J]. 中华护理杂志,2009,44(10):882-885.

6. 王冬华,唐四元 . 护理教育的行动研究进展[J]. 护理学杂志,2012,27(17):91-93.

7. 王婷,王维利,栾贝贝,等 . 护理本科生科研能力培养模式及应用效果的行动研究[J]. 护理学报,2015,22(9):5-8.

阅读笔记

8. 沈宁,许岩.论教师即研究者[J].中华护理杂志,2003,38(8):643-644.

9. 邢唯杰.乳腺癌个案管理护理实践模式的建构与实施:一项行动研究[D].复旦大学博士学位论文,2011.

10. 尹慧珍.提高深静脉血栓高危患者早期活动依从性的行动研究[D].郑州大学硕士学位论文,2015.

11. 赵明仁,王嘉毅.教育行动研究的类型分析[J].高等教育研究,2009,30(2):49-54.

12. 赵书敏,辛霞,侯荣丹,等.参与性行动研究在临床护士分层级继续教育培训中的应用[J].护理学杂志,2011,26(8):65-67.

13. Breimaier HE,Halfens RJ,Lohrmann C. Effectiveness of multifaceted and tailored strategies to implement a fall-prevention guideline into acute care nursing practice:a before-and-after,mixed-method study using a participatory action research approach [J]. BMC Nurs,2015,14(1):18.

14. Bryant-Lukosius D,Dicenso A. A framework for the introduction and evaluation of advanced practice nursing roles [J]. Journal of Advancer Nursing,2004,48(5):530-540.

15. Chien WT,Chan SW,Morrissey J. The learning contracts in mental health nursing clinical placement:an action research [J]. Int J Nurs Stud,2002,39(7):685-694.

16. Elliott J. Action Research for Educational Change [M]. Milton Keynes:Open University Press,1991.

17. Baum F,MacDougall C,Smith D. Participatory action research [J]. J Epidemiol Community Health,2006,60(10):854-857.

18. Haddad S,Narayana D,Mohindra K. Reducing inequalities in health and access to health care in a rural Indian community:an India-Canada collaborative action research project [J]. BMC Int Health Hum Rights,2011,11(2):S3.

19. Hart E. Action research as a professionalizing strategy:issues and dilemmas [J]. J Adv Nurs,1995,23(3):454-461.

20. Holter IM,Schwartz-Barcott D. Action research:what is it？ How has it been used and how can it be used in nursing [J]. J Adv Nurs,1993,18:298-304.

21. Hong J,Fongkaew W,Senaratana W,et al. Development of a theory-based sexual and reproductive health promotion and HIV prevention program for Chinese early adolescents [J]. Nursing and Health Sciences,2010,12(3):360-368.

22. Kemmis S,McTaggert R. The Action Research Planner Geelong [J]. Melbourne:Deakin University Press,1990.

23. Khorasani P, Rassouli M, Parvizy S, et al. Nurse-led action research project for expanding nurses' role in patient education in Iran:Process,structure,and outcomes [J]. Iran J Nurs Midwifery Res,2015,20(3):387-397.

24. Koch T,Jenkin P,Kralik D. Chronic illness self-management:locating the 'self'[J]. J Adv Nurs,2004,48(5):484-492.

25. Lee-Hsieh J,Kuo CL,Tsai YH. An action research on the development of a caring curriculum in Taiwan [J]. J Nurs Educ,2004,43(9):391-400.

26. Lee-Hsieh J,Kuo CL,Turton MA,et al. Action research on the development of a caring curriculum in Taiwan:Part Ⅱ[J]. J Nurs Educ,2007,46(12):553-561.

27. Lewin K. Action research and minority problems [J]. Journal of Social Issues,1946,2(4):34-46.

28. Mckernan J. Curriculum Action Research:A Handbook of Methods and Resources for The Reflective Practitioner [M]. 2nd ed. London:Dogan Page,1996.

29. Nyamathi AM,William RR,Ganguly KK,et al. Perceptions of Women Living with AIDS in Rural India Related to the Engagement of HIV-Trained Accredited Social Health Activists for Care and Support [J]. Journal of HIV/AIDS,2010,9(4):385-404.

30. Newton P,Burgess D. Exploring types of educational action research:implications for research validity [J]. International Journal of Qualitative Methods,2008,7(4):18-30.

31. Streubert Speziale HJ,Carpenter DR. Qualitative research in nursing:Advancing the humanistic imperative [M].4th ed.Philadelphia:Lippincott Williams & Wilkins,2007.

32. Stringer E,Genat WJ. Action Research in health. New Jersey Columbus [M]. Ohio:Merrill Prentice Hall,

阅读笔记

2004.

33. Waterman H, Harker R, MacDonald HM, et al. Advancing ophthalmic nursing practice through action research [J]. Journal of Advanced Nursing, 2005, 52(3):281-290.

34. Webb C. Action research: philosophy, methods and personal experiences [J]. Journal of Advanced Nursing, 1989, 14:403-410.

阅读笔记

第九章　质性研究的可信度

导入案例

　　质性研究者经常会面对一些质疑:研究者本身是资料收集者,但同时又是资料的分析者,研究者是客观的吗? 如何判断研究结果是正确的? 怎么判断资料收集是否可以终止了? 这些研究结果就是一些"故事",怎么才能被认为是"可信的资料"? 这些研究结果仅仅从某一个个案或一个群体得来,怎么才能具有研究的推广性?

第一节　概　　述

　　在量性研究中,通常可以通过内部效度、外部效度、研究质量的控制等评价研究质量的好坏,通过心理测量学指标来评价研究工具的状况。质性研究同样面临着对研究质量的要求和评判问题。那么,在质性研究中,如何判断研究质量的好坏? 如何保证和提高研究的质量呢?

一、有关质性研究可信度的争议

(一) 信度和效度的概念是否适用于质性研究

　　由于质性研究和量性研究的认识论不同,对质性研究的信度和效度问题也一直存在争议。质性研究者认为,信度和效度的概念主要源自实证论的量性研究,量性研究的目的在于找到共同点,因此测量工具本身的客观与可信就成为相当重要的评估指标。由于质性研究缺乏用量化的方法对信度和效度进行验证,如果从量化的观点来评价质性研究,就有失公允。由于研究思路的不同,评价研究结果的方法也应该有所不同。

　　首先,信度和效度是传统的实证主义量性研究的判断标准,是通过客观测量与量化推论来达到的,但不适用于后实证主义和建构主义哲学体系下的质性研究。质性研究关注的是社会事实的建构过程,以及人们在不同的、特有的社会文化脉络下的经验与解释。对这种关于脉络的情境过程、互动、意义以及解释的探索研究有其独特的评价方法。其次,质性研究中更多的是运用参与式的观察,因时间、地点、任务、情境的变化,很难对原来的研究对象进行重复研究

阅读笔记

367

或观察,因此信度不高。在质性研究中,复制不是目标,也不可行。同时,由于研究者主动地参与,可能会降低资料的效度。另外,随机抽样与质性研究要取得特定信息的需求也是有冲突的;最后,质性研究的结果不是用来做量性的推论,而是为了体现人类经验的独特性。

目前大多数研究者达成共识,认为质性研究不应讨论信度问题。信度这个概念来自量性研究,是指研究结果的可重复性。而质性研究认为事物不可能以完全相同的方式重复发生,质性研究是高度个人化的,每个个案都有其特殊的脉络,强调研究的独特性和唯一性,因此信度对质性研究没有实际意义。质性研究偏重效度,效度可以用来讨论质性研究结果的真实性,与量性研究的效度不同,质性研究的效度是指研究报告与实际研究的相符程度。这种意义上的效度不仅包括研究方法的有效,还包括对结果的表述,再现了研究过程中所有部分、方面、层次与环节之间的协调性、一致性和切合性。

（二）如何评价质性研究的质量

质性研究同样面临如何检验研究质量的问题,也有自己的定义和方法来保证研究的严谨性和可信性,包括结果的真实性、可靠性、代表性以及有关的伦理问题。评价质性研究的质量,首先要了解研究所依据的范式,从范式的角度来探讨质性研究的质量评价标准。

一种是仍以实证主义和后实证主义的语言为主,发展出不同的信度、效度指标。例如,Denzin 和 Lincoln 认为质性研究的信度包括研究者的资料与实际发生情况的吻合程度以及不同研究者之间对资料阐释的一致程度,可通过观察的稳定性、平行模式以及评定者信度来达到。观察的稳定性是指研究者在不同时间和地点是否能做出相同的观察与阐释;平行模式是指当研究者在观察期间注意到其他现象时,是否还会对之前所见的现象做出相同的观察和阐释;评定者信度是指不同观察者以相同的理论架构来观察相同现象时,是否会以相同的方式来阐释。Maxwell 提出质性研究的效度是指研究结果的真实性,它包括:①描述型效度:对外在可观察到的现象或事物进行描述的准确程度;②解释型效度:指研究者了解、理解和表达被研究者对事物所赋予的意义的确切程度;③理论效度:又称为诠释效度,指研究所依据的理论以及从研究结果中建立起来的理论是否真实地反映了所研究的现象;④评价型效度:指研究者对研究结果所做的价值判断是否确切;⑤推论效度:指是否可以在特定群体或情境范围内部或外部加以推断。其他的信度、效度的概念还包括 Kirk 和 Miller 以及 Lincoln 和 Guba 提出的狂想信度、历史信度、同步信度、明显效度、工具效度、理论效度等。另一种是创立新的不同的质性研究的判定概念和语言,是诠释学的观点,例如 Guba 和 Lincoln 提出用"可信度"（trustworthiness）来代替效度,Hammersley 提出的效度即反省的观点,Altheide 和 Johnson 提出的效度即文化、效度即意识形态等观点。

Box 3-9-1

其他学者提出的关于信度、效度的概念

狂想信度:对不同研究对象,持续采取同一种方式来应对,避免不同应对方式可能的对研究结果的影响。

历史信度:在不同时间点所测得的结果之间的相似性。

同步信度:同一时间内产生相似的研究结果。

明显效度:研究的测量工具与观察的现象常常吻合,并能够提供有效的资料。

工具效度:运用研究测量工具获得的资料,与某一项被证实有效的工具所测量的结果相似。

阅读笔记　　实证主义一般认为,一个外在的真实是可以被观察与被描述的,可以用与量性研究相对应

的标准。实证主义用严谨度(rigor)来判定研究的质量,是指研究具有真实性与解释被信赖的程度,可以用内部效度、外部效度、信度以及客观性来体现。而构建主义强调知识不是发现的而是创造的,强调可信任度与反省审查,即研究是否已达到值得信赖和反思研究伦理的层面。因此大多用公平性、真实性、可信性、确实性等来代替信度效度的概念。尽管在后现代思潮的影响下,质性研究的客观性受到了挑战,但其还是认为外在的世界是可以被实证以及认知的,只是我们很难完全地获得事实本身,而是通往"部分的真实"。

Lincoln 和 Guba 提出了以下概念确实性,即可信性(credibility),是指研究者在研究过程汇总收集到的资料的真实程度以及研究者真正观察到所希望观察的;可转换性(transferability)、迁移性,是指研究者可以有效地描述研究对象所表达的感受与经验,能有效地做资料性的描述,然后透过深描与诠释,将研究对象的感受与经验,透过文字、图表与意义的交互运用过程,转换成文字陈述,达到再现的目的,即资料的可比较性与诠释性;可靠性(dependability),即内在信度,是指研究者如何运用有效的资料收集策略收集到可靠的资料,强调个人经验的重要性与唯一性;可确认性(confirmability),是指研究的重心在于对研究伦理的重建,在研究过程中获得值得信赖的资料。

综合以上观点可以看出,质性研究的效度是指一种"关系",是研究结果与研究的其他部分,包括研究者、研究的问题、目的、对象、方法与情境之间的一种"一致性"。当我们说某一研究结果是真实可靠的,不是将这一结果与某一个可以辨认的、外在的客观存在相比较,而是指对这个结果的表述是否真实地反映了在某一特定条件下,某一研究者为达到某一特定目的,而使用某一研究问题以及与其相适应的方法,对某一事物进行研究这一活动。因此,质性研究的效度所表达的关系是相对的,也是多元的,不是绝对的真实有效性。

(三) 质性研究效度的威胁

质性研究效度的威胁是指研究过程中可能影响研究质量的各种因素。在质性研究的设计中,研究者应该介绍自己如何考虑信度、效度问题,在研究过程中可能存在的对效度的威胁,以及如何处理这些可能的效度威胁。

由于研究者是研究的工具,因此,回应性、研究者偏差以及被研究者偏差是影响质性研究效度的关键。回应性是指由于研究者在研究场所的出现而产生的潜在扭曲效应,这种出现干扰了自然场所,也称为研究者对情境或个人的反应。也就是说,研究者在资料收集过程中,因其本身对研究场所或研究对象的反应,导致影响了研究的效度。研究者必须深入了解这些反应如何影响了研究对象,以及如何影响研究的结论。

研究者偏差是指研究者本身的观点可能对研究结论的效度产生威胁。研究者可能会因为自己的预设想法和主张,导致研究内容被过滤,从而影响研究的观察与解释。例如,研究者选择其喜爱的资料,问一些问题并引导得出想要的答案,忽视一些不支持自己结论的资料,对某一领域太深入,或与研究对象或研究场所太疏远等。研究者的偏差对研究结论效度的威胁主要有两种情况:第一,研究者对于研究的诠释所选用的资料,是以研究者本身已经知道的或先入为主的想法为基础;第二,研究者对于研究结果的诠释会刻意选择一些特别突出的资料,作为诠释的基础。要消除这种偏差,研究者应与研究场所或对象保持一个适当的情绪距离,必须时刻反思个人主观观点如何影响了研究过程及对研究结果的诠释。

被研究者偏差是指被研究者不愿给予资料,或用说谎来保护个人隐私,或避开一些事实。或者因为想对研究"有帮助"而给予研究者想要的答案。

Maxwell 提出效度的关键在于减少对效度的威胁,并针对不同的研究类型提出了主要的效度威胁。

1. 对描述性的质性研究对效度的主要威胁在于资料本身是错误的或不完整的。研究者在研究过程中要运用录音机、录像机等影视设备,协助研究者收集较完整的资料,并通过手稿逐

阅读笔记

字逐句地转录,来减少威胁。

2. 对阐释性的质性研究对效度的主要威胁在于研究者在整个资料收集的过程中并未深入理解研究对象的观点与感受,而将研究者本人的意识形态与观点强加于资料的分析与阐释过程。因此,要避免这种威胁,研究者必须以严谨的系统化的方式,来理解研究对象对事件本身的感受与看法,而不是用研究者熟悉的语言或个人观点框住研究对象的语言与行为反应。

3. 对理论性的质性研究对效度的主要威胁在于研究者本身因忽略而未收集相互矛盾的资料与研究对象,导致在研究过程中对资料的诠释完全忽略了其他可能的解释或原因。

质性研究中效度是某一特定条件下的产物,效度威胁是具体的、个别的、动态的,因不同情况而有所不同,是研究过程中可能发生的事件。对效度的处理是发生在研究开始之后。只有在研究开始后通过对研究过程的各个环节与层面进行考察,才能确定哪些因素有可能成为效度威胁,再想办法排除,这是一个不断的循序渐进的过程,贯穿于研究的各个层面与环节。本章将采用可信度的观点进行质性研究质量的评价。

二、可信度的定义

质性研究的严密性体现在研究者注重和确认信息的发现。严密的质性研究的目的在于真实地反映研究对象的经历。

Guba 提出对所有的研究方法来说,都必须保证研究的可信度(trustworthiness)。判断研究的可信度可通过真实性、应用性、一致性以及中立性等四个标准。当这四个标准用于量性研究时,就是内部效度、外部效度、信度以及客观性;而对质性研究而言,就是可信性、可依靠性、可确认性以及可转换性。

本章采用 Guba 提出的可信度的概念来评价质性研究的质量。可信度也就是质性研究的信度和效度,是指研究结果的呈现应尽可能接近被研究者的经历。当研究结果正确地反映了研究对象的经历时,质性研究就是可信任的,也就体现了质性研究的严密性。

第二节 常用评价指标

Guba 提出了质性研究"可信度"的评估指标:即可信性、可依靠性、可确认性和可转换性。因此,如何取得可信的资料,是研究过程中运用资料收集策略的重点。研究者必须将整个研究过程与决策加以说明,说明如何在研究过程中取得可信的资料,以提供判断资料的可信度的信息。在研究中要注意通过翔实的记载与陈述以及提供合理的解释,来提高研究的可信度。

一、可信性

(一) 定义

可信性(credibility)是指对资料真实性的信心。要增加可信的结果产生的可能性,一方面要加强研究结果的可信程度,另一方面要证明可信程度。资料和结果的可信性是资料质量的重要部分,是方法学关注的重点。

(二) 提高可信性的方法

1. 延长沉浸和持续观察 确定可信性的最好方法就是通过与研究对象进行长期接触。延长沉浸是指投入足够的时间去收集资料以获得对研究人群的文化、语言、观点的深入理解,并检查错误和歪曲的信息。延长沉浸也是与信息提供者建立信任和融洽关系的根本。延长在研究场所的时间,可以改善回应性与被研究者的偏差,研究者容易被接受,同时被研究者拒绝提供信息或说谎的可能性也会减少,但会增加产生研究者偏差的危险。例如,由于过度深入而忽略某些问题,或偏差地看待被研究者或偏差地解释所获取的资料。可信的资料收集还包括持

阅读笔记

续观察,关注某个与研究现象有关的情景或对话的特征,关注收集和记录的资料的显著性和突出性。延长沉浸提供了资料收集的广度,而持续观察提供了资料的深度。

2. 合众法　合众法(triangulation)也用于提高质性研究结果可信程度。合众是指运用不同的参照(referents)以得出构成事实的结论,也就是运用多种研究对象、资料来源、方法与理论观点,来收集相关的资料,以减少因为使用单一研究方法所产生的系统化偏差和错误。也称为多元验证。包括以下几种方法:

(1) 资料合众:在一个研究中运用不同的资料来源,获得不同的观点,证据相互印证,力求验证同一事实或现象以得到整合的意义,从而提高结论的效度。例如实地备忘录、访谈与档案资料汇集于一点并相互支持,对观察与结论就更有信心。

(2) 方法论的合众:使用多元的研究方法,或运用不同的方法论。

(3) 理论合众:使用多元的理论或观点去解释一组资料。从不同的理论视角去分析资料可以产生不同的发现,扩展对现象的观点。

(4) 研究者的合众:在同一研究中使用一个以上的观察者,以取得大家共同一致的看法。在分析资料时,也可以使用多个译码者,即分析的合众,以确保类别与主题是由译码者交互讨论而达成一致意见之后出现的。

(5) 跨学科的合众:指在一个研究中使用了一个以上的学科合作,如护理学研究者与社会工作研究者、心理学家或人类学家合作。

合众法可以提高可信性,但当资料有所冲突时,应该判断如何选择。但同时,冲突的资料也是产生新观点的机会。例如,在研究中发现男性和女性对婚姻的看法非常不一致,这本身就可以成为继续研究离婚对男性和女性的不同意义的起点。

3. 回访受访者　又称为成员审核(member checks),是指研究者再次回到研究场所中,与研究对象再次确认译码和解释是否是研究对象的本意,确定每件事情都是准确无误的,系统地向研究对象征求有关资料与结论的意见,确认研究发现是否符合他们的真实经历。成员审核可以避免“研究者偏差”,还能增进研究者与研究对象之间的信任关系。回访时,受访者可能会产生不同的观点,或者不同意研究者对于资料的解释,此时研究者应在此基础上修正或进一步澄清原有的解释。研究者可以在资料收集过程中进行非正式的确认,也可以在资料收集和分析完成后再进行更加正式的确认。

4. 反例分析　反例分析(negative case analysis)是指研究者寻找矛盾的证据或反面案例来判断分类或推论有无错误。要系统地收集并严格检查矛盾性资料,用于评估这些资料对修改或保留推论是否有帮助,可通过目的抽样找到能提供冲突的事件或观点的样本来增加对现象的全面描述。相反的证据可用来反驳需要验证的推论,从而再确认、再发展以及完善推论。例如,研究者发现患抑郁症的女性在儿童期都有被性侵犯的经历,从而推论成人期的抑郁症是由儿童期的受虐经历所引起的。但下推论之前必须找到例外的个案——患抑郁症,但儿童期没有受虐经历的妇女来做进一步分析。当研究者发现了可证明推论是错误的个案时,并不是要完全否定原来的推论,而是应该做出整体分析之后,发现其他的相关因素来完善、修订推论。

5. 研究者的可信度　研究者的可信度是对研究者的信心和信任。质性研究者是资料收集的工具,也是分析过程的创造者。因此,研究者的训练、素质、经验等对确定资料的可信性就非常重要。有学者建议研究报告中应报告研究者个人或专业的与资料收集和分析解释有关的信息,如资历、与研究对象或场所的关系等,以判断研究者的可信度。

6. 同行的参与讨论　同行的参与讨论(peer debriefings),也称为同行评议,是指对研究方法、研究现象有经验的同行集合在一起,对研究的不同部分进行回顾、探索,给予回馈,提出一些新的视角和想法。同行团体可以对研究者的设计提供反馈,可以阅读资料和代码,判断是否合理,或者阅读实地备忘录和日志,评价研究者的观察能力,促使研究者的自我反省,减少偏

阅读笔记

差。同行团体可以是相同学科的同质性团体,也可以是不同学科的异质性团体,也可以请教对研究对象或场所完全陌生的人,并相信他们所提供的意见会很有价值。这种方法对于辨识研究者本身的偏见或预设立场是非常有效的。

二、可依靠性

(一) 定义

可依靠性(dependability)是指资料在不同时间、不同地点的稳定性。研究结果在多大程度上可靠,它是通过研究结果的可信性来保证的一个标准。类似于量性研究的稳定性。在量性研究中用信度来保证效度(没有信度就没有效度),在质性研究中没有可信性就没有可依靠性。

(二) 提高可依靠性的方法

1. 逐步重复(stepwise replication)　可依靠性可通过逐步重复的方法来评价。类似于量性研究中的折半技术,可将研究组的两个人或多个人分成两组。这两组成员分别对资料进行互不依赖的研究和比较。持续地、经常地进行组间交流可以保证这个过程的成功。

2. 调查审核(inquiry audit)　是指用外部人员来详细检查资料和有关的佐证材料。这个方法也同样适用于可确认性。

3. 逐字解说(verbatim accounts)　与低推论描述(low-inference descriptions)指直接引用研究对象的表述或其他文件,具体、精确地进行实地记录,对正面和负面的信息同样给予关注。

另外,通过成员审核、反例分析、同行评议等方法也可以提高研究的可依靠性。

三、可确认性

(一) 定义

可确认性(conformability)是指资料的客观性或中立性,指相互独立的人对资料的关系或意义的意见一致程度。可确认性的重点不在于研究者是否客观或无偏倚,而是更多地强调资料的特性。可确认性是一个过程的标准。

(二) 提高可确认性的方法

提高可确认性可通过调查审核的方法。调查审核(inquiry audit)时可以做一个审查踪迹(audit trail),采用开放的态度,并用文件系统地说明收集资料与分析资料的每一个步骤,不同时间的各种活动,以便其他审核者能够使用这些线索,根据资料来复制和验证研究结果,得到结论。记录的内容包括:原始资料,如实地备忘录、访谈手稿(transcripts);资料归纳和分析的产物,如理论性的笔记、有关假说的文件;过程笔记,如方法学的笔记、同行检查的笔记;分析期间的代码、日志、备忘录,有关意向和倾向的个人笔记;工具发展的有关文件,如初步的版本;资料再次构建的产物,如最后报告的草稿等。调查审核类似于财政审查(fiscal audit),目的在于留下审查线索让研究审核者用与财政审核类似的方法进行审核可信任度和资料的意义,所以要尽可能清晰地解释证据和导致结论的整个过程。但也要注意不同的研究者可能会得出不同的结论。

审核使其他研究者能够审查,同时也记录了研究过程中所采用的其他增强严谨性的策略。审核的重点在于:研究发现是否从资料中产生? 译码与主题有逻辑性和有效性吗? 对立假设有没有发挥功能? 反例分析做了吗? 实地备忘录是否倾向于中立? 研究者与被研究者的偏差有没有记录在日志或备忘录上? 抽样、资料收集与分析的决定合理吗? 在研究过程中是否做了一些改变,这些改变有理由或有说服力吗? 虽然审核过程很复杂,但却有非常宝贵的说服力。

四、可转换性

(一) 定义

可转换性(transferability),是指研究结果对其他类似情况下的群体的意义,也称为适合性

阅读笔记

(fittingness),意味着资料的可推广性,即结果可以转换到其他地点或群体的程度。研究结果的可转换性决定于研究结果的可能的运用者,而不是研究者。研究者不用提供可转换性的索引,研究者的职责在于为可能的运用者提供判断可转换性的资料基础,即在报告中提供足够的描述性资料以便他人评价资料在其他背景中的运用性。在某种程度上,可转换性更多的是抽样和设计的问题,而不是资料的可靠性。虽然不能明确说明研究的外部效度,但能提供给其他有兴趣的学者深入描述来做转换,或者是否可能进行转换的依据。

（二）提高可转换性的方法

提高可转换性可通过以下的方法:

1. 深描(thick description)　即详尽地呈现资料的细节,而非只是重点式的记录,要有全面丰富的对研究场所或背景、研究过程的足够的信息、证据,才可以判断背景的相似度。

2. 使用相同或类似的理论　研究者可以使用相同或其他类似学科的理论,来解释研究结果,以此来扩展研究结果转换扩展的范围。

判断质性研究的严密性的这四个标准是很重要的,可保证研究结果有更多的读者。但在采取这些策略时要注意伦理问题和过度的描述。例如长期投入、同行咨询、回访、审查时会侵犯隐私,过度的描述或过度的记录会耗尽研究者的创意、创作力、洞察力。研究者在研究报告中要介绍其采用的标准和方法,并反思在研究过程中是如何思考、甄别和处理这些问题的。

Box3-9-2

Marshall 提出的质性研究质量的评价标准以及方法

- 明确、翔实的设计和方法:研究者要详细而明确地陈述研究的设计和方法,以便读者可以自行判断设计和方法是否恰当;要清楚地陈述任何可能影响研究的预设,并清楚地表明个人立场以及初步的反省;要说明如何运用竞争性解释、反例、合众等方法;以及要有对预实验的描述。
- 明确而严谨地论证研究问题和资料的关联性:研究者要讨论如何形成研究问题,如何从原始资料中获得丰富的证据,说明从这些资料中所做的阐释是合理的。
- 研究有学术背景:可帮助读者了解研究结果的可推广性。
- 妥善保管研究记录:描述资料如何记录和保存,以利于今后的再次分析。

（刘　可）

【小结】

质性研究与量性研究不同,因此如何评价研究的质量也需要有不同的标准和方法。虽然可以沿用信度、效度的概念,但信度、效度的实际内涵和评价方法在量性研究和质性研究中是非常不同的。不同的学者对质性研究质量的评价标准以及方法提出了不同的观点,本章采用了较为普遍接受和操作性较好的可信度的观点,也就是从可信性、可依靠性、可确认性和可转换性等4方面来体现和提高质性研究的严密性。

【思考题】

1. 对比量性研究和质性研究关于信度效度的概念,找出它们之间的区别。

2. 选择一篇质性研究的学术论文进行分析:研究过程中研究者采用了哪些方法来体现和保证质性研究的质量?

阅读笔记

【参考文献】

1. 陈向明.质的研究方法与社会科学研究[M].北京:教育科学出版社,2000.

2. 范明林,吴军.质性研究[M].上海:上海人民出版社,2009.

3. 李晓凤,佘双好.质性研究方法[M].武汉:武汉大学出版社,2006.

4. 文军,蒋逸民.质性研究概论[M].北京:北京大学出版社,2010.

5. 约翰·W·克里斯韦尔.质的研究及其设计:方法与选择[M].余东升,译.青岛:中国海洋大学出版社,2008.

6. Polit DF,Beck CT. Nursing Research [M]. Philadelphia:Lippincott Williams & Wilkins,2011.

7. Streubert HJ,Carpenter DR. Qualitative research in nursing:advancing the humanistic imperative [M]. Philadelphia:Lippincott Company,1995.

阅读笔记

第十章　质性研究计划书和研究报告的撰写与评价

第一节　质性研究计划书的撰写

研究计划的关键是说明研究者计划开展的研究并论证该研究的合理性，撰写研究计划书应是研究的第一步。研究计划是一种特殊设计，为了获得资金支持和承担某种任务，以便描述和解释某一特殊问题。研究计划书可能为以提高知识为目的的基础研究，或者为包括行为、态度、政策、程序或过程调查的应用性研究。这些研究有助于解释和理解一个特定现象，或为制定政策和程序等提供指导。一份质性研究计划就是完成系统性探究的计划，为更好地理解社会现象，并进一步改变社会现状中存在的问题做好准备。虽然质性研究强调运用开放式或探索式的研究问题，但这并不表示质性研究者就不需要对研究过程作系统的规划。相反，质性研究与量性研究一样，研究者必须系统地思考研究问题，包括研究现象的界定、问题的表述、研究方法的选择，运用何种资料收集方法，研究进度的规划等。

一、概述

研究者首先自己非常清楚所感兴趣的问题或现象，清楚描述开展这项研究的必要性，澄清研究目的，为研究计划的发展提供合适的方向。研究计划书有几个重要的功能：①是对研究者将要从事的项目或方案的书面陈述，让他人了解该研究的计划和目的；②是说服工具，试图说服研究基金组织提供财政支持，并使研究项目合法化；③是研究者给科研基金组织的许诺，以保证研究按照计划定期完成和研究经费的合理使用；④是行动计划，作为项目组织和执行的指南。

洛克等结合研究计划书的目的及质性研究的特点总结出了质性研究计划书中应该重点解决的12个要点问题。如果质性研究计划书能够对下列陈述的12个要点给予清晰的解释说明，那么就能够在很大程度上帮助研究者成功地解决研究中的具体问题。

1. 为什么选择质性研究　一定要澄清质性研究不仅适合研究的一般目的（研究者为什么做该项研究），而且适合更具体的研究目标（如正式提出的研究问题）。许多机构审核委员会成员都注重量性研究，而质性研究方法的抽象性特点是无法用量性研究的思维方式来评判的。

阅读笔记

而且，一项质性研究往往需要研究者投入较长的时间、较多的精力和较大的财力。因此，研究者就必须在计划书中清楚、足够、深刻地对研究方法进行描述、解释，通过有逻辑的描述与解释，使读者能够判断选择此方法的充分理由。

2. 研究计划要有弹性　研究计划要把研究者从研究开始到研究结束准备做什么详细地介绍给读者。质性研究过程中经常会遇到一些特殊的情境，需要研究者有所准备，因此保持研究计划的弹性是明智的。必须要有一些操作步骤来应对资料搜集过程中所发生的事情。研究者要明确指出自己对其他可能发生的问题都已经慎重考虑过并提出相应的应对策略。

3. 建立一个框架　呈现一个能够说明和澄清研究者研究设计的概念框架，定义主要的概念并展示它们之间的关系，以及它们和研究问题、研究方法、相关文献的关系。应该注意概念框架不是文献综述的延伸。文献能够提供概念定义、理论框架、用在类似环境中的成功研究策略的例子，以及展示计划的研究在哪些地方适合当前学者之间的对话。但是，这里主要应该强调的是和自己的研究相似的概念及关系。这里，图表格式在帮助澄清方面一般非常有用。

4. 澄清各部分之间的关系　要特别注意，每一个步骤都要写一个简短而又明晰的说明，解释各部分是如何结合在一起的，如研究目的和研究问题之间、研究问题和研究框架之间、研究框架和方法之间，以及资料搜集和分析方法之间。

5. 对效度（validity）进行说明　开门见山地讨论研究效度问题，在计划书中明确说明研究设计所面临的效度威胁（validity threat）。在质性研究中，研究者至少要处理3个效度威胁问题：①研究者将如何保证对参与者和情境的描述是准确而完整的？②研究者的个人偏见是一个威胁吗？如果不是，为什么不是？如果是，研究者打算如何处理这个问题？③参与者对研究者的反应（以及对研究过程的反应）在哪些方面以及在什么程度上妨碍资料的获得？研究者如何处理这样的问题？从预实验中引用相关的经验（和资料）进行说明，是非常具有说服力的方式，它们体现了研究者具备了可以有效处理研究效度威胁的能力。

6. 说明如何记录　要确切地说明研究者将如何保持一份书面记录。例如，如果研究者准备用某种形式的分类系统对录音资料进行分析，那么研究者将如何以及何时确切地对每种类别进行录音？同样的，当研究者对资料、参与者、研究过程有一些自己的想法，而这些思想却不能放到田野笔记或访谈记录中时，研究者将如何处理这些思想？这样的记录在数周或数个月之后写报告时是非常重要的。大多数质性研究内容丰富，结构复杂，如果没有很好的设计，不能迅速而详细地记录下来，研究者肯定会丢失很多重要的信息。

7. 说明操作过程　质性研究无论从方法学基础还是具体操作过程中都存在大量较为专业的术语。如果计划书中仅仅告诉读者研究将采用"扎根理论"的方法，或者使用"持续比较分析""资料来源的三角验证"或"同伴检验"，而不具体说明操作过程，那么对非专家的读者来说如同天书一般。因此应注意解释研究者为什么使用这样的操作，具体地展示研究者准备如何在其设计的情境中使用该操作过程，以及给出研究者标引的参考文献的出处，这在论证过程中将更具说服力。

8. 不要预测研究结果　使用语言要小心，避免将个人期望的研究结果带到操作程序中。例如，像"实习生如何处理和导师之间的敌对感情？"这样的研究问题就假设了参与者会经历这种敌对情感状态。无论假设正确与否，这样的研究问题很容易变成访谈问题，这样就会提示参与者他们"应该"怎样感觉。当然，大部分研究中，概念框架本身直接或间接地反映了研究者猜测将会发生什么，或至少他 / 她相信什么值得注意。但是，当研究者没有意识到这些预期并对它们进行监督和检测时，这些预测就变成了偏见（效度威胁）。撰写计划书应该对这些危险保持敏感。

9. 阐明关系　计划书应该表明研究者已经充分考虑了和参与者之间关系的性质，而且在整个研究过程都将谨慎地监控。研究参与者对研究者说什么以及他们对研究者的信任在很大

阅读笔记

程度上都取决于彼此之间关系的性质。研究者怎样和参与者建立关系将会影响研究者所搜集的资料。那些阅读计划书的人必然会问研究者，这些社会交往行为是否会有助于研究者顺利完成研究。

10. 安排好进入和退出　计划书中应该考虑研究者如何进入现场以及如何从现场抽身出来（既包括现场又包括人际关系），并明确写出具体过程。协商进入和离开的条件可能是一件非常微妙的事情，其中既有伦理问题，又有实际的后果。

11. 慎重对待推广（generalization）　对质性研究结论的推广的可能性要持谨慎态度。对研究背景和参与者，详细而完整的描述可以帮助读者理解研究结论适用的人群和具体情境。

12. 澄清研究者的视角　在文章的主体或是在计划书的附录中，研究者要有一个简短的个人自传，包括工作经历、教育、重要事件等。它们形成了研究者的研究视角——研究的问题、参与者、方法和一般目的。这个阶段，评审专家以及那些后来准备阅读研究报告的读者有充分的理由知道，研究者的有关信念、价值、关注、责任和意向形式等给研究带来了什么样的影响？在质性研究中，研究者是研究工具之一，因此公开地提出研究者和研究的关系在撰写质性研究计划中是一个重要的组成部分。

二、基本内容和格式

一份完整的质性研究计划书应该具备如下基本内容：

1. 描述研究相关的特殊问题。

2. 回顾和讨论与所研究问题相关的研究和文献。

3. 解释研究计划的意义，包括促进知识发展，以及有助于解决实践、理论、方法、政策、组织或程序方面的问题。

4. 详细说明研究计划书的理论或概念框架，包括有关基本概念、其间的关系及其具体表现形式。

5. 指明从事的研究目的或问题。

6. 详细说明用于获得和分析资料的研究路径、方法和步骤。

7. 包含研究结果推广的明确计划。

8. 描述研究设计、时间框架、预算。

9. 显示研究者完成研究计划书的能力。

研究计划书的格式如下：

（一）封面

一般来说，封面上应该呈现科研项目名称、研究题目、研究项目负责人的姓名及所在机构名称，联系方式（包括地址、电话、传真、电子邮件等），以及该研究计划实施和完成的时间等。

（二）背景和合理性

背景和合理性说明研究方案的重要性及紧迫性，应强调该研究与以往相关研究相比的特殊性，指出该研究的必要性。此部分应该包括前言、意义、合理性以及目的四部分。在"前言"中，要介绍该研究的主要概念，必须简洁，但又能适当地导入主题。引用的参考文献必须有助于解释健康或社会问题的确切本质和范围，引导开展该研究的必要性。"意义"相对比较简短，但必须表明这个方案为什么重要和对谁重要。"合理性"为读者或评审专家提供撰写研究报告的原因，包括哲学导向、设想，也涉及理论或概念框架。莫尔斯指出，在强调该研究的必要性和合理性时，回顾和批判性分析有关的重要文献是十分必要的。"目的"需要指出该研究方案的总体目的，也应指明建立该研究项目的内在基础和与其他研究的关联。背景部分要尽量做到简明扼要，直接点出研究的着眼点、重要性和合理性。

【例1】　普拉尼关于澳大利亚墨尔本的 Hmong 妇女流产的研究项目（背景部分）。

流产或"自然流产"这个医学术语已经引起心理学家和临床工作者的注意,尽管有从社会性差异如教育水平和婚姻状况来研究妊娠失败的尝试,但主要关注的仍是个体层面的研究;已有一些社会学家来考察这个问题。此外,少数研究从男女平等这一视角来研究流产,一个研究以妻子曾有流产史的男子为研究对象,但这些被研究的妇女背景多为英国凯尔特人。

从文化视角来调查流产的研究非常少,人类学家以往忽视了流产,仅有很少的研究。莱恩指出这种情况部分可能与流产问题的敏感性和忌讳性有关。但最近喀麦隆、印度、牙买加和坦桑尼亚已有一些从文化背景来调查流产的研究。

正如马登指出,西方社会移民妇女的流产是一个被忽视的问题。我们不知道移民妇女怎样看待流产、流产后的感受、怎样防范或处理流产、文化在保护或增强流产妇女的感情中的角色,该研究将试图解决这些问题。

本研究试图探索传统 Hmong 人群对流产有关的医学知识和实践的看法。正如塞茜尔评论的那样,如何看待流产,对流产的经验和管理依赖于社会和文化因素。本研究将探索在 Hmong 社会中,文化信仰和实践对流产反应中的角色。

（三）文献回顾

研究者应在计划书中陈述在将要探讨的研究现象与问题的范围内,目前学术界已经完成的有关研究及发现。对于质性研究而言,理论基础对于研究问题的提出和具体研究策略的设计和实施至关重要。在这一部分,主要说明两个问题。第一,展示与该研究相关的理论基础和涉及的知识范畴,帮助读者以及研究者本人理清研究的背景知识;第二,讨论即将开展的研究与已有研究的关系,即已有研究成果如何借鉴到此次研究,以及此次研究如何在已有研究基础上进行创新,对研究问题的解决会有什么贡献。质性研究计划书中的文献回顾可以简略一些,但是哲学基础及某些重要的前人研究而且打算借鉴到此次研究中的方法和结果不应过于简略。

对于质性研究而言,研究者个人的经验性知识对于研究问题的提出和整个研究过程的投入非常重要,也应该在文献回顾部分展示,通过个人身份的反思一方面有利于梳理研究思路,另一方面也可以避免研究者个人经验和角色意识对研究的影响。如果研究者前期进行了相关的预研究,也可以放在这一部分进行讨论。

目前也有学者建议以"概念框架"代替"文献回顾"部分,因为质性研究更加倾向于通过从与本研究相关的文献回顾、个人经验和预研究中整合各种方法、研究线索或理论,从而形成一个支持和丰富研究者研究的概念、假设、期望、信念的尝试性理论。这一理论可以启发研究者后面的研究,帮助研究者评估明确的目标、提出现实的及相关的研究问题、选择合适的研究方法,并寻找那些对结论具有潜在威胁效度的问题,进一步论证研究的合理性。Maxwell 建议通过绘制"概念图"的形式,以更加清晰、直观地展示研究的概念框架。在他所论著的《质性研究设计:一种互动的取向》一书中有大量概念图的例子,可参考阅读。

（四）研究问题

质性研究计划书的中心问题是对研究问题的陈述。对于质性研究而言,只有在预研究、理论和经验背景得到说明之后,才能够明白为什么要集中讨论这些具体问题。质性研究的过程是一个不断聚焦的过程,因此随着研究的实施和研究者的不断反思,研究问题也会不断深入、明晰。Marshall 认为研究的问题既要具有足够的概括性,又要保留探索的空间,同时又必须具有焦点,限制研究的范围。研究者最好以一种不断发展的方式提出研究核心和说明研究问题,在这个过程中,通过讨论相关文献资料不断架构并修正具体研究问题。研究者应该根据自己的研究目的选择合适的问题类型,如意义类问题、描述性问题、过程类问题等。

在质性研究中,比较合适的研究问题一般是以"什么"和"如何"为开头的问题,而非"是/否"的问题。例如:"乳房缺失对乳腺癌患者意味着什么？""注册护士是如何理解护理关怀行为的？"此外,研究问题的表述要注意反映研究的焦点和覆盖的范围。对研究问题表述之后,研究者还需要对该表述中的重要概念进行定义,使这些概念在研究中具有可操作性。

【例2】 McEwen M. Mexican Immigrants' Explanatory Model of Latent Tuberculosis Infection and Treatment. The University of Arizona College of Nursing, Laurence B. Emmons Research Award, 2004-2005.(研究问题部分)

McEwen博士在其研究计划书中提出了以下3个主要研究问题:

1. 墨西哥移民如何理解潜伏期肺结核和肺结核之间的关系?

2. 美国-墨西哥边境地区的历史、社会文化、政治、经济背景等是如何影响移民对潜伏期肺结核的理解的?

3. 美国肺结核控制项目的哪些方面有效地促进了这些移民顺利接受并完成预防性治疗,又有哪些方面阻碍了移民对预防性治疗的依从性?

(五) 研究方法

1. 研究设计的类型　研究者需要说明采用的是什么类型的研究,并给出选择这种研究类型的理由。研究计划应表明该方法的恰当、充分和可行性。质性研究者根据所探讨的研究问题作为分类的标准,将质性研究分为不同的研究类型,如现象学研究、扎根理论、民族志、行动研究等。不同类型的研究所适用的研究问题不同,与之对应的具体研究策略也不同。研究者应该重视研究问题和研究方法的匹配,根据研究目的、研究问题或现象特点选择合适的质性研究方法。其中现象学研究法在国内外护理领域的质性研究论文中较为常见。现象学研究方法适合于护理范畴中涉及价值观、世界观等主观认识方面或生活体验的研究,主要用于探究患者在疾病过程中的身心体验或者护士在护理过程中的真实体验等。例如对慢性病患者家属来说健康意味着什么? 如果研究的目的是建立理论,则可以采用扎根理论的方法。例如慢性病患者家属面临什么挑战? 他们是如何管理(适应)这个挑战的?

2. 选择现场和参与者　介绍研究的特定现场,以及如何进入研究现场并与研究对象取得联系的。另一方面要说明研究对象的来源和选样原则。虽然质性研究并不像量性研究那样需要严格纳入和排除标准,但是在研究对象部分也应该说明大概的"标准",以提供最佳资料的人的类型。一般在质性研究计划中研究者并不规定样本的大小,一般可以参考"饱和量"为标准。

【例3】 McEwen M. Mexican Immigrants' Explanatory Model of Latent Tuberculosis Infection and Treatment. The University of Arizona College of Nursing, Laurence B. Emmons Research Award, 2004-2005.(研究对象部分)

本研究采取立意抽样的方法选取在诺加莱斯郡马里波萨社区卫生服务中心(MCHC)肺结核项目中被诊断为潜伏期肺结核、可能存在治疗失败危险的墨西哥移民患者。治疗失败是指在治疗周期内未及时取药超过5周以上,或是确诊后连续5周未取药。民族志研究更注重资料的深度和丰富性,而不是样本量的大小。为丰富研究资料,研究中我们将挑选处于不同治疗周期的潜伏期肺结核患者以及未接受治疗的潜伏期肺结核患者。研究对象的纳入标准:①能够用西班牙语或英语交流;②出生在墨西哥,现移民至美国;③接受过卡介苗注射;④年满18周岁及以上;⑤已确诊为潜伏期肺结核,现已开始或尚未开始通过MCHC肺结核控制项目接受相关治疗;⑥能够并愿意分享他们对潜伏期肺结核的理解,包括预防性治疗;⑦能够参与预定的访谈。

3. 资料收集方法　研究者应向科研机构或其他读者阐述准备如何获得用来回答研究问题的资料。这些介绍应该包括何种访谈、观察方法或其他计划要用到的方法,研究者为什么选择这种方法以及这种方法对研究的具体作用,同时应说明如何实施此种方法。比如研究者采用访谈法进行研究,则应当说明访谈的具体方式,访谈的时间、地点、人数、次数,是否打算录音,如果对方不同意录音应如何处理等。此外,在此部分还应该介绍由何人进行资料的收集,

阅读笔记

资料收集人员的培训等。

4. 资料分析方法　在这部分应该说明打算如何分析收集的资料,使用的分析方法以及软件工具,以及如何保证资料分析的严谨性等。资料分析的讨论经常是研究计划书中最弱的部分,有些研究案例中,这种讨论完全是从一般性或从方法论的文本中摘取一些"样本式"的语言构成,对理解如何真正分析资料毫无意义。因此在撰写计划书中,研究者应该尽量避免出现这种问题。

【例 4】 McEwen M. Mexican Immigrants' Explanatory Model of Latent Tuberculosis Infection and Treatment. The University of Arizona College of Nursing,Laurence B. Emmons Research Award, 2004-2005.(资料分析部分)

资料分析从资料收集即开始,贯穿整个研究过程。资料分析的具体步骤如下:①认真、反复阅读访谈资料;②对访谈资料进行提炼,挖掘重要故事线索并进行文化重构;③不断比较、归纳产生次级类属、类属、核心类属,并最终形成文化主题。资料分析过程中认真考虑任何可能出现的研究关系不平等、意识形态霸权等导致效度威胁的问题,并加以控制。助理研究员将资料录入 ATLAS.ti 软件进行资料的管理和分析。本研究邀请 Dr. Joyceen Boyle,一名具有丰富研究经验的民族志研究专家作为方法学顾问。同时,为保证资料的文化一致性和转录的准确性,本研究将邀请一名具有双语、双元文化背景的转录人员对所有访谈资料进行审阅。

本研究获得的资料将与本项目之前一项针对已成功完成 LTBI 预防性治疗的墨西哥移民的研究资料进行对比分析,探索可能影响该人群治疗依从性的因素,进一步为日后的干预计划提出建议

5. 效度　控制效度威胁的问题以及如何处理这些威胁是质性研究计划书中的关键问题。研究者应避免在研究计划书中只是用一般化、理论化的概念,提出一些抽象的方法如"证伪法""同伴检验""合众检验法"等。而是应该结合研究本身认真探讨可能出现的效度威胁,并描述能在所计划的研究情境中恰当地解决具体威胁的方法,即自己打算在整个选择对象、收集资料及资料分析过程中如何解决可能出现的效度威胁。

6. 伦理考虑　质性研究是以"人",即研究者为研究工具,更加深入地探讨社会现象、行为、体验等对研究对象的意义。基于质性研究的复杂性,伦理问题更应引起研究者和伦理审查委员会的重视。伦理问题主要包括自愿原则、保密原则、公正合理原则、公平回报原则等。研究者应在计划书中澄清研究可能涉及的伦理问题,以及研究过程中如何保护研究对象的人权,以及其他相关伦理考虑。包括:如何对研究对象做到知情告知,是否承诺资料的严格保密,以及是否打算与对方分享研究成果,计划如何回报被研究者对研究的支持与帮助等。

(六) 预期研究成果(研究结果的成文方式)

虽然在撰写研究计划书中,很难明确提出研究结果的成文或发布方式,但是大部分研究经费资助机构或科研审查机构均要求研究者提供预期的研究成果,如研究结果报告书、大会交流、发表论文、编写成书、组织专题会议或学术研讨班等。对于研究生来说,除了毕业论文外,还应该有在地方、国家或国际刊物上发表文章的计划。此外,在这一部分还需要说明研究结果将如何在护理实践、教育、管理及研究等方面得到应用。

(七) 研究进度安排

与量性研究相比,质性研究往往需要投入较长的时间、较多的人力和精力。合理的研究进度计划可以帮助研究者明确每一阶段的研究任务,使研究有条不紊地开展下去,保证按时完成研究计划。因此,质性研究计划书也应该像量性研究计划书一样,给出具体的研究活动和相应的时间、人员安排。例如准备并提交伦理审查文件的时间、与收集资料场所人员沟通、协调的时间、研究人员培训时间、招募研究对象的时间、资料收集、资料分析、准备结题报告的时间等。

阅读笔记

（八）经费预算

经费预算向研究经费资助机构的评审专家提供了为完成研究所需的资金使用计划。在申请资金资助时，研究者必须明确解释预算的必要性和怎样制订的。研究预算必须清楚反映研究方案所需财力及其合理性，应切合实际，而不能毫无根据地加大预算数额。

（九）参考文献

同量性研究一样，质性研究计划书在正文最后应列出所参考的文献目录，参考文献的格式要求与量性研究一致，如果科研审查机构有特殊要求，则可以按照具体要求给出。

（十）附录

对于质性研究而言，计划书还可以附录的形式包括以下内容：介绍信或许可协议；知情同意书；访谈提纲、观察计划或其他工具；分析方法或工具软件的介绍；从预研究或已经完成的研究中列出观察记录样例或访谈记录、研究项目负责人简历以及其他需要补充说明的材料。

第二节　质性研究报告和论文的撰写

质性研究报告和论文的写作不同于量性研究，量性研究类论文由简明的研究方法和结果组成，然而质性研究论文"必须使用系统的、令人信服的资料，以支持研究者的观点，反驳不支持者的观点"。质性研究主要依赖于可读性，必须精读，而非浏览，它的意义在精读过程中被发掘。无论是研究报告还是论文，一般都较量性研究长，文章中必须包含足够细节来向读者阐述这项研究及其结果。Newman 指出质性研究论文较量性研究论文长的原因为：

1. 质性研究因资料以文字为主而非数据，并有许多引文和扩展的案例，因此难以压缩文字。

2. 质性研究对研究场所、研究对象进行详细的描述，才能使读者较好地理解研究背景。

3. 质性研究的目标是探索新思路，建立新理论，需要对新理念的发展及其间的联系进行详细阐述，也增加了报告的长度。

4. 质性资料的特点（如生活史、案例研究、故事这些形式）可让作者灵活地运用文学手段来吸引读者的兴趣和将其意义准确地表达给读者，但增加了报告长度。

质性研究报告中一般都包含一些重要的要素，而这些要素与质性研究计划书中的要素基本一致。本节主要就这些基本要素展开阐述。

一、质性研究报告的结构和内容

（一）题目

质性研究的题目应该抓住读者的注意力，力求简明清晰，指明研究的现象或主要问题，让读者了解研究的焦点。例如："中国注册护士能力架构的质性研究"；"乳腺癌患者术后乳房缺失心理体验的质性研究"。

若文题较长时，可以采取简明的主标题加一描述性副标题的形式展现，主标题和副标题之间用一破折号分开，如"护理是什么——诠释植根中国文化的护理概念"。

（二）摘要

质性研究摘要的格式与量性研究论文的要求基本一致，作者应简明扼要地描述研究的目的、方法、结果、结论及对护理实践的启示。一般摘要都有字数限制，期刊论文通常要求摘要在200字左右。

【例5】 刘明，Kunaiktikul Wipada，Senaratana Wilawan，等．中国注册护士能力架构的质性研究．中华护理杂志，2006，41（8）：691-694.

摘要目的：确定护士能力的含义及中国注册护士能力的架构。方法：采用国际护士会护士

阅读笔记

能力架构作为模板,发展 2 个半开放式问题,收集了 38 名中国护理专业人士的意见,并用内容模板法进行分析。结果:护士能力的定义强调护士在临床实践中将知识、技能和态度有机结合的能力水平;中国注册护士的基本能力由 8 个维度构成。结论:中国护理专业人士对护士能力概念的定义从某种程度上不同于国际护士会的定义;构成注册护士基本能力的维度也在很大程度上不同于国际护士会的护士能力架构。

（三）背景

在背景部分,研究者要说明其感兴趣的研究主题以及研究问题,即探究的焦点是什么,并对研究涉及的重要概念进行解释说明。同时研究者要进一步阐述研究目的,并说明为什么值得开展此项研究。背景部分展现了研究问题提出的过程,可以帮助读者了解研究问题提出的社会文化背景以及研究的意义所在。

【例 6】　张睿,杨莘,王玲,等.老年痴呆患者照顾者照顾感受的质性研究.中华护理杂志,2008,43（7）:589-592.

随着人口老龄化,老年痴呆作为老年人的常见病得到越来越多的关注。我国绝大多数老年痴呆患者接受家庭照顾,家庭照顾者的健康、生活状况直接决定着痴呆患者的生活质量和预后。目前国内对于老年痴呆患者照顾者感受的探讨以照顾者负担的研究为主,其次各研究的基础数据主要来自量表测量,量表未能涵盖的内容没有得到挖掘,限制了我国护理人员对照顾者感受的全面认识。根据 Kitwood 的理论,痴呆及其照顾与其他疾病相比,更多地表现为一种扎根于社会的现象。本研究采用质性研究中的现象学研究方法,对我国老年痴呆患者照顾者感受进行研究,以期加深我国护理研究者对"照顾者感受"的理解,进而推动本领域相关护理研究的发展。

（四）文献回顾

不同于研究计划书,质性研究报告中的文献回顾一般是在研究实施和资料分析之后对文献重新整理、精读之后撰写的,因此应该更有针对性。文献回顾要有高度的选择性,应把注意力放在与界定的研究问题相关的研究上。而对于文献的报告,不能仅仅作既有研究结果的概述,而应该带着批判性的眼光,在已有研究观点、理论、贡献的基础上审视现有研究存在的不足,让读者了解现有观点、理论与本研究的关系,了解本研究的理论基础,同时也进一步明确开展本研究的必要性。

（五）研究方法和过程

量性研究报告的方法章节一般要求简明扼要,但质性研究并非如此。要保证质性研究的严谨性,就要对研究的方法和过程进行深入、细致的描述和反思。质性研究报告的方法部分一般包括两部分内容。第一部分应该介绍质性研究的一般概念,之后说明采用的具体研究方法和理由,如现象学、扎根理论、民族志、行动研究等,其目的在于告诉读者所选择研究方法的理论基础。

研究方法的第二部分是详细描述研究目标是如何实现的,即要描述研究场所与样本的选择、如何进入研究现场并与研究对象建立关系、资料收集的过程、资料的储存与处理、资料分析等。此外,研究者还需要反思研究者个人在研究过程中的角色以及如何保证研究过程的严谨性等。

1. 研究对象和场所　研究场所是研究实施的具体情境,不仅包括访谈或观察实施的具体地点,而且应该包括研究对象所处的工作或生活环境。对研究场所的深描有助于读者了解研究所处的情境,而且会给读者"身临其境"的感受,加深对研究结果的理解。对研究对象的描述应包括研究对象纳入的"标准"以及招募的过程,最终获取的样本量大小及如何决定样本量大小是否合适。在这一部分可以采用表格或文字的形式描述研究对象的一般资料(也可以放在结果部分的开端,进行呈现),以帮助读者了解该研究结论适用推广的人群。由于质性研究

阅读笔记

的样本量一般较小,因此对一般资料的描述可将研究对象的信息按照代码一对一地展现各项基本资料。

2. 资料收集方法　　应描述资料收集的具体方法。如采用访谈法,应具体说明何种访谈,访谈的主要内容是什么,由谁担任访谈者,具体如何操作的,是否录音,访谈的持续时间、频次,如何决定资料收集的结束时间即结点等。

3. 资料的整理和分析　　对资料分析步骤的描述要注意规范、细致,结合研究特点,避免泛泛而谈。应具体描述对收集的资料如何整理储存,是否采用质性研究分析工具,如何编码、提炼和归纳类属与主题的,以及理论的发现、发展和验证的具体过程。此外,还应该介绍由何人进行资料的分析,如何保证分析过程和结果的严谨性,如有无使用同伴检验,是否将研究结果反馈给被研究者以进行参与者检验等。有关资料分析举例可见:周学萍,刘均娥,岳鹏,等.扎根理论资料分析方法在烧伤患者心理弹性研究过程中的应用.中国护理管理,2014,14(10):1040-1044.

（六）研究结果

质性研究报告结果的呈现可以采用类属型(categorization)和情境型(contextualization)。类属型主要是使用分类的方法,将研究结果按照一定的主题进行归类,然后分门别类地加以报道。情境型注重研究的情境和过程,注意按照事件发生的时间序列或时间之间的逻辑关联对研究结果进行描述。此外,还可以结合这两种方式进行报告。比如,研究者可以使用类属法作为研究报告的基本结构,同时在每一个类属下面穿插以小型的个案、故事片段和轮廓勾勒。目前护理领域的质性研究论文多采取类属型的方式描述研究结果,因为这种方式可以有重点地呈现研究结果,逻辑性较强,层次分明。

具体书写时,应注意质性研究资料分析后所形成的"主题(theme)"是真正比较抽象和概括性的,而不可以将访谈问题或研究问题转换成研究结果中的"主题"。同时应注意提出主题的同时,要有支撑该研究主题的原始资料的呈现。质性研究强调对研究现象进行"深描(thick description)",研究结论应该有足够的资料证据,不能只是抽象地、孤立地列出几条结论或理论,作者在论证自己的研究结论时,必须从原始资料中提取合适的素材,然后对这些素材进行"原汁原味"的呈现。引言应该用引号标出,以示与正文的区别,同时应标出引言的出处,即被访者的代码和访谈的轮次等。如"护理 SARS 病人真实体验的质性研究"一文中,作者每次引用研究对象的原话都会给出代码:"我觉得在患病的同事身边支持他们是十分重要的……有些'熟悉'他们的人在身边支持,使他们知道自己并不孤独……"(金)

此外,对研究结果的展示也可以采用图表的形式更直观地展现,例如"乳腺癌患者坚强的概念结构及对护理的意义"一文中,作者将研究发现的主要类属和核心类属以及它们之间的关系以图示的形式更加清晰地展现在读者面前。

（七）讨论与建议

质性研究报告的讨论部分主要包含两方面的内容。首先,应该探讨本研究的成果、意义。研究者应分析研究结果呈现了什么样的社会、文化或实践的意义或问题。同时要结合文献探讨该研究所形成的理论与既往研究的联系,以及对既有理论、观点有何贡献,进一步阐明本研究的意义,对护理实践、教育、管理或科研领域的启示和建议等。另一方面,应探讨本研究设计的严谨性以及结果的可信赖性如何,讨论研究的效度、推广度和伦理等问题,阐明研究的局限性以及对日后进一步研究的建议等。

（八）参考文献

同量性研究。

（九）附录

这部分内容不是必需的,可以根据科研机构的结题审查要求准备。一般在质性研究报告

阅读笔记

的附录部分可以提供研究的知情同意书、伦理审查结果、访谈提纲或观察表、访谈转录稿片段或观察记录样例、与研究相关的论文发表情况或其他成果等。

二、质性研究报告的实例分析

【例7】 王磊．关于成都本地普通成年人个体健康概念的叙事研究［D］．四川大学，2006.

（一）题目

从研究的题目，即"关于成都本地普通成年人个体健康概念的叙事研究"中可以看出，研究的核心问题是"健康概念"，人群为"成都本地普通成年人"，方法采用的是质性研究中的"叙事研究"方法。

（二）摘要

健康是护理学的基本概念，也是护理理论构建的基础，同时还是护理工作的终极目标，对健康概念的探讨将直接影响对护理专业价值的认可。健康概念具有的地域差异决定了健康概念的探讨必须立足于本土，才会对本土护理理论构建、护理实践和护理教育产生意义。但是，从目前大陆地区使用的护理教科书来看，我国护理教科书仍然普遍采纳WHO的三维度健康概念，缺乏本土健康概念介绍。而从相关研究文献看，目前国内大陆地区还缺乏专门针对本土成年人个体健康概念探讨的研究文献，而采用质性研究的方法探讨个体生活经验中的健康概念更是空白。

本研究立足于成都本土，采用克兰德尼和康奈尔利的三维度叙事研究法，对成都本土普通成年人个体生活经历中的健康概念进行探讨。研究主要采用深度访谈的方法收集资料，通过对10名课题参与者访谈资料的三维度叙事分析和研究者对各参与者访谈资料的反思，重构了各课题参与者的生活化健康概念故事。通过这10个不同的参与者故事，研究展现了成都本土普通成年人个体健康概念随其不同的生活经历发展变化的过程及这些不同时期的健康概念在参与者生活中的具体体现。在此基础上，研究者站在"生活也是一种文化"的角度探讨了成都普通成年人个体健康概念生活化叙事中的文化要素和参与者健康概念叙事反映的文化特点。

研究结果表明：

（1）参与者过去的健康概念都是以"没有疾病"为基础的，反映了过去社会物质财富不丰富的社会现实。

（2）参与者现在的健康概念呈现出多维度特点与个体化特色，具有与WHO界定的健康概念不尽相同的内容。

（3）参与者健康概念的发展与社会发展变革关联，尤其与物质财富极大丰富和精神财富相对落后的社会现实关联。

（4）参与者的健康概念叙事表明，学校和家庭在健康观的形成、健康行为的习得中具有重要的作用。

（5）文化在参与者健康概念的构成和健康概念的发展中起到了重要的作用，中国传统文化、成都本土文化以及现代文化的交融互动促进了参与者健康概念的发展。

作者从研究背景、研究目的、研究方法、主要研究结果等几方面对研究进行了摘要性回顾，起到了提纲挈领的作用。

（三）背景

作者在背景部分从理论依据（健康概念与护理学科发展的联系以及健康概念的动态性和社会文化特点）、现实依据（本土化健康理论的缺乏）、文献依据（国外对健康研究的既有理论和新视角以及目前国内有关健康概念研究的局限性）三个方面提出了本研究的立题依据，在为读者展现研究背景、既有理论的基础上，层次鲜明地提出了研究的必要性和研究的意义所在。并由此提出研究的主要问题：成都成人个体生活经历中的健康概念是怎样的？ 即：

阅读笔记

（1）在成都这一文化背景中，成人个体的健康概念是怎样的？是如何随其生活经历发展变化的？

（2）在成都这一文化背景中，成人个体与健康概念相关的日常生活是怎样的？

（四）文献回顾

本研究的文献回顾和引言部分融合在了一起，体现在引言中"文献依据"这一部分，另外，作者还针对叙事研究法及其在护理领域的应用进行了文献回顾，为读者深入理解该研究的方法学基础做好了铺垫。

（五）研究方法和过程

1. 研究设计　作者首先介绍了本研究采用的研究设计类型，即"以克兰德尼和康奈尔利的三维度叙事研究法为研究框架"。接着详细介绍了叙事研究法和三维度叙事研究法的方法学基础。之后深入探讨了研究方法与研究目的和研究问题的适宜性，"……这一议题本身包含了理解人类经验的要素……健康概念本身具有的动态发展特点决定个体有关健康概念的叙事必然涉及对过去经验故事的重述与反思……这个议题也包含了时间（发展）、个人与社会互动、场景的要素，这些要素与三维度叙事研究的三个核心概念吻合，三维度叙事研究法是适合本研究的研究方法"，理由充分，层次清晰，逻辑性较强。

2. 研究的具体过程和方法

（1）研究对象的选择：本研究"在目的性抽样的前提下，进行方便抽样和强度抽样"。接着作者又进一步说明了对研究对象选择的考虑，并给出具体理由："健康又是一个个体化的概念，受个人学历、性别、职业等背景影响较大，……为丰富研究的素材，提供更多理解健康概念的视角，深入理解植根于本土环境中个体的生活化健康概念，研究也采取了异质性抽样的方法"，"本课题主要以不具备系统而完整的医学专业知识和技能的普通成年人个体作为研究的纳入对象"。同时，作者也给出了研究对象的纳入和排除标准，并描述了参与者的招募方式（网络、张贴海报、亲友介绍等）。

（2）样本量：文中作者提到，"本研究从2005年7月底开始，直到2006年1月上旬研究者发现个体的生活叙事中再无新的有关健康概念理解方面信息出现、研究者确认资料达到饱和才结束，共有10名参与者"。即样本量的大小和资料收集的结点是根据资料的饱和性决定的。

（3）场所：如文中所述，"时间与地点一般由参与者决定，以参与者感觉方便、舒适为宜"。

（4）资料收集方法：研究主要采用非结构化的深度访谈收集资料。作者对访谈的一般程序作了具体说明，即"在进行正式访谈前，研究者通过电话向参与者简单介绍课题，并与参与者商定访谈的时间和地点……第一次正式访谈前，研究者先再次向参与者介绍研究课题以及录音的请求，获得参与者知情同意并签署知情同意书后再开始访谈"。并介绍了两次访谈的具体目的和不同内容，"第一次访谈以建立合作关系为基本目的，同时研究者与参与者就健康概念的理解展开'叙事'……第二次访谈通常是核实性的。研究者将第一次访谈材料整理并做出解释后，将理解的内容交参与者核实；研究者并根据第一次访谈的结果进行追问、或补问……在资料的整理和分析过程中，研究者如有疑问，再根据情况通过E-mail、网络聊天工具以及电话验证。"作者也在此介绍了访谈的频次，"在参与研究的十名参与者中，除失访对象瑜及在验证资料饱和阶段的参与者轶以外，研究者对其他八名参与者均进行了两次访谈"。资料收集的终止是当研究者发现"个体的生活叙事中再无新的有关健康概念理解方面信息出现、研究者确认资料达到饱和才结束"。

作者还为读者展现了访谈的主要内容，"在本研究中，研究者准备的问题有：您是如何理解健康的？您为什么会这样理解健康？您对健康的理解有没有发生过改变？如果有，请您讲讲这个改变的过程？您如何知道自己是健康的？您平时是如何保持自己健康的？您将如何继

阅读笔记

续在生活中保持健康？"访谈问题较为开放,体现了研究的焦点,即个人生活经历中形成的对健康概念的理解。

（5）资料的整理和分析:作者对资料整理分析的过程有较为细致、规范的描述。"研究者首先对访谈录音进行逐字转录和校对,整理出各研究参与者的访谈稿。研究者反复阅读访谈稿,对故事中出现的人物、故事或有关事件发生的场景与地点、故事交织与内在联系的线索等进行叙事编码,在此基础上,研究者按 Clandinin 和 Connelly 的三维叙事结构思考参与者的叙事。……然后,研究者根据思考的结果和访谈稿的具体内容,按照一定的顺序和主题对参与者的访谈故事进行重构,并穿插研究者的洞见和反思,使构建的故事具有一定的内在关联性。"

（六）研究结果

首先作者采用表格的形式展示了研究参与者的一般情况和背景因素。对访谈结果的呈现按照 Clandinin 和 Connelly 的三维叙事结构对每位参与者的个人故事进行了原汁原味的呈现。以对"峰"的访谈为例,作者首先介绍其个人基本资料和背景。然后以健康概念的纵向(时间维度)发展历程,从童年、高中、步入大学到工作这一时间顺序描述了其健康概念的发展和变化。然后,将"峰"个人健康概念的形成与其所处的社会背景和具体事件相联系,在个人与社会的互动中分析了峰的故事中的关键叙事线索——"健康生活方式的选择""现实的挑战与协调",并在故事最后结合研究者个人的反思对峰的"健康概念"进行了总结。整个结果的呈现提供了大量的研究参与者的原始资料,让读者有种身临其境的感受,对研究参与者的故事产生了强烈的共鸣。

在展现了每位参与者的故事之后,作者进一步对研究的发现进行了归纳、总结。一方面提出了来自参与者故事的关键叙事线索,即"研究参与者的健康概念及其实践反映了社会的发展和变革""健康概念的发展及形成与家庭相关""学校在个体健康概念的获得、健康行为的养成中具有重要的作用""健康概念叙事反映了身体健康和心理健康的关联性",以及"健康概念的非生理维度突出反映了传统文化的影响"。另一方面,从文化视角探讨了文化与参与者的健康概念叙事的关系。

（七）讨论与建议

1. 研究的意义　作者结合研究结果,深入分析了课题本身及所得结论对护理本土理论构建、护理实践(包括健康促进实践)、护理教育等的重要意义。

2. 对研究的总结和反思　作者首先分析了自己从事此项研究的优势和劣势,以及如何针对劣势采取措施进行弥补。并对自己在研究中的角色进行了反思,即如何通过平衡学习者和研究者的双重角色,尽量减少个人身份对研究结果的影响。

3. 研究的质量控制　作者通过认真转录访谈录音、反复阅读访谈资料、撰写访谈日记及备忘录等多种方式及时整理访谈资料,保证资料的完整性和分析的连续性。并采用参与者检验、相关性检验的方法提高研究结果的效度。

4. 研究的局限性与后续研究的建议　作者从研究对象的选择、资料收集方法以及研究结果的推广性等方面说明了研究的局限性,并基于研究结果提出了对后续研究的建议,"课题中反映出的个体由于健康状况、学历层次、婚姻状况、年龄等背景因素不同而带来的个体在生活化健康概念叙事中的差异值的未来研究深入探讨。此外,课题反映出的个体在社会变革过程中在有关健康问题上的种种适应现象,对于处于社会快速转型时期背景下的健康专业人员具有特殊的意义,值得各健康专业人员深思和后续研究进一步探讨"。

（八）参考文献

略。

（九）附录

作者在附录部分提供了研究说明书、知情同意书以及研究参与者一般资料调查表等文件。

阅读笔记

第三节　质性研究论文的评价

目前学术界对于"什么是好的质性研究"尚没有形成各方都认可的评价标准。基于质性研究的特殊性,评价量性研究的标准并不适用于质性研究,这些标准至少要经过某种程度的修正才能契合质性研究所探索的复杂社会现象。比如,有学者指出,用信度标准对某一质性研究进行评估面临着困难,因为质性研究的不可重复性使得信度评价不太适合于这类质性研究。还有学者指出,质性研究的目的在于将该事实或真实予以最接近的呈现,而不是要去再生产"实在"或"真实"。每一个质性研究都是基于特殊的理论背景而做的具体性研究,一个好的质性研究就应该是最接近、最科学地去呈现这一特定的事实,因此评估质性研究品质的标准不能简单地化约为其是否符合某种固化了的标准,而是要考量整个研究过程是否适当。

虽然目前不同的专家学者、期刊或科研机构均提出了不同的质性研究论文的评价标准,但其基本要素大致一致。评价内容包括:

1. 总体

(1) 研究方法是否适用于所研究问题的特点? 即研究目的是什么? 如果使用量性研究会不会更好?

(2) 参考文献是否充足? 文章内容是否与最新理论相一致或对其提出挑战?

2. 方法

(1) 是否对研究对象选择、资料收集以及分析标准进行了清楚的阐述?

(2) 是否在理论上对研究对象选择给予确认?

(3) 是否考虑到研究者与观察对象的关系?

(4) 是否向观察对象说明试验过程?

(5) 有无资料收集和保存系统,方法是否恰当?

3. 分析

(1) 分析是否具有系统性?

(2) 讨论中的主题、概念和类别是否来自本文资料?

(3) 是否对赞同或反对观点,特别是反对观点的资料进行合理的讨论? 是否查找反驳该文结论的例证?

(4) 是否验证研究结果的真实性? 即,是否将结果反馈给观察对象或给予验证?

(5) 是否采取措施让观察对象理解分析过程? 特别是探讨研究的意义?

4. 表达

(1) 文章的上下文联系是否密切? 即有没有提供研究场所以及观察对象的社会背景的相关信息?

(2) 研究数据间的界限和相互关系是否清晰? 特别是结论是否源于资料?

(3) 有没有足够的原始资料让读者弄清资料与结论的关系?

(4) 研究者的地位(如角色,可能存在的偏见以及对研究的影响因素)是否阐述清楚?

(5) 结果是否可信和恰当? 即研究的问题是否被解释? 结果是否可信和可重复,在理论上和实践中是否重要?

5. 伦理问题　有没有考虑伦理问题?

一、基本评价内容

(一) 研究者的身份及反思

1. 研究者身份和角色　质性研究是把研究者作为研究工具,把社会事实作为研究者选择

阅读笔记

或构造的结果,特别强调通过研究者本人与研究对象之间的互动而获得对研究现象的理解。因此,研究这个人在从事研究时所反映出来的主体意识对研究的设计、实施和结果都会产生十分重要的影响。

陈向明将研究者的个人因素分成两部分:①研究者的个人身份,如性别、年龄、受教育程度、社会地位、性格特点等;②研究者的个人倾向和在研究中的角色,如研究者的角色意识、看问题的视角、个人与研究问题相关的生活或工作经历等。对研究者的身份和角色进行反思,不仅可以使研究者更加"客观"地审视自己的"主观性",同时也可以帮助读者分析可能存在的影响互动、研究结果真实性的因素,进而为研究结果的可靠性提供一定的评价标准和"事实"依据。对于质性研究来说,这些影响是不能完全避免的,但关键是研究者在研究过程中做到身份和角色的反思,尽量减少研究者个人因素对研究的影响。

2. 研究者与研究对象的关系和互动　研究者和参与者建立的关系以及在研究过程中的互动直接影响参与者研究过程中的反应和研究者对研究现象的理解。正如陈向明所说,在质性研究中,研究的问题和方法都是在研究者与被研究者的关系中协商和演化出来的,对研究结果的判断也依赖于双方互动的方式。研究关系的定位和变化不仅决定了双方如何看待对方,而且还影响到双方如何看待自己以及如何看待研究本身。研究者正是在这些丰富的互动关系之中与被研究者一起协商和建构着一个构成性的、不断往前发展的"现实"。因此,在评价质性研究论文时要注意研究者是否说明研究关系建立的过程,建立了什么样的研究关系,研究对象对研究者的熟悉程度及参与研究的原因,以及研究者对研究问题是否有个人前设等。

(二) 研究设计

在质性研究中,设计的严谨表现在对其理论基础深刻的理解、选择合适的研究对象、进入研究现场的程度和持续时间、深入的资料收集等方面。

1. 理论框架　研究者应澄清该研究的理论框架,以帮助读者理解研究者是如何探索研究问题并实现研究目的的。具体的评价依据包括:①此质性研究方法属于何种研究设计类型;②在文献回顾的基础上,是否建构一定的理论框架或理论假设,从而成为选择此种研究方法的理论基础;③此研究方法与研究的理论架构理念是否相结合,研究方法是否适合回答研究的问题等。

2. 研究对象的选取　研究者应该清晰地报告是如何对研究参与者进行选择的。对质性研究而言,为了获得丰富多样的原始资料,一般采用目的抽样法(purposive sampling),即根据研究者对研究对象所拥有特征的判断,有目的地选取研究对象。这个"特征的判断"其实也有一定标准,并非一个特征就决定了纳入标准,应根据研究目的细化研究标准。此外,有的研究者也会根据实际情况选择方便抽样或滚雪球的方法,但是都应该说明采取这种抽样方法的原因以及可能存在的问题。研究者还应说明研究对象的接触方式,如面对面的交谈或观察,还是通过电话、电子邮件等媒介进行。研究者也应该对样本量大小的确立给出合理的解释。此外,还应如实报告多少人拒绝参与研究及其原因,以帮助读者判别是否因研究对象的"偏倚"影响了研究结果的可信性。另外,研究者应该给出研究对象的基本资料,一方面可以帮助读者了解研究的观点、结论来源于何种人群,另一方面有利于帮助读者评判对某一现象的解释性理解,是否有来自多种群体,如患者、家属和医护人员的研究资料的支撑。

3. 研究场所　研究者应描述具体的研究情境,参与者在不同的研究情境中可能会对研究问题做出不同的反应。比如,对患者进行的研究如果在医院环境中开展访谈,研究对象可能会更加谨慎、保守,影响资料的真实性和丰富性。另外,如果除了研究者和参与者外有其他人员在场,也会影响资料的真实性。例如开展一项儿科肿瘤患者家长照顾体验的质性研究,如果收集资料时患儿在场,患儿的家长往往拒绝回答敏感性问题。因此,研究者应清晰地交代资料收集的场所和具体情境,帮助读者判断研究场所是否有助于资料收集的完整性和真实性。

阅读笔记

4. 资料收集方法　　研究者应清晰地交代资料收集的过程和方法。主要的评价标准有:①访谈问题:研究者是否提供访谈问题,研究问题是否能体现研究的焦点,访谈的问题是否足够开放,允许参与者自由表达他们的观点等;②访谈频次和持续时间:研究者应报告每次访谈持续时间,是否有多轮访谈以保证资料的丰富性;③录音情况:是否采用录音设备进行录音,如未采取录音,应说明原因;④现场笔记:是否进行现场记录并及时整理好现场笔记,以补充研究资料;⑤资料的饱和:资料收集的结点是否依据资料的饱和;⑥资料反馈:访谈转录稿是否反馈给参与者进行检验。

(三) 资料的分析与解读

资料的分析和解读部分是质性研究论文的核心。研究者是否清晰陈述资料分析过程,研究结果是否有足够的原始资料论证,资料的分析和阐述是否具有逻辑性,直接影响质性研究论文的质量。

1. 资料的分析　　评价的依据主要包括以下 3 点:①资料分析的人员:是否清晰交代由某人或某一组人作资料的分析? 质性研究一般要求对于同一份资料,资料分析过程应该由至少两位或两位以上研究者分别进行分析之后再将不同分析者的结果进行比较与融合,即研究人员的合众法。②资料分析的过程:资料的编码、类属和主题的推导、提炼过程是否有清晰的描述。③分析结果的反馈:即资料分析的结果是否反馈至参与者予以验证,以减少研究者个人经验和观点对研究结果的影响。

2. 研究结果的报告和解读　　主要的评价标准包括:①对每个研究主题的呈现是否有来自多位参与者的原始资料论证;②是否清楚地描述研究的核心主题和次主题;③原始资料和研究结果之间的一致性如何;④是否对研究产生的新理论进行清晰的阐述等。

二、研究实例分析

【例8】　林岑,胡雁,钱序,等 . 乳腺癌患者坚强的概念结构及对护理的意义 . 中华护理杂志,2008,43(2):107-110.

(一) 研究者的身份和反思

目前由于国内期刊对论文篇幅的限制,一般在发表的论文中较少见到研究者具体描述对个人身份以及研究关系的反思。例 8 文中作者并未描述个人反思的过程,但在具体的研究过程中以及论文撰写过程中,研究者对个人身份和研究关系的反思都是十分重要的。

(二) 研究设计

1. 理论框架　　本研究作者采取了"扎根理论"的方法,因为前言部分的文字限制,作者虽然没有明确提出一定的理论框架或理论假设,但从作者前言部分和讨论部分对既往理论和研究的描述,以及关于研究目的的说明,即"探索适合中国乳腺癌患者的坚强概念结构"可以看出,作者研究方法的选择建立在一定理论框架基础上,而扎根理论"通过从现象中系统收集并分析资料,发现、发展、初步验证理论"也与研究目的相契合,适合回答研究的问题。

2. 研究对象和场所的选取　　为了能有效地聚焦于坚强的乳腺癌患者,作者有目的性地选取"面对得分"大于等于癌症常模、"屈服得分"小于等于癌症常模的患者,同时为保证所得资料的代表性,研究对象的选取"考虑其表达能力、年龄覆盖面、诊断及手术方式、放化疗次数等因素",并同时"寻找术后 1 年以上的患者"以"填补形成的坚强理论中患病时间较长的患者以及复发转移患者的体验",有效地减少了资料的偏移,增加了资料的可信度。作者在结果中给出了访谈对象的基本特征,可以帮助读者了解研究的结论来源的人群。研究场所选择在"安静地点",并"在被访谈者空闲且精力充沛的时间进行"。但作者在文中仅提到"最终访谈 25 例患者",如果能够进一步对这一样本量给出合理的解释,如是否因为资料已达到饱和,会更有利于证明资料的完整性和可信度。

3. 资料收集的方法 作者采用了深入访谈和参与式观察法收集资料,有利于保证资料的真实性和完整性。研究过程遵循伦理原则,做到了访谈的"知情同意"。访谈问题较为开放,体现了研究的焦点,即从乳腺癌患者的抗癌体验出发探讨其坚强特质。此外,作者也清晰地说明了访谈的频次和持续时间以及录音和现场笔记等。文中未提到访谈转录稿是否反馈给患者进行参与者检验,但是研究者结合量性研究的方法,通过专家论证会的形式邀请专家和患者代表对研究初步得出的坚强理论及各要素进行了检验,大大提高了研究的效度。

(三) 资料的分析与解读

1. 资料的分析 作者"以一种完全开放的态度,从被访者的角度理解资料,与资料进行充分的互动",有效地减少了资料分析过程中可能由于研究者个人经验和观点而带来的偏移,增加了资料的可信度。作者也说明了资料分析采用的工具"MAX 质性资料分析软件 2",并较为详细、清晰地描述了资料登录、编码,类属和主题的推导、提炼的过程,体现了质性研究"深描"的特征。

2. 研究结果的报告和解读 作者提出"在本情景中,坚强作为一个自我调整的过程,可以帮助个体免于应激事件的损害,包括认知、信念和行为 3 方面的调整"这一结论,其中自我调整作为核心类属,认知调整、信念(情感)调整、行为调整作为三个主要类属,各个类属的提出也有较为丰富的原始资料的支撑。如在结果 2.2.2.1 中作者介绍了收集的原始资料:"……我抓着这根草,使劲往上攀,我要活着,我要活下去,我不能松劲……""孩子刚刚考进大学,为了这个肩上的责任我要活下去……"等。并将访谈对象的陈述解释为"所有的被访者们都意识到什么都换不回健康,她们的生存欲望被强烈地激发出来","绝大多数被访者的强烈的生存欲望来自为他人活下去……她们相信自己的存在对家庭有着至关重要的作用。"并由此提炼出"激发生存欲望"这一分类属以及"活下去——为他人"和"活下去——为自己"两个次级类属。可见,所有结论都是以研究对象的原始资料为基础,研究者在掌握大量证据的基础上,进行了充分的比较和提炼,努力达到所得理论的合理性。

此外,作者在讨论部分不仅清晰地说明了中国乳腺癌患者坚强的概念结构,并将这一结论与既往理论,如 Kobasa 的坚强理论以及 Pollock 的健康相关性坚强概念进行了比较,揭示了本研究得出理论的特点和创新及其深刻的文化背景。同时,作者能够将研究结果融合到护理实践中,阐述了该坚强的概念结构对乳腺癌康复专科护理实践和护理理论的重要意义。

(邹海欧)

【小结】

本章主要从质性研究计划书和研究报告的撰写,以及质性研究论文的评价三个方面进行了介绍,阐述了质性研究计划书和研究报告的特点和撰写时应注意的关键问题,以及写好一篇质性研究论文的标准,各部分相辅相成。研究者从研究准备阶段开始就应该谨慎考虑并制订翔实的研究计划,清醒地审视自己的理论立场,检视研究方法是否适合当前的研究议题;在研究过程中不断反思、进一步完善研究计划;研究报告的撰写应该清晰地描述研究的具体过程和研究结果,将研究成果科学而真实地加以呈现,并根据具体的研究议题选取合适的评价标准检视自己的研究,采取适当的方法对研究过程的每一阶段严格把关,真正提升质性研究论文的质量。

【思考题】

1. 请描述质性研究计划书应该重点解决的 12 个要点问题。
2. 质性研究报告中对研究方法和过程的描述主要包括哪几方面?

3. 举例说明如何界定质性研究的研究问题。

4. 对质性研究论文资料分析和解读的评价标准包括哪几方面？

【参考文献】

1. 巴歇尔,罗斯曼 . 设计质性研究[M]. 王慧芳,译 . 长沙:湖南美术出版社,2008.

2. 陈向明 . 质的研究方法与社会科学研究[M]. 北京:教育科学出版社,2000.

3. 劳伦斯·F·洛柯,维涅恩·瑞克·斯波多索,斯蒂芬·J·斯尔弗曼 . 如何撰写研究计划书[M]. 第 5 版 . 朱光明,李英武,译 . 重庆:重庆大学出版社,2009.

4. 林岑,胡雁,钱序,等 . 乳腺癌患者坚强的概念结构及对护理的意义[J]. 中华护理杂志,2008,43(2):107-110.

5. 刘明 . 护理质性研究[M]. 北京:人民卫生出版社,2008.

6. 刘明,Kunaiktikul Wipada,Senaratana Wilawan,等 . 中国注册护士能力架构的质性研究[J]. 中华护理杂志,2006,41(8):691-694.

7. 李晓凤,佘双好 . 质性研究方法[M]. 武汉:武汉大学出版社,2006.

8. 普拉尼·利亚姆帕特唐,道格拉斯·艾子 . 质性研究方法:健康及相关专业研究指南[M]. 郑显兰,译 . 重庆:重庆大学出版社,2009.

9. 马克斯威尔 . 质的研究设计:一种互动的取向[M]. 朱光明,译 . 重庆:重庆大学出版社,2007.

10. 王磊 . 关于成都本地普通成年人个体健康概念的叙事研究[D]. 四川大学硕士学位论文,2006.

11. 文军,蒋逸民 . 质性研究概论[M]. 北京:北京大学出版社,2009.

12. 肖顺贞 . 护理研究[M]. 第 3 版 . 北京:人民卫生出版社,2006.

13. 张睿,杨莘,王玲,等 . 老年痴呆患者照顾者照顾感受的质性研究[J]. 中华护理杂志,2008,43(7):589-592.

14. 钟佩雯,孙淑冰,钟慧仪,等 . 护理 SARS 病人真实体验的质性研究[J]. 中华护理杂志,2004,39(8):561-564.

15. McEwen M. Mexican Immigrants' Explanatory Model of Latent Tuberculosis Infection and Treatment. The University of Arizona College of Nursing,Laurence B. Emmons Research Award,2004-2005.

16. Tong A,Sainsbury P,Craig J. Consolidated criteria for reporting qualitative research (COREQ):a 32-item checklist for interviews and focus groups [J]. International Journal for Quality in Health Care,2007,6:349-357.

阅读笔记

第四篇

护理研究中的混合方法研究

导入案例

　　2009 年,Thomas 想探讨老年慢性阻塞性肺疾病患者是如何应对呼吸困难的。研究中她主要采用调查问卷的方法收集资料,同时她还选取部分患者进行访谈,访谈的题目为"当你出现呼吸困难时你认为最有效的应对措施为何?"研究结果呈现了两种不同性质的资料。Thomas 的研究为什么这样设计? 这是一种什么样的研究类型? 有何优势?

第一节　混合方法研究的概念及背景

一、混合方法研究的概念

　　合众法(triangulations)是指采用了一种以上的研究方法或整合了不同研究策略的研究,又称为混合研究(mixed research)、整合研究(integrative research),但目前更为流行的称谓是混合方法研究(mixed methods research)。关于合众法的定义,2003 年 Creswell 将其定义为"在一个独立的研究中,数据的收集或分析既使用了量性研究,又使用了质性研究两种以上的方法,但偏重于某一种方法,数据收集或分析可同时或循序进行,不同性质数据的整合会在研究过程的某一阶段或更多的阶段进行"。2007 年,Johnson 和 Onwuegbuzie 在分析与总结以往 19 条有关混合方法研究定义的基础上,提出混合方法研究是研究者或研究团队为了拓宽研究目的,加深理解和反复确证,将量性研究与质性研究相联结的一种研究类型。这种联结包括共享量性研究与质性研究的观点,共享数据收集、分析、讨论等的技巧。同年在《混合方法研究杂志》的创刊号上,Tashakkofi 和 Creswell 将混合方法研究定义为"调查者在一项单独的研究或调查项目中对量性研究和质性研究的数据进行收集、分析、混合和推断的研究"。

二、混合方法研究产生的背景及发展

(一) 源于范式之争

　　混合方法研究并不是凭空产生的,它的产生具有一定的历史必然性。从范式的角度看,在过去的一个多世纪里,西方国家就两种主要范式的高下优劣问题,社会学和行为科学领域中已发生过多次辩论或"争战"。这两种范式,一个是实证主义/经验主义路径,另一个则是建构主义/现象学路径。实证主义范式强调所谓的量性研究方法,而建构主义范式则主张质性研究方法。因此,关于这两种范式的争论有时亦被称为量性-质性之争。19 世纪中叶,随着以孔德为代表的实证主义的兴起,学术界开始对量性方法产生兴趣,认为量化具有自然科学的"客观性"和"科学性",应该引入社会科学研究领域。当时争论的焦点主要集中在历史学和社会科学研究是否具有"科学性"。20 世纪二三十年代,美国社会学界在个案研究与统计分析这两种方法之间展开了一场辩论,目前很多有关量性研究与质性研究的观点都可以在当时的论战中找到源头。到了四五十年代,以抽样调查和实验为主要形式的量性研究方法在社会学、心理学以及其他社会科学领域里占据了主导地位。直到 60 年代,随着人类学、人种志研究方法在社会科学研究中的应用和发展,质性研究方法范式逐渐彰显,一举成为揭示社会现象、人类经验和客观事实的主要范式。

　　因为量性研究属于演绎性质,倾向于揭示事物之间的因果关系,在研究过程中,研究者从事的是中立的观察与测量,避免介入或影响研究对象,最大限度地追求研究的"客观性"。而质性研究却是归纳性质,它相信在人的心理结构中存在着多样的主观事实,强调人在某种特定情景中的意义建构及其联系;相信认识的主体与客体的不可分割性。由于这两种研究范式所采

阅读笔记

用的研究方法、程序及在客观事实的本质、研究逻辑间的不同,导致了质性与量性研究范式之间的争斗日益激烈。

然而,尽管100多年来量性研究与质性研究两大阵营一直在进行不同程度的"论战",但是也有一些研究者认为,这两种方法之间其实并不存在实质性的区别。Hammersley甚至对人们认为的量性研究和质性研究之间存在的区别进行了驳斥,指出这些区别是不真实的。例如Hammersley认为质性资料与量性资料之间的区别是不存在的。量性研究可以对研究的现象进行描述,质性研究也可以使用数量作为资料。再比如Hammersley认为量性研究和质性研究都需要同时使用归纳和演绎的方法。Hammersley认为量性研究和质性研究之间的关系与其像是一个十字路口,不如更像是一座迷宫,研究者来到路口时不只是面临两种选择:不往左,就往右。而是在进行中时刻面临多种选择,而选择的每一条道路又都与其他的道路相互交叉重叠。除了Hammersley外,还有一些学者亦不同意将量性研究与质性研究对立起来,例如有的学者提出不同意使用"范式"这个概念来指称这两种方法背后的哲学基础。还有的学者认为量性研究与质性研究在"方法"上并没有什么本质的区别,区别主要在整体的探究"方式"上。Smith与Heshusius、Patton等学者认为,质与量两种范式可以互补来弥补本身在研究上的盲点。以上讨论表明,两种研究之间的区别可能是一个"虚假"的现象,在研究者的具体实践活动中可能并不是如此对立。质性研究和量性研究之间与其说是相互对立的两种方法,不如说是一个连续统一体,他们之间有很多相辅相成的成分。

(二) 质性研究与量性研究能否结合的争论

早在1950年就有学者提出,没有任何一种研究方法可以主宰社会现象的推论,占主导地位的量的方法应该吸收别的研究方法的长处。1979年,Cook和Reichardt使用量和质的方法进行教育评估的文章被正式发表,1982年《美国行为科学》杂志用了整整一期的篇幅刊登使用多元方法所做的研究报告。但是,两大阵营之间的"论战"由来已久,特别是在理论探讨方面至今方兴未艾。

对于量性方法和质性方法是否可以相互结合的问题,一般有3种观点。

1. 纯正派　纯正派主要将讨论的焦点集中在范式的层面上,他们认为量性研究和质性研究分别基于不同的科学研究范式,前者是科学实证主义的范式,后者是自然主义、人本主义的范式。两种范式在本体论、认识论和伦理价值方面都存在不同,对社会的理解以及对研究的本质也有一些不同的假设。两种范式彼此之间是一种相互排斥的关系,坚持一种范式也就意味着必然要排斥另外一种范式。为了保持研究的纯洁性,不能将两种不同的研究方法混杂在一起使用。

2. 情境派　情境派主要将讨论的焦点放在研究的问题和情境上,认为两种方法各有自己的长处和短处,应根据具体情况决定是否可以结合以及如何结合。他们不同意纯正派的观点,反对把量性研究和质性研究之间的区别作为范式之间的区别。他们认为方法不一定与范式密不可分,研究者可以混合使用各种技巧,为自己的研究问题和具体情境服务。

3. 实用派　实用派认为:①量性研究和质性研究方法可用于一个单个的研究。②研究问题应该是头等重要的,可能比方法或哲学世界观更为重要。③应该放弃在质性研究与量性研究之间进行选择的强迫二分法。④应该放弃使用"真理"和"现实"等形而上学的概念。⑤应该用一种实用的研究哲学来指导方法论选择。由此可以看出,与情境派相比,实用派也认为量性研究与质性研究可以结合,但是他们更加注重研究的具体功用。实用派将讨论的焦点放在方法的具体操作,不讨论范式以及建立系统的结合方式和衡量标准问题。实用派学者认为只要结合以后所产生的结果强于单独使用一种方法所产生的结果,那么就应该结合。

阅读笔记

（三）质性研究与量性研究结合的可能性及意义

1. 为什么要结合   有研究者认为，多种方法并用可以帮助研究者从不同的角度看待事物的面貌和性质，从而达到近似地把握事物的全部。对此，人格心理学家 Hergenhahn 曾做过一个形象的比喻：研究对象就像是漆黑房间里一件不能直接触摸到的物体，研究范式则是从各个角度投向该物体的光束。全部的光束都是有用的，光束越多，照射角度越不同，人们就能获得更多的信息。主张将"质"与"量"的研究方法进行整合的学者认为，方法毕竟是"方法"，是为研究服务的，只要有用，任何方法都可以拿来使用，而不应该受到名义上的限制。

2. 结合的可能性   研究中质性研究与量性研究的结合，其哲学基础主要包括三个方面：一是辩证唯物主义中关于质与量统一的原理；二是系统科学关于"系统整体的功能大于各孤立部分功能的总和"的论断；三是科学人文主义关于科学文化与人文文化要相互融合、渗透的竭力主张。科学人文主义是一种以科学为核心、并建立在人性化科学基础之上的新人文主义。科学人文主义认为科学不仅有物质技术上的功能，而且有精神文化上的功能。科学人文主义既反对旧人文主义将科学排斥在人文文化之外，又反对实证主义仅仅看重科学的知识价值、真理价值。面对"两种文化"的分裂以及科学的"非人化"，科学人文主义竭力主张科学文化与人文文化的相互融合和渗透。以科学为基础和手段，以人文为价值和目的的科学人文主义，进一步为质的研究与量的研究的结合提供了理论基础。

3. 结合的意义   两种研究方法结合的意义在于：第一，通过两种不同的方法和研究设计验证同一现象，这样不同的方法实现优势互补和多元交叉，结果之间可以相互验证与解释。第二，混合方法研究以一种方法的结果为辅，与另一种主要方法的结果相比较，从而寻求详尽解释、改进、澄清。第三，不同的研究方法会产生不同结果，这些结果之间出现的矛盾往往促使研究问题的重构，促使新理论产生。

（四）质性研究与量性研究结合的发展

联合使用量性研究与质性研究方法，实际上早在 20 世纪三四十年代就有最初形式的混合方法研究，如 Mayo 对"霍桑效应（Hawthorne effect）"的研究以及 Warner 对美国扬基城（Yankee City）的研究。这些研究除了使用实验方法外，还使用了访谈和观察等方法。

2000 年以后是混合方法研究快速发展的时期，2003 年著名研究方法专家 Tashakkori 所著的《社会和行为研究的混合研究法手册》为其在研究方法学上的独立地位做出了历史性的宣告。在该手册中，作者用了七章篇幅专门讨论了混合方法在不同学科中的应用。这些学科包括社会学、教育学、心理学、管理和组织研究、评估研究、健康科学以及护理学。Tashakkori 指出使用混合方法研究可解决特殊的研究问题，包括社区和地区规划、教育政策、初级保健研究、健康服务研究以及老年健康研究等。

2004 年，美国国家研究审议会、美国教育研究协会、美国心理研究协会、国家科学基金会主办以"混合研究方法"为主题的学术探讨会。2005 年在剑桥大学首次举行混合方法研究国际研讨会，共有 100 多位混合研究方法专家和方法论专家参加了会议。自此，混合方法研究得到了西方学者的普遍认同和官方认可。2007 年《混合方法研究杂志》创刊，著名混合方法研究专家 Creswell 和 Tashakkori 担任主编。同年美国教育研究方法学者 Johnson 和 Onwuegbuzie 在《混合方法研究的时代已经来临》一文中，把混合方法研究称为继量性与质性研究范式之后的"第三种研究范式"，标志着混合方法研究在研究方法学上地位的确定。

在医疗、护理领域，亦有不少研究者使用混合研究方法。Ostlund 等检索了 CINAHL、Medline 和 PsycINFO 三个数据库中有关使用混合研究方法的医学、护理领域的文献，检索时间为 1999—2009 年，语言为英语。结果发现共有 168 篇文献使用了混合研究方法。其中绝大多数的研究来自美国、英国以及加拿大。使用的研究设计多数是顺序混合研究以及同时混合

阅读笔记

研究。

与西方国家相比,我国学者对混合研究方法的运用以及研究甚少。主要应用的领域是教育学,根据田虎伟对我国 2000—2004 年 402 篇教育类文章的统计,混合研究占总数的 6.3%。在护理研究中,混合研究方法的运用以及研究就更少了。朱莲莲检索截至 2008 年 12 月的 CNKI、万方和维普 3 个数据库医药卫生期刊中有关质性研究的护理文献,结果发现 2003—2008 年国内共有 134 篇使用质性研究方法的研究,其中只有 7 篇联合应用质性研究和量性研究方法。混合研究方法在国内护理研究中的运用亟待发展。

第二节　质性研究与量性研究结合经历的时期

Tashakkori 和 Teddlie 认为质性研究与量性研究结合经历了三个时期,即起源于合众法,然后是混合方法(mixed methods)时期,最后是混合模式研究(mixed model study)时期。

一、合众法

"Triangulation"一词源于中古拉丁语的"triangular",原意是"做三角"。在航海和土地测量等领域,它指的是一种使用两点来探寻到第三点之未知距离的测量及定位方法,在我国大陆和台湾地区常被译为"三角互证法"或"三角测量法"。1959 年,Campbell 和 Fiske 在其实验心理学的著作中提出了"多元特性 - 多元方法矩阵",主张应用一种以上的定量研究方法来测量某一种心理特性。他们提出这一矩阵是为了确保研究中出现的差异确实源于所研究的特性本身,而非源于所应用的方法。1978 年,质性研究学者 Denzin 将"三角互证法"这一概念引入了质性研究领域,Denzin 所谓的三角互证法即合众法,是将多种资料来源结合起来,对同一种社会现象进行研究。他提出三角互证法有 4 种不同的形式,包括研究资料、研究者、研究理论和研究方法的多元结合。

(一)研究资料的多元结合

研究资料的多元结合(data triangulation)是指结合使用来自不同渠道、不同的时间、空间和调查对象处所收集的资料。这类似于"扎根理论"的奠基者 Glaser 和 Strauss 所提出的"理论抽样"。两者都强调要有目的地在不同时间、地点和调查对象处收集尽可能丰富的研究资料。

(二)研究者的多元结合

研究者的多元结合(investigator triangulation)是指结合使用多个研究者来观察和分析同一个或同一组研究对象。Denzin 认为,使用多个研究人员,可以避免单个研究者对研究的单方面观察和理解,从而保证研究取得更高的信度。

(三)研究理论的多元结合

研究理论的多元结合(theory triangulation)是指从不同的研究假设、观察角度和分析理论出发来观察和解释所研究的社会现象。Denzin 建议可采用以下 6 个步骤来结合多元的研究理论:①收集各种有可能用来解释所研究现象的理论(如互动主义、现象学、马克思主义、文化研究等);②开始自己的实证调查,收集所需的数据和资料;③将上述相关理论用来解释调查资料;④将不能用来解释所获得资料的研究理论筛选出去;⑤将能用来解释所获得资料的各种理论组成一个解释理论框架;⑥针对所研究和解释的现象,将上述解释理论框架融合为一个系统性解释理论。

(四)研究方法的多元结合

研究方法的多元结合(methodological triangulation)是指结合使用不同的研究方法。这里又可以分为两种类型:

阅读笔记

（1）方法内的结合（within method triangulation）：是指采用同一类研究方法的不同测量量度来测量同一个问题，比如同一个调查问卷中采用不同的测量量度。不过，Denzin 认为使用同一种方法的不同测量方案并不能有效地避免单一方法本身固有的缺陷。因而，他更主张采用方法间的结合。

（2）方法间的结合（between-method triangulation）：是指结合不同的研究方法来研究同一个问题。这种方法间的结合可以有多种不同的形式：既包括质性研究和量性研究在其研究范式之内的方法结合，如质性研究领域的参与式观察和访谈相结合；也包括质性研究方法和量性研究方法跨研究范式的相互结合，例如开放式访谈和标准化调查问卷相结合。

Box 4-2-1

Denzin 关于合众法的看法

没有任何单一的方法能够适当地解决有关问题，因为每一种方法所揭示而呈现的都是不同面向的实体。多样性观察方法的运用是必需的，而这也称为"三角互证"。也就是说，在每一次的探究之中，都必须整合多重的研究方法，而这也是方法论的终极准则。

合众法是混合方法论的理论基础之一，目前国际研究界所提出的几种方法间的结合模式实际上都可以被视为是合众法在结合质性研究和量性研究方面的不同衍生形式。

二、混合方法时期

混合方法时期源于 20 世纪 60 年代，至 80 年代变得更加普遍。在回顾了 1980 年以来 57 篇应用混合方法的文章后，Greene 等界定了使用混合方法设计的 5 个目的：①三角互证：即采用不同研究方法和设计来研究同一现象，以寻求结果的集中；②补充：检查同一现象的重叠与不同方面；③创新：发现矛盾、冲突之说或提出新的视角；④发展功能：依次使用不同的研究方法，在第一种方法得出结果后，据此接着使用第二种研究方法；⑤扩展功能：混合方法扩大了研究的规模与范围。

三、混合模式研究时期

混合模式研究时期是从 1990 年一直到现在。不同于混合方法时期的研究多数是在同一个研究中，以先后或同时的方式纳入质性方法和量性方法。两种范式如何交互运用并影响研究中的每一个历程，是混合模式研究时期研究取向所关心的重点，也就是说混合模式研究提倡在研究过程的不同阶段将两种方法结合起来。此时期的代表人物 Creswell 曾提出了一个关于将范式 - 方法的关联性运用于研究过程不同阶段的基本问题："要最有效地同时运用这两种范式，就意味着要走向下一步的融合设计：在单一的研究中，除了方法之外，设计过程的各方面也能够从不同的范式中推导出来吗？"他的回答是肯定的。同时，他还提供了一些例证，证明不同的范式或观点是能够运用于研究过程的不同的阶段。与此类似，Brewer 和 Hunter 将他们的多元方法路径运用到了研究过程的所有阶段，而不仅仅是测量阶段。他们所讨论的研究阶段包括问题的形成、理论的建立和检测、抽样、资料收集和分析以及报告。

纵观质性研究与量性研究结合所经历的历程，我们可以看出两种方法的结合实际上已经不是一种单一的模式，而是一种理论上的思想，是指在研究的全过程中都要贯彻两种研究范式的融合。

阅读笔记

第三节　混合方法研究的特点及应用步骤

一、混合方法研究的特点

混合方法研究之所以能迅速崛起,即在于它的自身优势。从总体上看,它克服了使用单一方法而带来的问题。具体而言,使用混合方法研究的优势至少有如下三点。第一,也是最重要的一点,是在一个研究中通过使用两种方法,研究者可以利用一种研究方法的优点克服另一种研究方法的弱点,形成交叉性优势。例如质性研究是基于自然情景中进行的,缺乏对自然情景中的复杂因素的严格控制,因而质性研究过程不像量性研究那样严密、精确,其可控性相对较差、主观性较强;而量性研究正是弥补了这些不足,对干扰变量的严格控制保证了求索因果关系的严谨性、科学性。通过质性与量性方法的结合,可为研究结论提供更有力的证据。例如研究中使用的文字、图片和表格有利于弥补量的研究中"纯数字"的机械性与孤立性,使研究结果更深刻、更细腻、更有血有肉,研究中使用的数字可以被用来增加文字、图片和表格的准确性,又有利于弥补质的研究中逻辑性的缺乏,提高研究内容的丰富性与逻辑性。

第二,质性研究与量性研究的结合有利于克服量性研究中对被研究者的忽略,又可以克服质性研究中对研究者素质的过分依赖,使研究主体更自主。在量性研究中,研究者处于主导的权威地位,研究者却往往自觉或不自觉地蒙蔽于"价值中立"的幌子之中,缺乏自我批评、自我反思的习惯和自觉,从而使研究带有很大的主观性和片面性。质性研究则要求研究者不断地反思自己在研究过程中的角色与作用,反思研究者的背景、视角、立场、判断、决定等因素对研究结果的影响。无论质性研究还是量性研究,研究者的个人素质都会密切影响着研究成败的,但质性研究过程中需要研究者与被研究者的交流,要求研究者能够根据现场的情况及时调整研究计划,研究取向的价值性导致了质性研究对研究者个人素质的过分依赖。

第三,两种方法的结合可使研究者能根据研究问题选择研究方法和手段,由于研究者并不局限于一种单一的方法或手段,因而可以回答一个更宽广和更全面的研究问题,或可以产生沟通理论与实践所需要的更加完整的知识。

虽然混合方法研究有如上诸多优点,但它正处于成长阶段,其理论基础还比较薄弱,其研究成果的信度和效度都有待于进一步的论证。另外,运用混合方法研究对研究者的要求很高,研究者不仅要掌握质性研究方法,还要掌握量性研究方法。一般来说,研究者想同时掌握好这两类研究方法是比较困难的。还有,混合方法研究需要更多的时间、精力和花费。所以在实际运用过程中,研究者在研究活动中也不能唯方法至上,采用混合方法研究的研究者可以根据他们所研究的问题来选择研究方法和手段,而不是根据一些研究中所形成的关于研究范式的偏见选择研究手段,要从实际出发,对研究活动有利的并为研究者熟练掌握了的则用之,否则弃之。

二、混合方法研究的步骤

20世纪80年代初,一个完整的混合方法程序被确立,主要包括8个步骤(图4-3-1):即在研究过程的开始,研究者首先要确定研究的问题是否有必要采用混合方法研究,然后阐述采用混合方法研究的理由,接下来在混合研究模式中选择适合本研究的混合研究方法,然后从定性和定量两方面来收集数据、分析数据、解释数据并最终撰写研究报告。其中第三个步骤"选择混合研究方法"是重中之重,在下一节中将详细介绍。

阅读笔记

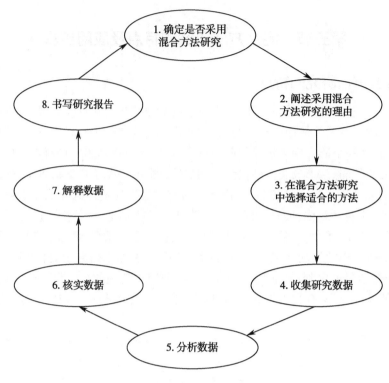

图 4-3-1　混合研究步骤

第四节　质性研究与量性研究结合的方法

有关质性研究与量性研究结合的方法,根据不同的标准,国内外学者提出了不同的结合方法,Tashakkori 和 Teddlie 在文献综述中发现有 40 多种方法。然而,尽管不同研究者对质性与量性研究方法结合形式有不同的关注点,但是他们所做的分类却具有很大程度的相似性。以下主要介绍 Tashakkori 和 Teddlie、Creswell 以及国内学者陈向明的分类方式。

一、Tashakkori 和 Teddlie 的分类方式

Tashakkori 和 Teddlie 认为质性研究与量性研究的结合源于三角互证法即合众法,后经历了混合方法研究时期以及混合模型研究时期(详见本篇第二节)。现将其对混合方法研究时期以及混合模型研究时期的研究设计分类介绍如下:

(一)混合方法研究

Tashakkori 和 Teddlie 认为混合方法研究可以从两方面来分类。第一方面是指质性研究方法和量性研究方法使用的优先顺序,可以分为顺序性研究(sequential studies)或同时研究性(parallel studies)。另一方面是指两种方法在同一研究中所占的比例,可以分为同等地位设计(equivalent status designs)与主次混合方法设计(dominant-less dominant studies)。另外还有一种则是指在资料收集阶段同时采用质化与量化资料的多阶段取向设计(designs with multilevel use of approaches)。

1. 顺序性混合方法　在顺序性混合方法的研究设计中,研究者先进行质性研究的步骤,然后再进行量性研究的步骤,或者顺序相反。由于两个阶段差异明显,研究者可以将每个步骤所隐含的范式假设完全展现出来。Creswell 将此种设计称为"两阶段研究设计"。这种设计在研究生或研究新手中十分流行,因为他们往往希望兼顾这两种方法,但又不愿意陷入同时使用

二者所带来的麻烦之中。

在量性 - 质性的顺序中,研究者先采用量性研究方法,随后展开质性研究。例如在 Carr 等的研究中,研究者们想探讨女性在经历妇科手术时的焦虑状况。研究者首先使用了焦虑量表在患者手术前及术后(共计 6 次)分别测量了患者的焦虑状况。研究者发现患者的焦虑状况从入院起直至手术时不断地在提高。为了了解其中的原因,研究者选取了其中一些出院后 1 周的患者进行了深度访谈,从而探索患者焦虑增加的原因。

在质性 - 量性的顺序中,研究者首先对某一相对研究不足的主题开展质性的资料收集和分析,然后根据结果设计出量性研究的步骤。此种设计比较常见,因为在大多数量性的问卷调查中,定量的封闭问题工具往往是在分析了探索性的质性访谈或对口述资料完成了内容分析之后才提出的。

Box 4-4-1

顺序性混合方法(质性 - 量性顺序)

在 Kalisch 和 Williams 的研究中,研究者发展并测试了"缺失的护理照顾(missed nursing care)"问卷。在研究的第一阶段,研究者进行了 17 个焦点小组的护士访谈,其目的在于探讨在哪些方面出现了缺失的护理照顾以及为什么会出现。在研究的第二阶段,研究者根据访谈结果设计了"缺失的护理照顾"问卷并调查了 1000 多名护士进行问卷的信效度测试。

2. 同时性混合研究　在同时性混合研究方法设计中,研究者同时采用质性研究方法和量性研究方法收集资料,并通过二者互补的方式对资料加以分析。尽管 Creswell 认为,量性研究的结果并不一定要在这些设计中与质性研究的结果相联系,也不必确认质性研究的结果,反之亦然。但是,使用这一方法的大多数研究产生了回答相同问题的数据资料。

Box 4-4-2

同时性混合研究

某研究者想要了解某医院护士对该医院组织气氛的感受,他首先将一份有关医院组织气氛的调查问卷发给该院的所有护士,同时研究者对医院的环境和活动进行参与性观察,并对医院的护理管理人员进行访谈,最后研究者将不同的资料予以比对,做出有关护士感受到的医院组织气氛的研究结论。

3. 同等地位混合方法设计　在同等地位混合方法设计中,研究者平等地使用质性与量性研究的方法来探索研究主题。这里的平等是指没有一方是有优势、有主导的。

4. 主次混合方法设计　在此种研究设计中,研究者以量性或质性方法为主要的方法,其中加入少部分的另一种研究方法的设计。但大体而言,以一种研究方法为主。

5. 多层次路径研究　这类研究中的资料取自多个层次的组织或群体,以便获得关于行为和(或)事件的更具综合性的推论。在多层次研究中,可以在一个层次上应用量性研究方法收集资料,而在另外的层次上使用质性方法收集资料。例如某研究者想调查某护理学院学生的心理健康状况,他首先对该院所有学生进行问卷调查,同时又选取学院的部分教师进行访谈。教师层面上的质性资料可以使学生层次上的量性资料有更加丰富的意义,并且更易于理解。

阅读笔记

(二) 混合模型研究

鉴于混合方法研究只是在研究中纳入两种方法互相验证，而容易流于"为混合而混合"。一些学者提出，在研究过程的各个阶段都应进行方法的混合。在这其中，Patton率先提出了在研究的三个特定阶段中的混合范式。他认为无论是量性研究还是质性研究都可分为三个阶段：研究设计（包括自然探究和实验设计）、测量（质的测量或量的测量）和分析（内容分析或统计分析）。Patton认为研究者可以使用不同的方式将这些不同的部分组合起来，一共可以得到6种研究类型（图4-4-1）。

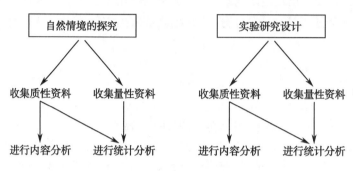

图4-4-1 混合模式研究类型

从图4-4-1可以看出，最左边的研究设计属于纯粹的质性研究，而最右边的研究设计则属于量性研究。中间4种研究设计流程，就是属于不同种类的混合式设计：即质的研究设计，质的资料收集和量的统计分析（质-质-量）；质的研究设计，量的资料收集和量的统计分析（质-量-量）；量的实验设计，质的资料收集与分析（量-质-质）；量的实验设计，质的资料收集和量的统计分析（量-质-量）。这种设计的弱点是研究过程中所有的选择都必须是两者必择其一，不是质的方法就是量的方法，不能同时使用不同的方法。

Box4-4-3

混合模型研究

某研究者探讨"自我调节学习教学方案（self-regulated learning teaching program，SRLTP）"对小学生在动机调节、认知调节、资源经营及行动控制等方面的影响。

量-质-质设计：首先研究者使用量性研究设计，利用随机的方法将参与者分配到实验组与对照组，前者接受为期4个月的SRLTP课程学习，后者接受一般式教学。在干预之前，研究者分别对两组所有学生进行深入访谈，目的在于让参与者详细地描述自己平日的学习习惯与方法。此外，研究者在课程之前进行非参与式的观察，将参与者的学习行为、与师生的对话互动等情形都一一记录下来。4个月的课程结束时，再对两组参与者进行第二次的深入访谈，主要了解在接受了SRLTP之后，参与者在动机调节、认知调节、资源经营及行动控制等方面改变为何？最后将所有收集到的访谈、观察资料进行内容分析，以了解两组之间是否产生了差异。

量-质-量设计：与上述量-质-质设计相似，首先将参与者以随机的方式分配到实验组与对照组，接着在干预前后分别对两组参与者进行深入访谈。唯独不同的是，在量-质-量设计中，研究者通过使用"数量化"的技巧，将属于质性的原始资料转化成量化资料并加以分析。例如，在访谈（或观察）了某位参与者在认知调节层面的问题之后，研究者利用评定的方式给每一位参与者最低1分，最高10分的得分来代表其可能发生该事

阅读笔记

件的频率高低,最后将各层面的得分加以合计,进行组间差异的分析。

质-质-量设计:本模式一开始是采用与质性研究相同的自然情境探究。研究者根据研究目的,以目的抽样的方式来决定能提供最大信息的样本。接着所有的参与者在课程实施的前后,都接受研究人员的深入访谈。研究者将访谈资料转化成各层面的量化资料并进行分析,最终了解 SRLTP 是否有效。

质-量-量设计:研究者在决定了要研究的样本及场所后,就必须以无任何预设立场及心态进入现场。在课程的进行当中,研究者关注课堂上所发生有关学习的活动及行为,并将关于自我调节学习的行为发生次数进行记录。最后将这些资料进行分析以产生结论。

二、Creswell 的分类方式

Creswell 在回顾了护理、公共卫生、教育、社会和行为等领域的研究后提出了三种基本混合方法(图 4-4-2)和三种基本混合方法结合后产生的进阶方法(图 4-4-3)。三种基本混合方法分别是:会聚平行混合方法(convergent parallel mixed methods)、解释性顺序混合方法(explanatory sequential mixed methods)、探究性顺序混合方法(exploratory sequential mixed methods);三种进阶方法分别是:内含式混合方法(embedded mixed methods)、转移性混合方法(transformative mixed method)、多阶段混合方法(multiphase mixed methods)。

会聚平行混合方法可能是人们最为熟悉的一种方法,通常人们认为混合方法就是量性和质性资料的整合。研究者收集量性和质性资料,分开分析,之后比较结果,确认结果之间是否相互印证。这种方法最主要的假设就是量性和质性资料提供不同类型的信息,收集不同形式的资料可以更好地理解某些特质。

解释性顺序混合方法的使用要求有较强的量性研究背景或是相对于质性研究方法相对较新的领域。通常是第一阶段收集量性资料,分析结果,使用结果构建第二阶段的质性研究。第一阶段的量性研究提示第二阶段质性研究中参与者的选择和问题的提出。第二阶段的质性研

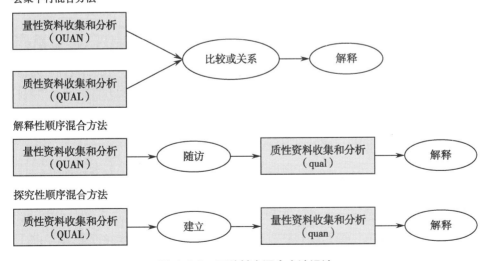

图 4-4-2　三种基本混合方法设计

注:QUAN、QUAL 指量性设计或质性设计更鲜明(greater emphasis)

quan、qual 指量性设计或质性设计较不鲜明(lesser emphasis)

箭头表明顺序

阅读笔记

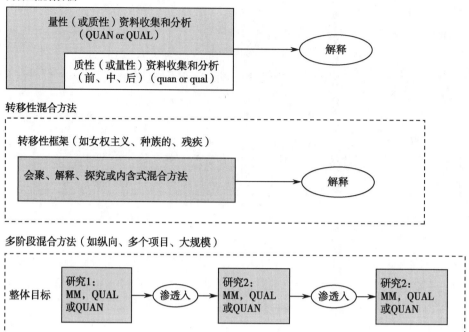

图 4-4-3   进阶混合方法设计

注:QUAN、QUAL 指量性设计或质性设计更鲜明(greater emphasis)

quan、qual 指量性设计或质性设计较不鲜明(lesser emphasis)

MM 表示混合方法(mixed method);箭头表明顺序

究资料可以更具体地帮助解释初始阶段的量性结果。

探究性顺序混合方法是研究者通过质性资料和分析进行探究,然后将发现运用在第二阶段的量性研究。这种研究设计的目的通常是为了发展较好的测量,看一些个体的资料(在质性研究阶段)能否普遍化到较大的群体(在量性研究阶段)。例如研究者先收集焦点小组访谈资料,分析结果,在此基础上发展工具,之后在某个样本中施测。

内含式混合方法是在一个较大的设计(如叙事研究、人种学研究、实验性研究)中嵌套着多种形式的资料(质性或量性或都有)。在一个帮助边缘群体的社会公正框架下将会聚、解释性和探究性顺序方法整合起来就是转移性混合方法。多阶段混合方法是研究者开展几个混合研究项目,在评价或项目实施领域,项目的进行是多阶段的,这样的项目在量性研究、质性研究、混合方法研究中间来来回回,但是一个部分建立在另一部分基础上并都指向一个共同项目目标。

三、国内学者陈向明的分类方法

国内学者陈向明参照 Maxwell 的分类方法,划分了整体式结合和分解式结合两大类别。

(一)整体式结合

整体式结合的方式是将量性研究和质性研究当成彼此分开的两部分,在一个整体设计中将这两部分各自完整地结合起来。在这类设计中可以有 3 种不同的设计方案:顺序设计、平行设计、分叉设计。

1. 顺序设计   类似于前面所述 Tashakkori 和 Teddlie 分类中的顺序性混合方法设计。研究者在研究中首先使用一种方法(量性或质性研究方法)完成一个完全的研究过程,再用另一种方法完成一个完整的研究过程以相互印证,两种方法的使用存在一个前后顺序。这种顺序

阅读笔记

设计可以分为两种形态,一种是先使用量性研究方法收集并分析资料,再使用质性的研究方法收集并分析资料用于解释、验证,此种设计称为解释性设计(explanatory design)。另一种是先收集质性的资料,从质性的资料中分析整理出初步的结果,再依此结果编制成量化工具,并接着使用量性研究的方法进行资料的收集与分析,此种形态称为探索性设计(exploratory design)。除了按先后顺序以外,这两种方法还可以在时序上往返循环使用。这样做可以使研究问题不断深化,各自的结果得到相互补充和澄清。

Box 4-4-4

——————————— 顺 序 设 计 ———————————

　　解释性设计:某研究者在以问卷方式调查过护理学生对学习临床实习的焦虑情形后,从中选取一些学生再施以半结构性访谈,以解释先前问卷所分析得到的结果。

　　探索性设计:某研究者欲了解护理专业教师专业成长指标的现况,她首先对20名护理专业教师进行访谈(关于专业教师专业成长),然后分析访谈结果并依此编制了一份教师专业成长指标问卷,接着该研究者对问卷的信、效度进行了测试,最后以测试后的问卷做大规模的调查分析。

　　2.平行设计　类似于前面所述 Tashakkori 和 Teddlie 分类中的同时性混合方法设计。不同的研究方法被同时使用,而不是按先后顺序进行。使用这种方式的好处是可以对从不同方法中得出的研究结果及时进行相关检验和相互补充,研究的结果比较丰富。然而值得注意的是,使用不同方法得出的结论有可能是不一样的,很难将其进行整合。在这种情况下,可以将研究的重点放在分歧上继续进行研究。通过深入的探讨,可能发现由其中一种方法获得的结果是"对"的,而另外一种是"错"的。当然也有可能结果没有"对错"之分,研究者必须修正自己的整体结论,设法将不同的结果整合到一个更具概括性的结论之中。

　　3.分叉设计　这种研究设计实际上是结合了上述顺序设计和平行设计两种形式。通常在研究开始的时候使用一种方法,然后在继续使用这种方法的同时使用另外一种方法。使用分叉设计的好处在于它不仅可以使研究者在前期结果的基础上进行后期的设计,而且可以在后期使用平行法时对两种方法所产生的结果进行相关检验和相互补充。

Box 4-4-5

——————————— 分 叉 设 计 ———————————

　　在 Maxwell 等人1995年的研究中,研究者首先使用了质性研究方法,即利用参与性观察和开放式访谈对医院有关部门实施教学周期的具体情况作了初步的了解。然后在质的研究结果的基础上同时使用质性方法和量性方法,即使用量性的方法对教学周期中有关人员的行为表现进行测量,同时对医生和实习生进行质性的开放性调查。

(二) 分解式结合

这种方式是指将不同方法中的各部分进行分解,然后将其中某些部分重新进行组合,形成一个完整的设计。通常也有3种不同的设计方案:混合式设计、整合式设计以及内含式设计。

　　1.混合式设计　与前面所述的 Tashakkori 和 Teddlie 分类中的混合模型研究设计一致。

阅读笔记

分为 4 种整合形态：①质的研究设计，质的资料收集和量的统计分析；②质的研究设计，量的资料收集和量的统计分析；③量的实验设计，质的资料收集与分析；④量的实验设计，质的资料收集和量的统计分析。

2. 整合式设计　在这种设计中，量性研究和质性研究在不同的层面（如问题、抽样、资料收集和分析）同时进行，并且不断地相互互动。例如有研究中使用了实验干预、实验室控制、量的测量、质的观察和访谈等手段，试图同时回答量性和质性研究问题。此类整合式设计的好处在于研究可以成为一种真正的方法之间的对话。对话不仅仅发生在研究结果之间，而且贯穿于整个研究过程之中。当然此种设计亦有缺点，即当不同方法产生的研究结果出现冲突时，研究者倾向于将一种结果作为主导，压倒另外一方。

3. 内含式设计　内含式设计与上述混合型设计（先后）与整合型设计（同时）不同。内含式设计不是同时并行使用两种方法，也不是先后使用两种方法，而是在一个方法的内部系统地、具有内在联系地使用另外一种方法。所谓内含式设计，就是指一种方法"坐巢"于另外一种方法之中。一种方法形成研究的整体框架，另外一种在这个框架中发挥作用。通常，一个研究项目使用的是实验性或类实验性的总体设计，对实验条件和控制条件进行对比，具体的操作方法通常是民族志或其他质的方法。反之，内含式设计也可以以质的方法为主要框架，量的方法"坐巢"其中。

Box 4-4-6

内含式设计

　　Maxwell 等人对一所医院中外科大夫的教学活动进行了评估研究。研究的设计大框架是实验干预，但是收集资料的主要方法是民族志。他们首先使用民族志的方法了解了医院的基本情况，通过参与观察、访谈和会议记录写出了一份民族志描述。然后他们设计了一个教学模式，使用多项选择测试的方法，设立实验组和对照组对不同教学模式的效果进行对比。

第五节　混合方法研究的未来发展和启示

　　混合方法研究是一个与量性和质性方法并驾齐驱的方法论工具，有其独特的世界观、术语和技术。混合方法设计整合了传统的量性和质性技术，用一种全新的方式把质性和量性方法整合在一起来解决研究问题，这两种方法的混合大于两种方法的简单相加。可以预见，混合方法设计将是未来科学研究的一种方法论工具，研究者也可以从混合方法研究的发展中获益。尽管如此，混合方法研究才刚刚起步，总体上还不成熟，具有很大的发展潜力。

一、混合方法研究的未来发展

　　混合方法研究将进一步改进混合方法的步骤和程序，解决有关问题，例如抽样在混合方法设计中发挥怎样的作用？质性和量性研究部分的样本量应该分别是多少？是否要用随机抽样技术收集质性资料？如何在相关设计中使用质性资料？如何在民族志、扎根理论或其他质性设计中使用量性数据？当前可用哪些软件来支持混合方法研究？混合方法设计的变化会引起效度的变化吗？

　　如果在传统方法设计中处理另一种数据，就会引发不同的问题，这就需要把混合方法策略与特殊研究设计结合起来。例如，Creswell 等人探讨了如何用质性资料来提高实验研究的质量。

阅读笔记

就目前研究状况而言,像Creswell那样在传统实验设计中使用质性资料的研究还不多见,因此,研究者可以探讨如何在相关设计中使用质性资料。如何在民族志、叙事性调查和扎根理论等质性设计中使用量化的数据?在不同的方法之间进行数据转换是一种常用的混合策略,研究者经常在三角互证设计中转换不同的数据,但是把量性数据转换成质性资料还不常见。这应该是混合方法研究未来创新的领域。研究者还可以把量性和质性的分析软件结合起来,比如,把质性编码看成是SPSS的输出数据,把量性研究中的变量看成是NVivo矩阵特征。当然,为了超越以前只做简单计算和编码的量性分析软件,混合方法研究者需要有一个不仅能显示混合方法设计、而且能分析数据的软件程序,这可能还有许多工作要做。

二、混合方法研究对我国护理研究的启示

进入21世纪以后,随着跨学科研究和超学科研究的不断深入,科学研究的理念和方法不断更新,混合方法研究逐步成为科学研究一个重要的方法论工具。混合方法研究能否提高我们对研究问题的理解?它对护理研究有何积极意义和价值?这些都是我们需要正视和反思的问题。

首先,混合方法研究的运用需以正确认识和熟练掌握质性与量性研究的各种具体方法为前提,护理工作者要重视研究方法的学习,努力提高研究素养。目前虽然我国在护理本科、研究生教育中基本开设了护理研究课程,但课程设置上多以量性研究内容为主,而现象学研究法、扎根理论研究法、人种学等质性研究方面的课程开设很少,或只是一点带过,很少能进行深入讲解和实践,国内有关质性分析方法的教科书还不多见,能够驾驭质性研究技术的护理专业人员也不多,这也限制了混合研究方法的运用。另外,虽然有一些研究者尝试使用混合方法,但是认为混合方法研究就是量性方法和质性方法的简单合并,没有树立起混合研究方法是有一定思想基础、研究程序、操作方式和具体方法与技术相配套的整体意识。因此,应不断提高研究者的研究方法素养,重视护理研究者研究方法的训练,加强培训,力求使研究者正确、规范地使用各种研究方法,以促进混合方法研究的发展。

其次,使用混合方法研究是提升我国护理学研究水平的一个重要途径。西方社会使用混合方法研究的一个主要理由是,量性和质性方法各有其缺陷,混合方法可以克服这些缺陷而实现优势互补。因此,护理研究者要充分认识到混合方法研究的重要价值,尽可能在护理研究中尝试使用混合方法技术,以提高我国护理研究的整体水平。

再次,混合方法研究会对我国护理学科建设和发展有促进作用。与其他研究一样,传统的护理研究有自己特有的研究问题和相应的解决办法与策略。混合方法研究从根本上改变了单学科研究的格局,要求从问题本身而不是学科来思考和解决问题,因此,混合方法研究更好地适应了当前跨学科研究的现状,能够适应现实复杂性所带来的一系列变化。混合方法研究关注问题本身,强调以"应用"为导向,可以成为跨学科研究的切入点、结合点和生长点。以混合方法研究为纽带,可以吸引不同学科的专家围绕某个研究课题搭建跨学科研究平台,以此来带动一系列组织结构、项目管理模式、资源配置方式的创新,以促进学科融合,真正发挥综合优势。

最后,混合方法研究对护理研究的资助政策和机制提出新要求。混合方法研究需要同时或先后使用两种或多种方法,通常需要比单一的量性或质性方法消耗更多的人力、物力和财力,因而需要特殊的鼓励和扶持政策。但是,国内现有的科研资助系统还没有相应的机制来应对这种变化。现有的科研基金需要向使用混合方法的研究项目倾斜,加大对混合方法研究支持力度。在资助方式上,可优先支持使用混合方法的研究。另一方面,各类科研基金要向使用混合方法的创新团队倾斜。由于目前使用混合方法的学者还不多,除了需要在面上鼓励混合方法研究外,还可以制定某些特殊的政策或措施,鼓励量性方法学者与质性方法学者的"联

阅读笔记

姻"，特别是鼓励来自不同学科或擅长不同方法的专家学者组成创新团队，在实际研究过程中通过各种形式的学术互动来培训或锻炼不同学科的研究者，拓展他们的量性或质性的研究技能，培养他们组建和管理创新团队的能力，以真正实现混合方法研究对创新团队的带动和促进作用。

第六节　研究实例分析

【例1】　以 Polit 和 Beck 所著的 *Nursing Research* 第 9 版中的 Riddle 等的例子，说明如何在护理实践中使用顺序性混合方法。该研究发表于 2009 年的 *Health Care for Women International*。

研究目的：探讨农村妇女针对家庭暴力的策略。

研究方法：采用顺序性混合研究方法。第一阶段研究：研究者首先采用"家庭暴力策略指数"量表调查了加拿大的 43 名近期遭受过家庭暴力的农村妇女，调查内容包括妇女应对家庭暴力使用策略的频率以及这些策略的有效性。第二阶段研究：在分析完结果后，研究者选取了另外 9 名近期遭受过家庭暴力的农村妇女进行了深度访谈，探讨这些被访者对于前期研究结果的看法以及文化和周围环境对于妇女经历家庭暴力的影响。

资料分析：针对第一阶段研究的资料，研究者主要采用了描述性统计方法分析妇女应对家庭暴力使用策略的频率以及这些策略的有效性。针对第二阶段研究的资料，研究者主要采用内容分析法阐述对第一阶段研究结果的解释以及她们对于农村环境以及文化对于停止或逃离家庭暴力的看法。

研究结果：研究发现 43 名妇女中最常应用的策略是忍让以及反抗，80% 以上的妇女使用过上述两种策略，使用较少的策略是安全计划，采用法律措施，寻求正式或非正式机构、组织的帮助。对于"哪些策略比较有效"这一问题，结果正好与上述结果相反，妇女们认为最有效的策略是安全计划，而最无效的策略是忍让及反抗。采用法律措施，寻求正式或非正式机构、组织的帮助被认为中度有效。内容分析结果显示被访者受到的社会控制强化了她们的自责感，影响到她们去寻求帮助并限制了她们接受正式或非正式机构、组织的帮助以及支持。

【例2】　以 Polit 和 Beck 所著的 *Nursing Research* 第 9 版中的 Weiss 等的例子，说明如何在护理实践中使用同时性混合研究方法。该研究发表于 2009 年 *Journal of Clinical Nursing*。

研究目的：描述产妇在剖宫产术后 2 周内的适应状况以及对于学习的需求，用于制定相关的护理干预措施。

研究方法：采用同时性混合研究方法。质性研究部分是在 Roy 的适应模式的指导下选取美国 2 个城市中的 233 名产妇进行居家访谈或电话访谈，用于探讨产妇在剖宫产术后 2 周内的躯体、情感、角色以及社会等四方面的适应状况。访谈问题均为开放性问题，内容主要涉及上述四方面的适应状况，例如"请问您出院后身体感觉如何？"除了质性研究部分，研究者亦针对 233 名产妇同时进行问卷调查，询问产妇关于婴儿护理知识以及学习的需求。

资料分析：对于访谈获得的"质"的数据，研究者将其进行了"量"的分析。例如针对躯体方面的适应的访谈结果，研究者认为如果被访者的反应为"感觉非常好"或是"感觉不错"之类的话语则认为是适应的反应（adaptive response），如果被访者的反应为"累""头疼""发热""疼痛"等则被认为是无效的反应（ineffective response）。研究者分别计算出上述四方面的得分，例如躯体方面的适应的得分为 adaptive response 的数量除以总的反应（adaptive + ineffective）的数量，再乘以 100。这样计算出来的适应分数范围为 0~100 分，分数越高说明产妇的适应越好。对于量性的数据，研究者采用了 t 检验、ANOVA 等方法。

阅读笔记

研究结果:研究者发现产妇的角色适应以及社会适应要比躯体适应以及情感适应好,择期剖宫产的产妇以及经产妇的适用要比紧急剖宫产及初产妇适应的好。另外不同文化的产妇对于产后的适应以及学习的需求差别较大。

【例3】 某研究者对219名即将从事教师工作的被试者进行了关于"优秀教师的特征"的调查,研究者要求每个研究对象列举出一个优秀教师应该具备的3~6个特征。研究者对所获得的数据进行了"连续混合方法分析"(sequential mixed-methodological analyses,SMMA)。这种分析方法包含一套连续使用"质"与"量"的分析方法的技术,分析始于质的分析,随后在质的分析的基础上进行量的分析并且结束于质的分析。研究分为5个阶段:

第一阶段:不带任何假设地进入现场,对研究对象进行访谈,在这一过程获得研究对象自己对研究问题的理解,并对收集到的质的资料进行现象学的分析。

第二阶段:使用描述统计的方法来分析第一阶段分析出来的主题的等级结构。在这里,每一个主题都是一个二分变量,根据研究对象的表述中是否存在某一主题,每一个主题都可以用"0"和"1"表示。如果研究对象的表述中有包含6个主题中的某一个,则赋值为"1",否则赋值为"0",这样,每一个研究对象在每一个主题上就有了一个"0"或"1"的得分。通过这一个步骤,质的资料就可以进行数据化的处理。研究者可以计算每一个主题的出现频次,并且通过其转化为百分等级,通过这些百分等级可以得出频次效果值。研究者还通过每个主题在整体特征中所占的比重计算出程度效果值。

研究对象举出了125个优秀教师的不同特征,通过现象学的分析方法,研究者发现了优秀教师的6个特征,它们的效果值分别为:①学生中心(79.5%);②对教育事业的热忱(40.2%);③道德(38.8%);④教室与行为管理(33.3%);⑤教学方法(32.4%);⑥学科知识(31.5%)。可见"以学生为中心"这个特征是最常被研究对象列举出来的主题,将近80%的被试者列举出了与之相关的一个或以上的特征,与"学生中心"相关的描述包括:热爱学生、热心、关怀、耐心等。

第三阶段:这是一个探索性因素分析的过程,通过这个过程可以发现潜在的"元主题(meta-themes)"数量。每个因子所解释的方差量就可以理解为每一个元主题的潜变量效果值。同时,通过计算每一个元主题之中的各主题组合的频次效果值,可以计算各元主题的观测效果值。通过第三阶段的因素分析,结果显示出此前萃取出来的6个主题可以归为4个元主题,它们分别是:教室氛围(包含对教育事业的热诚与教师及行为管理)、学科与学生(包含学生中心与学科知识)、道德以及教学方法。

第四阶段:研究者进行了两项工作:①用一系列的费歇尔精确检验来确定各背景变量与每一个主题之间的相关;②用典型相关分析的方法来考察人口学变量与各主题之间的关系。典型相关的结果揭示女性、低年级大学生、少数民族学生倾向于认为优秀教师需具备道德和教学方法这两项特征,而较不在意教室与行为管理、学科知识这两项特征。

第五阶段:是形成叙述性的剖图。Witcher等人解释研究对象对某一个主题的作答,这一解释要建立在他们对其他主题回答的相关上,然后确定大致有多少个剖图。这个过程的步骤如下:①对每个被试者来说,根据他们在6个主题上的回答,每个被试者在每一个尺度(主题)上获得一个"1"至"6"之间的值。②将每一个剖图内的主题得分按照从低到高的顺序排列,并以此为基础测量其相似性。通过对每一对剖图的相关测算可以形成一个个体内部相关矩阵,生成$(n)(n-1)/2$个Spearman's rho值(n为被试数)。这一相关矩阵可以通过聚类分析来形成每一个研究对象自己的、具有特征性的个体模式。这一形成一般剖图的方法体现了此前"量化"的主题的"质"性。聚类分析的结果显示,研究对象针对6个主题的应答可以归为4类,即4组剖图。

分析上面所述的五个阶段,第一阶段主要是采用"质"性的研究方法,将经过访谈得到的

阅读笔记

质性的资料进行现象学的分析与处理,并且形成主题。第二阶段将每一个主题处理成一个二分变量是"质"与"量"的方法进行整合的一个关键性步骤,在这个过程中,质性的资料就成功地完成了其数字化的转变,进入具备了定量分析的基础。第三阶段与第四阶段是利用转换成数字的数据进行定量分析。第五阶段通过聚类分析的方式来描述每一个个体的反应模式,恰恰体现了量化主题的"质"性。

通过这5个连续的对数据分析的阶段,即得到了质性的主题,这些主题是不带任何假设进入到研究现场所获得的,体现了质的研究的"假设生成"的特点,能够得到研究对象自己对此问题的全面看法,而不是对调查项目的反应,同时,通过第五阶段的分析,可以得出每一个研究对象独特的反应特征模式,可以对每一个个体进行更深入、细致的考察,体现前面所提及的质的研究的优势;我们同时还可以得到定量分析的结果,这些定量分析的结果具有一般性和群体性,适宜于同类比较和推广,体现定量研究的优势。这样,"质"与"量"的研究方法实现了优劣互补,实现了较为理想的结合。

(李　峥)

【小结】

混合方法研究是指采用了一种以上的研究方法或整合了不同研究策略的研究,又称为混合研究、整合研究。本篇前三节主要讲述了有关混合方法研究的定义、产生的背景及发展、质性研究与量性研究结合经历的时期、混合方法研究的特点及应用步骤。在第四节中讲解了质性研究与量性研究结合的方法,主要介绍了 Tashakkori 和 Teddlie、Creswell 以及国内学者陈向明的分类方式。最后两节主要介绍了混合方法研究的未来发展和对我国护理研究的启示,并举例说明了该方法的实际应用。

【思考题】

1. 找出一篇使用混合方法的研究论文阅读,结合本篇有关混合方法研究步骤的相关知识,领会其研究的策略。

2. 从护理专业数据库中找出使用混合方法的研究论文,总结这些论文中所采用的结合方法。

3. 自行设计一个属于混合模型研究的课题,其中包括4种整合形态。

【参考文献】

1. 陈向明.质的研究方法与社会科学研究[M].北京:教育科学出版社,2004.

2. 胡中锋,黎雪琼.论教育研究中质的研究与量的研究的整合[J].华南师范大学学报(社会科学版),2006,6:93-99.

3. 蒋逸民.作为"第三次方法论运动"的混合方法研究[J].浙江社会科学,2009,10:27-35.

4. 乜勇,魏久利.教育研究的第三范式:混合方法研究[J].现代教育技术,2009,19(9):19-22.

5. 齐艳.混合方法研究及对我国护理研究的启示[J].护士进修杂志,2010,25(16):1457-1459.

6. 阿巴斯·塔沙克里,查尔斯·特德莱.混合方法论:定性方法和定量方法的结合[M].唐海华,译.重庆:重庆大学出版社,2010.

7. 尤莉.第三次方法论运动-混合方法研究60年演变历程探析[J].教育学报,2010,6(3):31-34.

8. 谢志伟.教育研究典范的未来趋势:混合方法论介绍[J].屏东教育大学学报,2007,26:175-194.

9. 周明洁,张建新.心理学研究方法中"质"与"量"的整合[J].心理科学进展,2008,16(1):163-168.

10. John W Creswell. Research Design:Qualitative,Quantitative,and Mixed Methods Approaches[M].4th ed. Los Angeles:SAGE,2014.

阅读笔记

11. Polit DF,Beck CT. Nursing Research［M］. Philadelphia:Lippincott Williams & Wilkins,2011.

12. Ulrika Ostlund,Lisa Kidd,Yvonne Wengstrom,et al. Combining qualitative and quantitative research within mixed method research designs:A methodological review［J］. International Journal of Nursing Studies, 2011,48:369-383.

13. Veronica A. Thurmond. The Point of Triangulation［J］.Journal of nursing scholarship,2001,33(3):253-258.

第五篇

护理科研项目的管理

第一节　概　　述

科研项目或科研课题是科研活动中最基本的单元组成。科研活动是通过一个个科研项目或课题具体目标的完成来体现的。护理科研管理是开展护理科研的重要保障,而护理科研项目/课题的管理是护理科研管理的核心。

一、基本概念

1. 科研项目(research project)　是为了解决若干有内在联系、复杂而且综合性较强的科学技术问题而进行的系列科研活动。其特点是具有明确且综合性较强的目标,研究规模较大,多数需要多学科密切配合,研究周期较长。

科研项目是由若干科研课题有机组合而形成的。科研课题(research program)即为了解决一个相对单一并且独立的科学技术问题而确定的研究课题。其特点是具有明确的目标、研究规模较小、研究周期较短。

2. 护理科研项目管理(nursing research project management)　是指课题从项目申请、立项论证、组织实施、检查评估、验收鉴定、成果申报、科技推广、档案入卷的全程管理。其目的是使护理科研项目实行制度化和科学化的管理,保证科研计划圆满完成,出成果、出人才、出效益,提高竞争力。

二、护理科研项目的类别

对课题进行分类,是为了针对不同类型的课题实行不同的管理方法,进而提高管理水平,保障科学研究的顺利进行。

(一) 按项目类型分类

1. 护理学基础研究　是指为揭示护理现象及其规律而进行的研究。研究结果应具有创新性,对护理理论的完善、发展及构建起着积极的推动作用。

2. 护理学应用研究　是指利用有关的科学技术知识来达到特定的应用性目的的创造性研究。如临床护理科研内容多属于护理学应用研究范围。

3. 护理学开发研究　是指运用基础研究和应用研究中的成果,转化为新的产品、材料和装置,建立新的工艺、系统和服务,以及对以生产和建立的上述各项做实质性的改进而进行的研究。

护理学开发研究、基础研究及应用研究的主要标志是:基础研究与应用研究是要增加科学技术知识,以直接产生社会效益为主;而开发研究则是以推广应用新技术、新产品,以直接产生经济效益为主。

4. 护理软科学研究　应用软科学理论、方法和技术,针对护理工作中的问题,经过系统的研究制订出新方案,常以咨询报告、科学论著等形式表达成果,如护理事业发展战略研究及其临床、教学、科研等各项护理工作的管理研究等均属此类研究。

(二) 按项目业务性质分类

1. 专科临床护理科研　也称护理专业技术技能研究,主要研究护理专业自身发展的有关问题,包括护理技术、护理手段、护理措施、新技术、新仪器的运用等。

2. 护理管理研究　是指探讨有关护理行政管理、护理人事管理、护理质量控制等方面问题的研究,其目的是通过研究使护理管理更加规范化、科学化。

3. 护理教育研究　是指关于护理教育体系、教育对象、课程设置、教学方法和评价等方面的研究,其目的是通过研究,达到完善护理教育体系和制度,培养实用型护理人才,以更好地适

阅读笔记

应现代护理的发展及临床护理工作的需要。

4. 护理学历史研究　研究有关护理学起源、变化及发展方向等。

5. 护理理论研究　针对护理哲理、各种护理模式及理论进行研究。

(三) 按项目的来源分类

1. 国家、省 / 部、市、区科技部门立项及中标课题。

2. 国际合作课题。

3. 上级下达的科研项目和研究任务。

4. 单位(医院 / 学校或学院)立项、研究的自选课题。

5. 合作课题(有经费支持)。

6. 其他项目或课题(相关学会、机构等)。

第二节　科研项目的组织与管理

为了实现科研的高效管理,必须有一个完善的科研管理组织机构以及保证目标实现的管理程序,并保证项目日常管理的实现。

一、科研项目的组织领导

护理科研的管理机构,一般由护理科研学术委员会和课题组两级构成。

(一) 护理科研学术委员会

护理科研学术委员会由护理专家或学术水平较高的护理骨干组成,负责护理科研管理的论证、评估、预测、监督和指导工作。具体任务:①拟订和评议护理科研工作发展规划和年度计划;②论证评审科研课题的科学性、先进性、实用性和可行性;③科研成果的鉴定;④科技人员学术水平的评议;⑤指导学术活动。

Box 5-2-1

学术委员会

　　我国高等院校、专门科学研究机关及企、事业部门所属的科研机构中设立的学术评议与审核机构。它的基本职责包括:审议本单位科学研究远景规划和计划草案,对较大型学术活动提出建议并推动与促进校(系、所)内外向国内外的学术交流及科技合作;审议重大研究课题的开题报告、评价本部门重要的论著及研究成果,对其中应予奖励者提出推荐意见;评议科技人员的学术水平和成就,对其确定或提高学衔(或职称)级别提出建议;拟订招收和培养研究生(及大学生)的计划,组织专门小组主持其课题考试与论文答辩,并对其是否毕业和授予学位提出建议。

(二) 课题组

课题组实行课题主持人负责制,承担科研课题的研究和管理工作。在课题实施过程中的职责:①实施科研项目的计划管理,制定规章制度;根据课题任务专项分工,明确各成员责任,并提出工作质量要求;②组织课题研究;③进行经费预算和分配;④定期上报课题研究进度与计划实施情况;⑤资料整理归档,总结上报研究结果材料;⑥对课题组进行工作小结,并提出奖惩。

二、科研项目的管理程序与日常管理

(一)科研项目的管理程序

1. 立题申报管理　立题申报阶段管理工作内容包括预实验、调查研究、确立研究课题、起草研究计划、交基层单位(科室等)初审、进行开题报告、通过专家论证、整理论证材料、组织申报,最后确定课题、签订课题研究合同等。科研管理者批准开题立项的主要依据包括现状需求、学术水平、申报条件及可行性等4方面。

2. 研究实施管理　研究课题一经确立应立即列入计划,迅速组织实施。护理科研管理人员应根据批准的护理科研项目(课题)申请书,认真抓好组织、计划、措施落实等。研究实施阶段管理的工作内容包括:为课题组积极提供服务,指导实践过程,深入了解研究方案的执行情况,及时发现问题并予以纠正,组织阶段小结,定期上报研究进度。课题结束后,认真整理原始资料,处理数据,准备鉴定。

3. 总结评审管理　总结评审阶段的工作主要由科研管理人员负责。此阶段工作进行顺利与否将直接影响到科研成果的评审鉴定和推广应用。总结评审阶段的管理工作内容包括:课题进行总结、撰写研究论文或研究报告、召开课题成果鉴定会、成果的推广应用,最后申报科研成果。

(二)科研项目的日常管理

1. 科研项目实行课题组长(主持人)负责制,各课题组成员可以交叉。跨项目组的科研课题,采取双向选择、自由组合的方式进行。

2. 课题负责人对课题全面负责,具有管理权,全面负责课题的进度、经费、人员调配、物资领取、课题奖金和绩效奖励分配等项工作,按课题进度完成各项任务并接受单位及科室的检查考核。结合单位工作开展的课题,课题负责人的工作应取得单位领导同意。

3. 相关管理部门每年对课题执行情况进行检查和考核。课题组应按照要求及时将阶段性小结、工作进程及评价等情况上报相关管理部门。

4. 研究工作要保持稳定,科研课题的研究内容、课题组成员、进度计划及经费预算一经确定,未经批准不得擅自变更或修改,如遇特殊情况需上报相关管理部门审批,并备案。

5. 研究工作中形成的所有资料不得短缺,不得据为己有。未经许可,不得随意摘抄和发表。

6. 实验记录应及时、准确、真实、完整,科研记录内容主要包括:实验名称、方案、人员、时间、材料、环境、方法、具体的实验步骤、过程、结果等,并应准确记录观察指标的数据变化。每项实验结束后,应进行数据处理和分析,并有文字小结。

7. 实验研究人员调离工作,应将全部实验记录资料、归档材料、文献卡片等上交项目组,项目组组长签字后,方可办理调离手续。

8. 记录实验设计、操作过程、研究内容、实验结果和数据的记录本、其他记录资料以及相关材料,属于单位所有,各课题组使用。研究人员在离开单位时,为方便今后的研究工作,经单位同意可以复印这些资料。

9. 研究工作全部结束后,由负责人撰写总结报告及有关论文,并将结题报告上报相关管理部门。负责人负责将所有项目相关资料整理上交归档。

10. 因客观原因不能完成科研课题者,课题负责人要写出拖延理由,上报相关管理部门,论证后做如下处理:有继续研究价值的项目,在下一年度必须完成;无继续研究价值的项目,由负责人写出终止原因报告,经批准后,负责人应做好技术资料的清理、归档和仪器试剂的清点移交工作,剩余经费收回。未做好善后工作的不能接受研究所的新课题。对无正当理由不按计划完成课题者,课题负责人将被取消再次承担课题的资格。

阅读笔记

三、科研项目管理系统（RPMS）简介

科研项目管理系统（research project management system, RPMS）现被广泛应用于有效实现组织目标，构建科研单位核心竞争力的重要理念、模式和技术。它以项目中心、信息中心、报表中心三大管理中心为核心，实现科研单位的高效率、精细化、全方位、决策型管理。RPMS 结合项目管理（research project management, RPM）的精髓，将科研项目管理的管理功能划分为集成管理、范围管理、时间管理、费用管理、质量管理、人力资源管理、沟通管理、风险管理、采购管理 9 个知识领域。科研项目中心依托项目管理（RPM）的精髓，并结合甘特图（Gantt chart）及流程平台将项目过程管理划分为五个过程：项目启动、项目计划、项目执行、项目控制、项目结尾。同时充分运用 RPM 项目管理中的 9 个知识体系，将 9 个知识体系融入项目管理的管理功能：进度管理、人力资源管理、成本管理、沟通管理、风险管理、采购管理等。

第三节　我国重要的科研基金资助项目介绍

我国重要的科研基金项目主要包括国家自然科学基金项目、国家社会科学基金项目、国家科技部资助项目、国家卫生计生委资助项目、国家教育部资助项目等。

一、国家自然科学基金项目

国家自然科学基金委根据科学发展趋势和国家战略需求，设立相应的项目类型，从资助定位和管理特点出发，分为研究项目系列、人才项目系列和环境条件项目系列三大资助系列。其定位各有侧重，相辅相成，构成了科学基金目前的资助格局。以下重点介绍研究项目体系及人才项目系列。

（一）研究项目体系

1. 面上项目　面上项目是国家自然科学基金资助项目数最多、学科覆盖面最广的一类项目资助类型，面上项目经费占各类项目资助总经费的 45% 以上。面上项目支持科技工作者在国家自然科学基金资助范围内自由选题，开展创新性的科学研究。自然科学基金委每年发布《国家自然科学基金项目指南》，提出资助范围及申请注意事项等引导申请。

2. 重点项目　重点项目支持科技工作者结合国家需求，把握世界科学前沿，针对我国已有较好基础和积累的重要研究领域或新学科生长点开展深入、系统的创新性研究工作。重点项目体现有限目标、有限规模和重点突出的原则，给予较高强度的支持。每年确定受理申请的研究领域、发布指南引导申请。

3. 重大项目　重大项目针对国民经济和社会发展中亟待解决的重大科学问题，开展学科交叉和综合性研究，一般由 4~5 个研究课题构成。重大项目按统一规划，分批立项，指南引导，定向申请，同行评议，逐项论证，动态管理，专家验收的方式组织实施。

4. 重大研究计划　重大研究计划围绕核心科学问题，整合和集成不同学科背景、不同学术思想和不同资助强度的项目，形成具有统一目标的项目群，实施相对长期的支持，促进学科交叉研究。在国家科技发展战略框架体系下，与国家其他科技计划形成衔接与互补关系，促进我国科技持续创新能力的提高。重大研究计划的立项由委务会议在专家建议并充分论证的基础上审定，立项之后设立专家指导组和联合工作组，在分管委领导的直接指导下组织和管理重大研究计划的实施。

5. 联合基金项目　为促进知识创新与技术创新的衔接，引导多元投入，推动资源共享，促进多方合作，自然科学基金委与其他政府部门、企业、研究机构共同出资设立联合基金或联合资助项目，资助某些特定领域的基础研究。联合资助按自然科学基金项目管理方式，面向全国，

阅读笔记

向社会公布指南,引导申请。

6. 国际(地区)合作研究项目 为鼓励广大科学家广泛参与国际合作与竞争,提高科技创新水平,自然科学基金委积极支持双方共同投资进行的实质性合作研究,建立了多层次、多渠道、全方位的国际合作格局。鼓励和支持科学家组织与实施重大的国际合作研究,有选择地参与国际大型研究计划和大科学工程的合作,努力加强双边和多边协议下的合作研究,注重通过合作加快国内人才的培养和国外智力资源的利用,以促进基金项目的高质量完成,提高我国基础研究的水平和在国际科技领域的显示度。

(二)人才项目体系

人才资助体系包含青年科学基金(年龄限定在男性35周岁以下,女性40周岁以下),国家杰出青年科学基金(包括外籍),创新研究群体科学基金,国家基础科学人才培养基金及地区科学基金等。

二、国家社会科学基金项目

国家社会科学基金项目,申报基础研究要力求具有原创性、开拓性和较高的学术思想价值,应用研究要具有现实性、针对性和较强的决策参考价值,着力推出体现国家水准的研究成果。课题条目一般只规定研究范围、研究方向和研究重点,申请人要自行设计具体题目,没有明确的研究对象或问题指向的申请一般不予受理。

(一)课题申请人须符合以下条件

遵守中华人民共和国宪法和法律;具有独立开展研究和组织开展研究的能力,能够承担实质性研究工作;具有副高级以上(含)专业技术职称(职务),或者具有博士学位。不具有副高级以上(含)专业技术职称(职务)或者博士学位的,可以申请青年项目,但必须有两名具有正高级专业技术职称(职务)的同行专家书面推荐。青年项目申请人和课题组成员的年龄均不超过35周岁。课题组成员或推荐人须征得本人同意并签字确认,否则视为违规申报。申请人可以根据研究的实际需要,吸收境外研究人员作为课题组成员参与申请。全日制在读研究生不能申请,具备申报条件的在职博士生(博士后)从所在工作单位申请。

(二)课题申请单位须符合以下条件

在相关领域具有较雄厚的学术资源和研究实力;设有科研管理职能部门;能够提供开展研究的必要条件并承诺信誉保证。以兼职人员身份从所兼职单位申报国家社科基金项目的,兼职单位须审核兼职人员正式聘用关系的真实性,承担项目管理职责并承诺信誉保证。

(三)完成时限

基础理论研究一般为3~5年,应用对策研究一般为2~3年。

(四)申报注意事项

申报课题须按照《国家社科基金项目申请书》和《国家社会科学基金项目课题论证活页》要求,如实填写材料,并保证没有知识产权争议。凡存在弄虚作假、抄袭剽窃等行为的,一经发现查实,取消三年申报资格;如获立项即予撤项并通报批评。为保证申报评审的公正性和严肃性,评审会议召开前申报单位或个人不得以任何名义走访、咨询学科评审组专家或邀请学科评审组专家进行申报辅导。凡行贿评审专家者,一经查实将予通报批评;如获立项即予撤项,五年内不得申报国家社科基金项目。凡在国家社科基金项目申报和评审中发现严重违规违纪行为的,除按规定进行处理外,均列入不良科研信用记录。

三、国家科技部资助项目

国家科技部资助项目主要包括基础研究计划、国家科技支撑计划、高技术研究发展计划、科技基础条件平台建设、政策引导类计划等。

阅读笔记

（一）基础研究计划

基础研究计划包括国家自然科学基金和国家重点基础研究发展计划（973 计划），国家自然科学基金主要支持自由探索性基础研究；973 计划是以国家重大需求为导向，对我国未来发展和科学技术进步具有战略性、前瞻性、全局性和带动性的基础研究发展计划，主要支持面向国家重大战略需求的基础研究领域和重大科学研究计划。

（二）国家科技支撑计划

国家科技支撑计划是以重大公益技术及产业共性技术研究开发与应用示范为重点，结合重大工程建设和重大装备开发，加强集成创新和引进消化吸收再创新，重点解决涉及全局性、跨行业、跨地区的重大技术问题，着力攻克一批关键技术，突破瓶颈制约，提升产业竞争力，为我国经济社会协调发展提供支撑。

（三）高技术研究发展计划（863 计划）

863 计划致力于解决事关国家长远发展和国家安全的战略性、前沿性和前瞻性高技术问题，发展具有自主知识产权的高技术，统筹高技术的集成和应用，引领未来新兴产业发展。

（四）科技基础条件平台建设

科技基础条件平台建设对科技基础条件资源进行的战略重组和系统优化，促进全社会科技资源高效配置和综合利用，提高科技创新能力。

（五）政策引导类计划

通过积极营造政策环境，增强自主创新能力，推动企业成为技术创新主体，促进产学研结合，推进科技成果的应用示范、辐射推广和产业化发展，加速高新技术产业化，营造促进地方和区域可持续发展的政策环境，包括星火计划、火炬计划、技术创新引导工程、国家重点新产品计划、区域可持续发展促进行动、国家软科学研究计划等。另外，还有其他一些专项和基金，包括国际科技合作计划、农村科技成果转化资金、科技型中小企业技术创新基金、国家工程技术研究中心、国家重点实验室建设计划、科技基础性工作专项等。

四、国家卫生计生委资助项目

国家卫生计生委科学研究基金面向全国医药卫生部门设立，资助具有创造精神和开拓能力的科技工作者，用于开展基础研究、应用研究、开发研究和少数软课题的研究。

（一）基金申报条件

基金申报要求科研学术思想新颖、立题依据充分、研究方法和技术路线合理、科学、切实可行；研究具有重要科学价值或效益；有良好的专业科研工作基础以及能深入开展研究工作的基本条件；研究具有国内先进水平，可望在 2~4 年内取得预期效果；经费预算实事求是。

（二）申请要求

申请国家卫生计生委科学研究基金的人员，必须是实际主持和从事申请课题研究工作中具有中级以上技术职务的科技工作者。申请者必须按国家卫生计生委科学研究基金规定的内容逐项填写"中华人民共和国国家卫生和计划生育委员会科学研究基金申请书"。

申请者所在单位有关领导和学术组织必须对申请书所填内容进行审查，并签署意见。最后经省、自治区、直辖市卫生和计划生育委员会及部直属单位统一审核后，按规定时间和要求上报。

（三）评审与审批

评审与审批工作由国家卫生计生委科学研究基金办公室组织进行。国家卫生计生委聘请评审专家根据申请课题采用通讯评论会议的方式进行初审和复审，评审出的课题，最后经国家卫生计生委审核批准并通知申请者。

国家卫生计生委科学研究基金的基本实施步骤为：通过项目指南，进行公开招标；申请者

阅读笔记

申请,递交单位审核;经同行专家评议,择优支持;签订合同;按题拨款,专款专用;定期检查,按期结题。

五、国家教育部资助项目

1. 教育部高等学校博士点基金   资金资助范围局限于中央有关部门所属重点高等学校,经国务院批准的博士学科点科学研究中的基础研究和应用基础研究工作。博士点基金来源于中央财政专项拨款,申请人一般为具有指导博士生资格的教授(已退休者不得申请)。

2. 教育部优秀青年教师资助计划   资助在国内高等学校第一线从事教学和科研工作的教师,主要是优秀留学回国人员。第一层次以"长江学者奖励计划"为主,吸引、遴选和造就一批具有国际领先水平的学科带头人的学术大师。长江学者特聘教授构成两院院士的一支后备梯队;第二层次以"高校青年教师奖"和"跨世纪优秀人才培养计划"为主,培养、造就新一代优秀年轻学术带头人,这支队伍将作为长江学者特聘教授的后备梯队;第三层次以"优秀青年教师资助计划""留学回国人员科研启动基金"等项目为主,吸引、稳定和培养一批有志于高等教育事业的优秀青年骨干教师。

3. 教育部骨干教师资助计划   该基金用于资助骨干教师开展创新研究和培养创造性人才,从 1999 年开始分批择优资助。资助对象一般具有博士学位或具有相当副教授(含副教授)以上的专业技术职务,且在教学科研第一线工作的教师,年龄一般不超过 45 岁。

4. 霍英东教育基金   基金旨在鼓励中国高等院校青年教师脱颖而出和出国留学青年回国内高校任教,对从事科学研究和在教学与科研中做出优异成绩的青年教师进行资助和奖励。基金会设立的项目包括高等院校青年教师基金、青年教师奖、"优选资助课题"等。

第四节   护理科研计划的管理

科研计划(scientific research plan)是指按照预定的科研目标,根据科学技术发展的规律,通过预测分析,对未来一段时间内科学技术研究工作的过程做出的全面安排。科研计划是科研管理的前提。科研计划管理指按照既定的科研计划来组织实施国家、部门、科研单位的科研管理活动。计划管理的目的是正确地把握未来的发展,有效地利用现有条件,争取获得最大的成效。通过科研计划的管理,把科研任务以及有关的人、财、物等各种资源有机地组织在一起,为达到预定的目标而共同努力。

一、科研计划的编制原则

(一)坚持科学技术与经济、社会协调发展

医学科学技术的发展速度必须符合国民经济有计划按比例发展的规律,使自身的发展和国民经济的发展密切结合,注重社会、经济效益。同样,护理科研计划必须与本单位的总体发展规划相适应,优先安排护理领域中近期急需、效果显著、投资少、周期短的科研项目。

(二)要从全局出发,突出重点

遵循科学技术自身发展的客观规律,根据要求的难度和医药卫生事业的需要程度来确定资源分配的优先支持程度,进而突出重点,形成和发展特色,解决社会需要和科技发展交汇中最重要的问题,并以确保重点计划的顺利执行和完成。

(三)要有发展的观点,长远和当前相统一

处于当今科学技术高速发展时期,在制订护理科研计划时,要立足于国内实际,也要准备赶超世界先进水平;既要研究当前迫切需要解决的防病治病中的关键性科学技术问题,也要安排为从根本上解决疾病发生发展、保证人民健康、提高身体素质的长远性的研究项目和课题。

阅读笔记

两者之间要有合理的比例。

（四）要适应科学发展的需要，加强科学技术协作研究

现代科学的发展，产生了很多新兴的边缘学科和多学科综合性的研究课题，自选的、小规模的科学研究方式已经不能适应科学发展的需要。故编制计划要体现系统化、多学科协作性等，加强横向联合，组织跨学科、跨专业、跨部门、跨地域的合作研究。

（五）处理好科研规划与科研计划的关系

科研规划是指战略目标和任务，需要计划去实施；科研计划是科研规划的具体实施方案，受规划的指导和制约。制订科研计划时必须全面考虑，注重学科发展目标与规划的总体目标相符合，重点学科与一般学科统筹兼顾，以促进科学技术的发展。

二、科研计划的分类与范围

（一）科研计划的分类

科研计划可根据科研管理工作的需要按不同方法进行分类，可有几种划分法：①按内容可分为课题计划、人员配备计划、科研经费计划、物资设备供应计划等。②按时间可分为长期计划、中期计划、近期计划。通常长期计划在10年以上，亦称规划，是护理科研较长时期内实现一定战略目标的全局部署方案；中期计划5年左右；近期计划2~3年，包括年度计划。此外，尚有季度计划、月计划、周计划等形式的短期计划。③按性质可分为指令性计划和指导性计划。指令性计划是社会主义国家执行计划经济的重要形式。由中央和各有关主管部门逐级下达到基层，具有强制性和约束力，基层单位必须执行和完成。指导性计划也是计划经济的一种重要形式，由中央和各有关主管部门颁发，它不具强制性，但有一定的约束力。④按管理权限可分为国家计划，省、市、地区计划，部门计划，课题组计划。

（二）科研计划管理的范围

1. 国家级科研课题包括国家科技攻关课题、国家自然科学基金课题、国家星火计划课题、国家科技进步奖、国家发明奖课题等。

2. 部委级科研课题包括国家卫生计生委、国家中医药管理局等部委下达或资助的课题。

3. 省科技厅、卫生和计划生育委员会、教育厅、市科委等市、厅、局级下达或资助的研究课题包括省自然科学基金课题、省中医药管理局课题等。

4. 横向协作课题。

5. 校级立项课题。

6. 其他研究课题。

三、科研计划的基本内容及管理

（一）科研计划的基本内容

1. 综合协调计划　从整个科研单位角度出发，对各研究课题的综合协调计划。①参研人员的计划：按本单位的专业和水平情况，分析主、次、先、后，科学组织，保证课题的高效开展；②科研经费的计划：遵照国家科技经费的安排比例，合理安排经费，使工作全面开展，并达到最优的经济效益；③研究设备的计划：对设备的计划应根据研究课题的使用要求设计购置，保证研究的顺利进行。

2. 对研究课题本身的技术和进度进行计划　编制科研计划过程中，应分析本单位的人员和智力结构、经费和仪器设备等基础条件，客观地制订出计划，以指导和推动科研工作的开展，促进科研任务的完成。

（二）编制科研计划的基本程序

科研单位根据本单位的情况进行调查研究，并对计划期间的科研任务和各项指标提出意见,制订建议方案;根据上级下达的科研任务和控制指标,结合本专业的优势和科研能力及科研条件,选好、选定研究课题;编制科研计划;呈报上级领导机关;通过上级领导机关的审核批准,最后正式下达,开始组织实施科研计划。

（三）科研计划的管理

1. 组织实施计划　科研计划的制订只是计划管理工作的开始,要使计划实施,还必须开展大量的组织协调工作,落实计划到各单位或课题组,直至个人,使计划目标与科研活动有效地组织起来,并使任务和条件综合平衡,采取经济核算制与科研合同制的管理方法,保证科研工作紧张而有序地进行。

2. 统筹安排项目申报、组织与实施　实行医院/学校-科室/系（室）-课题组负责人三级负责制。由科研部门组织相关科室积极支持与配合,项目负责人落实。科研部对中标的纵向课题按不同级别给予不同比例的配套资助,项目负责人对研究工作进度和质量全面负责,科研部专职人员和各科科研秘书根据科研计划书追踪项目进展,协助解决研究工作中发现的问题。对有创新或重大发现的研究结果积极引导其发表高水平论文、申报成果或专利。

3. 过程管理　在计划实施中,参加研究的人员应当固定,并注意操作细节,尽可能利用客观指标。实验室检查应防止误差。科研工作必须谨慎从事,务求正确地反映客观实际,切忌主观臆断。遇到问题应相互讨论,查阅资料,以虚心好学的精神不断改进实验方法。详细记录一切观察到的现象和实验结果。随时科学地、独立地分析自己的收获与总结阶段的成果,不能盲目地附和他人的判断。应保存所有的原始资料,以备最后分析与总结。

4. 控制检查　对科研计划进行检查,是科研计划管理工作的一项重要内容,是保证和促进科研计划顺利进行的有效手段。检查目的是了解情况、发现问题和及时解决问题,确保计划目标的实现。检查内容包括:①对课题应按其计划进度时间进行检查;②对科研经费的落实及使用情况应及时了解掌握;③经常了解课题组人员的思想;④科研计划管理部门对检查情况要认真分析,对存在的问题,要提出解决问题的建议和措施。要找出薄弱环节,责成有关部门限期解决问题。

5. 组织考核计划　管理部门要严格做好考核工作,对计划的实施情况进行全面总结,以保证科研计划中阶段性目标的实现,从而确保总的计划的实施。

第五节　护理科研经费的管理

科研经费管理（the management of scientific research funds）是指根据各级科研主管部门的管理政策,制定项目经费预算、监督项目执行中的科研经费支出、结题时科研经费决算以及处理结余经费的过程,贯穿于科研项目始终。科研经费管理的目的是实现项目资助方、项目承担人、承担人所在单位三方利益的最大化。

一、经费来源

科研经费的来源途径:①国家重大科技项目合同经费:通过向国家计划内的重大科技项目投标,承包后签订合同取得的经费;②各级各类的科研基金:通过向各种科学基金会申请,获准后得到的科学基金;③科技成果转让和技术服务的收入;④科技咨询和科技专利的收入;⑤单位为有关方面承担委托的科研课题的研究费;⑥国际基金、国际科技、卫生组织和国外机构、团体或个人资助的科研项目或课题经费。

二、经费的管理原则

（一）坚持专款专用、独立核算原则

项目和课题经费纳入财务统一管理,单列户头,单独核算,确保专款专用,并建立专项经费

阅读笔记

管理和使用的追踪问效制度,不能挪作他用,不得用于预算编制外的其他支出。

(二)坚持拨款与计划管理和项目进度相结合的原则

科研经费管理中,既要考虑原有计划中经费使用要求与阶段计划,也要根据项目的实际进度情况,对科研经费管理做出适时调整。

(三)项目负责人负责制原则

项目负责人要对科研经费使用的合理性、合法性负责。

(四)监督审核原则

科研经费必须有监督和检查制度,严格进行财务监督和使用情况检查。定期进行自查,主管部门根据科研项目情况进行中期评估检查,可组织专家或中介机构进行。其评估和检查结果作为调整经费预算拨款安排的重要依据。

(五)体现责权相统一原则

科研经费的管理和使用必须符合国家各级财务部门制定的各项政策法规,严格遵守财务制度,科研经费审批人要严格把关,并承担相应的行政责任、经济责任和法律责任。

三、科研经费的核算制度

科研经费的核算是科研经费管理工作中的重要环节。科研部门应明确经济管理责任制,促使科研经费精打细算,合理使用,以达到节约支出的目的。科研经费核算的内容包括课题的预算和决算,建立课题经费卡,实行内部核算制度,单独考核经济效益。

(一)课题经费的预算

课题经费预算包括整个课题所需投资的总预算和分年度预算、各种仪器设备费、实验材料费、临床观察费、随访费等。编制科研课题预算是在上报科研课题时,课题负责人根据研究课题需要具备的条件,提出申请解决的经费总数及详细开支预算。对所需仪器设备,应注明名称、规格、型号、产地、数量、价格、主要用途及解决途径。

(二)课题经费的决算

主要检查在执行科研计划过程中,科研经费的使用是否遵循批准的预算开支,课题组应根据课题收支账目逐项计算,然后填写经费决算报表。从事科研管理工作的人员,应把决算过程视为财经纪律的检查过程。要注意总结经费管理工作经验,以便提高科研经费的使用效率。

(三)建立课题收支本,实行专款专用

经过批准的课题核算经费,是控制课题经费开支的基本款项,为了发挥课题组的积极作用,按课题分别建立账目,以使课题组随时掌握科研经费使用情况,做到心中有数,以便精打细算,节约开支。在科研课题研究活动中,财务部门分管科研课题经费的会计,要分别按时间在课题经费收支栏内登记课题研究活动中所支付的各项数量金额,课题组对支出与预算数额应经常对照,发现问题及时纠正,以保证科研活动按计划进行。

四、科研经费管理中应注意的问题

(一)做好监督,保证服务

对科研经费的监督主要是在科研经费使用的各项活动中、在科研经费的管理中实现良好的服务。首先,通过货币和实物的数量反映科研工作的经济活动情况,为科研经费的使用做最优决策提供依据。其次,要对科研工作的投入、产出进行计算核算,以便考察科研成果的消费和效益。最后,要及时、准确地做好经费使用报表,为管理部门把关提供依据。

(二)正确对待科研项目的经济效益

正确对待基础研究、应用研究和发展研究 3 种不同特点的科研项目的经济效益。科学发

阅读笔记

展的历史表明,基础学科的发展为应用科学不断开辟新的发展途径。据统计,应用技术获得的重大成果,有70%以上来源于基础科学的发展。由于基础研究的难度高、周期长、不确定性大,有时一个研究课题可以耗时几年、甚至十几年。因此,对基础研究进行经费核算时,不能片面追求经济效益而控制经费。对应用研究以及发展研究的经济核算也不能千篇一律,如对药品、环保、疾病预防等方面的研究,其成果价值常表现在社会效益上,如果单纯考虑其经济效益,势必影响研究工作的开展。

(三)要正确处理科研管理职能部门和财务部门的关系

科研工作是一个庞大而又复杂的系统,在进行科研经费管理时,科研职能部门与财务部门要通力合作,按科研规律和经济规律办事;特别要注意发挥财务管理部门人员的积极性,让他们参与科研经费使用的重大决策,搞好课题经济核算,将经济核算和经济责任制有机结合。

Box 5-5-1

美国、德国的科研项目经费管理

长期以来,美国的科研计划实行课题制管理,美国的这种研究型大学科研管理的核心就是以项目合同为依据的经费管理。经费管理的关键是立项阶段的经费预算以及项目执行阶段的严格执行,其特点是将项目实施过程中所必需的费用都明确列入预算,被审查通过的预算成为合同执行的根本依据。德国高校对科研项目的核算有一套现成的软件,包括人员成本、消耗成本、运行成本、仪器设备成本、用房成本等。由州政府财政划拨的科研课题经费在课题结束后如果仍有结余,则划入该课题负责人的下一财政年度经费中,如剩余的科研经费超过总数的1%~5%则被收回。

第六节 护理科研成果的管理

护理科技成果(nursing achievements in science and technology)是指护理科研工作者通过临床观察、实验研究、调查分析、综合探索等活动中所取得并通过同行专家鉴定或评审,或在公开的学术刊物上发表的,确认具有一定的学术意义或实用价值的创造性结果。护理科技成果管理是指对护理科研工作者在科研实践过程中创造性劳动所获得的各种科研论文、专著、专利或新技术等智力成果进行统计、分析、归档、报奖、成果推广等的活动。科研成果应具有创新性、科学性、价值性和规范性。

一、科研资料的总结

课题组必须完整地保存各种原始资料。在研究中期或终末阶段,由课题负责人组织课题组成员对所收集的资料进行系统化、条理化加工,使之便于统计分析。通过资料分析,阐明此项研究的意义和价值。研究结果无论成功与否,必须写出学术性总结报告或论文。

二、科研成果奖励的申报

(一)科研成果奖励类别

科研成果奖励分为政府奖励与非政府奖励两大类。政府奖励一般分为国家级、省部级和地市厅局级三个行政级别。非政府设置的奖励如诺贝尔奖、何梁何力奖、霍英东奖、各种企事业单位奖、学术团体奖等社会机构所设奖项则一般无法确定级别。

阅读笔记

科研成果奖一般包括：

1. 国家自然科学奖　　授予在数学、物理学、化学、天文学、地球科学、生命科学等基础研究和信息、材料、工程技术等领域的应用基础研究中，阐明自然现象、特征和规律、做出重大科学发现的我国公民。授奖等级根据候选人所做出的科学发现，从发现程度、难易复杂程度、理论学说上的创见性、研究方法手段的创新程度、学术水平、对学科发展的促进作用、对经济建设和社会发展的影响、论文被他人正面引用的情况、国内外学术界的评价和主要论文发表刊物的影响等方面进行综合评定。由国家科委统一领导全国自然科学奖奖励工作。按自然科学成果大小划分两个奖励等级，并设置特等奖。目前除国家自然科学技术奖外，还有省部级、地市级的自然科学奖。

2. 国家技术发明奖　　授予运用科学技术知识做出产品、工艺、材料及其系统等重大技术发明的中国公民。国家技术发明奖的评审，对候选人所做出的技术发明，从难易复杂程度、技术思路新颖程度、技术创新程度、主要技术经济指标的先进程度、对技术进步的推动作用、推广应用程度、已获经济或者社会效益及发展应用前景等方面进行综合评定，据此决定授奖等级。由国家科委统一领导全国自然科学奖奖励工作。按自然科学成果大小，划分两个奖励等级，并设置特等奖。目前除国家技术发明奖外，还有省部级、地市级的技术发明奖。

3. 国家科学技术进步奖　　授予在应用推广先进科学技术成果、完成重要科学技术工程、计划、项目等方面做出创造性贡献的个人和单位。分为技术开发、社会公益、国家安全、重大工程等四类项目。科技进步奖的授奖等级根据候选人、候选单位所完成项目的创新程度、难易复杂程度、主要技术经济指标的先进程度、总体技术水平、已获经济或者社会效益、潜在应用前景、转化推广程度、对行业的发展和技术进步的作用等进行综合评定。科学技术进步奖除国家外，还有省(部委)级。国家科技进步奖设一、二两个奖励等级，也设有特等奖。国家卫生和计划生育委员会科学技术进步奖是仅次于国家级的部级奖励，是国家卫生健康行业的最高奖励，每年评审一次，设一、二、三等奖。

4. 中国专利奖　　授予优秀专利的发明人及专利权人，是我国唯一的专门对授予专利权的发明创造给予奖励的政府部门奖，得到联合国世界知识产权组织的认可，在国际上有一定的影响。中国专利奖分为中国专利奖和中国专利优秀奖。

5. 中华护理学会科技奖　　授予在护理业务工作中已取得护理科研的成果，并有推广和实用价值，其成果发表后被公认达到国内先进水平者；或在工作实践中，勇于创新，已取得技术革新成果，对提高护理质量，促进患者康复，加速护理人才培养和科技进步有利，经推广应用具有理论和实践意义，并取得较好的社会效益或经济效益的护士。每两年评选一次，逢单年颁发，分一、二、三等奖，每届授奖不超过 50 名。由各省、自治区、直辖市护理学会作为推荐单位，各有关部委及军队系统也需报所在省、自治区、直辖区护理学会，由其根据本办法组织专家评议后，推荐入选。经中华护理学会组织工作委员会组织专家评议、审核，由中华护理学会常务理事会批准并颁奖。

(二) 科研成果鉴定

科研成果鉴定是指有关科研行政管理部门聘请同行专家，按照规定的形式和程序，对科研成果进行审查和评价，并做出相应的结论。科技成果鉴定工作的目的是正确判别科技成果的质量和水平，促进科技成果的完善和科技水平的提高，加速科技成果推广应用。科技成果鉴定形式一般分为三种：

1. 检测鉴定　　凡通过国家、省、自治区、直辖市和国务院有关部门认定的专业技术检测机构检测、测试，性能指标可以达到鉴定目的的科技成果(如计量器具、仪器仪表、新材料等)，组织鉴定单位应采用检测鉴定形式。专业技术检测机构应依据检测报告，对检测项目做出质量和水平的评价。

2. 会议鉴定   对于需要组织同行专家进行现场考察或演示、测试和答辩的科技成果,组织鉴定单位可以采用会议鉴定形式。组织鉴定单位根据被鉴定科技成果的技术内容,可聘请7~15 名同行专家组成鉴定委员会。鉴定委员会到会专家不得少于聘请专家的五分之四。被聘专家不得以书面意见或委派代表出席会议。组织鉴定单位或主持鉴定单位不得因专家不到会临时更改鉴定委员。鉴定结论必须经到会专家的 3/4 以上通过才有效。不同意见应在鉴定结论中明确记载。

3. 函审鉴定   不需要组织同行专家到场进行考察、测试和答辩,由专家通过书面审查有关技术资料即可进行评价的科技成果,组织鉴定单位可以采用函审鉴定形式。函审鉴定组织单位聘请 5~9 人组成函审组。提出书面函审意见的专家不得少于聘请专家的五分之四,鉴定结论必须依据函审专家 3/4 以上的意见形成。不同意见应在鉴定结论中明确记载。

申请科技成果鉴定需提交的材料包括:①计划任务书及结题报告;②科技成果鉴定申请表;③科技成果鉴定证书;④科技成果鉴定函审表;⑤技术资料(含成果研制报告、查新报告书、研究论文复印件、引文检索证明、推广应用证明表、重要的别人正面引用的全文、其他材料,如专利证书、联合申报证明、新药证书等)。

(三) 科研成果登记

科研成果登记是指用国家编制的登记软件系统将全国经过鉴定的科研成果的详细数据资料录入国家成果数据库的法定工作。其目的意义是有效地管理统计、宣传、推广应用和转化科技成果,避免重复研究开发,促进科技进步与发展。成果登记应在鉴定之后随时报相关科技部门登记,一般多在报奖之前集中登记。登记需要提交鉴定证书、验收函审证书及相关资料,由成果完成人采用国家成果登记系统进行录入登记。登记内容包括基本情况、内容简介、公报内容、立项情况、投入 - 产出情况、完成单位情况、完成人情况、鉴定评价专家名单等。打印件需签署单位公章,连同电子文档按照隶属关系一同报至设奖部门制定的收录单位。

(四) 科研成果的奖励申报

1. 申报要求   根据国家科委颁发的《关于科学技术研究成果管理的规定》,对科技成果实行分级管理,即国家科委负责管理国家级重大科技成果;国务院有关部门和各省、自治区、直辖市科委负责管理本部门、本地方的重大科技成果;各基层单位负责管理本单位的全部科技成果。要求报送的每项成果均应附上:①科学技术研究成果报告表;②技术鉴定证书或评审证书;③研究试验报告或调查考察报告、学术论文(科学论著)等有关技术资料;④成果推广应用方案。

2. 申报程序   科技成果的报送程序是由完成单位按不同隶属关系,逐级向上级主管部门申报。申报的具体程序为:①课题组协商,完成人和完成单位排名无争议后,按要求准备有关申报材料;②申报材料送单位科技管理部门审查;③由主管部门组织科技成果鉴定工作;④通过科技成果鉴定的项目进行科技成果登记;⑤申报各层次的科技奖励。

三、科研成果的转化

护理科研成果的转化(transformation of nursing technology achievements)即护理科研成果的推广应用,是指有目的地将技术上先进、适用、成熟的,生产和服务上可行的,经济上合理的,具有科学、社会和经济价值的护理科技成果,通过示范、培训、指导、咨询、交流、宣传、展览、实施以及技术转让、许可证贸易等形式,向经济建设和社会发展领域扩散转移,扩大其应用范围的活动。

(一) 科研成果转化的途径

1. 直接转化   表现为:①科技人员自己创办企业;②高校、科研机构与企业开展合作或合

阅读笔记

同研究；③高校、研究机构与企业开展人才交流。

2. 间接转化　主要是通过各类中介机构来开展的，表现为：①通过专门机构实施科技成果转化；②通过高校设立的科技成果转化机构实施转化；③通过科技咨询公司开展科技成果转化活动。

(二) 科研成果形式与推广途径

1. 科学理论成果　主要采用学术报告、刊物发表、出版科学专著等方法进行成果的交流推广。

2. 新技术、新工艺、新方法类成果　研究单位可举办相应的各种新技术、新工艺学习研讨班以促进推广应用。

3. 实物性成果　若有特殊用途的试剂、材料、元件、仪器、设备、工具等，可通过具有一定研制能力的科研单位，将其进行小批量试制、生产，使科研成果尽快转化应用。

4. 科研成果的交流　学术交流是科学劳动社会化的产物，它可促使知识在社会上进行传播。如学术委员会或学术团体举办的各种讲座、报告会或学术期刊发表的论文等都可以达到互相渗透、互相启发的目的。

第七节　护理科研档案的管理

护理科研档案（nursing scientific research archives）是指在护理科学研究和实践活动中直接形成的具有保存价值的文字、图表及声像载体材料。它具有知识属性和信息属性，是知识产权的凭证。护理科研档案管理，是指对护理科研档案实体进行管理和信息开发利用的一项专门工作，包括收集、整理、鉴定、保管、统计和提供利用等内容。护理科研档案是国家档案的一个重要组成部分，是深入进行护理科研的必要条件和依据，它在我国护理事业可持续发展中起着重要作用。

一、科技档案的分类

护理科研档案从内容上可分为 3 种类型。

(一) 科研项目档案

科研项目档案是科研档案的主体部分，包括从科研项目申报通知、科研项目申请书及其附件、科研项目立项通知与科研合同、科研项目结题书到科研项目成果等一系列围绕科研项目所开展的各种资料。

(二) 科研文书档案

科研文书档案是科研档案的重要部分，包括科研发展、总结、单位制定和上级管理部门下发的科研文件和课题管理、成果管理等专项管理活动中形成的管理性科研文件材料。

(三) 科研成果档案

科研成果档案是科学研究的必备条件，包括科研论文、科研著作、科研获奖等科研人员进行科研工作所产生的各种成果。

二、护理科研档案的特点

护理学科研档案的特点是由护理学研究的特点所决定的，掌握护理学科研档案的特点是做好护理学科研档案工作的基础。其特点如下：①成套性强且专题突出：分类时必须保持每个专题档案的完整，突出成套，使之始终成为一个有机的整体；②周期长且连续性强：为保持护理学科研档案完整性不受科研周期和归档时间的影响，应采用分阶段法进行科研文件归档；③专业性强且学科突出、系统性强：临床研究分内、外、妇、儿、基础护理学研究的一般科研活动都是在上述专业范围内分课题进行的。因此,护理学科研档案的分类应体现出专业性的特征;④数量庞大,载体形式多样;⑤重大课题涉及学科综合性强且项目协作多:护理学科研本身是多学科的综合研究,故在分类时要保持各个学科的相对独立性。

三、护理科研档案的归档范围

(一)科研管理部门的档案

科研管理部门的档案包括:①上级及本院有关科研行政管理工作文件;②各项护理科研管理条例;③上级及本院有关科研工作计划、规划、请求、批复、总结等;④历年护理科研开题项目资料及申请科研经费的情况;⑤上级及本院有关科研经费管理方面的文件材料、经费开支类目等情况;⑥申报各类科学基金材料及有关批复;⑦院内其他科研基金申报资料;⑧科研学习及讲座的资料等;⑨本院研究成果、发表论文及专利申请情况;⑩科研成果申报材料。

(二)实验室档案

实验室档案包括:①上级及本院有关实验室管理工作文件;②实验室建设、规划与管理材料;③实验室经费预算、开支费用等情况;④实验室仪器设备管理档案;⑤实验室承担的教学工作档案;⑥专职科研人员课题情况;⑦实验人员基本情况、参与课题情况及实验带教情况等。

(三)课题研究档案

课题研究档案包括:①科研准备阶段课题申请书、开题报告、调研报告、前期科研工作情况、合同书、课题批复等;②实验研究阶段项目实施情况以及形成的各种载体的原始记录、实验报告、专利申请等重要材料;③总结验收鉴定阶段形成的工作总结、科研报告、论文、专著、专利、技术鉴定等材料;④在成果奖励申报阶段形成的成果奖励申报及审批材料,推广应用的经济和社会效益证明材料等。

四、护理科研档案的规范化管理

(一)全面提高科研人员的归档意识

档案意识是档案工作在人们头脑中的反映,它包括人们对档案的科学认识和对档案部门提供服务的信任程度。因此,首先档案部门在日常工作中应"想用者所想,急用者所急",积极、热情、耐心、周到地在档案利用方面为科研工作者提供第一手资料,解决他们工作中的实际问题。让他们充分认识到科研材料在综合档案室保存比自己保管更安全可靠、使用方便,又能使科研档案发挥更大的作用,同时也是自己的一份永久荣誉。其次应当采取多渠道、多形式广泛学习贯彻《中华人民共和国档案法》及科研档案管理的有关规定。比如部分医院每年新员工培训就有专门的一节档案知识培训,让新员工从工作的第一天就牢牢树立起档案归档意识。尤其让科研人员明确收集、整理、移交科研档案,一来是其应尽的职责和义务,二来收集、整理科研材料和科研工作并不矛盾,反过来还可以促进自己的科研工作,更好地完成科研任务,自觉承担积累科研档案资料的义务,主动履行科研档案归档的职责。

(二)建立健全档案管理规章制度,实现科研档案的有效管理

在建立健全医院科技档案管理相关规章制度的基础上,制定和明确文件材料归档范围及保管期限、档案的接收、管理、保管、借阅、统计、保密、鉴定、销毁、库房管理等制度及各部门档案管理细则,帮助相关部门实行预立卷制度,对科研档案在内的医院全部档案实行集中统一管理,建立网络,明确医院档案室、科研管理部门及档案形成部门在档案管理中的责任。科学合理的制度、规范、要求是做好科技档案工作的根本保证。

(三)采取切实有效的管理措施,保障档案材料的完整性

从科研课题一开始,课题负责人及课题组成员即要注重把关,对科研文件材料的形成和积

阅读笔记

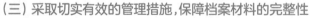

累进行有效积累、保管;档案管理人员与课题管理人员必须经常深入课题组,指导和检查文件材料的形成情况;注意保证验收鉴定档案材料的完整、准确、系统。

（四）建立科研档案网络平台,拓宽服务领域

随着现代信息技术的广泛应用,开发科研档案管理软件。把科研档案中的重要科技成果资料全部数字化,形成一个动态的科研数据中心和科研管理沟通平台。同时制定出科研人员应用计算机管理的标准和实施办法,充分利用网络技术拓展科研工作空间,使档案得到最大合理化的开发利用,实现信息共建,资源共享。为防止文件资料丢失,应有文字性资料备份或多处计算机镜像备份。

（单伟颖）

【小结】

护理科研项目管理是从科研项目申请、立项论证、组织实施、检查评估、验收鉴定、成果申报、科技推广、档案入卷的全程管理。其中护理科研项目的管理程序、日常管理为实现科研高效管理的重要保障;科研基金的申请有多种渠道,申请人可根据自身条件与申报要求,选择适合的资金申报渠道;科研计划为科研管理的第一步,科研单位各计划部门必须把组织、协调、推动和检查科研计划的执行作为主要工作任务;科研经费使用过程中要坚守专款专用、独立核算的原则;科研成果奖励的申报包括成果申报、成果鉴定、成果登记与奖励申报四个主要环节;科研档案管理过程中应重视科研档案收集、整理与归档、管理与利用等核心内容。

【思考题】

1. 阐述护理科研管理对护理科研开展的重要性。
2. 联系实际,试述护理科研项目的管理程序。
3. 联系实际,试述护理科研项目的日常管理。
4. 阐述护理科研经费管理的管理原则。
5. 试论科研成果奖励的主要申报流程。
6. 简述科研成果转化的途径。
7. 阐述促进护理科技成果转化的程序。
8. 阐述护理科研档案的特点和归档范围。

【参考文献】

1. 国家科委.科技成果鉴定规程(试行)[ED/S].http://www.edu.cn/20010821/189540.shtml
2. 国家自然科学基金委员会.2016年国家自然科学基金项目指南.http://www.nsfc.gov.cn/nsfc/cen/xmzn/2016xmzn/index.html
3. 胡雁.护理研究[M].北京:人民卫生出版社,2014.
4. 姜橙,张微微,肖菲喆,等.医学科技成果鉴定申请中应注意的问题及对策分析[J].科技视界,2015,(25):314.
5. 李峥,刘宇.护理学研究方法[M].北京:人民卫生出版社,2012.
6. 全国哲学社会科学规划办公室.2016年度国家社科基金项目申报公告.(2015-12-15).http://www.npopss-cn.gov.cn/n1/2015/1215/c219469-27929558.html
7. 颜巧元.护理科技成果分类及其鉴定或评审范围与形式[J].中国护理管理,2011,(10):95-96.
8. 颜巧元.护理科技成果鉴定的内容与条件[J].中国护理管理,2011,(11):95-96.
9. 颜巧元.护理科技成果鉴定或评审的基本资料、流程、程序及注意事项[J].中国护理管理,2011,(12):

阅读笔记

　　94-96.

10. 杨彩虹.医学科研档案特点及其管理[J].中国科技纵横,2011,(6):30.

11. 虞爱丽.新时期医学科研档案的特点及管理创新[J].中华医学科研管理杂志,2011,24(1):58-60.

12. 詹启敏,赵仲堂.医学科学研究导论[M].北京:人民卫生出版社,2010.

阅读笔记

附　录

附录 1　两样本率比较时样本量（单侧）

上行：$\alpha=0.05$，$1-\beta=0.80$
中行：$\alpha=0.05$，$1-\beta=0.90$
下行：$\alpha=0.05$，$1-\beta=0.95$

较小率 (%)	两组率之差（%），δ													
	5	10	15	20	25	30	35	40	45	50	55	60	65	70
5	330	105	55	35	25	20	16	13	11	9	8	7	6	6
	460	145	76	48	34	26	21	17	15	13	11	9	8	7
	850	270	140	89	63	47	37	30	25	21	19	17	14	13
10	540	155	76	47	32	23	19	15	13	11	9	8	7	6
	740	210	105	64	44	33	25	21	17	14	12	11	9	8
	1370	390	195	120	81	60	46	37	30	25	21	19	16	14
15	710	200	94	56	38	27	21	17	14	12	10	8	7	6
	990	270	130	77	52	38	29	22	19	16	13	10	10	8
	1820	500	240	145	96	69	52	41	33	27	22	20	17	14
20	860	230	110	63	42	30	22	18	15	12	10	8	7	6
	1190	320	150	88	58	41	31	24	20	16	14	11	10	8
	2190	590	280	160	105	76	57	44	35	28	23	20	17	14
25	980	260	120	69	45	32	24	19	15	12	10	8	7	
	1360	360	165	96	63	44	33	25	21	16	14	11	9	
	2510	660	300	175	115	81	60	46	36	29	23	20	16	
30	1080	280	130	73	47	33	24	19	15	12	10	8		
	1500	390	175	100	65	46	33	25	21	16	13	11		
	2760	720	330	185	120	84	61	47	36	28	22	19		

续表

较小率 (%)	两组率之差(%),δ													
	5	10	15	20	25	30	35	40	45	50	55	60	65	70
35	1160	300	135	75	48	33	24	19	15	12	9			
	1600	410	185	105	67	46	33	25	20	16	12			
	2960	750	340	190	125	85	61	46	35	27	21			
40	1210	310	135	76	48	33	24	18	14	11				
	1670	420	190	105	67	46	33	24	19	14				
	3080	780	350	195	125	84	60	44	33	25				
45	1230	310	135	75	47	32	22	17	13					
	1710	430	190	105	65	44	31	22	17					
	3140	790	350	190	120	81	57	41	30					
50	1230	310	135	73	45	30	21	15						
	1710	420	185	100	63	41	29	21						
	3140	780	340	185	115	76	52	37						

附录 2　两样本率比较时样本量(双侧)

上行:$\alpha=0.05$,$1-\beta=0.80$
中行:$\alpha=0.05$,$1-\beta=0.90$
下行:$\alpha=0.05$,$1-\beta=0.95$

较小率 (%)	两组率之差(%),δ													
	5	10	15	20	25	30	35	40	45	50	55	60	65	70
5	420	130	69	44	31	24	20	16	14	12	10	9	9	7
	570	175	93	59	42	32	25	21	18	15	13	11	10	9
	960	300	155	100	71	54	42	34	28	24	21	19	16	14
10	680	195	96	59	41	30	23	19	16	13	11	10	9	7
	910	260	130	79	54	40	31	24	21	18	15	13	11	10
	1550	440	220	135	92	68	52	41	34	28	23	21	18	15
15	910	250	120	71	48	34	26	21	17	14	12	10	9	8
	1220	330	160	95	64	46	35	27	22	19	16	13	11	10
	2060	560	270	160	110	78	59	47	37	31	25	21	19	16
20	1090	290	135	80	53	38	28	22	18	15	13	10	9	7
	1460	390	185	105	71	51	38	29	23	20	16	14	11	10
	2470	660	310	180	120	86	64	50	40	32	26	21	19	15
25	1250	330	150	88	57	40	30	23	19	15	13	10	9	
	1680	440	200	115	77	54	40	13	24	20	16	13	11	
	2840	740	340	200	130	92	68	52	41	32	26	21	18	
30	1380	360	160	93	60	42	31	23	19	15	13	10		
	1840	480	220	125	80	56	41	31	24	20	16	13		
	3120	810	370	210	135	95	69	53	41	32	25	21		

续表

较小率	两组率之差(%),δ													
(%)	5	10	15	20	25	30	35	40	45	50	55	60	65	70
35	1470	380	170	96	61	42	31	23	18	14	11			
	1970	500	225	130	82	57	41	31	23	19	15			
	3340	850	380	215	140	96	69	52	40	31	23			
40	1530	390	175	97	61	42	30	22	17	13				
	2050	520	230	130	82	56	40	29	22	18				
	3480	880	390	220	140	95	68	50	37	28				
45	1560	390	175	96	60	40	28	21	16					
	2100	520	230	130	80	54	38	27	21					
	3550	890	390	215	135	92	64	47	34					
50	1560	390	170	93	57	38	26	19						
	2100	520	225	125	77	51	35	24						
	3550	880	380	210	130	86	59	41						

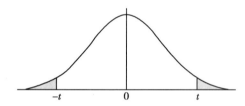

附录 3　t 界值表

自由度 v		概率,P									
	单侧:	0.25	0.20	0.10	0.05	0.025	0.01	0.005	0.0025	0.001	0.0005
	双侧:	0.50	0.40	0.20	0.10	0.05	0.02	0.01	0.005	0.002	0.001
1		1.000	1.376	3.078	6.314	12.706	31.821	63.657	127.321	318.309	636.619
2		0.816	1.061	1.886	2.920	4.303	6.965	9.925	14.089	22.327	31.599
3		0.765	0.978	1.638	2.353	3.182	4.541	5.841	7.453	10.215	12.924
4		0.741	0.941	1.533	2.132	2.776	3.747	4.604	5.598	7.173	8.610
5		0.727	0.920	1.476	2.015	2.571	3.365	4.032	4.773	5.893	6.869
6		0.718	0.906	1.440	1.943	2.447	3.143	3.707	4.317	5.208	5.959
7		0.711	0.896	1.415	1.895	2.365	2.998	3.499	4.029	4.785	5.408
8		0.706	0.889	1.397	1.860	2.306	2.896	3.355	3.833	4.501	5.041
9		0.703	0.883	1.383	1.833	2.262	2.821	3.250	3.690	4.297	4.781
10		0.700	0.879	1.372	1.812	2.228	2.764	3.169	3.581	4.144	4.587
11		0.697	0.876	1.363	1.796	2.201	2.718	3.106	3.497	4.025	4.437
12		0.695	0.873	1.356	1.782	2.179	2.681	3.055	3.428	3.930	4.318
13		0.694	0.870	1.350	1.771	2.160	2.650	3.012	3.372	3.852	4.221
14		0.692	0.868	1.345	1.761	2.145	2.624	2.977	3.326	3.787	4.140

自由度 ν	概率，P									
	单侧： 0.25	0.20	0.10	0.05	0.025	0.01	0.005	0.0025	0.001	0.0005
	双侧： 0.50	0.40	0.20	0.10	0.05	0.02	0.01	0.005	0.002	0.001
15	0.691	0.866	1.341	1.753	2.131	2.602	2.947	3.286	3.733	4.073
16	0.690	0.865	1.337	1.746	2.120	2.583	2.921	3.252	3.686	4.015
17	0.689	0.863	1.333	1.740	2.110	2.567	2.898	3.222	3.646	3.965
18	0.688	0.862	1.330	1.734	2.101	2.552	2.878	3.197	3.610	3.922
19	0.688	0.861	1.328	1.729	2.093	2.539	2.861	3.174	3.579	3.883
20	0.687	0.860	1.325	1.725	2.086	2.528	2.845	3.153	3.552	3.850
21	0.686	0.859	1.323	1.721	2.080	2.518	2.831	3.135	3.527	3.819
22	0.686	0.858	1.321	1.717	2.074	2.508	2.819	3.119	3.505	3.792
23	0.685	0.858	1.319	1.714	2.069	2.500	2.807	3.104	3.485	3.768
24	0.685	0.857	1.318	1.711	2.064	2.492	2.797	3.091	3.467	3.745
25	0.684	0.856	1.316	1.708	2.060	2.485	2.787	3.078	3.450	3.725
26	0.684	0.856	1.315	1.706	2.056	2.479	2.779	3.067	3.435	3.707
27	0.684	0.855	1.314	1.703	2.052	2.473	2.771	3.057	3.421	3.690
28	0.683	0.855	1.313	1.701	2.048	2.467	2.763	3.047	3.408	3.674
29	0.683	0.854	1.311	1.699	2.045	2.462	2.756	3.038	3.396	3.659
30	0.683	0.854	1.310	1.697	2.042	2.457	2.750	3.030	3.385	3.646
31	0.682	0.853	1.309	1.696	2.040	2.453	2.744	3.022	3.375	3.633
32	0.682	0.853	1.309	1.694	2.037	2.449	2.738	3.015	3.365	3.622
33	0.682	0.853	1.308	1.692	2.035	2.445	2.733	3.008	3.356	3.611
34	0.682	0.852	1.307	1.091	2.032	2.441	2.728	3.002	3.348	3.601
35	0.682	0.852	1.306	1.690	2.030	2.438	2.724	2.996	3.340	3.591
36	0.681	0.852	1.306	1.688	2.028	2.434	2.719	2.990	3.333	3.582
37	0.681	0.851	1.305	1.687	2.026	2.431	2.715	2.985	3.326	3.574
38	0.681	0.851	1.304	1.686	2.024	2.429	2.712	2.980	3.319	3.566
39	0.681	0.851	1.304	1.685	2.023	2.426	2.708	2.976	3.313	3.558
40	0.681	0.851	1.303	1.684	2.021	2.423	2.704	2.971	3.307	3.551
50	0.679	0.849	1.299	1.676	2.009	2.403	2.678	2.937	3.261	3.496
60	0.679	0.848	1.296	1.671	2.000	2.390	2.660	2.915	3.232	3.460
70	0.678	0.847	1.294	1.667	1.994	2.381	2.648	2.899	3.211	3.436
80	0.678	0.846	1.292	1.664	1.990	2.374	2.639	2.887	3.195	3.416
90	0.677	0.846	1.291	1.662	1.987	2.368	2.632	2.878	3.183	3.402
100	0.677	0.845	1.290	1.660	1.984	2.364	2.626	2.871	3.174	3.390
200	0.676	0.843	1.286	1.653	1.972	2.345	2.601	2.839	3.131	3.340
500	0.675	0.842	1.283	1.648	1.965	2.334	2.586	2.820	3.107	3.310
1000	0.675	0.842	1.282	1.646	1.962	2.330	2.581	2.813	3.098	3.300
∞	0.6745	0.8416	1.2816	1.6449	1.9600	2.3263	2.5758	2.8070	3.0902	3.2905

注：表上图中的阴影部分表示概率 P，以后附表同此

附录4　样本均数与总体均数比较（或配对比较）时所需样本例数

δ/α	单侧：α=0.005 双侧：α=0.01					α=0.01 α=0.02					α=0.025 α=0.05					α=0.05 α=0.1				
1-β=	.99	.95	.9	.8	.5	.99	.95	.9	.8	.5	.99	.95	.9	.8	.5	.99	.95	.9	.8	.5
0.05																				
0.10																				
0.15																				122
0.20					110					139					99					70
0.25										90				128	64			139	101	45
0.30				134	78				115	63			119	90	45		122	97	71	32
0.35			125	99	58			109	85	47		109	88	67	34		90	72	52	24
0.40		115	97	77	45		101	85	66	37	117	84	68	51	26	101	70	55	40	19
0.45		92	77	62	37	110	81	68	53	30	93	67	54	41	21	80	55	44	33	15
0.50	100	75	63	51	30	90	66	55	43	25	76	54	44	34	18	65	45	36	27	13
0.55	83	63	53	42	26	75	55	46	36	21	63	45	37	28	15	54	38	30	22	11
0.60	71	53	45	36	22	63	47	39	31	18	53	38	32	24	13	46	32	26	19	9
0.65	61	46	39	31	20	55	41	34	27	16	46	33	27	21	12	39	28	22	17	8
0.70	53	40	34	28	17	47	35	30	24	14	40	29	24	19	10	34	24	19	15	8
0.75	47	36	30	25	16	42	31	27	21	13	35	26	21	16	9	30	21	17	13	7
0.80	41	32	27	22	14	37	28	24	19	12	31	22	19	15	9	27	19	15	12	6
0.85	37	29	24	20	13	33	25	21	17	11	28	21	17	13	8	24	17	14	11	6
0.90	34	26	22	18	12	29	23	19	16	10	25	19	16	12	7	21	15	13	10	5
0.95	31	24	20	17	11	27	21	18	14	9	23	17	14	11	7	19	14	11	9	5
1.00	28	22	19	16	10	25	19	16	13	9	21	16	13	10	6	18	13	11	8	5

续表

δ/σ	单侧:α=0.005 双侧:α=0.01					α=0.01 α=0.02					α=0.025 α=0.05					α=0.05 α=0.1					δ/σ
1−β=	.99	.95	.9	.8	.5	.99	.95	.9	.8	.5	.99	.95	.9	.8	.5	.99	.95	.9	.8	.5	
1.1	24	19	16	14	9	21	16	14	12	8	18	13	11	9	8	15	11	9	7	7	1.1
1.2	21	16	14	12	8	18	14	12	10	7	15	12	10	8	7	13	10	8	6	6	1.2
1.3	18	15	13	11	8	16	13	11	9	6	14	10	9	7	6	11	8	7	5		1.3
1.4	16	13	12	10	7	14	11	10	9	6	12	9	8	7	6	10	8	7	6	5	1.4
1.5	15	12	11	9	7	13	10	9	8	6	11	8	7	6	6	9	7	6	5		1.5
1.6	13	11	10	8	6	12	10	9	7	5	10	8	7	6	5	8	6	6			1.6
1.7	12	10	9	8	6	11	9	8	7		9	7	6	5		8	6	5			1.7
1.8	12	10	9	8	6	10	8	7	7		8	7	6	5		7	6				1.8
1.9	11	9	8	7	6	10	8	7	6		8	6	6			7					1.9
2.0	10	8	8	7	5	9	7	7	6		7	6	5			6					2.0
2.1	10	8	7	7		8	7	6	6		7	6				6					2.1
2.2	9	8	7	6		8	7	6	5		7	6				6					2.2
2.3	9	7	7	6		8	6	6			6	5				5					2.3
2.4	8	7	7	6		7	6	6			6										2.4
2.5	8	7	6	6		7	6	6			6										2.5
3.0	7	6	6	5		6	5	5			5										3.0
3.5	6	5	5			5															3.5
4.0	6																				4.0

附录 5 两样本均数比较所需样本例数

Δ $\frac{\mu_1-\mu_1}{\sigma}$	单侧:α=0.005 双侧:α=0.01					α=0.01 α=0.02					α=0.025 α=0.05					α=0.05 α=0.1					δ $\frac{\mu_1-\mu_1}{\sigma}$
1-β=	0.99	0.95	0.9	0.8	0.5	0.99	0.95	0.9	0.8	0.5	0.99	0.95	0.9	0.8	0.5	0.99	0.95	0.9	0.8	0.5	
0.05																					0.05
0.10																					0.10
0.15																					0.15
0.20																				137	0.20
0.25															124					88	0.25
0.30										123					87					61	0.30
0.35					110					90					64				102	45	0.35
0.40					85					70				100	50			108	78	35	0.40
0.45				118	68				101	55			105	79	39		108	86	62	28	0.45
0.50				96	55			106	82	45		106	85	64	32		88	70	51	23	0.50
0.55			101	79	46		106	88	68	38		87	71	53	27	112	73	58	42	19	0.55
0.60		101	85	67	39		90	74	58	32	104	74	60	45	23	89	61	49	36	16	0.60
0.65		87	73	57	34	104	77	64	49	27	88	63	51	39	20	76	52	42	30	14	0.65
0.70	100	75	63	50	29	88	66	55	43	24	76	55	44	34	17	66	45	36	26	12	0.70
0.75	88	66	55	44	26	79	58	48	38	21	67	48	39	29	15	57	40	32	23	11	0.75
0.80	77	58	49	39	23	70	51	43	33	19	59	42	34	26	14	50	35	28	21	10	0.80
0.85	69	51	43	35	21	62	46	38	30	17	52	37	31	23	12	45	31	25	18	9	0.85
0.90	62	46	39	31	19	55	41	34	27	15	47	34	27	21	11	40	28	22	16	8	0.90
0.95	55	42	35	28	17	50	37	31	24	14	42	30	25	19	10	36	25	20	15	7	0.95
1.00	50	38	32	26	15	45	33	28	22	13	38	27	23	17	9	33	23	18	14	7	1.00

续表

$\dfrac{\mu_1-\mu_2}{\sigma}$	单侧:α=0.005 双侧:α=0.01					α=0.01 α=0.02					α=0.025 α=0.05					α=0.05 α=0.1					$\delta=\dfrac{\mu_1-\mu_2}{\sigma}$
1-β=	0.99	0.95	0.9	0.8	0.5	0.99	0.95	0.9	0.8	0.5	0.99	0.95	0.9	0.8	0.5	0.99	0.95	0.9	0.8	0.5	
1.1	42	32	27	22	13	38	28	23	19	11	32	23	19	14	8	27	19	15	12	6	1.1
1.2	36	27	23	18	11	32	24	20	16	9	27	20	16	12	7	23	16	13	10	5	1.2
1.3	31	23	20	16	10	28	21	17	14	8	23	17	14	11	6	20	14	11	9	5	1.3
1.4	27	20	17	14	9	24	18	15	12	8	20	15	12	10	6	17	12	10	8	4	1.4
1.5	24	18	15	13	8	21	16	14	11	7	18	13	11	9	5	15	11	9	7	4	1.5
1.6	21	16	14	11	7	19	14	12	10	6	16	12	10	8	5	14	10	8	6	4	1.6
1.7	17	15	13	10	7	17	13	11	9	6	14	11	9	7	4	12	9	7	6	3	1.7
1.8	17	13	11	10	6	15	12	10	8	5	13	10	8	6	4	11	8	7	5		1.8
1.9	16	12	11	9	6	14	11	9	8	5	12	9	7	6	4	10	7	6	4		1.9
2.0	14	11	10	8	6	13	10	9	7	5	11	8	7	6	4	9	7	6	4		2.0
2.1	13	10	9	8	5	12	9	8	7	5	10	8	6	5	3	8	6	5	4		2.1
2.2	12	10	8	7	5	11	9	7	6	4	9	7	6	5		8	6	5	4		2.2
2.3	11	9	8	7	5	10	8	7	6	4	9	7	6	5		7	5	5	4		2.3
2.4	11	9	8	6	5	10	8	7	6	4	8	6	5	4		7	5	5	4		2.4
2.5	10	8	7	6	4	9	7	6	5	4	8	6	5	4		6	5	4	3		2.5
3.0	8	6	6	5	4	7	6	5	4	3	6	5	4	4		5	4	3			3.0
3.5	6	5	5	4	3	6	5	4	3		5	4	4	3		4	3				3.5
4.0	6	5	4	4		5	4	4	3		4					4					4.0

附录6　ψ 值表（多个样本均数比较时所需样本例数的估计用）

$\alpha=0.05, \beta=0.1$

v_2	v_1																
	1	2	3	4	5	6	7	8	9	10	15	20	30	40	60	120	∞
2	6.80	6.71	6.68	6.67	6.66	6.65	6.65	6.65	6.64	6.64	6.64	6.63	6.63	6.63	6.63	6.63	6.62
3	5.01	4.63	4.47	4.39	4.34	4.30	4.27	4.25	4.23	4.22	4.18	4.16	4.14	4.13	4.12	4.11	4.09
4	4.40	3.90	3.69	3.58	3.50	3.45	3.41	3.38	3.36	3.34	3.28	3.25	3.22	3.20	3.19	3.17	3.15
5	4.09	3.54	3.30	3.17	3.08	3.02	2.97	2.94	2.91	2.89	2.81	2.78	2.74	2.72	2.70	2.68	2.66
6	3.91	3.32	3.07	2.92	2.83	2.76	2.71	2.67	2.64	2.61	2.53	2.49	2.44	2.42	2.40	2.37	2.35
7	3.80	3.18	2.91	2.76	2.66	2.58	2.53	2.49	2.45	2.42	2.33	2.29	2.24	2.21	2.19	2.16	2.18
8	3.71	3.08	2.81	2.64	2.51	2.46	2.40	2.35	2.32	2.29	2.19	2.14	2.09	2.06	2.03	2.00	1.97
9	3.65	3.01	2.72	2.56	2.44	2.36	2.30	2.26	2.22	2.19	2.09	2.03	1.97	1.94	1.91	1.88	1.85
10	3.60	2.95	2.66	2.49	2.37	2.29	2.23	2.18	2.14	2.11	2.00	1.94	1.88	1.85	1.82	1.78	1.75
11	3.57	2.91	2.61	2.44	2.32	2.23	2.17	2.12	2.08	2.04	1.93	1.87	1.81	1.78	1.74	1.70	1.67
12	3.54	2.87	2.57	2.39	2.27	2.19	2.12	2.07	2.02	1.99	1.88	1.81	1.75	1.71	1.68	1.64	1.60
13	3.51	2.84	2.54	2.36	2.23	2.15	2.08	2.02	1.98	1.95	1.83	1.76	1.69	1.66	1.62	1.58	1.54
14	3.49	2.81	2.51	2.33	2.20	2.11	2.04	1.99	1.94	1.91	1.79	1.72	1.65	1.61	1.57	1.53	1.49
15	3.47	2.79	2.48	2.30	2.17	2.08	2.01	1.96	1.91	1.87	1.75	1.68	1.61	1.57	1.53	1.49	1.44
16	3.46	2.77	2.46	2.28	2.15	2.06	1.99	1.93	1.88	1.85	1.72	1.65	1.58	1.54	1.49	1.45	1.40
17	3.44	2.76	2.44	2.26	2.13	2.04	1.96	1.91	1.86	1.82	1.69	1.62	1.55	1.50	1.46	1.41	1.36
18	3.43	2.74	2.43	2.24	2.11	2.02	1.94	1.89	1.84	1.80	1.67	1.60	1.52	1.48	1.43	1.38	1.33
19	3.42	2.73	2.41	2.22	2.09	2.00	1.93	1.87	1.82	1.78	1.65	1.58	1.49	1.45	1.40	1.35	1.30
20	3.41	2.72	2.40	2.21	2.08	1.98	1.91	1.85	1.80	1.76	1.63	1.55	1.47	1.43	1.38	1.33	1.27
21	3.40	2.71	2.39	2.20	2.07	1.97	1.90	1.84	1.79	1.75	1.61	1.54	1.45	1.41	1.36	1.30	1.25
22	3.39	2.70	2.38	2.19	2.05	1.96	1.88	1.82	1.77	1.73	1.60	1.52	1.43	1.39	1.34	1.28	1.22
23	3.39	2.69	2.37	2.18	2.04	1.95	1.87	1.81	1.76	1.72	1.58	1.50	1.42	1.37	1.32	1.26	1.20
24	3.38	2.68	2.36	2.17	2.03	1.94	1.86	1.80	1.75	1.71	1.57	1.49	1.40	1.35	1.30	1.24	1.18
25	3.37	2.68	2.358	2.16	2.02	1.93	1.85	1.79	1.74	1.70	1.56	1.48	1.39	1.34	1.28	1.23	1.16
26	3.37	2.67	2.35	2.15	2.02	1.92	1.84	1.78	1.73	1.69	1.54	1.46	1.37	1.32	1.27	1.21	1.15
27	3.36	2.66	2.34	2.14	2.01	1.91	1.83	1.77	1.72	1.68	1.53	1.45	1.36	1.31	1.26	1.20	1.13
28	3.36	2.66	2.33	2.14	2.00	1.90	1.82	1.76	1.71	1.67	1.52	1.44	1.35	1.30	1.24	1.18	1.11
29	3.36	2.65	2.33	2.13	1.99	1.89	1.82	1.75	1.70	1.66	1.51	1.43	1.34	1.29	1.23	1.17	1.10

v_2	v_1																
	1	2	3	4	5	6	7	8	9	10	15	20	30	40	60	120	∞
30	3.35	2.65	2.32	2.12	1.99	1.89	1.81	1.75	1.70	1.65	1.51	1.42	1.33	1.28	1.22	1.16	1.08
31	3.35	2.64	2.32	2.12	1.98	1.88	1.80	1.74	1.69	1.64	1.50	1.41	1.32	1.27	1.21	1.14	1.07
32	3.34	2.64	2.31	2.11	1.98	1.88	1.80	1.73	1.68	1.64	1.49	1.41	1.31	1.26	1.20	1.13	1.06
33	3.34	2.63	2.31	2.11	1.97	1.87	1.79	1.73	1.68	1.63	1.48	1.40	1.30	1.25	1.19	1.12	1.05
34	3.34	2.63	2.30	2.10	1.97	1.87	1.79	1.72	1.67	1.63	1.48	1.39	1.29	1.24	1.18	1.11	1.04
35	3.34	2.63	2.30	2.10	1.96	1.86	1.78	1.72	1.66	1.62	1.47	1.38	1.29	1.23	1.17	1.10	1.02
36	3.33	2.62	2.30	2.10	1.96	1.86	1.78	1.71	1.66	1.62	1.47	1.38	1.28	1.22	1.16	1.09	1.01
37	3.33	2.62	2.29	2.09	1.95	1.85	1.77	1.71	1.65	1.61	1.46	1.37	1.27	1.22	1.15	1.08	1.09
38	3.33	2.62	2.29	2.09	1.95	1.85	1.77	1.70	1.65	1.61	1.45	1.37	1.27	1.21	1.15	1.08	0.99
39	3.33	2.62	2.29	2.09	1.95	1.84	1.76	1.70	1.65	1.60	1.45	1.36	1.26	1.20	1.14	1.07	0.99
40	3.32	2.61	2.28	2.08	1.94	1.84	1.76	1.70	1.64	1.60	1.44	1.36	1.25	1.20	1.13	1.06	0.98
41	3.32	2.61	2.28	2.08	1.94	1.84	1.76	1.69	1.64	1.59	1.44	1.35	1.25	1.19	1.13	1.05	0.97
42	3.32	2.61	2.28	2.08	1.94	1.83	1.75	1.69	1.63	1.59	1.44	1.35	1.24	1.18	1.12	1.05	0.96
43	3.32	2.61	2.28	2.07	1.93	1.83	1.75	1.69	1.63	1.59	1.43	1.34	1.24	1.18	1.11	1.04	0.95
44	3.32	2.60	2.27	2.07	1.93	1.83	1.75	1.68	1.63	1.58	1.43	1.34	1.23	1.17	1.11	1.03	0.94
45	3.31	2.06	2.27	2.07	1.93	1.83	1.74	1.68	1.62	1.58	1.42	1.33	1.23	1.17	1.10	1.03	0.94
46	3.31	2.60	2.27	2.07	1.93	1.82	1.74	1.68	1.62	1.58	1.42	1.33	1.22	1.16	1.10	1.02	0.93
47	3.31	2.60	2.27	2.06	1.92	1.82	1.74	1.67	1.62	1.57	1.42	1.33	1.22	1.16	1.09	1.02	0.92
48	3.31	2.60	2.26	2.06	1.91	1.82	1.74	1.67	1.62	1.57	1.41	1.32	1.22	1.15	1.09	1.01	0.92
49	3.31	2.59	2.26	2.06	1.92	1.82	1.73	1.67	1.61	1.57	1.41	1.32	1.21	1.15	1.08	1.00	0.91
50	3.31	2.59	2.26	2.06	1.92	1.81	1.73	1.67	1.61	1.56	1.41	1.31	1.21	1.15	1.08	1.00	0.90
60	3.30	2.58	2.25	2.04	1.90	1.79	1.71	1.64	1.59	1.54	1.38	1.29	1.18	1.11	1.04	0.95	0.85
80	3.28	2.56	2.23	2.02	1.88	1.77	1.69	1.62	1.56	1.51	1.35	1.25	1.14	1.07	0.99	0.90	0.77
120	3.27	2.55	2.21	2.00	1.86	1.75	1.66	1.59	1.54	1.49	1.32	1.22	1.09	1.02	0.94	0.83	0.68
240	3.26	2.53	2.19	1.98	1.84	1.73	1.64	1.57	1.51	1.46	1.29	1.18	1.05	0.97	0.88	1.76	0.56
∞	3.24	2.52	2.17	1.96	1.81	1.70	1.62	1.54	1.48	1.43	1.25	1.14	1.01	0.92	0.82	0.65	0.00

附录 7　随机临床试验应报告的信息

CONSORT 2010 对照检查清单（Checklist）

论文章节 / 主题	条目号	对照检查的条目	报告页码
文题和摘要			
	1a	文题能识别是随机临床试验	_____
	1b	结构式摘要，包括试验设计、方法、结果、结论几个部分（具体的指导建议参见"CONSORT for abstracts"）	_____
引言			
背景和目的	2a	科学背景和对试验理由的解释	_____
	2b	具体目的和假设	_____
方法			
试验设计	3a	描述试验设计（诸如平行设计、析因设计），包括受试者分配入各组的比例	_____
	3b	试验开始后对试验方法所作的重要改变（如合格受试者的纳入标准），并说明原因	_____
受试者	4a	受试者纳入标准	_____
	4b	资料收集的场所和地点	_____
干预措施	5	详细描述各组干预措施的细节以使他人能够重复，包括它们实际上是在何时、如何实施的	_____
结局指标	6a	完整而确切地说明预先设定的主要和次要结局指标，包括它们是在何时、如何测评的	_____
	6b	试验开始后对结局指标是否有任何更改，并说明原因	_____
样本量	7a	如何确定样本量	_____
	7b	必要时，解释中期分析和试验中止原则	_____
随机方法：			
序列的产生	8a	产生随机分配序列的方法	_____
	8b	随机方法的类型，任何限定的细节（如怎样分区组和各区组样本多少）	_____
分配隐藏机制	9	用于执行随机分配序列的机制（例如按序编码的封藏法），描述干预措施分配之前为隐藏序列号所采取的步骤	_____
实施	10	谁产生随机分配序列，谁招募受试者，谁给受试者分配干预措施	_____
盲法	11a	如果实施了盲法，分配干预措施之后对谁设盲（例如受试者、医护提供者、结局评估者），以及盲法是如何实施的	_____
	11b	如有必要，描述干预措施的相似之处	_____
统计学方法	12a	用于比较各组主要和次要结局指标的统计学方法	_____
	12b	附加分析的方法，诸如亚组分析和校正分析	_____
结果			
受试者流程（极力推荐使用流程图）	13a	随机分配到各组的受试者例数，接受已分配治疗的例数，以及纳入主要结局分析的例数	_____
	13b	随机分组后，各组脱落和被剔除的例数，并说明原因	_____

续表

论文章节/主题	条目号	对照检查的条目	报告页码
招募受试者	14a	招募期和随访时间的长短,并说明具体日期	＿＿＿＿
	14b	为什么试验中断或停止	＿＿＿＿
基线资料	15	用一张表格列出每一组受试者的基线数据,包括人口学资料和临床特征	＿＿＿＿
纳入分析的例数	16	各组纳入每一种分析的受试者数目(分母),以及是否按最初的分组分析	＿＿＿＿
结局和估计值	17a	各组每一项主要和次要结局指标的结果,效应估计值及其精确性(如95% 置信区间)	＿＿＿＿
	17b	对于二分类结局,建议同时提供相对效应值和绝对效应值	＿＿＿＿
辅助分析	18	所做的其他分析的结果,包括亚组分析和校正分析,指出哪些是预先设定的分析,哪些是新尝试的分析	＿＿＿＿
危害	19	各组出现的所有严重危害或意外效果(具体的指导建议参见"CONSORT for harms")	＿＿＿＿
讨论			
局限性	20	试验的局限性,报告潜在偏倚和不精确的原因,以及出现多种分析结果的原因(如果有这种情况的话)	＿＿＿＿
可推广性	21	试验结果被推广的可能性(外部可靠性,实用性)	＿＿＿＿
解释	22	与结果相对应的解释,权衡试验结果的利弊,并且考虑其他相关证据	＿＿＿＿
其他信息			
试验注册	23	临床试验注册号和注册机构名称	＿＿＿＿
试验方案	24	如果有的话,在哪里可以获取完整的试验方案	＿＿＿＿
资助	25	资助和其他支持(如提供药品)的来源,提供资助者所起的作用	＿＿＿＿

FROM:http://www.consort-statement.org/Media/Default/Downloads/Translations/Chinese_cn/ Chinese%20CONSORT%20Checklist.pdf

附录8　Cochrane 系统综述偏倚评价工具

Criteria for Judging Risk of Bias in the 'Risk of Bias' Assessment Tool

SEQUENCE GENERATION

Was the allocation sequence adequately generated？ [Short form: Adequate sequence generation？]

Criteria for a judgement of 'Low risk' of bias.	The investigators describe a random component in the sequence generation process such as: • Referring to a random number table; • Using a computer random number generator; • Coin tossing; • Shuffling cards or envelopes; • Throwing dice; • Drawing of lots; • Minimization*. *Minimization may be implemented without a random element, and this is considered to be equivalent to being random.

Criteria for the judgement of 'High risk' of bias	The investigators describe a non-random component in the sequence generation process. Usually, the description would involve some systematic, non-random approach, for example: • Sequence generated by odd or even date of birth; • Sequence generated by some rule based on date (or day) of admission; • Sequence generated by some rule based on hospital or clinic record number. Other non-random approaches happen much less frequently than the systematic approaches mentioned above and tend to be obvious. They usually involve judgement or some method of non-random categorization of participants, for example: • Allocation by judgement of the clinician; • Allocation by preference of the participant; • Allocation based on the results of a laboratory test or a series of tests; • Allocation by availability of the intervention.
Criteria for the judgement of 'Unclear risk' of bias	Insufficient information about the sequence generation process to permit judgement of 'Low risk' or 'High risk'.

ALLOCATION CONCEALMENT

Was allocation adequately concealed ? [Short form: Allocation concealment ?]

Criteria for a judgement of 'Low risk' of bias.	Participants and investigators enrolling participants could not foresee assignment because one of the following, or an equivalent method, was used to conceal allocation: • Central allocation (including telephone, web-based, and pharmacy-controlled, randomization); • Sequentially numbered drug containers of identical appearance; • Sequentially numbered, opaque, sealed envelopes.
Criteria for the judgement of 'High risk' of bias	Participants or investigators enrolling participants could possibly foresee assignments and thus introduce selection bias, such as allocation based on: • Using an open random allocation schedule (e.g. a list of random numbers); • Assignment envelopes were used without appropriate safeguards (e.g. if envelopes were unsealed or non-opaque or not sequentially numbered); • Alternation or rotation; • Date of birth; • Case record number; • Any other explicitly unconcealed procedure.
Criteria for the judgement of 'Unclear risk' of bias	Insufficient information to permit judgement of 'Low risk' or 'High risk'. This is usually the case if the method of concealment is not described or not described in sufficient detail to allow a definite judgement-for example if the use of assignment envelopes is described, but it remains unclear whether envelopes were sequentially numbered, opaque and sealed.

BLINDING OF PARTICIPANTS, PERSONNEL AND OUTCOME ASSESSORS

Was knowledge of the allocated interventions adequately prevented during the study ? [Short form: Blinding ?]

Criteria for a judgement of 'Low risk' of bias.	Any one of the following: • No blinding, but the review authors judge that the outcome and the outcome measurement are not likely to be influenced by lack of blinding; • Blinding of participants and key study personnel ensured, and unlikely that the blinding could have been broken; • Either participants or some key study personnel were not blinded, but outcome assessment was blinded and the non-blinding of others unlikely to introduce bias.

Criteria for the judgement of 'High risk' of bias	Any one of the following: • No blinding or incomplete blinding, and the outcome or outcome measurement is likely to be influenced by lack of blinding; • Blinding of key study participants and personnel attempted, but likely that the blinding could have been broken; • Either participants or some key study personnel were not blinded, and the non-blinding of others likely to introduce bias.
Criteria for the judgement of 'Unclear risk' of bias	Any one of the following: • Insufficient information to permit judgement of 'Low risk' or 'High risk'; • The study did not address this outcome.

INCOMPLETE OUTCOME DATA

Were incomplete outcome data adequately addressed? [Short form: Incomplete outcome data addressed?]

Criteria for a judgement of 'Low risk' of bias.	Any one of the following: • No missing outcome data; • Reasons for missing outcome data unlikely to be related to true outcome (for survival data, censoring unlikely to be introducing bias); • Missing outcome data balanced in numbers across intervention groups, with similar reasons for missing data across groups; • For dichotomous outcome data, the proportion of missing outcomes compared with observed event risk not enough to have a clinically relevant impact on the intervention effect estimate; • For continuous outcome data, plausible effect size (difference in means or standardized difference in means) among missing outcomes not enough to have a clinically relevant impact on observed effect size; • Missing data have been imputed using appropriate methods.
Criteria for the judgement of 'High risk' of bias	Any one of the following: • Reason for missing outcome data likely to be related to true outcome, with either imbalance in numbers or reasons for missing data across intervention groups; • For dichotomous outcome data, the proportion of missing outcomes compared with observed event risk enough to induce clinically relevant bias in intervention effect estimate; • For continuous outcome data, plausible effect size (difference in means or standardized difference in means) among missing outcomes enough to induce clinically relevant bias in observed effect size; • 'As-treated' analysis done with substantial departure of the intervention received from that assigned at randomization; • Potentially inappropriate application of simple imputation.
Criteria for the judgement of 'Unclear risk' of bias	Any one of the following: • Insufficient reporting of attrition/exclusions to permit judgement of 'Low risk' or 'High risk' (e.g. number randomized not stated, no reasons for missing data provided); • The study did not address this outcome.

SELECTIVE OUTCOME REPORTING

Are reports of the study free of suggestion of selective outcome reporting ? ［Short form：Free of selective reporting ? ］

Criteria for a judgement of 'Low risk' of bias.	Any one of the following： • The study protocol is available and all of the study's pre-specified (primary and secondary) outcomes that are of interest in the review have been reported in the pre-specified way； • The study protocol is not available but it is clear that the published reports include all expected outcomes, including those that were pre-specified (convincing text of this nature may be uncommon).
Criteria for the judgement of 'High risk' of bias	Any one of the following： • Not all of the study's pre-specified primary outcomes have been reported； • One or more primary outcomes is reported using measurements, analysis methods or subsets of the data (e.g. subscales) that were not pre-specified； • One or more reported primary outcomes were not pre-specified (unless clear justification for their reporting is provided, such as an unexpected adverse effect)； • One or more outcomes of interest in the review are reported incompletely so that they cannot be entered in a meta-analysis； • The study report fails to include results for a key outcome that would be expected to have been reported for such a study.
Criteria for the judgement of 'Unclear risk' of bias	Insufficient information to permit judgement of 'Low risk' or 'High risk'. It is likely that the majority of studies will fall into this category.

OTHER POTENTIAL THREATS TO VALIDITY

Was the study apparently free of other problems that could put it at a risk of bias ? ［Short form：Free of other bias ? ］

Criteria for a judgement of 'Low risk' of bias.	The study appears to be free of other sources of bias.
Criteria for the judgement of 'High risk' of bias	There is at least one important risk of bias. For example, the study： • Had a potential source of bias related to the specific study design used；or • Stopped early due to some data-dependent process (including a formal-stopping rule)；or • Had extreme baseline imbalance；or • Has been claimed to have been fraudulent；or • Had some other problem.
Criteria for the judgement of 'Unclear risk' of bias	There may be a risk of bias, but there is either： • Insufficient information to assess whether an important risk of bias exists；or • Insufficient rationale or evidence that an identified problem will introduce bias.

FROM：http://ohg.cochrane.org/sites/ohg.cochrane.org/files/uploads/Risk%20of%20 bias% 20assessment%20tool.pdf

附录 9　RCT 试验的 Jadad 量表评分标准

This is not the same as being asked to review a paper. It should not take more than 10 minutes to score a report and there are no right or wrong answers.

Please read the article and try to answer the following questions (see attached instructions):

1. Was the study described as randomized (this includes the use of words such as randomly, random, and randomization)?

2. Was the study described as double blind?

3. Was there a description of withdrawals and dropouts?

Scoring the items:

Either give a score of 1 point for each "yes" or 0 points for each "no." There are no in-between marks.

Give 1 additional point if:	For question 1, the method to generate the sequence of randomization was described **and** it was **appropriate** (table of random numbers, computer generated, etc.)
and / or:	If for question 2, the method of double blinding was described **and** it was **appropriate** (identical placebo, active placebo, dummy, etc.)
Deduct 1 point if:	For question 1, the method to generate the sequence of randomization was described **and** it was **inappropriate** (patients were allocated alternately, or according to date of birth, hospital number, etc.)
and / or:	For question 2, the study was described as double blind but the method of blinding was **inappropriate** (e.g., comparison of tablet vs. injection with no double dummy)

Guidelines for Assessment

1. Randomization

A method to generate the sequence of randomization will be regarded as appropriate if it allowed each study participant to have the same chance of receiving each intervention and the investigators could not predict which treatment was next. Methods of allocation using date of birth, date of admission, hospital numbers, or alternation should be not regarded as appropriate.

2. Double blinding

A study must be regarded as double blind if the word "double blind" is used. The method will be regarded as appropriate if it is stated that neither the person doing the assessments nor the study participant could identify the intervention being assessed, or if in the absence of such a statement the use of active placebos, identical placebos, or dummies is mentioned.

3. Withdrawals and dropouts

Participants who were included in the study but did not complete the observation period or who were not included in the analysis must be described. The number and the reasons for withdrawal in each group must be stated. If there were no withdrawals, it should be stated in the article. If there is no statement on withdrawals, this item must be given no points.

FROM: Alejandro R. Jadad, R. Andrew Moore, Dawn Carroll, et, al. Assessing the Quality of Reports of Randomized Clinical Trials: Is Blinding Necessary? Controlled Clinical Trials, 1996, 17: 1-12.

附录 10 研究文献的质量评价标准
(英国牛津循证医学中心及澳大利亚 JBI)

一、随机对照研究(RCT)论文质量的评价标准(Oxford CASP, 2013)

1. Did the trial address a clearly focused issue?

    ☐ Yes   ☐ Can't tell   ☐ No

2. Was the assignment of patients to treatments randomized?

    ☐ Yes   ☐ Can't tell   ☐ No

3. Were patients, health workers and study personnel blinded?

    ☐ Yes   ☐ Can't tell   ☐ No

4. Were the groups similar at the start of the trial?

    ☐ Yes   ☐ Can't tell   ☐ No

5. Aside from the experimental intervention, were the groups treated equally?

    ☐ Yes   ☐ Can't tell   ☐ No

6. Were all of the patients who entered the trial properly accounted for at its conclusion?

    ☐ Yes   ☐ Can't tell   ☐ No

7. How large was the treatment effect?

8. How precise was the estimate of the treatment effect?

9. Can the results be applied in your context? (or to the local population?)

    ☐ Yes   ☐ Can't tell   ☐ No

10. Were all clinically important outcomes considered?

    ☐ Yes   ☐ Can't tell   ☐ No

11. Are the benefits worth the harms and costs?

    ☐ Yes   ☐ Can't tell   ☐ No

FROM: http://media.wix.com/ugd/dded87_40b9ff0bf53840478331915a8ed8b2fb.pdf

二、队列研究(cohort study)论文质量的评价标准(Oxford CASP, 2013)

1. Did the study address a clearly focused issue?

    ☐ Yes   ☐ Can't tell   ☐ No

2. Was the cohort recruited in an acceptable way?

    ☐ Yes   ☐ Can't tell   ☐ No

3. Was the exposure accurately measured to minimise bias?

    ☐ Yes   ☐ Can't tell   ☐ No

4. Was the outcome accurately measured to minimise bias?

    ☐ Yes   ☐ Can't tell   ☐ No

5. (a) Have the authors identified all important confounding factors?

    ☐ Yes   ☐ Can't tell   ☐ No

    List the ones you think might be important, that the author missed.

    List:

(b) Have they taken account of the confounding factors in the design and/ or analysis?

☐ Yes　　　　　　☐ Can't tell　　　　☐ No

6. (a) Was the follow up of subjects complete enough?

☐ Yes　　　　　　☐ Can't tell　　　　☐ No

(b) Was the follow up of subjects long enough?

☐ Yes　　　　　　☐ Can't tell　　　　☐ No

7. What are the results of this study?

8. How precise are the results?

9. Do you believe the results?

☐ Yes　　　　　　☐ Can't tell　　　　☐ No

10. Can the results be applied to the local population?

☐ Yes　　　　　　☐ Can't tell　　　　☐ No

11. Do the results of this study fit with other available evidence?

☐ Yes　　　　　　☐ Can't tell　　　　☐ No

12. What are the implications of this study for practice?

FROM：http://media.wix.com/ugd/dded87_40b9ff0bf53840478331915a8ed8b2fb.pdf

三、病例对照研究（case control study）论文质量的评价标准（Oxford CASP，2013）

1. Did the study address a clearly focused issue?

☐ Yes　　　　　　☐ Can't tell　　　　☐ No

2. Did the authors use an appropriate method to answer their question?

☐ Yes　　　　　　☐ Can't tell　　　　☐ No

3. Were the cases recruited in an acceptable way?

☐ Yes　　　　　　☐ Can't tell　　　　☐ No

4. Were the controls selected in an acceptable way?

☐ Yes　　　　　　☐ Can't tell　　　　☐ No

5. Was the exposure accurately measured to minimise bias?

☐ Yes　　　　　　☐ Can't tell　　　　☐ No

6. (a) What confounding factors have the authors accounted for?

List：

(b) Have the authors taken account of the potential confounding factors in the design and/or in their analysis?

☐ Yes　　　　　　☐ Can't tell　　　　☐ No

7. What are the results of this study?

8. How precise are the results? How precise is the estimate of risk?

9. Do you believe the results?

☐ Yes　　　　　　☐ Can't tell　　　　☐ No

10. Can the results be applied to the local population?

☐ Yes　　　　　　☐ Can't tell　　　　☐ No

11. Do the results of this study fit with other available evidence?

☐ Yes　　　　　　☐ Can't tell　　　　☐ No

FROM：http://media.wix.com/ugd/dded87_40b9ff0bf53840478331915a8ed8b2fb.pdf

四、质性研究（qualitative study）论文质量的评价标准（Oxford CASP, 2013）

1. Was there a clear statement of the aims of the research?

   ☐ Yes　　　　☐ Can't tell　　　　☐ No

2. Is a qualitative methodology appropriate?

   ☐ Yes　　　　☐ Can't tell　　　　☐ No

3. Was the research design appropriate to address the aims of the research?

   ☐ Yes　　　　☐ Can't tell　　　　☐ No

4. Was the recruitment strategy appropriate to the aims of the research?

   ☐ Yes　　　　☐ Can't tell　　　　☐ No

5. Was the data collected in a way that addressed the research issue?

   ☐ Yes　　　　☐ Can't tell　　　　☐ No

6. Has the relationship between researcher and participants been adequately considered?

   ☐ Yes　　　　☐ Can't tell　　　　☐ No

7. Have ethical issues been taken into consideration?

   ☐ Yes　　　　☐ Can't tell　　　　☐ No

8. Was the data analysis sufficiently rigorous?

   ☐ Yes　　　　☐ Can't tell　　　　☐ No

9. Is there a clear statement of findings?

   ☐ Yes　　　　☐ Can't tell　　　　☐ No

10. How valuable is the research?

FROM: http://media.wix.com/ugd/dded87_40b9ff0bf53840478331915a8ed8b2fb.pdf

五、类实验性研究论文质量的评价标准（JBI, 2014）

	Yes	No	Unclear	Not Applicable
1. Was the assignment to treatment groups truly random?	☐	☐	☐	☐
2. Were participants blinded to treatment allocation?	☐	☐	☐	☐
3. Was allocation to treatment groups concealed from the allocator?	☐	☐	☐	☐
4. Were the outcomes of people who withdrew described and included in the analysis?	☐	☐	☐	☐
5. Were those assessing outcomes blind to the treatment allocation?	☐	☐	☐	☐
6. Were the control and treatment groups comparable at entry?	☐	☐	☐	☐
7. Were groups treated identically other than for the named interventions	☐	☐	☐	☐
8. Were outcomes measured in the same way for all groups?	☐	☐	☐	☐
9. Were outcomes measured in a reliable way?	☐	☐	☐	☐
10. Was appropriate statistical analysis used?	☐	☐	☐	☐

FROM: http://joannabriggs.org/assets/docs/jbc/operations/criticalAppraisalForms/ JBC_Form_CritAp_Rct.pdf

六、对描述性研究/现况调查的评价标准（JBI，2014）

	Yes	No	Unclear	Not Applicable
1. Was study based on a random or pseudo-random sample ?	☐	☐	☐	☐
2. Were the criteria for inclusion in the sample clearly defined ?	☐	☐	☐	☐
3. Were confounding factors identified and strategies to deal with them stated ?	☐	☐	☐	☐
4. Were outcomes assessed using objective criteria ?	☐	☐	☐	☐
5. If comparisons are being made, were there sufficient descriptions of the groups ?	☐	☐	☐	☐
6. Was follow up carried out over a sufficient time period ?	☐	☐	☐	☐
7. Were the outcomes of people who withdrew described and included in the analysis ?	☐	☐	☐	☐
8. Were outcomes measured in a reliable way ?	☐	☐	☐	☐
9. Was appropriate statistical analysis used ?	☐	☐	☐	☐

FROM：http://joannabriggs.org/assets/docs/jbc/operations/criticalAppraisalForms/ JBC_Form_CritAp_DescCase.pdf

七、对经验总结、案例分析、专家意见类文章的评价标准（JBI，2014）

	Yes	No	Unclear	Not Applicable
1. Is the source of the opinion clearly identified ?	☐	☐	☐	☐
2. Does the source of the opinion have standing in the field of expertise ?	☐	☐	☐	☐
3. Are the interests of patients/clients the central focus of the opinion ?	☐	☐	☐	☐
4. Is the opinion's basis in logic/experience clearly argued ?	☐	☐	☐	☐
5. Is the argument developed analytical ?	☐	☐	☐	☐
6. Is there reference to the extant literature/evidence and any incongruency with it logically defended ?	☐	☐	☐	☐
7. Is the opinion supported by peers ?	☐	☐	☐	☐

FROM：http://joannabriggs.org/assets/docs/jbc/operations/criticalAppraisalForms/ JBC_Form_CritAp_NarOpTxt.pdf

附录 11　世界护理学术组织一览表

名称	相应网址
Aboriginal Nurses Association of Canada（ANAC）- Canada	http://www.anac.on.ca/
Academy of Medical-Surgical Nurses（AMSN）	http://www.amsn.org/
American Academy of Ambulatory Care Nursing（AAACN）	http://www.aaacn.org/
American Academy of Nurse Practitioners（AANP）	http://www.aanp.org/
American Assembly for Men in Nursing（AAMN）	http://www.aamn.org/
American Assisted Living Nurses Association（AALNA）	http://www.alnursing.org/
American Association for the History of Nursing（AAHN）	http://www.aahn.org/
American Association of Colleges of Nursing（AACN）	http://www.aacn.nche.edu/

名称	相应网址
American Association of Critical Care Nurses（AACN）	http://www.aacn.org/
American Association of Legal Nurse Consultants（AALNC）	http://www.aalnc.org/
American Association of Managed Care Nurses（AAMCN）	http://www.aamcn.org/
American Association of Neuroscience Nurses（AANN）	http://www.aann.org/
American Association of Nurse Anesthetists（AANA）	http://www.aana.com/
American Association of Occupational Health Nurses（AAOHN）	https://www.aaohn.org/
American Board of Nursing Specialties（ABNS）	http://www.nursingcertification.org/
American College of Nurse-Midwives（ACNM）	http://www.midwife.org/
American Association of Nurse Practitioners（ACNP）	http://www.aanp.org/
American Holistic Nurses Association（AHNA）	http://www.ahna.org/
American Nephrology Nurses' Association（ANNA）	http://www.annanurse.org/
American Nurses Association（ANA）	http://www.nursingworld.org/
American Nursing Informatics Association（ANIA）	http://www.ania.org/
American Organization of Nurse Executives（AONE）	http://www.aone.org/
American Pediatric Surgical Nurses Association（APSNA）	http://www.apsna.org/
American Psychiatric Nurses Association（APNA）	http://www.apna.org/
American Society of Ophthalmic Registered Nurses（ASORN）	http://webeye.ophth.uiowa.edu/
American Society of Pain Management Nurses（ASPMN）	http://www.aspmn.org/
American Society of PeriAnesthesia Nurses（ASPAN）	http://www.aspan.org/
American Society of Plastic Surgical Nurses（ASPSN）	www.aspsn.org/
Association for Common European Nursing Diagnoses, Interventions and Outcomes（ACENDIO）	http://www.acendio.net/
Association of Camp Nurses（ACN）	http://www.acninc.com/
Association of Child Neurology Nurses（ACNN）	http://www.childneurologysociety.org/
Association of Faculties of Pediatric Nurse Practitioners（AFPNP）	http://www.afpnp.org/
Association of Nurses in AIDS Care（ANAC）	http://www.nursesinaidscare.org/
Association of Perioperative Registered Nurses（AORN）	http://www.aorn.org/
Association of Pediatric Hematology/Oncology Nurses（APHON）	http://www.aphon.org/
Association of Rehabilitation Nurses（ARN）	http://www.rehabnurse.org/
Association of Women's Health, Obstetric and Neonatal Nurses（AWHONN）	http://www.awhonn.org/
Australian & New Zealand College of Mental Health Nurses（ANZCMHN）	http://www.anzcmhn.org/
Australian College of Critical Care Nurses（ACCCN）-Australia（AU）	http://www.acccn.com.au/
Australian College of Operating Room Nurses（ACORN）-Australia（AU）	http://www.acorn.org.au/
Baromedical Nurses Association（BNA）	http://www.hyperbaricnurses.org/
British Anaesthetic and Recovery Nurses Association（BARNA）-United Kingdom（UK）	http://www.barna.co.uk/
British Association for Nursing in Cardiac Care（BANCC）-United Kingdom（UK）	http://www.bcs.com/

续表

名称	相应网址
British Association of Head & Neck Oncology Nurses (BAHNON) - United Kingdom (UK)	http://www.bahnon.org.uk/
Canadian Association for Enterostomal Therapy (CAET) Nursing	http://www.caet.ca/
Canadian Association for Nursing Research (CANR) - Canada (CA)	http://www.canr.ca/
Canadian Association for the History of Nursing (CAHN-ACHN) - Canada (CA)	http://cahn-achn.ca/
Canadian Association of Hepatolology Nurses (CAHN) - Canada (CA)	http://www.livernurses.org/
Canadian Association of Critical Care Nurses (CACCN) - Canada (CA)	http://www.caccn.ca/
Canadian Association of Schools of Nursing (CASN) - Canada (CA)	http://www.casn.ca/
Canadian Association of Neuroscience Nurses (CANN) - Canada (CA)	http://cann.ca/
Canadian Federation of Nurses Unions (CFNU) - Canada (CA)	http://www.nursesunions.ca/
Canadian Gerontological Nursing Association (CGNA) - Canada (CA)	http://www.cgna.net/
Canadian Nurses Association (CNA) - Canada (CA)	http://www.cna-aiic.ca/en/
Canadian Nurses Foundation (CNF) - Canada (CA)	http://www.canadiannursesfoundation.com/
Canadian Occupational Health Nurses Association (COHNA) - Canada (CA)	http://cohna-aciist.ca/
Canadian Orthopaedic Nurses Association (CONA) - Canada (CA)	http://www.cona-nurse.org/
Canadian Society of Gastroenterology Nurses & Associates (CSGNA)-Canada (CA)	http://www.csgna.com/
Case Management Society of America (CMSA)	http://www.cmsa.org/
Commission on Graduates of Foreign Nursing Schools (CGFNS)	http://www.cgfns.org/
Cystic Fibrosis Nurses : The International Specialist Group	http://www.cfnurses.net/
Developmental Disabilities Nurses Association (DDNA)	http://ddna.org/
Drug and Alcohol Nurses of Australasia (DANA) - Australia (AU)	http://www.danaonline.org/
Eastern Nursing Research Society (ENRS)	http://www.enrs-go.org/
Emergency Nurses Association (ENA)	http://www.ena.org/
European Federation of Critical Care Nursing Associations (EFCCNA)	http://www.efccna.org/
European Oncology Nursing Society (EONS)	http://www.cancernurse.eu/
European Society of Gastroenterology and Endoscopy Nurses and Associates (ESGENA)	http://www.esgena.org/
Exceptional Nurse-*Disabled Nurses and Students*	http://www.exceptionalnurse.com/
Federation of European Nurses in Diabetes (FEND)	http://www.fend.org/
Home Healthcare Nurses Association (HHNA)	http://www.nahc.org/
Home Nursing Foundation (HNF) - Singapore (SG)	http://www.hnf.org.sg/
Hospice and Palliative Nurses Association (HPNA)	http://www.hpna.org/
Infection Control Nurses Association (ICNA)-United Kingdom (UK)	http://www.ips.uk.net/
Infusion Nurses Society (INS)	http://www.ins1.org/
Irish Nursing Organization (IRO)-Ireland (IE)	http://www.inmo.ie/
Interagency Council on Information Resources for Nursing (ICIRN)	http://icirn.org/
International Association for Human Caring (IAHC)-*Nursing*	http://www.humancaring.org/
International Council of Nurses (ICN)	http://www.icn.ch/

名称	相应网址
International Federation of Nurse Anesthetists (IFNA)	http://www.ifna.site/
International Institute for Qualitative Methodology (Canada)	http://www.iiqm.ualberta.ca/
International Network for Doctoral Education in Nursing	http://www.indenglobal.org/
International Nurses Society on Addictions (IntNSA)	http://www.intnsa.org
International Organization of MS Nurses (IOMSN)	http://www.iomsn.org/
International Society of Nurses in Cancer Care (ISNCC)	http://www.isncc.org/
International Society of Psychiatric-Mental Health Nurses	http://www.ispn-psych.org/
International Transplant Nurses Society (ITNS)	http://www.itns.org/
John A. Hartford Foundation Institute for Geriatric Nursing	http://www.hartfordign.org/
Midwest Nursing Research Society	http://www.mnrs.org/
NANDA-International-*Nursing diagnosis*	http://www.nanda.org/
National Association of Clinical Nurse Specialists (NACNS)	http://www.nacns.org/
National Association of Neonatal Nurses (NANN)	http://www.nann.org/
National Association of Nurse Practitioners in Women's Health (NPWH)	http://www.npwh.org
National Association of Orthopaedic Nurses (NAON)	http://www.orthonurse.org/
National Association of Pediatric Nurse Practitioners (NAPNAP)	http://www.napnap.org/
National Association of School Nurses (NASN)	http://www.nasn.org/
National Federation of Licensed Practical Nurses (NFLPN)	http://www.nflpn.org/
National Gerontological Nursing Association (NGNA)	http://www.ngna.org/
National Institute of Nursing Research (NINR)	http://www.ninr.nih.gov/
National League for Nursing (NLN)	http://www.nln.org/
Nursing and Midwifery Council (NMC) - United Kingdom (UK)	http://www.nmc-uk.org/
Nursing Council of New Zealand - New Zealand (NZ)	http://www.nursingcouncil.org.nz/
Respiratory Nursing Society (RNS)	http://www.respiratorynursingsociety.org/
Royal College of Nursing (RCN) - United Kingdom (UK)	http://www.rcn.org.uk/
Rural Nurse Organization (RNO)	http://www.rno.org/
Sigma Theta Tau International (STTI) - *Honor Society of Nursing*	http://www.nursingsociety.org/
Society for Vascular Nursing (SVN)	http://www.svnnet.org/
Society of Gastroenterology Nurses and Associates (SGNA)	http://www.sgna.org/
Society of International Gastroenterological Nurses and Endoscopy Associates (SIGNEA)	http://www.signea.org/
Society of Otorhinolaryngology and Head-Neck Nurses (SOHN)	http://www.sohnnurse.com/
Society of Pediatric Nurses (SPN)	http://www.pedsnurses.org/
Society of Trauma Nurses (STN)	http://www.traumanursesoc.org/
Society of Urologic Nurses and Associates (SUNA)	http://www.suna.org/
Southern Nursing Research Society (SNRS)	http://www.snrs.org/
The Joanna Briggs Institute-*Evidence-based Nursing*	http://www.joannabriggs.org/
Transcultural Nursing Society (TCNS)	http://www.tcns.org/

续表

名称	相应网址
Transplant Nurses Association (TNA) - Australia (AU)	http://www.tna.asn.au/
Urology Nurses of Canada (UNC) - Canada (CA)	http://www.unc.org/
Veterinary Nurses Council of Australia (VNCA) - Australia (AU)	http://www.vnca.asn.au/
Visiting Nurse Associations of America (VNAA)	http://www.vnaa.org/
Western Institute of Nursing & Western Academy of Nurses	http://www.winursing.org/
Wound, Ostomy and Continence Nurses Society (WOCN)	http://www.wocn.org/
Wound, Ostomy and Continence Nursing Certification Board (WOCNCB)	http://www.wocncb.org/
中华护理学会	http://www.cna-cast.org.cn/
香港护士协会	http://www.nurse.org.hk/
澳门护士学会	http://www.naom.org.mo/
台湾护理学会	http://www.twna.org.tw/

续表

中英文名词对照索引

H

J

K

N

P

Q

R

S

T